CHIRURGIE IN EINZELDARSTELLUNGEN
BAND 41

P. ROSTOCK / DIE WUNDE

DIE WUNDE

VON

PROF. DR. PAUL ROSTOCK

CHEFARZT DES WAGNER-KRANKENHAUSES BAYREUTH

Mit 35 Abbildungen

1950

WALTER DE GRUYTER & CO.

vorm. G. J. Göschen'sche Verlagshandlung, J. Guttentag Verlagsbuchhandlung
Georg Reimer, Karl J. Trübner, Veit & Comp.

BERLIN W 35

Archiv-Nr. 51 52 50/41. Printed in Germany

Druck: Hermann Wendt GmbH, Berlin W 35

Vorwort

Kein besseres Wort kann man an den Anfang dieses Buches über die Wunde setzen als: ,,Vom Augenblick der Verwundung an vollziehen sich vor unseren Augen eine Reihe merkwürdiger Vorgänge, die, mit dem Anschein der Zweckmäßigkeit, einem vorgesteckten Ziel gleichsam zustreben. Das allmähliche Versiegen der Blutung, die Verklebung und Verwachsung der Wundflächen nicht minder die Eiterung und Granulation, die Austreibung und Einkapselung fremder Körper sowie endlich die Wiederherstellung zerstörter Teile, alles das sind Vorgänge, so verschieden von dem, was man beobachtet, wenn ein von Menschenhänden gefertigter Organismus verletzt wird, daß man sich nicht wundern darf, wenn gerade auf diesem Gebiete immer wieder, wenn auch unter verschiedener Form, die Ansicht zum Vorschein kommt, es sei im Organismus ein Werkmeister verborgen, stets bereit, Beschädigungen, soweit es seine Hilfsmittel gestatten, auszubessern."

Mit diesen Worten hat der Altmeister der Chirurgie *Thiersch* seine grundlegenden Betrachtungen über ,,Die feineren anatomischen Veränderungen nach Verwundung der Weichteile" eingeleitet. In den seitdem vergangenen Jahrzehnten haben sie nichts an Wahrheit eingebüßt. Wir stehen überhaupt dem Problem gegenüber, die alten Wahrheiten der Natur immer wieder mit dem wissenschaftlichen Rüstzeug der Zeit zu erkennen und den Versuch ihrer Erklärung zu machen, bis wir an den Vorhang vor den letzten Wahrheiten kommen, den zu lüften uns nicht gegeben ist.

Der Erklärung des stets gleichbleibenden Vorgangs der Wundheilung soll dieses Buch gewidmet sein.

Die zweckmäßige Einteilung dieses großen Gebietes war äußerst schwierig, denn auch heute noch gilt das Wort des französischen Biologen *Duclaux:* ,,La nature se moque bien de nos classifications et de nos théories". Im Laufe der Arbeit an diesem Werke habe ich denn auch die Stoffeinteilung mehrfach umgestoßen ohne zu einer in allen Teilen befriedigenden Fassung zu kommen. Schließlich habe ich praktischen Bedürfnissen den Vorrang vor theoretischen Erwägungen eingeräumt.

Auch eine Beschränkung des Stoffumfangs ließ sich nicht vermeiden, um den Umfang des Buches nicht ungebührlich anwachsen zu lassen. Beispielsweise sind im Abschnitt der Wundinfektionen eine Reihe wichtigster spezifischer Infektionen, wie die Wunddiphtherie, die Pyozyaneusinfektion, das Erysipel und vor allen Dingen der Tetanus und der Gasbrand nicht eingehender behandelt, weil dies allein mehrere Sonderbände füllen würde.

Die sehr stark interessierenden Fragen über die Sulfonamide und die Wirkstoffe aus Kleinstlebewesen sind, etwas herausgenommen aus dem Gesamtrahmen, in Sonderkapiteln abgehandelt worden. Es liegt in der Natur der Sache, daß gerade diese Abschnitte verhältnismäßig rasch veralten werden, da täglich neue und wichtige Erkenntnisse auf diesem Gebiet gewonnen werden.

Es erschien mir nicht ratsam, in monographischer Darstellung alle erschienenen wissenschaftlichen Veröffentlichungen zu registrieren. Im Interesse des Umfanges des Buches und einer flüssigen Darstellung war eine Auswahl unbedingt notwendig. Die Aufteilung des ebenfalls knapp gehaltenen Schrifttumsverzeichnisses nach den verschiedenen Abschnitten soll die Benutzung desselben erleichtern.

Die Wunde und ihre Behandlung ist eine der Grundlagen der Chirurgie. Alte und neue Probleme werden auf diesem Gebiete immer von neuem wirksam. Vor etwas mehr als einem Jahrzehnt hatte es den Anschein, als wenn unsere Kenntnisse ziemlich abgeschlossen seien. Dem war aber nicht so. Damals entstand der Plan zu diesem Buche. Die Bearbeitung mußte immer mehr erweitert werden.

Es ist verständlich, daß der zweite Weltkrieg die Wunde wieder in den Mittelpunkt des ärztlichen Interesses stellte. Dies um so mehr, als zwei grundsätzlich neue Behandlungsvorschriften in den letzten zehn Jahren in Ärzte- und Laienkreisen mit Recht immer mehr von sich reden machten, nämlich die Sulfonamide und das Penicillin. Sie waren berufen, eine sehr wesentliche Änderung unserer Auffassung nicht eigentlich über die Wundheilung an sich, als vielmehr über die Wundbehandlung hervorzurufen. Wir stehen sicher vor einer neuen Ära der biologischen Therapie auch im Bereich der Wunde.

So ist es denn gerechtfertigt, den gegenwärtigen Standpunkt einmal darzustellen. Das ungeahnt große, heute kaum noch zu überblickende Schrifttum erschwerte eine solche Aufgabe immer wieder und verlockte zur Ausweitung der Darstellung des Stoffes. Dem habe ich mich bewußt widersetzt auf die Gefahr hin, so manche wichtige Arbeit nicht zu zitieren.

Die Ausstattung des Buches mit Bildern mußte aus äußeren Gründen zurückhaltender sein als es eigentlich meiner Absicht entsprach.

Meine Frau, Herr Dr. Weber und Dr. Kreß halfen mir sehr wesentlich bei der Arbeit durch Lesen der Korrekturen und Anfertigung des Sachregisters.

In schwerster Zeit entstand das Manuskript. Möge das Buch selbst glücklichere Tage erleben.

P. Rostock

Bayreuth, im Herbst 1950

Inhalt

Das Schrifttum ist abschnittsweise auf den Seiten 314 bis 355 zusammengefaßt.

I. Schilderung des Entwicklungsganges der Erforschung der Wundbehandlung

Wunden und Wundbehandlung hat es zu allen Zeiten gegeben. Und so müßte ein Buch über dieses Gebiet eigentlich mit einer Schilderung der Entwicklung der Wundbehandlung beginnen. Diesem an sich reizvollen Versuch möchte ich widerstehen und auf die Sammelwerke der Geschichte der Medizin verweisen. Jedoch soll skizzenhaft versucht werden, in diesen Einleitungsworten die wissenschaftlichen Grundgedanken der Erforschung und der zweckmäßigen Behandlung der Wunde in den letzten acht Jahrzehnten zu umreißen. Beginnen wir mit der Ära *Lister*, dem das unbestreitbare Verdienst gebührt, mit seinem 1867 erschienenen grundlegenden Buch „Antiseptic surgery" das Zeitalter der Antisepsis für die Allgemeinheit der Ärzte eingeleitet zu haben, wenn auch nicht verschwiegen werden darf, daß *Semmelweis* schon vor der im Jahre 1861 erfolgten Herausgabe seines Buches die Kontaktinfektion im Puerperium in genialer Intuition erkannt hatte. Auch die darauf eingeleiteten Vorschriften der Prophylaxe und die Anwendung der chemischen Desinfektion mit Chlor, um das „Kontagium" am untersuchenden Finger zu vernichten, waren richtige Maßnahmen, auch wenn die Gründe für die Richtigkeit damals noch unbekannt waren.

Die Arbeiten von *Semmelweis* und *Lister* bilden das Fundament des Gebäudes der modernen Wundbehandlung, zu dem später eine Unzahl wichtiger und unwichtiger Bausteine und auch noch eine Reihe „tragender Säulen" gekommen sind. Aber auch heute ist das Gesamtwerk noch nicht vollendet. Wir müssen an zahlreichen Stellen ausbessern, schadhafte Steine durch neue und bessere ersetzen, und sind dabei, ganze Stockwerke neu hinzuzufügen.

Das Ziel der „Amykosis" *Listers* war die Keimabhaltung und Keimvernichtung in der Luft, an den Händen, Instrumenten und Verbandstoffen und an der Wunde selbst. Hierdurch sollte eine infektionslose, ungestörte Heilung der operativen und Gelegenheitswunde erreicht werden. „Mögen auch die Weisen recht verschieden sein, nach denen das antiseptische Verfahren hier und dort geübt wird, sein Grundgedanke wird immer derselbe bleiben" *(Lister)*.

Lister suchte die Keimvernichtung durch die chemische Desinfektion zu erreichen und bediente sich dabei der Karbolsäure, die schon vor ihm *Lemaire* gegen die „Miasmen" der Wunde verwandt hatte. Als Hauptmittel der Keimabhaltung von der Wunde schuf *Lister* den damals noch kompliziert geschichteten, mit Karbol getränkten Okklusivverband. Ein ungeahnter Aufschwung der operativen Technik war die Folge. Die Systematisierung des antiseptischen Apparates der Chirurgen schloß sich an. In ihm erkannte Mängel und Schwerfälligkeiten führten zu zahllosen Modifikationen und auch Vereinfachungen. Die schädigende Wirkung der Chemikalien auf die Wunde war schon *Lister* bekannt, denn 1871 sagte er, daß „das Antiseptikum in seinem unmittelbaren Einfluß auf die Gewebe ein Übel sei."

Einen ungeheuer großen Auftrieb erhielten Forschung und Praxis durch *Robert Koch.* Seine 1878 angestellten klassischen Untersuchungen über die Ätiologie der Wundinfektionskrankheiten und die grundlegenden Arbeiten über die Desinfektion (1881—1884) bildeten die Grundlage der sich schnell entwickelnden Bakteriologie und Desinfektionslehre. Mit der *Koch*schen Methodik der Reinkulturherstellung und unter Benutzung der Fortschritte im Bau leistungsfähiger Mikroskope sowie des Ausbaus der mikroskopischen, besonders auch der Färbetechnik, gelang schnell hintereinander die Auffindung der Wundinfektionserreger einschließlich des Tetanus und des Gasbrandes und die Erforschung ihrer Biologie, ihrer wechselnden Virulenz, Sporenbildung und vieler anderer Momente, die neben theoretischer auch eine eminent praktische Bedeutung haben.

Das Sublimat verdrängte die Karbolsäure, die von *Lister* zweifellos übertriebene Furcht vor der Bedeutung der Luftkeime wurde auf das normale Maß reduziert. Der lästige Karbolsäurespray wurde als überflüssig erkannt und kam in Fortfall. Erst etwa 50 Jahre später erfreuen sich die Luftkeime wieder einer größeren Aufmerksamkeit, nachdem sie inzwischen zeitweise allzusehr vernachlässigt waren, so daß Maßnahmen zur Sterilisierung der Luft in Operationssälen durch Bestrahlung vorgeschlagen wurden.

Die Quelle der Infektion wurde in zunehmendem Maße in der Kontaktinfektion gesucht. *Neuber* hat sich mit Erfolg bemüht, die komplizierten Wechselverbände in Dauerverbände umzuwandeln. Die Einführung des Jodoforms in die Praxis durch *Mosetig* (1880) hat lange Zeit das ärztliche Handeln beherrscht.

Die Mängel der nur auf die Bakterien selbst gerichteten chemischen Desinfektion zeigten sich bald und führten einerseits zur Erforschung und Anwendung der antitoxischen Behandlung bei den in Frage kommenden Formen der Wundinfektion, und andererseits zur Ausbildung der physikalischen Desinfektionsmethoden mit dem dazu notwendigen großen technischen Apparat, der häufig Änderungen unterworfen werden mußte, neben Komplizierungen aber auch Vereinfachungen erfuhr.

Die physikalischen Desinfektionsmethoden leiteten das Zeitalter der Aseptik ein. Die Anfänge reichen bis in die Zeit vor *Lister* zurück. Trockenhitze wurde 1874 von *Pasteur,* das Kochen der Instrumente 1878 von *Buchner* empfohlen. Die Dampfanwendung geht auf *Robert Koch* und seine Schüler zurück. In den nun folgenden Jahrzehnten haben Aseptik und Antiseptik stets nebeneinander bestanden. Keine konnte das andere Verfahren ganz verdrängen.

In den beiden letzten Jahrzehnten vor der Jahrhundertwende bauten die Chirurgen ihre Sterilisations- und Operationstechnik aus, in Deutschland im wesentlichen beeinflußt von *v. Bergmann* und *Schimmelbusch* an der chirurgischen Universitätsklinik Berlin, Ziegelstraße (1886). Ganz abgeschlossen ist diese Arbeit auch heute noch nicht.

Die Keimfreimachung der Hände des Operateurs hat um dieselbe Zeit *(Fürbringer* 1888) die Gemüter stark bewegt und zahlreiche mehr oder weniger brauchbare Vorschriften hervorgebracht, bis in der Waschung der Hände, für die es mehrere brauchbare Vorschriften gibt, und der Anwendung des sterilisierten Gummihandschuhs der auch heute noch gültige Standpunkt erreicht wurde.

Mit der Erkenntnis der gewebsschädigenden Wirkung der Desinfektionsmittel gewann das Prinzip der Gewebsschonung immer mehr an Bedeutung, befruchtet durch die schon 1878 erschienenen Arbeiten von *Buchner* über die „Theorie der antiseptischen Wundbehandlung", der „das Wechselwirken und Kampfgetriebe zwischen Bakterien, Zellen und Antiseptikum durchschauend und an die Wehrkräfte unbeschädigter Gewebe appellierend, die Richtung nach der antitoxischen Behandlung vorgezeichnet und Anregungen gegeben hat, die von den Chirurgen akzeptiert und in tausend Variationen ausgesponnen worden sind".

Durch die Arbeiten von *Neuber* und seiner Schüler und Nachfolger wurde die Keimprophylaxe ausgebaut. *Flügge* erforschte die Tröpfcheninfektion. Aber die „Amykosis" der Wunde wurde nicht erreicht, obwohl zahlreiche neue Wunddesinfektionsmittel neu synthetisiert, erprobt und zum Teil wieder verworfen wurden. Nur sehr wenige haben sich einen bleibenden Stand im Heilschatz erobern können. Die Kombination von Aseptik und Antiseptik blieb in der Praxis bestehen.

Während zunächst die vom Chirurgen operativ gesetzte Wunde der Gegenstand der Bemühungen der Forscher war, hat man sich erst später mit der keimbeladenen Gelegenheitswunde des täglichen Lebens befaßt. Das Betreiben einer wirksamen Keimprophylaxe ist, abgesehen von der Hebung der allgemeinen hygienischen Umweltbedingungen, kaum möglich. Sie beschränkt sich nur auf das Verhindern des Zutritts weiterer Bakterien zu den einmal gesetzten Wunden. „Das Unschädlichmachen der oft enorm gefährlichen Keimsaat, ohne die Heilkraft der Wunde zu stören, war und ist hier das Problem, zu dessen Lösung chemische Antiseptik in verschiedensten Varianten seit *Lister* den Platz behauptet hat." Alle Desinfektionsmittel von Karbol über Sublimat, Jodoform und vielen anderen wurden versucht. Auch der Verzicht auf chemische Mittel ist in Form der Anwendung von physiologischer Kochsalzlösung und steriler Verbandstoffe versucht worden. Aber die Antiseptik blieb bei der Gelegenheitswunde unbestrittener Sieger. Im Jahre 1910 waren von 100 Chirurgen nur 13 „reine Aseptiker". (Rundfrage von *Brunner*).

Die Untersuchungen von *Friedrich* über die Wundausschneidungsdesinfektion (1898) haben unsere Kenntnisse wesentlich vertieft und in ungeahntem Umfang das praktische Verhalten der Ärzte gegenüber der Gelegenheitswunde sehr stark beeinflußt. Nicht immer sind die *Friedrich*schen Lehren und Folgerungen richtig gedeutet und angewendet worden. Bis in den zweiten Weltkrieg hinein ist die Diskussion über dieses Gebiet nicht zur Ruhe gekommen. Immer wieder tauchte die grundlegende Frage auf, ob und wie es möglich ist, infizierte Wunden durch physikalische oder chemische Mittel zu sterilisieren. Es ist klar, daß die „Massenepidemie der Wunden" in den beiden Weltkriegen ein ungeheures Anschauungsgut geboten hat. Aber dennoch ist es nicht einwandfrei gelungen, die hierbei gewonnenen Erfahrungen klar zu präzisieren, so daß sie allerseits anerkannt werden konnten.

Die Erforschung der Virulenz der Bakterien und der Inkubationszeit der Wundinfektionserreger durch *Schimmelbusch, Friedrich, v. Eicken* hat eine unendlich große Zahl von Nachuntersuchern beschäftigt, die mit alten, oder modifizierten Methoden, oder auf neuen, originellen Wegen dem Ziele näherzukommen suchten. Das Jod in seinen verschiedenen Formen fand Eingang sowohl in die Vorbereitung zu Operationen als auch in die Behandlung der Gelegenheitswunde selbst.

Die Wirksamkeit chemischer Desinfektionsmittel auch gegenüber hochvirulenten und resistenten Erregern konnte sicher nachgewiesen werden. Aber ebenso sicher war auch, daß ein Desinfektionsmittel in wirksamer Konzentration eher die Körperzellen der Wunde als die Bakterien und ihre Sporen schädigt.

Während zunächst der Kampf der Chemikalien gegen die Wundinfektionserreger sich auf der Oberfläche der Wunde abspielte, wurde während des ersten Weltkrieges unter Ausnutzung der neu hergestellten Präparate Trypaflavin, Vuzin und später Rivanol (*Morgenroth* 1921) der Versuch der Tiefenantisepsis (*Klapp*) unternommen, indem man die Umgebung der Wunde mit diesem Mittel „umspritzte". „Keimtötung bzw. Keimschwächung im Gewebe bei möglichst geringer, den Heilprozeß nicht ungünstig beeinflussender Gewebsschädigung" war das Ziel der Bemühungen. Trotz vielseitiger Anwendung hat sich das Verfahren nicht für dauernd in die Praxis einführen können. Das gesteckte Ziel ist bisher nicht erreicht worden.

Neben allen diesen Forschungen und ihrer Anwendung in der Praxis wurde die antitoxische Behandlung der Wundinfektion energisch in zahlreichen Arbeiten und klinischen Anwendungen vorwärtsgetrieben. Der Name *v. Behring* bedarf in diesem Zusammenhange besonderer Erwähnung. Auf dem Sektor der Behandlung des Wundstarrkrampfes ist die Wirkung des Tetanusantitoxins in prophylaktischer Beziehung allseitig anerkannt. Wir kennen auch die Grenzen seiner Wirksamkeit. In der Behandlung dieser Erkrankung und in der prophylaktischen und therapeutischen Anwendung entsprechender Sera bei den verschiedenen Formen des Gasbrandes werden die Erfolgsaussichten nicht einheitlich beurteilt. Die aktive therapeutische Immunisierung hat keine breite Anwendung gefunden.

Die Arbeiten der letzten Jahrzehnte haben sich mit der Erforschung der Biologie der Wunde unter Ausnutzung physikalisch-chemischer Untersuchungsmethoden befaßt. Den Zusammenhängen zwischen Hormonen und Vitaminen und dem Ablauf der Wundheilung, dem Einfluß des Allgemeinkörperzustandes sowie auch von Klima und Wetter mit der Wunde wurde Aufmerksamkeit geschenkt. Vielleicht sind in dieser Beziehung noch wesentliche Erkenntnisse zu erwarten.

Während des zweiten Weltkrieges haben dann neue Behandlungsgrundsätze an Bedeutung gewonnen, welche mit ihren Anfängen schon in die Friedenszeit zurückreichen.

Zunächst einmal erregte die neuartige, von den Desinfektionsmitteln abweichende Wirkung der Sulfonamide sowohl in theoretischer als auch praktischer Hinsicht die Aufmerksamkeit. Von überschwenglicher Begeisterung bis zu krassester Ablehnung fanden sich alle nur denkbaren Übergänge. Erst langsam kristallisierten sich auch für die Wundbehandlung klare Indikationsregeln heraus. Dieser Vorgang ist noch nicht vollkommen zum Abschluß gekommen. Das interessante Problem der „sulfonamidresistenten" Bakterienstämme ist für die Wundbehandlung noch nicht ausreichend erforscht. Auch die Synthese neuer wirksamerer Sulfonamidpräparate erscheint noch möglich.

Von unseren westlichen Kriegsgegnern wurde das Penicillin entwickelt und kam nach Beendigung der Kriegshandlungen auch zu den Deutschen. Damit wurde ein Stoff in den Schatz der Heilmittel für die Wundbehandlung eingeführt, welcher von ungeheuerer Bedeutung ist.

Der Gedanke, den Antagonismus verschiedener Bakterienarten therapeutisch auszunutzen, ist an und für sich nicht neu und auch schon in Deutschland seit vielen Jahren erkannt und in die Praxis umgesetzt worden. Aus unerfindlichen Gründen hat er jedoch keinen besonderen Anklang gefunden. Jetzt stehen die „antibiotischen" Wirkstoffe im Mittelpunkt des Interesses aller. Wir erhoffen alle sehr viel von der systematischen Erforschung dieses Gebietes.

Wir stehen in einer Periode, welche für die nahe Zukunft sehr erhebliche theoretisch und praktisch wichtige neue Erkenntnisse gerade auf dem Gebiete der Biologie der Wunde und ihrer gestörten Heilung erwarten läßt. Arbeiten wir daran zum Wohle der Menschheit! Dies Buch biete die für alle Forschungen und praktische Anwendungen unbedingt notwendige Übersicht über das Wichtigste, was bisher auf dem Gebiet der Wundbehandlung vom Forscher im Laboratorium und Arzt im Operationssaal und am Krankenbett erarbeitet worden ist.

II. Anatomie und Physiologie der Wundheilung

Die Blutstillung

a) Mechanismus der Blutstillung

Wenn ein Blutgefäß verletzt wird, dann pflegt (falls es sich nicht um ganz große Gefäße, aus denen eine tödliche Verblutung eintritt, handelt) die zunächst eintretende Blutung nach einer gewissen Zeit zum Stillstand zu kommen. Dieser Vorgang ist oft studiert worden. Unberechtigterweise ist bisher dabei der Blutgerinnung (also dem humoralen Geschehen) überwiegende Beachtung geschenkt worden, vielleicht mit aus dem Grunde, weil sie sich mit den Mitteln des einfachen Experiments außerhalb des Organismus leicht studieren läßt. Neben dieser Blutgerinnung spielen aber auch aktive Kräfte der verletzten Gefäßwand beim Zustandekommen des Blutungsstillstandes eine sehr beachtliche Rolle. Beides soll nacheinander hier besprochen werden.

Gerinnungszeit

Das aus den Gefäßen ausgetretene und beispielsweise in eine Wundhöhle gelangte Blut erstarrt zu einer homogenen Masse, welche aus einem Netzwerk von Fibrin besteht, in das die Blutzellen und das Serum eingelagert sind. Das Fibrinnetz zieht sich dann zusammen und preßt den größten Teil des Serums aus. Die Gerinnung kann (im Experiment) auch ohne die Anwesenheit von Blutkörperchen vor sich gehen. Die Retraktion des Blutkuchens bleibt aus, wenn keine Blutplättchen vorhanden sind.

Die Gerinnung ist ein Fermentvorgang, welcher nach *Heilmeyer* nach folgendem Schema abläuft:

1. Phase — Vitamin K (nötig zur Prothrombinbildung)
↓
Ca-Ionen → Prothrombin ← Thrombokinase (aus Plättchen- oder Gewebszerfall)
↓
Thrombin ⇆ Antithrombin
↓
2. Phase — Fibrinogen
↓
Profibrin
↓ Freie Fällung = Gerinnungsthrombose
↓ agglutinierende Oberflächengerinnung = Abscheidungsthrombose

3. Phase. Verfestigung des Gerinnsels und Auspressung des Serums unter Mitwirkung der Plättchen (Retraktion des Blutkuchens).

Die Gerinnungszeit, d. h. die Zeitdauer vom Blutaustritt aus den Gefäßen bis zur vollständigen Gerinnung (1. und 2. Phase) kann nach verschiedenen Methoden gemessen werden und beträgt beim normalen Menschen etwa 6—8 Minuten. Wir kennen eine ganze Reihe gerinnungshemmender Mittel wie Oxalate, Zitrate, Fluoride, Medikamente wie Gallensäuren, Salvarsan, Germanin, besonders aber Hirudin, Heparin, Pepton (nicht in vitro). Auf gerinnungsbeschleunigende Mittel wird bei der Besprechung der praktischen Durchführung der Blutstillung eingegangen werden.

Bakteriengifte (Staphylokokken, Streptokokken und Coli) können durch die unverletzte Gefäßwand hindurch lokale Thrombosen erzeugen. (*Kanedo.*) Auch die Gerinnungszeit wird durch diese Erreger, jedoch nicht durch Streptokokken, beschleunigt. Bei diesen trat diese Wirkung erst ein, wenn gleichzeitig aus dem Knochenmark gewonnene Thrombokinase in Form des „Medulan" angewandt wurde, während dieser Stoff für sich allein nur sehr selten Thrombosen zu erzeugen in der Lage ist.

Eine Veränderung der Gerinnungszeit durch Krankheiten ist uns bekannt. Eine Verkürzung tritt ein nach Blutverlusten, bei gesteigertem Zellzerfall, bei Myxödem und Kretinismus. Eine Verlängerung wird beobachtet bei Basedow, Ikterus, Leberschädigungen, hämorrhagischer Diathese und besonders bei der Hämophilie.

Im Gerinnungsvorgang wirken die Blutplättchen durch ihren schnell eintretenden Zerfall und ihre Zusammenballung als Kondensationspunkte, von denen aus die ersten Fibrinfäden aufschießen. Mit ihnen zusammen bilden sie den „Plättchenthrombus", der kleine Gefäßlücken verstopfen kann. Andererseits wird durch den Plättchenzerfall die „Thrombokinase" frei, welche den Gerinnungsvorgang beschleunigt und vasokonstringierend auf die Gefäße bis herunter zu den Kapillaren wirkt. Dazu kommt noch die Eigenschaft der Plättchen, das Blutkoagulum zu festigen und damit das Gefäßloch dauerhafter zu verstopfen.

Zu allen diesen nur skizzenhaft beschriebenen Vorgängen kommt als wesentlicher Faktor des spontanen Blutungsstillstandes die

aktive Kontraktion der Gefäßwand

bei Verletzung derselben. (*Stegemann.*) Die Verhältnisse sind sowohl an größeren Gefäßen (z. B. Arteria brachialis des Menschen) als auch an den Kapillaren von *Magnus* in klassisch einfachen Versuchen studiert worden. Gelegentlich einer Amputation präparierte er die die Extremität versorgende große Arterie auf eine längere Strecke heraus, so daß sie nach der Unterbindung und Durchtrennung genau beobachtet und später auch histologisch untersucht werden konnte. 10 Minuten nach der Unterbindung einer Femoralis pulsierte das Arterienrohr in seinen letzten 2 cm nicht mehr. Nach 15 Minuten betrug diese Strecke 4 cm, nach 25 Minuten 7 cm. Bei Öffnen der endständigen Ligatur trat kein Tropfen Blut aus dem Gefäßrohr heraus. Bei der histologischen Untersuchung zeigte sich, daß die Arterie auf 5 cm zu einem virtuellen Lumen kontrahiert war und kein Blut enthielt.

Das Anschneiden einer Kapillare oder die Durchtrennung eines mittleren Arterienrohres führt nach kurzer Zeit zu einer aktiven Kontraktion der Muskularis und erzielt den Erfolg, daß bis zum seitlichen Abgang des nächsthöheren Gefäßastes sich Arterie oder Kapillare vollkommen zusammenziehen, so daß das Lumen verschlossen wird. Dieser Vorgang setzt reflektorisch durch den Verletzungsreiz ein. Auch humoral werden, wie schon gesagt, durch den Plättchenzerfall Stoffe frei, welche vasokonstriktorisch wirken. Durch sie wird wahrscheinlich auch durch kapilläre und präkapilläre Anastomosen der Blutstrom in der Umgebung von dem Blutungsherd abgelenkt.

Weniger der Fibrinpfropf als viemehr die Wandkontraktion verschließt das verletzte Blutgefäß *(Stegemann)*. Die Gerinnungszeit ist daher kein absolut sicherer Wertmesser für die Schnelligkeit der spontanen Blutstillung. Die Kontraktion der Gefäßwand preßt vielmehr die Intimaflächen bis zur Verklebung miteinander zusammen. *(Stegemann.)*

Wildgans hat neuerdings eine Reihe von verletzten großen Arterien histologisch untersucht und dabei sein besonderes Augenmerk auf das oft behauptete „Einrollen" der Intima gelenkt. Einen rein mechanischen Verschluß durch die Intima konnte er in keinem einzigen Fall nachweisen. An Tieren angestellte Experimente ergaben keine übereinstimmenden Befunde, besonders auch in bezug auf die Retraktion der durchtrennten Arterien. Als letztes Glied bei der Blutstillung schußverletzter Arterien hat die Abscheidungs- und Gerinnungsthrombose eine entscheidende Bedeutung.

Durch Zusammenwirkung von Gefäßwandaktion und Blutgerinnung tritt somit der Blutungsstillstand ein. Durch Messung kann man die Blutungszeit feststellen, indem man mit einem geeigneten Instrument 4 mm tief in das Ohrläppchen einsticht, jeden sich bildenden Bluttropfen mit einem Blättchen Filterpapier aufsaugt und die Zeit bestimmt, bis kein Tropfen mehr austritt. Sie beträgt bei Gesunden 2—3 Minuten. Bei Störungen des Blutstillungsmechanismus kann sie auf viele Stunden verlängert sein.

Von zunächst theoretischem Interesse ist die blutstillende Wirkung des Speichels, welche von *Müller* untersucht worden ist. Er weist darauf hin, daß Blutungen in der Mundhöhle schnell zum Stillstand kommen. Es ist bekannt, das Tiere blutende Wunden lecken. Auch Menschen stecken vielleicht instinktiv einen blutenden Finger in den Mund. Landleute lassen den Speichel von Kühen und Kälbern über blutende Wunden laufen. *Müller* hat in eigenen Versuchen die Wirkung speichelgetränkter Tampons auf venöse Blutungen untersucht. Die Blutung kam nach 3,5—4,5 Sekunden zum Stillstand, während Kontrollblutungen nach 10 Sekunden noch bluteten. Die Wirkung des Speichels soll auf einer Bindung des Antithrombins und auf einer Steigerung der Thrombinwirkung beruhen.

b) Praktische Durchführung der Blutstillung

Die Durchführung der Blutstillung gelegentlich von Operationen sowie der Notversorgung und endgültigen Versorgung von Verletzungen ist in den Büchern über chirurgische Operationslehre beschrieben. Gefäßnaht, Unterbindung eines großen Gefäßes am Orte der Wahl und am Orte der Not mit den verschiedenen Methoden und Instrumenten, die Quetschung und die Torsion mittelstarker und kleiner Gefäße, die Elektrokoagulation derselben sollen hier nicht näher erörtert werden.

Bevor die operative Versorgung einer Wunde beendet wird, ganz gleich ob dieselbe ganz oder teilweise genäht oder offengelassen wird, muß die Blutung gestillt sein. Dies gelingt durch die vorstehend kurz erwähnten Methoden in bezug auf die parenchymatöse Blutung nicht immer restlos. Und daher sollen einige ältere und neue Methoden, durch Stillung dieser manchmal erheblichen „Sickerblutung" Herr zu werden, hier aufgeführt werden. Örtliche Maßnahmen zur Stillung parenchymatöser Blutungen werden am häufigsten angewendet.

Die Tamponade, d. h. das feste Ausstopfen einer Wundhöhle mit geeigneten Verbandstoffen läßt sich mitunter nicht umgehen, wenngleich es durch Verursachung einer Sekretstauung schädlich sein kann und daher tunlichst vermieden werden sollte. Ausgeführt wird sie mit gewöhnlicher Verbandgaze oder solcher, die mit den verschiedensten antiseptischen Mitteln wie Jodoform, Vioform, Xeroform, Silberpräparaten, Yatren oder anderen Jodpräparaten, Farbstoffverbindungen, Rivanol u. dgl. getränkt sind. Die Wirkung dieser Mittel wird in einem späteren Kapitel besprochen werden. Auch mit den noch zu besprechenden blutstillenden Mitteln können die Verbandstoffe getränkt werden.

Eine resorbierbare Tamponade aus tierischem Gewebe hat *Kümmel jr.* empfohlen. In handlicher Form kommt es als „Brocatamp" in den Handel. Es wird aus den Sehnen großer Schlachttiere hergestellt und stellt eine ausreichend sicher keimfreie gummischwammartige Masse dar, welche in den Körper eingebracht, resorbiert und bindegewebig ersetzt wird. Auch als flächenhafte Membran (Brocaderm) kann es zur Anwendung gelangen.

Feriz hat seine Resorption histologisch untersucht. Es wird zum Teil resorbiert, teilweise organisiert.

Chemische und organische Mittel, welche örtlich blutstillend wirken (Hämostyptica), stehen in ausreichender, beinahe verwirrender Zahl zur Verfügung. Die wichtigsten seien hier kurz aufgeführt. Sie wirken dabei sowohl auf die Gefäßwunde kontrahierend als auch gerinnungsfördernd.

Das besonders in Laienkreisen (blutstillende Watte bei Rasierverletzungen u. dgl.) verbreitete Eisenchlorid (Ferrum sesquichloratum) ist ein Ätzmittel, welches bei der operativen Wundversorgung kaum noch gebraucht wird. Bei der Verwendung völlig säurefreier Lösungen ist die Ätzwirkung des Mittels sehr viel geringer als bei dem üblichen Handelspräparat.

Hypertonische Salzlösungen (10% Chlornatrium) in heißem Zustande getränkt im Mulltupfer wirken beim Aufpressen auf blutende Flächen fast sicher blutstillend. Aber es sei hier bereits bemerkt, daß dies nicht absolut ein Beweis für die Wirksamkeit der hochprozentigen Salzlösung zu sein braucht, denn das Aufpressen von feuchten, evtl. mit Blut getränkten Mulltupfern auf Wunden ist ein alltäglich in der operativen Technik zur Blutstillung mit Erfolg gebrauchtes Hilfsmittel. Von der örtlichen Anwendung von heißer 5—10%iger Wasserstoffsuperoxydlösung zur Blutstillung habe ich persönlich nicht viel gesehen. Das Mittel ist weniger empfehlenswert.

Durch Kontraktion der Blutgefäße wirken das Adrenalin resp. Suprarenin. In der Lokalanästhesie wird diese Eigenschaft bewußt benutzt. Wenn man aber eine parenchymatöse Blutung durch Auflegen eines mit Adrenalin getränkten Tupfers stillt, dann muß man sich vor Augen halten, daß dem Stadium der Kontraktion der Gefäßwände ein Stadium der Dilatation folgt, also eine Nachblutung sehr wahrscheinlich ist.

Borchers hat vorgeschlagen, zum „blutleeren Operieren" in das voraussichtliche Wundgebiet Suprarenin zu injizieren und zwar nicht nur bei örtlicher Betäubung, sondern auch bei Eingriffen in Leitungsanästhesie und Narkose. Man soll eine glänzende Übersicht, eine Verringerung der Operationsdauer, eine Vermeidung selbst kleiner Blutverluste und somit eine Besserung der Prognose erreichen. Sein Vorschlag hat aber keinen Wiederhall bei den Chirurgen gefunden.

Die Gefahr der Nachblutung ist geringer bei einem Abkömmling des Adrenalins, dem „Stryphnon", welches „die letzte Vorstufe des Adrenalins bei seiner synthetischen Darstellung" ist und chemisch als Methylaminazetobrenzkatechin bezeichnet wird. Es ist ein haltbares, weißes, in Wasser lösliches, wenig giftiges Pulver. Seine gefäßkontrahierende Wirkung ist schwächer als die des Adrenalins, hält dafür aber länger an. Es wurde von *Albrecht* in den Heilschatz eingeführt. Im Schrifttum sind mehrere günstige Ergebnisse bei Blutungen der verschiedensten Art niedergelegt *(Bouvier, Krecke, Ruf, Hankowski)*. Die anfangs gehegte Befürchtung *(Demel)*, daß man die Stryphnongaze nur wenige Minuten aufpressen dürfe, besteht nach den Untersuchungen von *Lerch* und *Mandl* nicht zu Recht. Sie kann ruhig zur Tamponade in gewöhnlicher Form angewandt werden.

Die Gelatine ist zeitweise viel verwendet worden und zwar auch lokal in der Wunde selbst. Die Sterilisierung dieses Präparats ist recht schwierig und früher sind Tetanusfälle im Anschluß an seine Anwendung vorgekommen. Zweckmäßigerweise verwende man daher die einwandfreien steril in Ampullen erhältlichen 10%igen Lösungen bekannter Firmen (z .B. E. Merck-Darmstadt). Bei lokaler Anwendung wird die Gelatine auf 37° erwärmt, mit ihr sterile Gaze — es kann auch Jodoform- oder dgl. Gaze sein — getränkt und die Wunde mit derselben tamponiert. Man muß sich aber vor Augen halten, daß man mit der Gelatine einen guten Bakteriennährboden in die Wunde hineinbringt.

Das Koagulen *(Kocher — Fonio)* stellt ein nach besonderem Verfahren aus Blutplättchen gewonnenes Thrombozym dar, welches steril in Ampullen in den Handel kommt. Im Experiment beschleunigt es den Beginn und den Ablauf der Gerinnung. Auf der frischen Wundfläche soll die Wirkung noch intensiver sein. Das Koagulen wird auf die blutende Stelle aufgeträufelt. Nach erfolgter Gerinnung darf nur ganz vorsichtig getupft werden, um die entstandenen Thromben nicht zu entfernen. Vorherige Digitalkompression der Wunde, Quetschen der Gefäßlumina u. dgl. erleichtert die thrombosierende Wirkung.

In der Praxis ist die Anwendung in Kreisen der Chirurgen doch nur verhältnismäßig beschränkt geblieben. Durchaus widersprechende Urteile kann man nach Studium des Schrifttums feststellen und in persönlichen Gesprächen hören. Die Unterbindung kleiner Gefäße läßt sich durch seine Anwendung nicht vermeiden, bei der Stillung kapillärer Blutungen kann es gelegentlich von Vorteil sein.

Auf ähnlicher theoretischer Grundlage beruht das Thrombosin, das aus einer „Vereinigung von Lipoiden mit gerinnungsaktiven Eiweißabbauprodukten" bestehen soll und ein die „Thrombinbildung beschleunigendes Zytotym" darstellt.

Aus den Lungen von Schlachttieren (Schafen und Schweinen) wird das als feines Pulver in Ampullen in den Handel gebrachte Clauden hergestellt. Es wurde von *Fischl* angegeben. *Düttmann* hat es einer systematischen Untersuchung unterzogen Er glaubt, daß es „keinen spezifischen, die Gerinnung befördernden Stoff" enthalte. Die Wirkung soll auf vasokonstriktorischem Wege vor sich gehen. *Witte*-Pepton hat eine ähnliche Wirkung. In der Praxis hat das Clauden sowohl in Substanz als auch an Verbandgaze gebunden eine relativ große Verbreitung gefunden.

Aber nicht nur aus organischem Gewebe gewonnene Präparate wirken lokal blutstillend, sondern auch frische Gewebe. Das Aufpflanzen von Muskelstücken, oder auch von Netz, gegebenenfalls Fett oder Faszie auf blutende Stellen ist jedem Chirurgen geläufig.

Im Tierexperiment hat *Dainelli* Catgutfäden mit verschiedenen Gewebsextrakten getränkt und ihre Wirkung auf die Blutstillung bei Leberwunden geprüft. Extrakte aus Muskel- und Lungengewebe waren wesentlich wirksamer als einfaches Serum. Der hämostyptische Effekt soll auf einer Fibrinfällung beruhen in Verbindung mit einer Beschleunigung der Agglutination. Praktische Auswirkungen scheinen diese Versuche nicht gefunden zu haben. Auch *Heilingbrunner* und *Schörcher* haben sich mit der Blutstillung durch körpereigenes Gewebe befaßt. Durch wässerige Gewebsextrakte von Muskelgewebe und durch geklopfte Gewebsstücke ließ sich die Reaktions- und Gerinnungszeit auf die Hälfte, durch Muskelpreßsäfte auf ein Viertel herabsetzen. Dabei ist das körpereigene Gewebe am wirksamsten. Strumapreßsaft besitzt gegenüber dem aus Muskeln nicht den oft behaupteten Vorteil. In der Wärme aufbewahrtes Gewebe wird durch Selbstverdauung der Thrombokinase unwirksam. Die von der Operationslehre her bekannte gerinnungsfördernde und blutstillende Wirkung von Gewebsstückchen wie Leber, Muskel, Gehirn, Haut konnte auch im Tierversuch bestätigt werden. Daß diese Wirkung der Muskelstückchen durch eine rasch einsetzende Thrombosierung verursacht wird, ließ sich histologisch zeigen. Das Peritoneum besitzt eine ausgesprochene gerinnungsverzögernde Wirkung.

Die Verwendung des Blutplasmas zum Zwecke der Blutstillung wurde von *Vogel* inauguriert. Verwendet wird es in Form des Vivocolls, welches ein aus gesunden Rindern gewonnenes Plasma darstellt, dem Natriumzitratlösung und ein Desinfiziens zugesetzt ist, so daß es zunächst eine Flüssigkeit darstellt und in sterilem Gefäß unbegrenzt lange aufbewahrt werden kann. Vor seiner Verwendung wird ihm eine bestimmte, in Ampulle beigegebene Menge Kalziumchloridlösung zugesetzt, bei Erwärmung auf Körpertemperatur gerinnt dann das Plasma ohne Abhängigkeit von den Gerinnungsstoffen des Körpers. Das gerinnende Vivocoll haftet nun auf Wundflächen, nicht auf serösen Häuten oder Schleimhäuten. *(Kraemer.)* Seine Wirkung im Tierexperiment erforschten *Liebedenko* und *Tscherepnina.*

Auch bei operativen Eingriffen, welche bei Hämophilen notwendig werden, ist die Anwendung des Vivocolls zweckmäßig. Günstige Erfahrungen in dieser Hinsicht wurden von *Vogel* und *Thies* berichtet. Histologische Untersuchungen über die Gewebsreaktionen unter der Einwirkung von Vivocoll liegen von *Fischer* und *Feriz* vor. Das Mittel wird nicht resorbiert sondern bindegewebig organisiert. Über gute Erfahrungen mit dem Vivocoll berichteten *Sauer, Krecke, Pfitzner, Simon.*

Ein zur Gruppe der Tragante gehörendes Präparat ist das Tuffon, welches durch eine starke Quellungsfähigkeit örtlich blutstillend wirkt. Experimentelle Untersuchungen von *Geissendörfer* haben ergeben, daß es ohne Bedenken in die Tiefe der Gewebe versenkt werden kann. Es wird dort resorbiert *(Block).* Das Pulver wird auf die blutende Stelle gestreut und erzeugt dort einen zähflüssigen Schleim mit großer Quellfähigkeit, der in 1—3 Sekunden ein zusammenhängendes festhaftendes Gel bildet. Es nimmt etwa das 15fache seines Eigengewichtes an Wasser auf. Aus diesem Gel entsteht eine genügend feste schorfähnliche Masse, welche die Blutung verhindert *(Heyn).*

Zu den Pektinen gehört das Sango-Stop. Es besitzt eine blutgerinnungsfördernde Wirkung, die bei normalem Blut durchschnittlich 20% beträgt, bei krankhaft veränderter Blutgerinnung dieselbe auf die Norm zurückführt. Beim Menschen eignet sich am besten die intramuskuläre Injektion, aber auch intravenöse Darreichung ist möglich. Die Wirkung beginnt etwa 10 Minuten nach der Einspritzung. Bei oraler Gabe ist ebenfalls eine, wenn auch deutlicher geringe Wirkung festzustellen. Wenn bei einem zu operierenden Menschen eine krankhaft verlängerte Blutgerinnung ermittelt wurde, so soll man am Tage vor der Operation 20—40 ccm intramuskulär und am Operationstage nochmals 20 ccm verabfolgen. Die Wirkung hält etwa 6 Tage an. (*Gohrbandt.*) Bei lokaler Anwendung des Mittels wurde keine auffallende Wirkung gesehen (*Schmid*).

Die Wirkung der Pektine, welche auf zahlreichen Gebieten eine Rolle spielen, ist schon seit über hundert Jahren bekannt (*Sacharipa*). Trotzdem dürfte der Mechanismus ihrer gerinnungsfördernden Wirkung noch nicht aufgeklärt sein, ebenso wie das Schicksal des dem Körper einverleibten Stoffes an sich, obwohl mehrere Versuchsreihen darüber mitgeteilt worden sind (*Riesser* und *Nagel*). Von klinischer Seite liegen eine Reihe zustimmender Arbeiten vor, z. B. *Baumann*, *Fleischhacker*, *Roemer*, welcher mehrere Blutstillungsmittel vergleichend nebeneinander untersuchte und das Sango-Stop als ,,Mittel der Wahl bei wiederholten Blutungen und zur Prophylaxe der postoperativen Nachblutung" empfahl. Das Sango-Stop wirkt durch vermehrte Ausschüttung und Neubildung von Thrombozyten, Aktivierung der Thrombokinase, vermehrte Prothrombinbildung und Beschleunigung der Umwandlung des Fibrinogens in Fibrin. Der Erfolg ist eine Abkürzung der Gerinnungszeit und der Blutungsdauer. Bei Blutungskrankheiten selbst sahen *Dietrich* und *Oettel* gute Erfolge von Sango-Stop, bei der Hämophilie berichtet *Sach* dasselbe. Das niederländische Rote Kreuz berichtete über günstige Erfolge während des italienischen Abessinien-Feldzuges (*Ziegelmayer*).

Als resorbierbares Blutstillungsmittel hat *Blaine* aus dem braunen Seetang einen der Zellulose ähnlichen Stoff (Algin-Säure) gewonnen, dessen Natrium- und Kalzium-Salze ohne wesentliche Gewebsreaktion resorbierbar sein sollen.

Schlangengift und Rückengift der Kröte wirken in 0,00125 % Lösung stark blutstillend sowohl bei Blutgesunden als auch bei Blutern. Die Ursache liegt in einem gewissen Adrenalingehalt dieser Säfte, vornehmlich aber in ihrer eiweißgerinnenden Eigenschaft. Zu geringe und zu hohe Dosen sind unwirksam. Das Mittel muß lokal angewendet werden (*Chevallier* und *Modac*).

Fußend auf den Untersuchungen von *Barnett* und *Macfarlane* wurde das ,,Haemostypt Asid" hergestellt, welches das Gift der indischen Kettenviper Daboica russelii und von Ancistrodon piscivorus sowie Sistrurus catenatus zusammen mit einem anorganischen Aktivator enthält. Es bringt Blut in 3 Minuten zur Gerinnung gegenüber einer normalen Gerinnungszeit von 8 bis 12 Minuten. Ein mit der Flüssigkeit getränkter Tupfer wird auf die parenchymatös blutende Gewebsstelle gedrückt.

Aber nicht nur über lokal wirkende Stoffe verfügen wir, sondern eine ganze Anzahl über den Gesamtkörper angreifende Mittel zur Blutstillung stehen uns zur Verfügung.

Zunächst einmal sei die Bluttransfusion erwähnt, welche besonders prophylaktisch bei zu erwartenden ausgedehnten parenchymatösen Blutungen mit gutem Erfolg zur Anwendung kommt.

Auch die intravenöse Injektion hypertonischer Salzlösungen (z. B. 5 ccm einer 10 % Kochsalzlösung) sollen nach *v. Gaza* die Gerinnung stark beschleunigen.

Innerlich wurde früher gern Calcium chloratum besonders bei Operationen an cholämischen Kranken (2—3 Tage vor dem Eingriff 3 mal täglich als Klysma 3,6 g) gegeben. Die intravenöse Injektion von 5—6 ccm einer 1 % Lösung von Calcium lacticum hat *Szenes* empfohlen. Auch Gelatine-Injektionen sind zeitweise verwandt worden sowie der Genuß dieses Stoffes in Form von Süßspeisen.

Von den bereits erwähnten, sozusagen spezifischen blutstillenden Mitteln sind zur Injektion besonders Koagulen, Clauden, Blutserum verwendet worden. Das Sango-Stop, welches soeben besprochen wurde, gehört auch hierher.

Manetol wird günstig beurteilt. *Schmid* billigt ihm eine bessere Wirkung als dem Sango-Stop zu, *Bolle* empfiehlt es bei Leber- und Rektum-Operationen sowie zur Stillung von Blutungen aus Harnblase und bei Nierenrupturen. Dagegen sah *Roemer* beim Menschen keine Wirkung.

Das Hämostatikum Nordmark soll nach *Roemer* das beste Mittel für intravenöse Anwendung sein und sich besonders auch bei einmaliger, akuter Blutung eignen. Eine Erhöhung der Thrombose- oder Emboliegefahr soll nach der Anwendung der zahlreichen parenteral verabfolgten Mittel nicht festgestellt werden können.

Schließlich sei noch das Vitaminpräparat Citrin (P. Vitamin) erwähnt. Es ist ein Gemisch von Hesperidin und Eriodictyol. Erhältlich ist es als Pulver oder in Ampullen zu 55 mg Citrin. Seine stark blutstillende Wirkung beruht im wesentlichen auf einer Vasokonstriktion. Durch Injektion von 55 mg oder Aufnahme von 100 mg Citrin per os erhöht sich der Kalkspiegel im Blute um 1,5 mg %. Dann trat nach den Untersuchungen von *Raunert* prompte Blutstillung ein. Bei nicht ausreichender Erhöhung des Kalkspiegels im Blute mußten weitere Mengen Citrin verabreicht werden. *Raunert* empfiehlt das Mittel bei Organblutungen (Niere, Magen) und vor Operationen, z. B. Prostatektomien. Man gibt am Abend und 2 Stunden vor dem Eingriff je 100 mg.

Becker verwendete bei Kranken mit frischen Blutungen verschiedenster Ätiologie chemisch inaktives Kongorot als Injektion ohne schädliche Nebenwirkungen. Die dabei auftretende Verkürzung der Gerinnungszeit und die Vermehrung der Thrombozyten lassen es gerechtfertigt erscheinen, das Kongorot als Hämostyptikum anzusehen. In gebrauchsfertiger Form kommt es als „Haemostatikum Nordmark“ als kolloidale, stabile, isotonische Lösung in den Handel. Indiziert ist es bei allen denjenigen Blutungen, welche auf einer Störung der Gerinnungsfähigkeit beruhen. Es werden 5—10 ccm intravenös injiziert. Die Wirkung beginnt nach etwa 30 Minuten. Zweckmäßig wird die Injektion sowohl am folgenden Tage als auch etwa 5 mal in zweitägigen Zwischenpausen wiederholt. Der Erfolg ist eine Vermehrung der Blutplättchen um das Mehrfache, welche wochenlang anhält, eine Monozytose als Ausdruck einer Funktionssteigerung des retikulo-endothelialen Systems.

Die sicher vorhandene blutstillende Wirkung des Speichels *(Hunter)* ist außerhalb der Mundhöhle bisher nicht praktisch verwertet worden.

Durch Röntgenbestrahlung der Milz nach *Stephan* hat man die Menge des im Blute verfügbaren Fibrinfermentes vermehren und damit die Blutgerinnung intensivieren wollen. *Mutz* machte gute Erfahrungen mit der Methode und empfiehlt 2—3 mal Bestrahlungen in Intervallen von 3—5 Tagen. Die Wirkung ist nur vorübergehend.

Es ist aber auch wichtig, den Körper in die Lage zu versetzen, den Eiweißverlust, der durch die Blutung aufgetreten ist, baldigst zu ersetzen. Die Bluttransfusion ist ein Mittel dazu. Die Ernährung hat in ihrer Zusammensetzung darauf Rücksicht zu nehmen. Man kann aber auch die nach modernen Verfahren hergestellten wäßrigen Aminosäurelösungen (z. Z. Aminotrat der Nordmark-Werke) zur Anwendung bringen, aus denen der Organismus schnell das körpereigene Eiweiß aufbauen kann.

c) Das Wundhämatom

Das Blut, welches sich in den Wundtaschen ansammelt, stellt eine Gefahr für den reaktionslosen Wundverlauf insofern dar, als, auch wenn es völlig keimfrei bleibt, der Körper zu seiner Resorption eine überflüssige Mehrarbeit leisten muß, zum anderen, weil es verhindert, daß die Wundflächen aneinanderliegen und so schnell miteinander verwachsen und schließlich, weil diese Blutansammlungen sich erfahrungsgemäß leicht infizieren. Wenn hier von Blutansammlungen oder Hämatomen die Rede ist, dann muß man sich stets vor Augen halten, daß es nicht allein defibriniertes Blut ist, sondern daß eine Mischung mit Gewebsflüssigkeit, Lymphe, Wundsekreten vorliegt. Je älter eine solche Flüssigkeitsansammlung wird, desto geringer wird ihr „blutiger" Charakter. Sie bildet sich immer mehr zu einem sogenannten „Serom" um.

Die Infektion einer solchen, hier kurz Hämatom genannten Flüssigkeitsansammlung erfolgt nicht von einem fernen Entzündungsherd auf metastatischem Wege, obwohl dies durchaus einmal vorkommen kann. Viel häufiger ist der Vorgang, daß in dem Hämatom, wie in jeder Wunde, Bakterien vorhanden sind. Da das Hämatom einen recht guten Nährboden darstellt, so können sich Keime in ihm gut und schnell vermehren, zumal die Abwehrstoffe des Körpers, von denen später die Rede sein wird, nicht oder nicht in genügender Menge in dem Hämatom wirksam sind.

Aus diesen Gründen muß durch eine sorgfältige Blutstillung die Ansammlung von Hämatomen vermieden werden. Nicht immer gelingt dies auch durch die beste operative Technik in wünschenswerter Weise. Daher hat man in der vorübergehenden „Drainage" einen Ausweg gefunden. Sie besteht darin, daß in sogenannte „tote Räume" in Operations- und Gelegenheitswunden Röhren aus Gummi, Glas oder anderem Material oder auch absaugende Verbandstoffe vorübergehend eingelegt werden, um die sich in ihnen ansammelnden Hämatome nach außen abzuleiten. Bei bestimmten aseptischen Operationen (wie z. B. Strumektomien, Ablatio mammae, Extremitätenoperationen u. a.) sowie auch bei Gelegenheitswunden mit umfangreichen Weichteilverletzungen ist dies wohl die Regel geworden. Auf die Schilderung der Entwicklung der Drainage und die für und gegen sie vorgebrachten Argumente sowie auf die Beschreibung der Technik ihrer Ausführung sei hier verzichtet.

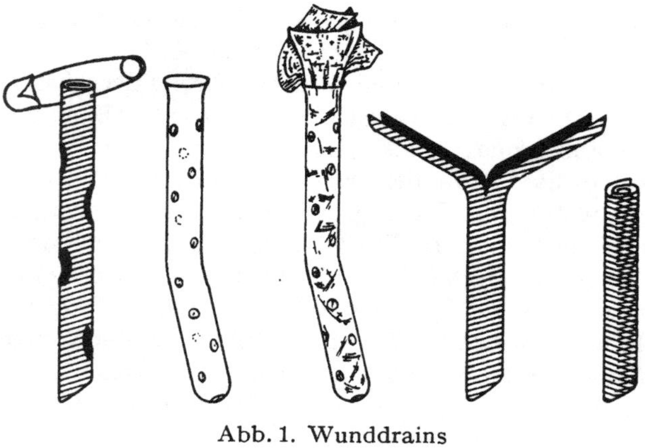

Abb. 1. Wunddrains

Die eingelegten Drains werden für gewöhnlich nach 24—48 Stunden entfernt. Denn nach diesem Zeitpunkt ist nur in den seltensten Fällen mit einem Fortbestehen der Weiterabsonderung von Blut in nennenswertem Umfang zu rechnen. Andererseits stellt das Drain insofern auch eine Gefahr dar, als es den Weg ebnet, daß nachträglich von außen her eine Sekundärinfektion in das Innere der Wunde gelangen kann.

Wenn es nun bei vielleicht nicht ausgeführter Drainage zu einem Hämatom in einer Wunde unter verschlossener Haut gekommen ist, so hängt das Verhalten des behandelnden Arztes ganz von der Größe des Hämatoms und von der Frage ab, ob es infiziert ist oder nicht. Kleinere, sterile Hämatome können durchaus ohne Schaden vom Körper resorbiert werden. Größere Hämatome sind jedoch besser durch Punktion zu entleeren, wenn ihr Inhalt flüssig ist. Die Ansammlung von größeren Blutkoagula ist durch Öffnen der Wunde, Ausräumen des Hämatoms, erneute sorgfältigste Blutstillung und gegebenenfalls Sekundärnaht zu beseitigen. Wenn Zeichen dafür vorhanden sind, daß das Hämatom sich infiziert, dann ist es möglichst früh, am besten durch Eröffnen der Naht an einer oder mehreren Stellen nach außen zu entleeren und durch Drainage so lange abzuleiten, bis die Infektion beherrscht ist und die Höhle sich so weit verkleinert hat, daß sie vom Grunde her zuheilen kann.

A. Primäre Heilung

Unsere Kenntnisse über die Vorgänge bei der Wundheilung fußen auch heute noch auf dem grundlegenden Werk von *Marchand* „Der Prozeß der Wundheilung mit Einschluß der Transplantationen".

Während vor der Jahrhundertwende die Wundheilung vorwiegend mit anatomischen Mitteln erforscht wurde, kam als Folge des ersten Weltkrieges eine „Wundphysiologie" hinzu. Heute sind derartige Betrachtungen aus unserem Studium des Wundheilungsvorganges nicht mehr hinwegzudenken. *Melchior* hat 1922 die aus dem ersten Weltkrieg unmittelbar stammenden Erkenntnisse zusammengestellt. Der Chirurg *v. Gaza* hat die Betrachtungsweise durch zahlreiche Arbeiten sehr erheblich gefördert.

Unter Wunde ganz allgemein kann man durch Gewalt verursachte Gewebstrennungen verstehen. Die gleichzeitige Durchtrennung von Epithelgewebe wird sehr oft ein Teil dieses Vorganges und des anschließenden Zustandes sein, braucht jedoch nicht unbedingt dazuzugehören.

Der Verlauf der nach der Verletzung vom Körper betriebenen Wundheilung gestaltet sich verschieden je nach der Natur der verletzten Gewebsteile, nach der Art der Verletzung, dem Verhalten der getrennten Teile zueinander, nachträglichen Einwirkungen auf die Wunde, einer einsetzenden oder ausbleibenden Wundinfektion und ähnlichem. Die Voraussetzungen für die Heilung liegen um so günstiger, je weniger Gewebe durch den Verletzungsvorgang an sich oder durch später eintretende Ereignisse (wie z. B. Wundinfektion, unzweckmäßige Desinfektionsmaßnahmen u. dgl.) der Nekrose anheimgefallen oder in seiner Lebensfähigkeit geschädigt worden sind. Am günstigsten werden die Aussichten für eine schnelle Verheilung der Wunde sein bei den in inniger Berührung verharrenden glatten Wundflächen einer Schnittwunde ohne Substanzverlust und Zwischenlagerung von Fremdkörpern in einem gut mit Blutgefäßen versorgten Körpergebiet. Dann kommt es beim Ausbleiben einer Wundinfektion zu dem, was wir eine primäre Wundheilung zu nennen pflegen.

Die hierbei auftretenden histologisch erkennbaren Gewebsveränderungen sind sehr oft untersucht und beschrieben worden, ohne daß diese Vorgänge hier des näheren geschildert werden sollen. Es sei auf die Handbücher der pathologischen Anatomie und das schon erwähnte Buch von *Marchand* verwiesen, und nur eine kurze Übersicht gegeben, soweit sie für das Verständnis der Wundheilung für die praktische Chirurgie notwendig ist.

Die Vereinigung der Wundflächen miteinander geschieht nicht direkt, sondern unter Zuhilfenahme einer Zwischensubstanz. Nur bei den epithelialen Bekleidungen der Körperoberfläche findet eine direkte Vereinigung der Deckschicht durch Aneinanderwachsen der Epithelzellen statt, auch ohne daß dabei die Hilfe der Blutgefäße benötigt wird, denn das Epithel an sich ist ja auch gefäßlos.

Bei allen anderen Blutgefäße enthaltenden Geweben wird zunächst zwischen die Wundflächen eine Zwischensubstanz eingelagert. Der Wundspalt, und wenn er auch noch so schmal ist, ist angefüllt mit Gewebsflüssigkeit, Lymphe, nekrotischen Gewebsteilen, die auch in der glattesten Schnittwunde mit schärfstem Messer vorhanden und mikroskopisch nachweisbar sind. Die Anschauung alter Ärzte *(Hunter)*, daß das Blut diese Zwischensubstanz ausmache, ist nur insofern richtig, daß es ein Teil des Blutes, nämlich das Fibrin ist. Es stammt jedoch nur zum geringen Anteil aus dem geronnenen Bluterguß, sondern stellt vielmehr das Produkt einer entzündlichen Exsudation des Wundgewebes dar *(Marchand)*. Denn jede Verwundung, auch wenn sie völlig aseptisch zustandekommt, ruft durch den Reiz des Traumas Entzündungserscheinungen hervor. Und durch diese „entzündliche Regeneration" vollzieht sich auch die primäre Wundheilung.

Im Stadium der Ausfüllung des Wundspaltes durch Fibrin und die dadurch bedingte lockere Verklebung der Wundflächen miteinander setzt eine starke Füllung der benachbarten Gefäße ein. In ihnen nehmen die Leukozyten eine „Randstellung" ein und wandern aus der geschlossenen Strombahn in das umgebende Gewebe aus. Dort bilden sie Phagozyten und vereinigen sich in ihrer Tätigkeit mit den Histiozyten, die aus fixen Bindegewebszellen gebildet werden können. Der Umfang dieser entzündlichen Zellanhäufung in der Umgebung der Wunde nimmt ständig zu und erreicht schon nach 24 Stunden beträchtliche Grade. Ihre Menge ist verschieden je nach der Beschaffenheit der Wunde, den vorhandenen Gewebsnekrosen und der Reaktionsbereitschaft des verwundeten Körpers, sowie schließlich der Zahl und der Virulenz der anwesenden Bakterien, die praktisch in jeder Wunde vorhanden sind, auch in den Wunden, welche primär ohne klinisch erkennbare Entzündung heilen. Das Unschädlichmachen der eingedrungenen Bakterien und das Beiseiteschaffen der Gewebsnekrosen ist eine der Hauptaufgaben der phagozytierenden Zellen. Diese Tätigkeit wird sowohl von den aus dem Blute stammenden Leukozyten, als auch von den aus dem Bindegewebe stammenden Histiozyten und Makrophagen ausgeübt. Beide gehen hierbei zugrunde.

Bei der Gewebsauflösung und der Demarkation der Nekrosen spielen fermentative Prozesse eine erhebliche Rolle. Man kann unterscheiden zwischen einem Vorgang der „Autolyse", d. h. einer Gewebsauflösung durch zelleigene Fermente, der „Heterolyse", d. h. der Gewebsauflösung durch Fermente der Leukozyten und der „Histiolyse", d. h. der Auflösung durch gewebsverwandte Wirkstoffe. Beim Abbau der Gewebstrümmer spielen die Autolyse und Heterolyse die Hauptrolle, während die Histiolyse die Umbauprozesse im lebenden Gewebe, beispielsweise in der Narbe, besorgen.

An das Stadium der entzündlichen Infiltration und übergreifend in dasselbe schließen sich die eigentlichen Heilungsvorgänge an, welche in der Hauptsache das Gefäßsystem und das Bindegewebe betreffen. In ihm setzt eine Umwandlung und Umbildung der Gewebszellen ein, welche in das mit Fibrin, Gewebsdetritus, weißen Blutkörperchen und Gewebsflüssigkeit ausgefüllten Wundspalt hineinwachsen, ihn durchsetzen und dann Anschluß an die von der anderen Seite heranwachsenden Bindegewebszellen finden. Auf diese Weise überbrücken sie die Gewebstrennung. Auch die Kapillaren treiben zunächst massive Sprossen in dies Gebiet vor, welche durch Verflüssigung in ihrem Zentrum durchgängig werden und den Blutkreislauf wiederherstellen sowie die Ernährung des neugebildeten Gewebes gewährleisten. An zahlreichen Stellen sowohl im Bindegewebe als auch im Epithel sieht man bei mikroskopischer Untersuchung Mitosen in allen Stadien.

In einer steigenden Anzahl bilden sich verschieden geformte, spindel- oder sternförmige, ein- oder mehrkernige Zellen, welche man als Fibroblasten bezeichnet. Sie durchsetzen mit ihren Fibrillen die Wundzwischensubstanz und bilden ein neues Bindegewebe. Der Hauptreiz zur Bildung neuen Bindegewebes geht zweifellos von den Nekrohormonen aus, welche durch den Tod von Bindegewebszellen gebildet werden. Aber auch alle möglichen anderen Stoffe sind Reizmittel in dieser Hinsicht, wie *Rost* gezeigt hat. Von den chemischen Stoffen spielen die Rohparaffine eine ganz besondere Rolle *(Werner)*. Es bleibt aber dahingestellt, ob sie nicht alle über den Umweg über die Nekrohormone wirksam werden. Die Funktionsbelastung von Druck und Spannung hat einen richtunggebenden Einfluß auf die Ausbildung der Fibrillen *(Huzella)*. Gleichzeitig beginnen auch in der Keimschicht des Epithels Zellteilungen, so daß die Lücke durch neugebildete Deckzellen geschlossen wird.

Bei der Vereinigung der beiden Wundflächen und bei dem Prozeß der Wundheilung überhaupt spielen nach v. Gazas Untersuchungen kolloidchemische Vorgänge eine besondere Rolle. Eine Quellung und Auflösung des Gewebes ist nötig, damit eine Wundvereinigung zustande kommen kann. Der heilfähige Kolloidzustand liegt für das Kollagen der Bindegewebsfibrillen im weichen Gel.

Die vorläufige Verklebung der Wundflächen miteinander geschieht in einer Zeitspanne von etwa 1—2 Tagen, während die bindegewebige Vereinigung in etwa einer Woche vonstatten gegangen ist. Hautwunden heilten nach *Chonke* und *Whitchead* in 8 Tagen, solche der Faszien und Muskeln in 11—16 Tagen. Dann hat aber die neugebildete Narbe noch keineswegs ihre definitive Form, sondern sie macht noch mannigfaltige Umwandlungen durch. *Howes* hat Untersuchungen über die „Festigkeit" einer frisch genähten Wunde in den verschiedenen Körperschichten angestellt. Sie hängt ab von dem Anteil des Bindegewebes, welches in der betreffenden Körperschicht vorhanden ist. Daher kommt der Naht von Faszien und Aponeurosen in bezug auf die Nahtfestigkeit eine bevorzugte Bedeutung zu. *Howes* stellte ausgedehnte Versuche über die Haltefestigkeit in den einzelnen Gewebsarten und bei der Verwendung von Fäden verschiedener Stärke an. Die Zahl der Zellen und die Größe ihrer Kerne verringern sich unter gleichzeitiger Entwicklung von mehr Protoplasma und Bindegewebsfibrillen verschiedener Art. Dadurch wird die Narbe einmal dichter und fester, dann aber auch schmaler. Der anfangs sehr erhebliche Gefäßreichtum des neugebildeten Narbengewebes nimmt kontinuierlich ab in dem Maße, in welchem die Heilungsvorgänge zum Abschluß gelangen, bis sie sogar gefäßarmer wird als andere Gewebe. Dies dokumentiert sich klinisch darin, daß äußerlich sichtbare Narben zunächst rot sind, dann aber langsam weiß werden, so daß sie schließlich weißer erscheinen als die umgebende normale Haut. Dies gilt nicht nur für Narben der äußeren Körperbedeckung, sondern auch für die in allen möglichen Organen. Je geringer die Gewebsnekrosen bei der Verwundung waren, um so zarter und feiner sind die Narben.

Der Kolloidzustand der Gewebe geht bei der Vernarbung einen umgekehrten Weg als zu Beginn der Wundheilung. Aus dem weichen Gel entwickelt er sich zum festen Gewebe durch eine Entquellung (Synäresis).

Das zugrunde gegangene Körpereiweiß ist ein mächtiger Anreiz zur Ausbildung neuen Gewebes. Durch Einverleibung von Gewebsautolysaten kann man dies studieren. Dabei spielen sich gewebsspezifische und auch unspezifische Reiz- und Wachstumsvorgänge ab.

Die Erscheinungen der Entzündung sehen wir auch bei der primären Wundheilung in leichtem Grade aber absolut unverkennbar ablaufen *(Marchand)*. Mit der Bildung des zu Fibrin gerinnenden Exsudats und der Leukozytenauswanderung in das Gewebe erreichen sie ihren Höhepunkt, welcher von der „proliferierenden Entzündung“ durch die regenerierende Gewebswucherung abgelöst wird.

Die Phase mit vorwiegend degenerativen Vorgängen ist zeitlich auf die ersten Stunden nach der Setzung einer Operationswunde beschränkt. Die darauf folgenden exsudativ proliferierenden Vorgänge setzen etwa nach 24 Stunden ein. Sie verlaufen in einer Kurve, welche in den ersten Tagen steil ansteigt, dann langsam abfällt und bei der ausgebildeten Narbe etwa nach 14 Tagen aufhört. Die regenerativen Vorgänge

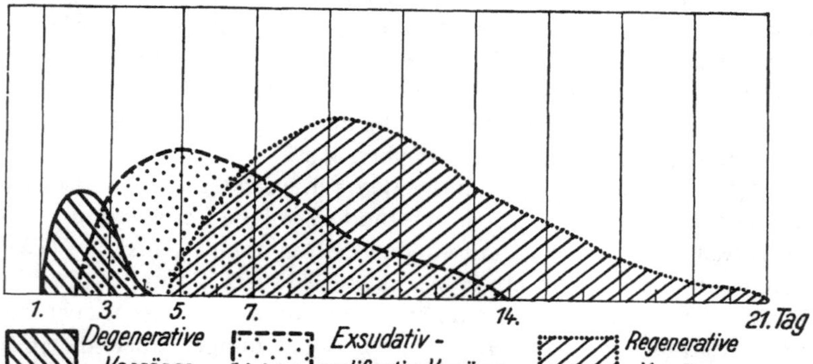

Abb. 2. Schema der Zeitfolgen der Wundheilungsperioden

beginnen in langsam ansteigender Kurve bis zur Vollendung der Narbe. Selbstverständlich überschneiden sich diese einzelnen Stadien, so daß etwa vorstehendes schematische Bild erhalten wird.

Die Arbeitsleistung, welche bei der Primärheilung vom Körper verlangt wird, ist relativ klein gegenüber der Tätigkeit, welche sich bei der sekundären Wundheilung abspielt.

B. Sekundäre Wundheilung

Dem Wesen nach gleicht sie vollkommen den soeben geschilderten Vorgängen, nur das Ausmaß des neu zu bildenden Gewebes ist unvergleichlich größer. Dies kommt schon dadurch zustande, daß die Wundflächen nicht dicht bei einander liegen, sondern mehr oder weniger weit klaffen, zumal wenn es bei der Verwundung zu einem Substanzverlust gekommen ist.

Die Gewebsneubildung entwickelt sich sozusagen in die Luft hinein, ohne daß sie in kürzester Zeit auf eine gleichartige Bildung ausgehend von der anderen Wundseite stößt. Auf diese Weise kommt es zur Ausbildung eines eigenartigen, sehr charakteristischen Gewebes, welches man als „Granulationsgewebe" bezeichnet.

Die sekundäre Heilung, oder, wie sie auch genannt wird, die „Sanatio per secundam intentionem" tritt dann ein, wenn größere Gewebsdefekte, hervorgerufen durch Klaffen der Wundränder oder durch Substanzverlust, auszufüllen sind und wenn eine eitrige Entzündung die direkte Vereinigung der Wundränder verhinderte. Die eitrige Wundentzündung geht immer mit der Zerstörung der fibrinösen und der neugebildeten geweblichen Zwischensubstanz der Wunde und eines Teils ihrer Ränder einher. Es ist von untergeordneter Bedeutung, ob man (wie *Marchand* es tat) eine sekundäre Heilung mit oder ohne Eiterung unterscheidet.

Die Heilungsvorgänge einer offenen Wunde mit Substanzverlust ohne Infektion, oder wenigstens ohne nennenswerte Infektion, verläuft etwa folgendermaßen. Nach 20—24 Stunden sind die Wundränder ödematös geschwollen und entzündlich gerötet, das Wundrandgewebe ist gequollen, jedoch kann man seine Struktur und gegebenenfalls seine Schichtung noch deutlich erkennen. Im Laufe des folgenden Tages nimmt die Quellung gallertigen Charakter an, die Grenzen der einzelnen Gewebsschichten verwischen sich. Die Wundfläche nimmt eine mehr graurote Färbung an und ist bedeckt mit einer rötlichgelben Wundflüssigkeit. In ihr erscheinen vom folgenden Tage ab in rasch zunehmender Zahl kleine rötliche Knötchen als Ausdruck der vorwachsenden Kapillaren mit jungem Bindegewebe. Sie verschmelzen rasch miteinander und bilden vom 3. bis 4. Tage ab die frischrote, körnige, bei Berührung leicht blutende Granulationsfläche.

Bei mikroskopischer Beobachtung dieses Vorgangs sehen wir dieselben Stadien, welche bei der primären Wundheilung beschrieben sind, nur daß sich auf der Oberfläche der Gewebsneubildung eine Schicht fibrinösen Exsudats mit wechselnder Einlagerung von Leukozyten bildet, in welche die Gefäß-Sprossen und die Bindegewebszellen einwachsen, von neuem eine Fibrinschicht geschildeter Art bilden und so die Granulationsfläche langsam vorschieben mit dem Ziele, den Defekt nach und nach auszufüllen. Jedem Körnchen entspricht ein Gefäßbaum mit zahlreichen feinen, sich verästelnden Kapillaren. Diese biegen sich an der Oberfläche schlingenförmig um, wie wir es von der Beobachtung der lebenden Kapillaren an der Haut her kennen, und sammeln sich dann zu größeren abführenden Gefäßen. An die Schlingen lagert sich das neue Keimgewebe mit seinem Fibrin, Serum und weißen Blutkörperchen an.

Die Beeinflussung der Gefäße im Granulationsgewebe selbst während der Wundheilung birgt eine Heilwirkung in sich. *Horatz* hat Priscol in Form von Salben und Lösungen auf die Wundgranulationen gebracht, dadurch eine Besserung der örtlichen Durchblutungsverhältnisse erzielt und somit den Heilverlauf beschleunigt.

In den Granulationen befindet sich auch ein Stützgewebe, bestehend aus spindelförmig neu gesproßten Bindegewebszellen. Weiterhin enthalten sie in wechselnder aber stets reicher Zahl die verschiedenen Formen der weißen Blutkörperchen.

Das makroskopische Aussehen und die Beschaffenheit der Granulationen haben für die praktische Wundbehandlung eine sehr große Bedeutung. Die gesunden Granulationen weisen eine gesättigte, lebhaft rote Farbe auf und haben eine kleinhöckrige, körnige Beschaffenheit. Sie bluten auch bei zarter Berührung leicht und weisen durch ihre starke Blutfülle einen Spannungszustand (Turgor) auf, der ihre Oberfläche spiegelnd erscheinen läßt.

Aus dem Aussehen und der Beschaffenheit der Granulation vermag der kundige Arzt Wundverlaufsstörungen sowohl lokaler als auch allgemeiner Art abzulesen, so daß das genaue Betrachten der granulierenden Wunde unerläßlich für die Beurteilung und Steuerung der Wundheilung ist.

Das Resorptionsvermögen der Granulationen ist oft studiert worden. Im Abschnitt über die Autoantiseptik wird darüber berichtet werden. Bei der Resorptionstätigkeit treten nicht nur das Lymphgefäß-System mit Diffusion und Osmose und die Aufsaugefähigkeit der Kapillaren, sondern auch zelluläre Vorgänge besonders der Leukozyten in Erscheinung. *Sokolowski* hat sie als „Wundbarriere" bezeichnet und versteht darunter die zunehmende Resorptionsbehinderung von der frischen und granulierenden Wundfläche aus. In den ersten Stunden ist die frische Wunde durch die eröffneten Lymph- und Blutgefäße gar nicht geschützt. Einbringen von Gummiarabikum-Lösungen in die Wunde soll die Resorption verlangsamen. Es entwickelt sich die Wundbarriere, welche bewirkt, daß hypertonische Stoffe verdünnt und in isotonischem Zustand resorbiert werden. Die in eine Wunde eingebrachte Gummiarabikum-Lösung bewirkt nicht nur (wie etwa hypertonische Salzlösungen) einen Flüssigkeitsstrom von dem Gewebe nach dem Wundinneren zu, sondern soll auch antitoxische Stoffe in die Wunde anlocken.

Die Granulationen sondern ein zellreiches, eiterähnliches Exsudat ab, von dem im Abschnitt „Wundsekret" Näheres berichtet werden wird. (Seite 26).

Die unverletzte Granulationsfläche ist als dicht gegenüber Bakterien und Eiweißzerfallsprodukten anzusehen, nicht jedoch gegenüber einer Reihe von Chemikalien.

Im Laufe der Zeit bildet sich auch das Granulationsgewebe zu einer Narbe um. Die größte Zahl der Blutgefäße schwindet, die Leukozyten vermindern sich zahlenmäßig recht erheblich um zum Schluß praktisch nicht mehr anwesend zu sein, und machen einem Bindegewebe mit fibrillärer Zwischensubstanz Platz, in welchem die Reste des Keimgewebes als „fixe Bindegewebszellen" liegen bleiben.

Gleichzeitig wird vom Rande her das Granulationsgewebe durch einen zunächst dünnen Saum von Epithel bedeckt. Sind im Inneren der Wunde Reste der Schweiß- und Talgdrüsen der Haut bestehen geblieben, dann kann von ihnen aus inselförmig ebenfalls eine Epithelisierung der Granulationsfläche vor sich gehen. Dasselbe gilt von künstlich durch Transplantation verpflanztem Epithelgewebe (Plastik nach *Thiersch*, *Reverdin*, *Braun*). Das Epithel gewinnt langsam an Mächtigkeit, bis es schließlich fast die Struktur der normalen Körperbedeckung besitzt. In zahlreichen Fällen jedoch behält es im Bereich der Narbe eine gewisse Minderwertigkeit gegenüber dem Normalen bei.

Das örtliche Gefäß- und Kapillarsystem ist also vorwiegend bei der Wundheilung jeder Art beteiligt. Es unterliegt in seinen Reaktionen dem *Ricker*schen Stufengesetz, welches etwa Folgendes besagt:

Schwache Reize bewirken durch die Dilatatorenerregung eine Gefäßerweiterung und eine Beschleunigung des Blutumlaufs. Die Vasokonstriktoren bleiben aber erregbar. Mittlere Reize greifen an diesen an und rufen eine Verengerung von Arterien und Kapillaren mit Stromverlangsamung auch im Venenbereich hervor. Bei weiterer Steigerung der Reizintensität kommt es zum Verschluß der Kapillaren und damit zum Stillstand der Strömung im venösen Anteil. Eine starke Reizung hebt die Erregbarkeit der Vasokonstriktoren auf und wirkt auf die länger erregbar bleibenden aber schließlich doch der Lähmung verfallenden Vasodilatatoren ein. Hierdurch entsteht eine Gefäßerweiterung, die aber beeinflußt wird durch die Drosselung der vorgeschalteten Arterien, so daß eine Verlangsamung des Blutstromes resultiert, welche bis zur Stase sich steigern kann.

Dem hochsensibleren Kapillarsystem obliegt die Stoffwechselregelung im Wundbereich.

C. Physikalisch-chemische Vorgänge in der Wunde

Die Forschungsmethoden der physikalischen Chemie haben auch für die Verfolgung des Geschehens der Wundheilung Anwendung gefunden. *Schade, v. Gaza, Löhr* u. a. haben sich hier besondere Verdienste erworben.

Die primäre Wundheilung verläuft bei einer mehr sauren Gewebsreaktion, als sie sonst der Norm entspricht *(Girgolaff)*. Eine von ihm veröffentlichte Zahlenreihe sei hier mitgeteilt. Bei einer experimentell am Kaninchen gesetzten Wunde betrug der pH-Wert:

Nach 9 Stunden	7,01	Nach 6 Tagen	6,97
„ 12 „	5,64	„ 9 „	6,71
„ 24 „	6,32	„ 14 „	7,05
„ 4 Tagen	6,55		

Der etwas zu niedere Wert am 9. Tag wurde durch eine leichte Infektion verursacht.

Ähnliche Versuche an Pferden haben *Aposoleanu* und *Vladutiu* angestellt. Die Verschiebung des pH-Wertes nach der sauren Seite konnten auch sie beobachten. War das Wundsekret nur schwach sauer oder gar alkalisch, so kam es immer zu mehr oder weniger schweren Infektionen. Wenn bei vorhandener Infektion die Wunde saurer zu werden beginnt, so kann dies als günstiges Zeichen gewertet werden. Die Bestimmung der Wasserstoffionenkonzentration kann also als Test für die Prognose einer Infektion genommen werden.

Nach den Untersuchungen von *Buchmann* besitzen die Natriumionen einen Neubildungsreiz auf Blut- und Lymphgefäße sowie auf Bindegewebszellen (Fibroblasten). Bei Monoinfektionen mit Staphylokokken, Streptokokken und Coli sind sie von heilender Wirkung, bei Mischinfektionen und solchen mit Pyocyaneus dagegen nicht.

Die Untersuchungen von *Natala* und *Tabenetti* ergaben, daß in verletzter Muskulatur eine Vermehrung der Chloride und bei schweren Traumen auch eine solche der stickstoffhaltigen Substanzen nachweisbar ist. Auch in den den Verletzungsherd selbst und seine Umgebung durchtränkenden Flüssigkeiten sind diese Substanzen nachweisbar.

Das im Gewebe und auch in einer chronischen Wunde, einem Ulkus, herrschende Säure-Basen-Gleichgewicht kann durch wundfremde Ereignisse beeinflußt werden. Dies demonstriert sehr schön ein Fall, welchen *Kalk* mitgeteilt hat. Ein Mann litt seit 15 Jahren an einem Röntgenulkus auf dem Rücken. Als durch ein stenosierendes Ösophagus-Ca. ein Hungerzustand mit Gewichtssturz sich entwickelte und eine ausgesprochene Hungerazidose sich herausgebildet hatte, heilte plötzlich innerhalb weniger Tage das Ulkus wegen der Verschiebung des Säure-Basen-Gleichgewichts ab. *Kalk* ist der Ansicht, daß diese Änderung an sich mehr ausschlaggebend ist, als ihre Richtung nach der sauren Seite. Dies würde auch die wechselnden Auffassungen darüber erklären, ob das saure oder das alkalische Milieu für die Wundheilung günstiger ist. Die Elektrolytverschiebungen bei der Wundheilung will *Schulze* histologisch dargestellt haben. In granulierenden Wunden ist die örtliche Azidität stärker als in ihrer Umgebung. Parallel damit läuft eine „stark positive Kaliumreaktion", wohingegen die neutrale oder alkalische Reaktion mit einer starken „Kalziumreaktion" verbunden ist. *Schulze* setzte experimentell Wunden an Kaninchen und wies in ihnen histologisch das K resp. Ca nach. In den ersten drei Tagen war die Kaliumreaktion stark positiv, wohingegen während der Aufbauvorgänge das Kalzium überwog. Die Zelleiber der jungen Bindegewebszelle des Granulationsgewebes zeigten eine stark positive Kalzium-Reaktion *(v. Gaza)*.

Wenn man den Gesamtstoffwechsel des Organismus durch Salzsäure oder Natriumbicarbonat im sauren oder alkalischen Sinne beeinflußt, dann kann man beobachten, daß bei den „sauren" Tieren die Abbauvorgänge, bei den „alkalischen" Tieren die Wiederaufbauvorgänge beschleunigt ablaufen. Hierdurch findet die von *Schück* vorgeschlagene Kaliumbehandlung der Wunden ihre theoretische Bestätigung, ebenso auch die Kalziumbehandlung zur Beschleunigung der Wundüberhäutung. *Nather* und *Jalcewitz* behandelten 60 Kranke mit verschiedenen Eiterungen ein Jahr lang neben der üblichen chirurgischen Behandlung mit Ammonium chloratum per os und erzielten angeblich günstige Erfolge.

Die pH-Konzentration der Wunde ist nach den Untersuchungen von *Malmotte* das Primäre bei der Besiedelung mit bestimmten Keimen. Zu Anfang herrscht in der Wunde eine saure Reaktion, und somit halten sich in ihr acidophile Streptokokken. Später überwiegen Staphylokokken und zum Schluß alkalinophile Coli-Bazillen und Pyocyaneus. Daraus leitet *Malmotte* die Forderung her, daß vor der Einleitung einer chemotherapeutischen Wundbehandlung eine pH-Kontrolle ausgeführt werden soll. Zu Beginn sind die Streptokokken durch Sulfonamide zu bekämpfen. Auch die alkalische Dakinlösung ist indiziert. Später ist eine leichte Säuerung durch 10‰ Milchsäure angezeigt.

Der Stoffwechsel im Wundgewebe ist Gegenstand mehrerer Untersuchungen gewesen. Besonders *v. Gaza* und seine Mitarbeiter haben sich um die Erforschung dieses Gebietes verdient gemacht.

Wir müssen bei der Schilderung der Ergebnisse davon ausgehen, daß im wesentlichen die Wundheilung ein Lebensprozeß des Bindegewebes, oder allgemeiner ausgedrückt, des Mesoderms und seiner Abkömmlinge ist. Denn es sind ja auch die Leukozyten mesenchymalen Ursprungs. Die Zwischensubstanzen des Stützapparats besitzen einen hohen Verfestigungsgrad und hindern zunächst den Umbau des Wundgewebes. Sie müssen durch die Histiolyse erweicht und aufgelöst werden. Je zellärmer eine Stützsubstanz ist (z. B. Sehnen, Fasern), desto langsamer geschieht dies. Denn die Histiolyse ist an die Wirksamkeit von Zellen und deren Fermente gebunden.

Weiterhin kommt es in der Wunde zu einer Veränderung der „Membranfunktionen". Besonders die Grenzmembranen der Gefäße werden durchlässig für Blutbestandteile. Der Körper gleicht den durch die Wundsetzung bedingten Verlust seiner Abschlußmembran im Bereich der Wunde provisorisch durch die Ausscheidung einer Fibrinschicht aus. Sie ist zwar nur eine Pseudomembran, übt jedoch durch Adsorption eine gewisse Schutzwirkung aus. Im weiteren Verlauf schützt das wachsende Granulationsgewebe besser als die Fibrinschicht den Organismus gegen den Verlust von Körpersäften oder das Eindringen fremder Stoffe.

Nachdem der Wundstoffwechsel in den ersten Tagen einen abbauenden (= dissimilativen) Charakter besitzt, indem die Nekrosen abgestoßen und das lebensfähige Wundgewebe durch die Histiolyse umgebaut wird, folgt dann eine assimilative Periode. Selbstverständlich laufen in Wirklichkeit beide Vorgänge nebeneinander her und überschneiden sich vielfach.

Aus Gründen didaktischer Klarheit kann man jedoch im Stoffwechsel der Wundheilung drei Stadien unterscheiden. Im ersten steht der Stoffverlust im Vordergrund, welcher sowohl nekrobiotische Prozesse an festen Geweben betrifft als auch einen Säfteverlust durch Abströmen aus offenen Gewebsspalten. Im zweiten Höhepunktstadium des Wundstoffwechsels herrschen vor die dissimilativen Vorgänge der Nekrolyse und Histiolyse. Klinisch äußert sich dies darin, daß die Wunden eitern. Durch reaktive Exsudation und Auswanderung von Leukozyten unterstützt der Gesamtorganismus die lokalen Widerstandskräfte des Wundgewebes. In dieser Periode bestehen die stärksten osmotischen Druckveränderungen in den Säften und die hochgradigste Quellung der Gewebskolloide. Im dritten Stadium sind die Gewebsspalten durch die Granulationszellen geschlossen, die lytischen Vorgänge klingen ab, die Quellung und exsudativen Prozesse gehen zurück und der Aufbau des Narbengewebes beginnt.

Bei der Wundheilung ist ebenso wie bei der Entzündung das Sauerstoffbedürfnis der Zellen des Wundgewebes gesteigert. Der Quellungsvorgang und das Gewebsödem sind nur Begleiterscheinungen tiefgreifender chemischer Stoffveränderungen meist enzymatischer Natur.

Während der Wundheilung muß das normale Bindegewebe der Wundumgebung vorübergehend in einen embryonalen Zustand überführt werden. Die Fibrillen müssen aus ihm verschwinden und an ihre Stelle muß die kolloidale Lösung des Zellprotoplasmas als quellungsfähiges Gel treten. An Stelle des früheren zellenarmen, stromareichen relativ ruhenden Gewebes tritt ein solches mit einem lebhaften Stoffwechsel.

Durch das Abfließen der Körpersäfte aus der Wunde erleidet der Organismus einen Verlust an Eiweißstoffen, Wasser und Salzen. Ist derselbe sehr groß, so kommt es zum Verblutungstode. Ein langdauernder Abfluß größerer Mengen von Wundsekret kann aber auch das Leben in Gefahr bringen. Der durch die Wundeiterung entstehende Eiweißverlust kann nach *Wachsmuth* beträchtlich sein. Er ermittelte bei eitrigen Lungenschüssen einen Verlust von 125 g Eiweiß am Tage und Höchstwerte von 263 g. Dadurch entwickelt sich ein Krankheitsbild mit zunehmender, höchste Grade annehmender Abmagerung und Kachexie. Daneben bestehen Durchfälle, Ödeme an abhängigen Körperteilen. Die Wundränder sind unterminiert, die Granulationen schlaff, glasig, zeigen eine sehr starke Blutungsneigung. Eine quantitative Verarmung an Leukozyten und Hämoglobin läßt sich nachweisen. Die Pulsfrequenz ist stets erhöht. In schweren Fällen kommt es zu den Zeichen seröser Entzündung in parenchymatösen Organen wie Herz, Leber, Nieren. Bald entwickelt sich ein ausgesprochener Decubitus. Neben zweckmäßiger Ernährung ist eine Eiweißzufuhr durch Blut- oder Serumtransfusionen vorzunehmen *(Duesberg)*. Dabei ist zu berücksichtigen, daß zum Ersatz von 1 g Körpereiweiß die Zufuhr von 5—8 g Nahrungseiweiß notwendig sind.

Die Schutzwirkung der sich ausbildenden Fibrinschicht wird durch eine Wundinfektion in erheblichem Umfang gestört.

Im Wundbereich kommt es sowohl zu einer Behinderung des arteriellen Zustroms als auch des venösen Abstroms mit dem Erfolg einer gewissen venösen Stauung im Endgebiet der Wundkapillaren. Durch den auf diese Weise bedingten Sauerstoffmangel wird ein formativer Reiz auf den Zellstoffwechsel ausgeübt, wie wir es auch sonst in der Pathologie beobachten können. Die Säurestauung leitet die Autolyse der Wundnekrosen ein. Der Wundstoffwechsel ist durch die Anhäufung von CO_2 charakterisiert. Sie begünstigt die nekrobiotischen Vorgänge im Gewebe.

Während des Wundstoffwechsels tritt in den Zellen eine Vermehrung der Moleküle dadurch ein, daß hochmolekulare Verbindungen in solche niederen Molekulargewichts überführt werden. Die dadurch bedingte Steigerung des osmotischen Druckes führt zu einer Wasseraufnahme in die Zelle. Sie kann in extremen Fällen bis zur „trüben Schwellung" gehen *(Hamburger)*.

In der dissimilativen Phase der Wundheilung leitet die Fremdkörperwirkung der abgestorbenen Zellen mit ihrem denaturierten Eiweiß die Nekrobiose und damit auch den Wiederaufbau ein. Hierdurch und durch die Entwicklung embryonal ähnlichen Gewebes werden größere Mengen von Wundfermenten gebildet.

Eine sich etwa ausbildende Eiterstauung wirkt wohl nur zum Teil rein mechanisch schädigend. Im wesentlichen unterbricht sie die letzten Lebensäußerungen eines durch Nekrobiose gefährdeten Gewebes. Die Leukozyten vollenden dann die Demarkation. Je weniger sie bei einem Wundheilungsvorgang mitwirken, desto geringer ist der Verlust an Körpergewebe.

Die Fermentwirkung der jungen Bindegewebszellen bedeutet den Höhepunkt der Wundstoffwechselvorgänge. Nunmehr wirken gleichzeitig sowohl die autolytischen Fermente als auch diejenigen der Leukozyten und Gewebsphagozyten. Im weiteren Verlauf gewinnen letztere die Überhand, je mehr die Autolyse zum Erliegen kommt.

In der assimilativen Phase stellt die geschlossene zellreiche Granulationsschicht eine lebendige Schutzwand dar, welche den Körper sehr viel sicherer gegen die Außenwelt abgrenzt, als dies im vorhergehenden Stadium der Fall war. Die offenen

Gewebsspalten sind nunmehr verschlossen und der Körper nicht nur durch eine Fibrinschicht, sondern durch Plasmahäute nach außen hin gesichert.

Die Granulationsfläche resorbiert chemische Stoffe verschieden schnell. Korpuskuläre Stoffe wie Karminkörnchen, Kohlepartikel, Bakterien werden in der Granulationsschicht festgehalten und vernichtet, ihre löslichen Stoffwechselprodukte jedoch resorbiert. Durch Abwaschen der Granulationsfläche mit antiseptischen Lösungen wird die Schutzkraft herabgesetzt, ebenso auch durch Okklusivverbände, welche das Verdunsten verhindern.

Eine Granulationsfläche ist in bezug auf ihre Resorptionsfähigkeit und Abschlußdichte vergleichbar einer Schleimhaut oder serösen resp. synovialen Haut.

Bergel ist der Ansicht, daß nicht die Zellen der Granulationsschicht, sondern die adsorptiven und bakteriziden Eigenschaften des Fibrins die abdichtende Wirkung des Granulationsgewebes verursachen.

Die Gewebsatmung der verschiedenen in Heilung begriffenen Körpergewebe ist mit der *Warburg*schen Methodik von *v. Gaza* und *Gissel* studiert worden. Nach jeder Wundsetzung tritt sofort eine vom Grade der Verletzung abhängige Verringerung von Atmung und Glykolyse ein, die bei der Haut sich auf die ersten 12 Stunden beschränkt. Dieser Absturz hält an, bis Leukozyten in das Wundgebiet einwandern. Dann folgt als Hauptphase der Heilung ein mächtiger Anstieg des Stoffwechsels, welcher parallel geht mit dem Wuchern der Retikulo-Endothelien und der Gewebszellen. Der Höhepunkt des Wundstoffwechsels ist bei der aseptischen primären Heilung nach etwa drei Tagen erreicht. Ihm folgt ein langsamer Abstieg zur Norm.

Eine langandauernde Stauung und ein dadurch bedingtes chronisches Gewebsödem schädigt die Zellen und ihre Stützsubstanzen, so daß sie in einem vital minderwertigen Zustand verbleiben *(v. Gaza)*.

Die durch den Wundstoffwechsel gebildeten Aufbaustoffe wirken bei genügender Anhäufung im Blut meist nach Ablauf weniger Stunden nach der Verwundung auf das Wärmezentrum ein. *(Löhr)*. Die von hier ausgehenden Impulse bewirken auf sympathischen und parasympathischen Bahnen eine erhöhte Tätigkeit der inneren Organe, z. B. Leber und Pankreas. Man kann eine Dysfunktion derselben bei Kohlehydratbelastung nach Operationen und Verletzungen nachweisen.

In aseptisch heilenden Wunden tritt eine Elektrolytverschiebung ein und zwar werden Kalzium und Kalium vermehrt, Natrium und Chlor dagegen schwach vermindert *(Andreesen* und *Tammann)*.

Die im Laufe der Wundheilung auftretende Schrumpfung des sich ausbildenden Narbengewebes hat zu allen Zeiten die Ärzte sehr lebhaft beschäftigt, sei es nur in bezug auf die Konstatierung des klinisch zu beobachtenden Vorganges mit seinen mannigfaltigen Folgen, z. B. Narben-Kontrakturen, als auch in bezug auf die Ursachen dieser Erscheinung. *Häbler* hat von der „Innenregulierung" des Bindegewebes gesprochen. *Huzella* hat die „mikromechanischen Grundlagen der Wundheilung" untersucht und kam zu dem Ergebnis, daß während der konstruktiven Phase der Wundheilung das „argyrophile System" vorwiegend und entscheidend beteiligt sei, welches „im Kraftfelde der Wundhöhle den Kraftlinien der Spannung und den Zugwirkungen entsprechend" seine Tätigkeit entfaltet.

Schon im ersten Weltkrieg hat *Carrel* sich mit derartigen Fragen praktisch befaßt und eine sehr brauchbare Methode zur exakten Messung des Fortschreitens der Wundheilung und ihrer graphischen Registrierung ausgearbeitet. *Huzella* hat die „Mikromechanik" der Wundheilung untersucht. Neuerdings sind diese Arbeiten von *Baron* wieder aufgenommen worden, welcher den Ausdruck „Wundkinematik" geprägt hat, und darunter die Gesamtheit der Gewebeverschiebungen versteht, welche zur Wundverkleinerung führen. Dabei soll sich die Wundschrumpfung auf die gestaltlichen Veränderungen im unmittelbaren Wundbereich, die eigentliche Wundkinematik auf die funktionellen Zustandsänderungen in der Wundumgebung beziehen. Er unterscheidet dabei die „Vor- oder Wundrandschrumpfung", welche zeitlich vor dem Beginn der Epithelisierung abläuft, von der „Nach- oder Wundsaumschrumpfung", welche nach dem Beginn der Epithelisation einsetzt.

Baron kommt zu dem in praktischer Hinsicht etwas überraschenden Ergebnis, daß bis zum Einsetzen der Epithelisierung bereits 52% der Wundgröße lediglich durch Bewegungsvorgänge im Gewebe geschwunden sind, ein Anteil, der sich bis zur endgültigen Vernarbung auf 85% erhöht, so daß also nur 15% des Defektes der Epithelisierung bedürfen. Es spielen also diese Gewebsbewegungen eine größere Rolle für die Heilung als die Epithelisierung.

D. Das Wundsekret

Jede Wunde sondert eine Flüssigkeit ab, einmal mehr, einmal weniger. Stets ist sie vorhanden. Über ihre Zusammensetzung während der einzelnen Stadien der Wundheilung mit ihren Störungen sind wir noch lange nicht genügend unterrichtet, so daß sich unter Berücksichtigung moderner physikalisch-chemischer und bakteriologischer Erkenntnisse ein reiches Feld der Forschung eröffnet. Die Zusammensetzung dieses Wundsekrets ist je nach Art, Ort, Größe und Entzündungszustand der Wunde äußerst verschieden. Am umfangreichsten ist es, wenn es sich um Höhlenwunden in blut- und lymphgefäßreichen Geweben handelt, welche entweder durch Naht oder durch die Art der Verletzung (z. B. Decollement über Faszien) handelt. Das Wundsekret enthält zunächst das aus den Wundflächen heraussickernde Blut und Lymphe. Im wesentlichen ist es aber ein seröses und serofibrinöses Exsudat, dessen gerinnbarer Anteil sich auf den Wundflächen niederschlägt, und in welches weiße Blutkörperchen in wechselnder Menge einwandern. Dazu gesellen sich dann Bakterien und ihre Produkte sowie die Autolysate der Wundgewebsnekrosen, so daß man sich das Wundsekret eigentlich nicht kompliziert genug vorstellen kann. Die physikalisch-chemische Zusammensetzung ist eingehend von *Lieblein* untersucht worden. Sie wechselt mit Charakter und Alter der Wunde in erheblichem Umfang. Nehmen wir als Beispiel eine aseptische Operationswunde, so ist das Wundsekret am ersten Tage eine rötlich-trübe Flüssigkeit alkalischer Reaktion mit reichlich Blutfarbstoff, die zahlreiche Fibringerinnsel, rote und weiße Blutkörperchen und Blutplättchen enthält. Der Blutfarbstoffgehalt nimmt schnell ab, so daß nach zwei bis drei Tagen nur noch eine rosarote Farbe vorhanden ist. Wenn ein ungehinderter Abfluß der Wundsekrete vor sich gehen kann, dann pflegt es an diesem Tage bereits fast farblos zu sein. Die festen Bestandteile verringern sich fortlaufend. Die Menge ist sehr verschieden, bei normalem, komplikationslosem Wundverlauf nimmt sie ständig ab.

Schon alten Ärzten war aufgefallen, daß das Wundsekret eine sehr geringe Neigung zur Gerinnung besitzt. Mangel an Fibrinogen bei vorhandenem Fibrinferment wurde als Ursache dieses Zustandes erkannt. In chemischer Hinsicht ist der Eiweißgehalt und der Gesamtstickstoffgehalt geringer als der des Blutplasmas. Dagegen enthält es Albumosen und Peptone. Aus der Eiweißzusammensetzung des Wundsekrets kann man schließen, daß sein Ursprungsort in den ersten Tagen vorwiegend das Blutplasma, später die Lymphe und die Interzellularflüssigkeit ist.

Eine größere Menge von Wundsekret muß schon rein mechanisch, aber auch biologisch die Verklebung der Wundflächen hindern. Andererseits bilden aber abgekapselte Ansammlungen von Wundsekret insofern eine Gefahr für den Körper, als sie einen sehr guten Nährboden für die Ansiedelung von Bakterien darstellen, welche sowohl von außen her in die Wunde einwandern können, als auch mit dem strömenden Blute sich in diesen Stellen ablagern und zur Entwicklung gelangen. Tatsächlich kann man in etwa Zweidrittel der Fälle Bakterien in abgeschlossenen Wundsekretansammlungen finden. Trotzdem braucht es nicht immer zu einer klinisch in Erscheinung tretenden Infektion und Vereiterung zu kommen, da der Körper mit geringen Infektionen fertig wird. Es muß also das Wundsekret wie auch die übrigen Körperflüssigkeiten über bakterizide Eigenschaften verfügen.

E. Heilung unter natürlichem und künstlichem Schorf

Das Sekret oberflächlicher Wunden hat sowohl für sich allein als auch in Verbindung mit Umweltstoffen die Eigenschaft, einen abschließenden Schorf zu bilden, so daß zwischen diesem Schorf, der die Wunde gegen die Außenwelt abschließt und ihr selbst eine dünne Schicht Wundsekret vorhanden ist. Schon *Paracelsus* hat dies als einen günstigen Vorgang erkannt, denn er spricht einmal von dem „natürlichen Balsam", der die Wundheilung fördere. Auch *Hunter* betrachtet es als ein Geschehen, „welches durch die Natur selbst bewirkt erscheint und gar keine Hilfe von seiten der Kunst erfordert". Aber auch ihm war schon die Unvernunft der Menschen einschließlich der Ärzte bekannt, denn er fährt mit einem deutlichen Anflug von Sarkasmus fort, daß „die Chirurgen sich im Besitze mächtigerer Mittel als die Natur" wähnen und sie haben „deshalb die Praxis eingeführt, jede einfache Wunde in eine eiternde zu verwandeln". Aus diesen Worten geht schon hervor, daß die Wundheilung unter dem Schorf dem Charakter nach der primären Verklebung ähnelt, jedoch als sekundäre Heilung angesprochen werden muß.

Die Heilung unter dem Schorf ist die Regel bei ganz oberflächlichen Wunden der Haut des täglichen Lebens, welche ohne besondere Maßnahmen zur Heilung gelangen. Die Epidermisierung pflegt bei ihnen ganz besonders schnell und ungestört sowie auch vollkommen vor sich zu gehen. Daß der Wundschorf ein gutes Mittel zur Fernhaltung äußerer Infektionen darstellt, haben schon die alten Ärzte gewußt. Zeitweise ist die Erkenntnis verloren gewesen.

Auch dann kann ein Schorf entstehen, wenn, wie z. B. bei Verbrennungen und Verätzungen, auf der Wundfläche sich nekrotische Gewebeteile befinden, welche dann einen Teil des Schorfes ausmachen. In der Demarkationsschicht sammelt sich dann eine zur Heilung notwendige Schicht von Wundsekret an.

Die Heilung unter dem Schorf ist zeitweise in der Ära der Bakteriologie und Asepsis sehr stark vernachlässigt worden. Ganz zu Unrecht. Wir sollten uns seiner wieder mehr erinnern. Die Ärzte haben sich seiner in einer abgewandelten Form bedient, indem sie insofern einen künstlichen Schorf erzeugten, als sie granulierende Wunden vollkommen dicht mit Heftpflasterstreifen oder dgl. zuklebten und damit fast luftdicht von der Außenwelt abschlossen. Dieser Verband wurde Tage und Wochen liegengelassen und dadurch eine ,,Heilung im eigenen Saft" (vgl. den Ausspruch von *Paracelsus*) oft in erstaunlich kurzer Zeit erzielt. Schließlich ist ja das Eingipsen granulierender Wunden an den Extremitäten z. B. bei der Behandlung der Osteomyelitis eine derartige Behandlung unter einem künstlichen Wundschorf. Es sei darauf verwiesen, was im Abschnitt über den Lebertran-Gipsverband gesagt werden wird.

Das dichte Zukleben granulierender Wunden mit Heftpflaster bewirkt, daß die Granulationsfläche stets sich in ihrem Eigensekret befindet. In der ärztlichen Praxis erfreut sich das Verfahren großer Beliebtheit. *Dabasi* hat ihm eine besondere Arbeit gewidmet. Die Tatsache, daß er den von ihm verwendeten Pflastern verschiedene chemische Stoffe wie Hydrargyrum oxycyanatum, Argentum nitricum, Perubalsam, Scharlachrot, Trypaflavin beimischte, dünkt mir von untergeordneter Bedeutung zu sein. Als Ergebnis seiner Untersuchungen teilt er mit, daß Zahl und Virulenz der Bakterien im Wundsekret sichtlich sanken. Auch die Intensität der sauren Reaktion verminderte sich. Die Untersuchung der proteolytischen Kraft des Sekrets ergab keine einheitlichen Befunde. Man soll die Zuklebebehandlung möglichst so lange fortsetzen, bis das Epithel das Niveau der Wundfläche erreicht hat.

Manninger empfahl eine ähnliche Behandlung, der er die Bezeichnung ,,Mikrodunstverband" beilegte.

Die Erzeugung eines künstlichen Schorfes durch eine Mischung von 2—5% Jod-Thymol-Formol mit gebeiztem Collagen nach *Ghiron* hat sich nicht in die Praxis einführen können.

F. Elektrische Erscheinungen an Wunden

Die an Wunden und bei ihrer Heilung auftretenden elektrischen Erscheinungen sind zwar in gewissem Sinne bekannt, diese Erkenntnisse haben jedoch bisher einen merkbaren Einfluß auf die praktische Therapie nicht gewinnen können. Die Kenntnis des Wundstroms an sich geht auf Untersuchungen von *Melchior* u. *Rahm* aus dem Jahre 1918 zurück. Einwendungen von *O. Beck* gegen diese Befunde waren nicht stichhaltig.

Der russische Chirurg *Hertzen* fand bei 200 Tierversuchen, daß in der Wunde ein Potentialunterschied vorhanden ist, der um so höher ist, je üppiger die Granulationen sind. Spitzenwerte erreicht er bei der Abstoßung von nekrotischen Gewebsteilen. Hieran knüpft er die Anregung, die Galvanotherapie in die Wundbehandlung einzuführen, und zwar die Anode auf die Wunde und die Kathode auf die Haut peripher der Wunde zu legen.

Parodi ging von der Anschauung aus, daß jeder Kriegsverletzte als in seinem elektrischen Stoffwechsel schwer gestört betrachtet werden müsse, ein Zustand, der sich auch auf die Wundheilung auswirke. Daher hat *Parodi* einen Apparat konstruiert, welcher den unbekleideten, isoliert gelagerten Verletzten mit Milliarden negativer Elektronen ,,bombardiert".

Besonderes theoretisches Interesse haben diese Untersuchungen bisher nicht auslösen können.

III. Beziehungen zwischen Körperzustand und Wunde

A. Konstitution, Lebensalter, wechselnde Körperzustände

Man muß als sicher annehmen, daß ein Zusammenhang zwischen Konstitution und Wundheilung besteht. Die Zusammenhänge sind bisher aber nicht systematisch erforscht worden. *Tammann* hat einmal das Bekannte zusammengestellt. Der Pykniker mit seinem stark entwickelten Fettgewebe ist besonders von der Wundinfektion bedroht, denn das Fettgewebe hat zunächst einmal eine ungünstige Heilungstendenz und bietet den Bakterien einen günstigen Nährboden. Thrombose und Embolie treten beim Pykniker häufiger auf als bei anderen Menschen. Im Gegensatz zu ihm stehen die Menschen mit Hyperthyreosen, bei denen alle diese Ereignisse merkbar seltener in Erscheinung treten. Der Astheniker mit seiner Bindegewebsschwäche und der Neigung zur Ausbildung von Geschwüren und Lymphstauungen neigt auch nach einer Verwundung zur Ausbildung von die Heilung komplizierenden und verzögernden Zuständen. Außerdem pflegt dieser Konstitutionstyp vermehrt zum Angehen einer Wundinfektion disponiert zu sein, welche eine Teilerscheinung der Bindegewebsschwäche darstellt. Die bei ihm gebildeten Narben sind weich und öfter funktionell schlecht, wohingegen hypertrophische Narben bis zu Keloiden bei Leuten mit Status lymphaticus häufiger zu finden sind.

Nach Knochenbrüchen soll besonders der Pykniker zur Ausbildung von Pseudarthrosen neigen.

Der Einfluß des Lebensalters auf eine Wundinfektion ist experimentell schwer exakt zu erfassen und auch klinisch schwer zu beurteilen.

Yamada hat den Antikörpergehalt gegen Staphylokokken von Kaninchen verschiedener Lebensalter untersucht. Er konnte ermitteln, daß er bei neugeborenen Tieren nur sehr wenig geringer ist als bei erwachsenen Tieren. Er vermindert sich dann bis zum 15. Tage, um von dann an wieder bis zum 60. Tage anzusteigen. Von jetzt an bleibt er etwa konstant.

Die im letzten Jahrzehnt in immer größerem Umfang systematisch betriebene Erforschung der Alterspathologie wird sicher noch interessante Zusammenhänge aufdecken.

Kirschner hat es einmal unternommen, beim Menschen die Abhängigkeit der Widerstandskraft vom Lebensalter zahlenmäßig zu berechnen. Sie nimmt von der Geburt an ständig bis etwa zum Beginn der Pubertät zu, um dann nach dem Höhepunkt wieder abzunehmen. Die ermittelten Zahlen sind aus nachstehender Kurve (s. S. 30) zu ersehen.

Bei der Frau besteht in der prämenstruellen Phase eine erhöhte Infektionsbereitschaft infolge Abnahme der Widerstandskraft gegenüber Infektionen (*Geller*). Die Bakterizidie des Serums gegenüber Milzbranderregern nimmt in den letzten 10 Tagen vor der Menstruation ab. Dasselbe konnte auch für Staphylokokken nachgewiesen werden und scheint bakterienunspezifisch zu sein.

Die Beziehungen zwischen dem Gesamtorganismus einerseits und der örtlichen Wunde mit allen ihren Komplikationen andererseits sind so unendlich vielseitig und kompliziert, daß man zum Verständnis das Studium in die verschiedensten Einzelgebiete aufteilen muß, wobei jedes für sich ein anderes Charakterbild ergibt, je nachdem die Wunde praktisch aseptisch heilt oder ob eine Wundinfektion eintritt, wobei dann noch die äußerst differente Natur der einzelnen Erreger eine gebührende Berücksichtigung erfordert.

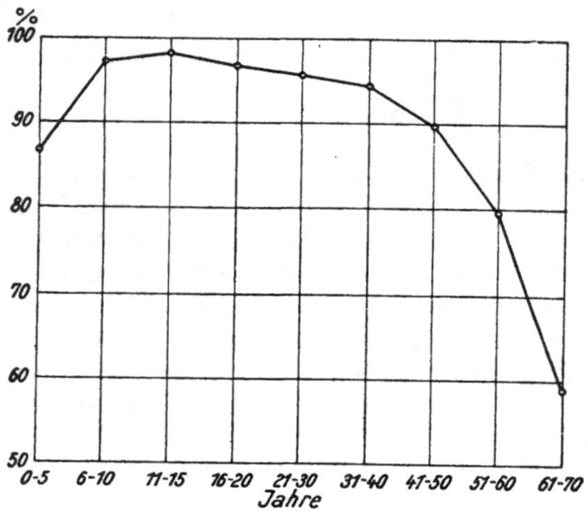

Abb. 3. Kurve der Widerstandskraft in verschiedenen Lebensaltern nach *Kirschner*

Aber über all den vielen von der Forschung und klinischen Beobachtung gefundenen Beobachtungen und den auf ihnen aufgebauten Spekulationen darf man nie das Gesamtbild aus den Augen verlieren. Und es ist vielleicht dienlich, wenn in diesem Zusammenhang einige Sätze aus dem Buche von *Hermann Schüller*, „Forscher zwischen Traum und Tat", zitiert werden:

„Die Mikroben wären ohne Schaden, sie würden restlos vom Organismus erledigt, wenn sie nicht über raffinierte Möglichkeiten verfügten, sich gegen die Schutzmaßnahmen des Organismus zur Wehr zu setzen, um im Kampf um das Dasein ihr Leben auf Kosten des Wirtsorganismus zu erhalten und sich zu vermehren. Sind sie einmal in das Körperinnere eingedrungen, dann schirmen sie sich gegen die normalen bakterienfeindlichen Maßnahmen des Organismus ab. Sie produzieren Giftstoffe besonders gegen die Tätigkeit der Leukozyten. Sie können sich einkapseln, um sich zu schützen . . .

Im Ganzen handelt es sich bei dem Heilgeschehen um ein ans Wunderbare grenzendes Zusammenspiel zahlreicher Funktionen des um Gesundheit besorgten Organismus. Wir wissen nicht, wie dieses in seiner Kompliziertheit zustande kommt, wer oder was die Kommandos erteilt und die einzelnen Funktionen zum Ganzen der planvollen Wirkung dirigiert. Wir wissen auch nicht, warum der Organismus nicht mit allen Mikroben fertig wird, so daß Immunsera und Chemotherapeutika ihm zu Hilfe kommen müssen . . .

Je bestimmter Chemiker und Mediziner die Wirkungsweise ihrer Heilstoffe zu erklären versuchen, je tiefer sie in das Zusammenspiel zwischen natürlichen Abwehrkräften und chemischen Stoffen eindringen, um so näher rücken sie dem großen Mysterium des Lebens, durch sinnvolle Maßnahmen den ganzen Organismus zu regenerieren, zu regulieren und zu heilen."

B. Reaktionsbereitschaft

Die Wechselbeziehungen zwischen Gesamtorganismus und Wunde stellen ein schwer abzuhandelndes aber äußerst interessantes Gebiet dar, das noch so manche ungelöste Probleme enthält. Das Abwägen läßt sich weniger durch wissenschaftliche Regeln und ,,Teste" durchführen, gehört vielmehr zur Kunst des guten Arztes, der sich mit Chirurgie befaßt. Stets muß er den Allgemeinzustand und etwa vorhandene Erkrankungen bei seinem Heilplan in Rechnung stellen. Wenn *Schimmelbusch* noch gesagt hat: ,,Das Gespenst der Diathese zur Wundentzündung ist für uns verschwunden. Wir operieren mit demselben Vertrauen auf einen tadellosen Wundverlauf bei dem kleinsten Kinde und bei dem Greise wie bei dem vollkräftigen Mann", so haben diese Worte nur eine gewisse Berechtigung in bezug auf die Handhabung der Aseptik. Der Wundverlauf kann in seinem endgültigen Erfolg bei allen angeführten Beispielen gleich sein, er braucht es aber keinesfalls zu sein. Denn schon in bezug auf den Zeitbedarf besteht ein in die Augen springender Gegensatz zwischen der Wundheilung beim Säugling und beim Greis.

Die ,,Diathese zur Wundinfektion" im Sinne *Schimmelbuschs* gibt es vielleicht nicht. Aber eine Abwandlung des Wundverlaufs durch den ,,Vorzustand" des Verletzten ist ganz sicher vorhanden. Die älteren Ärzte haben auf die Berücksichtigung des ,,Körperzustandes" besonderen Wert gelegt. Und die Chirurgie der vergangenen Jahrzehnte hat sich große Mühe gegeben, ihn aufgelöst in Einzelprobleme durch Ausarbeitung von ,,Organfunktionsprüfungen" so sicher und sozusagen zahlenmäßig zu umreißen und zu erkennen, daß man sie wie in einer Bilanz bewerten kann. Bei allen erzielten bemerkenswerten Einzelerfolgen werden wir jedoch kaum dazu kommen, daß der Rechenstift des kühlen Beobachters, welcher alle Einzeluntersuchungen zueinander in Beziehung setzt, sich dem ärztlichen Blick des erfahrenen Chirurgen überlegen zeigen wird.

Und doch müssen wir, wenn wir auf diesem Gebiete Fortschritte erzielen wollen, in zäher Arbeit Einzelsteinchen zu dem Gesamtbild schaffen. Die verschiedensten Faktoren können den Heilverlauf wesentlich beeinflussen. Nacheinander sollen sie nachstehend abgehandelt werden.

Auch beim gesunden Menschen ist die Fähigkeit Wunden zu heilen großen individuellen Schwankungen ausgesetzt. Ob man sie mit den Laien als „gute oder schlechte Heilhaut", ob man sie als ,,Verschiedenheiten des normalen Heiltriebes" *(Gussenbauer)* oder als ,,Diathese zur Wundentzündung" *(Schimmelbusch)*, oder als ,,kräftige oder schwache Konstitution" *(Hunter)*, um nur einige Beispiele zu nennen, bezeichnet, ist von untergeordneter Bedeutung.

1. Natürlicher Wundschutz

Die Tatsache, daß der Körper mit einer ihn befallenen Wundinfektion fertig werden kann, ist von fundamentaler Bedeutung. *Traube* und *Gescheidlen* haben dies 1874 folgendermaßen ausgedrückt: ,,Auf dem Umstand, daß die Fäulnisbakterien (gemeint waren damit die Erreger), wenn sie nicht in zu großer Menge in den Organismus gelangen, in diesem zugrunde gehen, beruht der Bestand der gesamten organischen Welt."

Schon frühzeitig haben die Chirurgen das Vorhandensein eines natürlichen Wundschutzes erkannt. So spricht *Volkmann* 1875 von der ,,lebendigen Aktion der Gewebe", welche in der Lage ist, „innerhalb der Gewebe abgeschlossene, keine Zufuhr erhaltende schädliche Stoffe zu vernichten". Noch weitere ähnliche Stimmen ließen sich beibringen. *v. Mikulicz* sagt 1881: „Je nachdem nun entweder die vitale Energie des Gewebes oder die der Pilze eine kräftigere ist, wird in diesem Kampfe ums Dasein eines oder das andere die Oberhand gewinnen." Und er zieht aus der Erkenntnis den durchaus völlig modernen Schluß, „das lebende Gewebe in der Konkurrenz mit den Pilzen möglichst zu unterstützen".

Die Reaktionen, deren sich der Körper bei der Wundheilung bedient, sind äußerst mannigfaltig. Das Kapillarsystem ist hochsensibel gegen von außen, also auch durch eine Verwundung, zugeführte Reize. Ihm liegt die Regelung des normalen und pathologischen Stoffwechsels ob *(Löhr)*. Zunächst einmal wird durch zentrale Reflexvorgänge der Blutstrom zu dem verletzten Körpergebiet verstärkt, also anderen Teilen des Gesamtorganismus entzogen, soweit nicht auf ruhende Blutreserven zurückgegriffen werden konnte. Die durch den Wundstoffwechsel gebildeten Abbauprodukte wirken bei genügender Anhäufung schon nach dem Verlauf mehrerer Stunden nach der Verletzung auf das Wärmezentrum (vgl. Abschnitt über das Wundfieber Seite 73). Von hier ausgehende Impulse führen aber auch zu erhöhter Tätigkeit, besonders der inneren Organe (Leber, Pankreas), über den Weg sympathischer und parasympathischer Bahnen unter Benutzung der Drüsen mit innerer Sekretion.

In einer Reihe von Fällen ist eine Leberdysfunktion bei Kohlehydratbelastung nachweisbar. Der Bilirubingehalt des Blutes steigt an. Das Blut selbst reagiert mit einer Änderung seiner Zusammensetzung. Im Blutplasma verschieben sich die Bluteiweißkolloide nach der grob dispersen Seite unter besonderer Zunahme der Globulinfraktion, zumal des Fibrinogens, welches man an dem Verhalten der Blutkörperchensenkungsreaktion erkennen kann. Die Größe der geschilderten Veränderungen stehen in einem direkten Verhältnis zur Masse der gebildeten Abbaustoffe und somit auch zu der Schwere der Verwundung. Aber der Körper ist bei normaler Reaktionslage und bei nicht zu großer Belastung mit diesen Wundabbaustoffen in der Lage, sie relativ schnell zu eliminieren und somit die Verwundung nicht nur örtlich zu heilen, sondern auch allgemein zu überwinden.

Di Natele und *Tabanelli* haben an 49 Unfallverletzten den Gehalt des Blutes an Polypeptiden bestimmt. Die Erhöhung ergab einen Gipfel während des 3. bis 6. Tages nach dem Trauma, um dann langsam abzuklingen.

Die bakteriologische und serologische Forschung haben sich der systematischen Aufdeckung der Ursachen und Zusammenhänge angenommen, die in der Natur stets zusammenwirken, aber einzeln geschildert werden müssen. Es kann hier nur ein summarischer Überblick über das ungeheuer große Schrifttum und das vorliegende Erfahrungsgut gegeben werden.

a) Phagozytose. Aggressine, positive und negative Chemotaxis

Von *Metschnikoff* und seinen Schülern stammt die Erkenntnis, daß die weißen Blutkörperchen in Gestalt der Phagozyten in der Heilung von Infektionskrankheiten dadurch die Hauptrolle spielen, weil sie die Mikroorganismen in sich aufnehmen und verdauen. Der Vorgang selbst ist absolut sicher bewiesen, unendlich oft beobachtet und beschrieben worden und in Zeichnung, Foto und Film festgehalten worden. Verschiedene Zellarten können die Eigenschaft erwerben, vorwiegend sind es mononukleäre Makrophagen, polynukleäre Leukozyten, eosinophile Leukozyten, Mikrophagen und auch mit besonderen Protoplasmaausläufern versehene fixe Bindegewebszellen.

Die Phagozyten umfließen mit ihrem Protoplasma ein Bakterium, so daß es von dem Zelleib vollkommen eingeschlossen ist. Um den Bakterienleib bildet sich dann eine Vakuole, während er selbst zunächst körnig, dann durchsichtig wird und zerfällt, schließlich nur noch die Bakterienmembran vorhanden ist, welche schließlich auch verschwindet. Damit ist dann der Vorgang der Phagozytose abgeschlossen. Sporen von Bakterien und auch besondere Bakterienarten (z. B. Tuberkel- oder Lepra-Bazillen) können längere Zeit bis zu Monaten im Phagozytenleib liegen. Sie sind aber auch in diesem Falle biologisch ausgeschaltet, denn sie können sich nicht vermehren und keine Toxine an den Körper abgeben. Zweifellos werden bei der Phagozytose Fermente wirksam. Man nimmt an, daß es zunächst „Fixatoren" sind, welche den Bakterienleib für die Verdauung durch die „Zytasen" vorbereiten.

Strittig ist noch, ob die Phagozytose sich der voll virulenten Bakterien annimmt (wie es *Metschnikoff* glaubte) oder ob nur die auf anderem Wege (z. B durch Alexine) geschwächten Bakterien von ihr befallen werden.

Man kann annehmen, daß beides vorkommt. Es ist sogar beobachtet worden, daß bereits phagozytierte Bakterien in Kulturen wieder auskeimen können. Man kann also Phagozytose und Bakterientod nicht immer als gleichbedeutende Begriffe ansehen.

Die antiseptischen Mittel können die Phagozytose in verschiedenem Grade beeinflussen. Als ein gutes Antiseptikum muß man das bezeichnen, welches bei größter desinfizierender Kraft eine maximale phagozytäre Wirkung zuläßt. *Fujiwoka* hat aus der Bestimmung beider Komponenten einen Koeffizienten errechnet, der bei theoretisch optimaler Wirkung 100 beträgt. Die Ergebnisse bei einigen von ihm untersuchten Desinfektionsmitteln seien beispielsweise mitgeteilt:

Einwirkungszeit 15 Minuten.	
7,2 % Wasserstoffsuperoxydlösung	Koeffizient 92
0,03 % Sublimatlösung	„ 58
Lysol, Trypaflavin, Rivanol, Karbol in üblichen Dosierungen	unter 50
Einwirkungszeit 60 Minuten.	
Wasserstoffsuperoxyd	Koeffizient 100
0,77 % Borsäurelösung	„ 96
Alle anderen Stoffe	wesentlich schlechter.

Wenn man, wie *Fujiwoka* es tut, die Phagozytose als den überragenden Faktor in der Bekämpfung der Wundinfektion ansieht, dann muß er auf Grund seiner Untersuchungen zu dem Schluß kommen, daß man die vorstehend aufgeführten Desinfizientien mit Ausnahme der dünnen Borsäurelösung und des Wasserstoffsuperoxyds zur Desinfektion von Granulationsflächen nicht verwenden darf, da sie die Phagozytose zu stark hemmen. Diese Auffassung wird von zahlreichen Forschern geteilt.

Aber auch eine Steigerung der Phagozytosetätigkeit der menschlichen Leukozyten, beispielsweise durch Kurzwellenbestrahlungen, kann man hervorrufen, wie *Jorns* zeigen konnte. Seine Untersuchungen ergaben weiter, daß man die Phagozytose als einen Ausdruck der zellulären Abwehrkraft des Organismus ansehen muß, die leider bei einer unerwartet großen Zahl von Kranken mit eitrigen Infektionen stark herabgesetzt sein kann. Die Phagozytoseprüfung bei derartigen Kranken ist also eine zweckmäßige Untersuchungsmethode, weil sie es erlaubt, Schlüsse auf die Prognose anzustellen und die Wirkungsweise einer eingeleiteten Therapie zu kontrollieren. Eine relativ einfach anzustellende Untersuchungsmethodik hat *v. Philipssborn* angegeben, welcher im Jahre 1926 eine sehr gute abschließende Übersicht über den Stand der Phagozytoseforschung gegeben hat. Er zeigte in instruktiver Kurve die Abhängigkeit der Phagozytose vom umgebenden Medium (z. B. Serum oder Normosal oder Ringerlösung) von ihrem osmotischen Druck, von der Temperatur und mehreren anderen Faktoren, welche berücksichtigt werden müssen, wenn vergleichbare Ergebnisse erzielt werden sollen.

Jorns hat vorgeschlagen, vor aufschiebbaren Operationen an Personen mit dem Verdacht verminderter Widerstandskraft die Prüfung des phagozytären Verhaltens der weißen Blutkörperchen als Voruntersuchung durchzuführen. In der Hälfte der Fälle von Diabetes ist sie deutlich herabgesetzt, ebenso bei Karzinomen.

Schliephake konnte mit einem gereinigten Milzextrakt „Prosplen" eine Steigerung der Phagozytose erreichen. Für die Wundbehandlung ist dies meines Wissens nach nicht praktisch ausgenutzt worden.

Die Bakterien andererseits sollen sich gegen die Phagozytose wehren können, indem sie nach Untersuchungen von *Bail* sogenannte „Aggressine" bilden können, welche die Leukozyten abwehren und den Einbruch der Bakterien in das Gewebe erleichtern. Ihre Natur ist umstritten. *Wassermann* und *Citron* glauben, daß es sich um Bakterienextrakte und nicht um Produkte aktiver Zelltätigkeit handelt, welche natürliche Schutzkräfte des Körpers zu binden in der Lage sind.

Die Bakterien und ihre Gifte besitzen die Eigenschaft der „Chemotaxis". Es geht von ihnen ein Reiz aus, welcher die Leukozyten anlockt (positive Chemotaxis), aber im anderen Falle auch abstoßend wirken kann (negative Chemotaxis). Dadurch kann bei besonders schweren Infektionen der natürliche Wundschutz lahmgelegt werden.

b) Opsonine, Alexine, Agglutinine, Bakteriolysine

Eine fördernde Wirkung auf die Phagozytose haben die von *Wright* im Blutserum entdeckten „Opsonine". Sie sollen die Aufgabe haben, die Bakterien sozusagen „leichter verdaulich" zu machen. *Neufeld* hat ähnliche Stoffe als „Bakteriolysine" bezeichnet.

Araki hat sich sehr eingehend mit dem Opsoningehalt menschlicher Organe und Gewebe beschäftigt und konnte entsprechend ihrem Werte sie in folgende absteigende Reihe ordnen: Leber, Milz, Haut, Arterienendothel, Bauchfell (wandständig). Das Bauchfell erwies sich viel widerstandsfähiger gegenüber der Infektion als z. B. die Pleura costalis. Arterien enthalten mehr Opsonine als die Venen. Besonders gering war der Gehalt in den roten Blutkörperchen. Auch das Normalserum enthält nur Spuren. Alle Organe und Gewebe, die mit ansehnlichen Opsoninmengen ausgestattet sind, besitzen auch Bedeutung für die Entwicklung der erworbenen Immunität. Das Blutserum ist zwar diejenige Flüssigkeit, in welcher die erzeugten Antikörper sich ansammeln, aber es bildet keine Werkstätte, wo diese humoralen Stoffe überhaupt erzeugt werden.

Nach den Untersuchungen von *Breuer* kann man bis zu einem gewissen Grade das Eintreten einer Wundeiterung durch Bestimmung der Opsonine voraussagen. An 102 Kranken hat er derartige Untersuchungen vor der Ausführung operativer Eingriffe angestellt. Während bei niedrigen Opsoninwerten, also bei herabgesetzten natürlichen Wundschutz in 40% Wundeiterungen auftraten, waren solche bei normalem Opsoninindex nur in 5% eingetreten. Die Herabsetzung der opsonischen Zahl stellt einen viermal besseren Indikator für die Wahrscheinlichkeit einer postoperativen Wundeiterung dar als offenbare Infektionsäußerungen. Man sollte also bei festgestelltem niederen Opsoningehalt nicht dringliche Operationen verschieben und zunächst den Versuch einer Steigerung der natürlichen Abwehrkraft durch Serotherapie, Bluttransfusionen, Vakzination oder dgl. machen. Erst wenn bei erneuten Untersuchungen eine Steigerung des Opsoninindex nachgewiesen werden konnte, ist die Operation auszuführen.

Zur Ausführung der *Breuer*schen Untersuchungen wird in Mischpipetten Blut mit Emulsionen von Streptokokken und Staphylokokken gemischt, dann 10 Minuten in einen Thermostaten gelegt, ausgestrichen und nach *May-Grünwald* gefärbt. Ausgezählt werden die Leukozyten, welche Kokken phagozytiert haben.

Die von *Buchner* entdeckten bakteriziden Stoffe des zellfreien Serums bezeichnete er als „Alexine". Wahrscheinlich handelt es sich um äußerst labile Eiweißkörper, die gegen erhöhte Temperatur (über 55°) sehr empfindlich sind und in ihrer Wirkung auch stark vom Salzgehalt des umgebenden Mediums abhängig sind. Es ist nicht sicher, ob die Leukozyten und welche von ihnen die Alexine absondern und an das Blut oder auch an Exsudate abgeben. Daß die weißen Blutkörperchen bakterizide Stoffe produzieren, die auch an das Serum übergehen können, erscheint sicher zu sein.

Die einzelnen Organe des Tierkörpers sind von *Wanters* auf ihren Gehalt an bakteriziden Substanzen untersucht worden. Voran steht das Knochenmark; eine bedeutend geringere Wirkung haben Lymphdrüsen und Milz. Stark bakterizid sind auch Lunge und Bindegewebe. Eine mittlere Aktivität besitzen Leber, Nieren, Pankreas, Nebennieren, Hoden, eine geringere Gehirn, Muskel, Thymus. Die überragende Rolle des Knochenmarks in der Bildung der weißen Blutkörperchen und damit auch für die Infektionsbekämpfung dürfte heute als absolut gesichert dastehen. Seine Insuffizienz und sein völliges Versagen während einer Wundinfektion bedeutet den Untergang des Organismus im Kampf gegen dieselbe.

Die „Agglutination" ist die Eigenschaft des normalen Serums, auch Bakterien zusammenzuballen. Man nimmt an, daß dies einen der Phagozytose günstigen Vorgang darstellt. Wahrscheinlich haben die „Agglutinine" eine Bedeutung für die natürliche Resistenz gegen Infektionen.

Nicht nur die weißen Blutkörperchen, sondern auch das zellfreie Serum besitzt die Eigenschaft, Bakterien aufzulösen. Die Stoffe, welche dies bewerkstelligen, nennt man „Bakteriolysine". Sie ähneln den Hämolysinen, welche rote Blutkörperchen einer anderen Blutgruppe aufzulösen imstande sind, stellen jedoch keine einheitliche Substanz dar.

c) Antitoxine

In anderem Zusammenhang ist ausgeführt, daß der Körper auch über Abwehrmittel gegen die von den Bakterien produzierten Gifte in Form der Antitoxine verfügt. Sie sind in der Lage, die Bakteriengifte zu binden. Jedoch können sie es nur, solange diese noch nicht an für sie anfällige Körperzellen gebunden sind, also z. B. bei der Diphtherie an Muskelzellen, beim Tetanus an Nervenzellen. Diese Gegengifte spielen bei einigen spezifischen Erkrankungen, z. B. Tetanus, eine Rolle. Leider ist der Körper nicht in nennenswertem Maße in der Lage, gegen die gebräuchlichen Wundinfektionskrankheiten Antitoxine zu bilden.

Lyons hat bei den Formen von Infektionen mit hämolytischen Streptokokken, welche mit Erythem, ständigem hohem Fieber und starken Pulsbeschleunigungen einhergehen, die Behandlung mit einem stammspezifischen Antitoxin, welches nach der Probe von *Schultz-Charton* gefunden wird, empfohlen, da es ein Abblassen des Erythems und eine Heilung der Infektion in die Wege leiten soll.

d) Bakterizide Wirkung des Wundsekrets

Zweifellos besitzt das Wundsekret eine erhebliche bakterizide Kraft, in welcher alle vorstehend geschilderten Einzelkomponenten enthalten sind. Aus diesem Grunde heilt die Mehrzahl der Wunden, besonders die kleinen Verletzungen des Alltags, ohne nennenswerte Komplikationen. Wohl „reagiert" der Körper auf den Verletzungsreiz, aber zu einer äußerlich sichtbaren Entzündung braucht es nicht zu kommen.

Nachdem eine Wunde gesetzt worden ist, sammeln sich auf ihr oder auf ihrem Grunde Blut und Lymphe in wechselndem Umfang an. Der Saft wird durchsetzt von zelligen Elementen, vorwiegend Leukozyten. In ihm befinden sich auch die im Kampfe zugrunde gegangenen Leukozyten und Bakterien sowie Gewebedetritus. Dieser Wundsaft gelangt auch teils durch Imbibition, teils durch aktive Resorption in das Gewebe der Wundumgebung selbst. Dadurch, daß dieses Sekret durch den Verband abgesaugt wird oder verdunstet, wird ein Sekretstrom aus der Wunde erzeugt, welcher insofern günstig ist, als durch ihn Bakterien und ihre Giftstoffe entfernt und somit unschädlich gemacht werden. Bleibt aber das Wundsekret in der Wunde oder wird es gar durch einen oberflächlichen Verschluß der Hautwunde am normalen Abfluß gehindert, dann muß es zur Resorption gelangen.

Es ist sowohl das auf der Wundoberfläche als auch das in den Gewebsschichten der Wundumgebung sich befindende Wundsekret, in welchem sich der Kampf zwischen den natürlichen Wundschutzmitteln und den eingedrungenen Bakterien und ihren Giften abspielt.

Einen interessanten Einblick in die Tätigkeit der Wundsekrete geben Versuche von *Schloffer*, welcher feststellte, daß die bakterizide Wirkung des Wundsekrets zeitlich begrenzt ist. Nach 10—20—28 Stunden trat ein Zustand ein, in welchem sich in dem Wundsekret wieder ein lebhaftes Bakterienwachstum nachweisen ließ. Daraus muß der Schluß gezogen werden, daß sich die bakterizide Kraft des nicht erneuerten Wundsekrets erschöpft hatte, und daß es dann nur noch einen relativ günstigen Nährboden für das Bakterienwachstum darstellt. *Anschütz* hat auf das verschiedene Verhalten des Wundsekrets im Reagenzglas und in der Wunde selbst hingewiesen:

„Während die bakterizide Kraft des Wundsekrets im Reagenzglas nach Ablauf einer gewissen Zeit meist erschöpft ist, scheint im Körperinneren bei Kontakt mit dem lebenden Gewebe diese bakterizide Kraft sich regenerieren zu können." Das ist ganz natürlich, denn in der Wunde selbst findet ein ständiger Nachschub von zellulären und humoralen Wundabwehrmitteln statt.

Es dürfte daher zweckmäßig sein, daß der Arzt durch seine Wundbehandlungsmaßnahmen es unterstützt, daß das verbrauchte Wundsekret fortgeschafft und durch neues, wirkungsvolles ersetzt wird; wenn die Bakterieninvasion in die Wunde groß war. War sie nur gering, beispielsweise wie bei einer aseptischen Operationswunde oder auch bei einer älteren Wunde, so kann eine Retention des Wundsekrets, das seine bakterizide Wirkung nur wenig verbraucht hat, zweckmäßig sein. Dieser Vorgang spielt sich beispielsweise ab bei der „Heilung unter dem Schorf" (siehe Seite 27) oder bei seiner künstlichen Nachahmung wie dem wasserdichten Zukleben einer granulierenden Wunde mit einem Salbenverband oder mit Heftpflaster.

e) Leukozytose (Bakterienresorption)

Die Resorption der Bakterien in der Wunde erfolgt ziemlich schnell, schon nach wenigen Minuten, wie die Versuche von *Schimmelbusch* und vielen anderen gezeigt haben. Möglich ist dies sowohl direkt durch den Blutkreislauf als auch auf dem Umweg über das Lymphgefäßsystem. Durch Druck auf die Wunde oder noch mehr durch den entzündlichen Gewebsinnendruck wird dieser Vorgang naturgemäß beschleunigt.

Auch in Blut und Lymphe spielt sich der Kampf mit den eingedrungenen Bakterien ab. Die von dem Körper eingeleitete Abwehrreaktion besteht in der Leukozytose, also in einer absoluten und relativen Vermehrung der weißen Blutkörperchen. Sie ist ebenso ein zielbewußter Abwehrvorgang wie es die Entzündung an sich und das Fieber auch sind.

Über dieses Gebiet besteht ein ungeheuer großes Schrifttum, sowohl in theoretischer als auch in praktisch-ärztlicher Hinsicht. Virulenz und Menge der Bakterien und ihre Gifte sind für die Stärke der biologischen Reaktion bestimmend. Wir haben auch hier wieder an Tier und Mensch die Erfahrung gemacht daß geringe Giftmengen eine mittelstarke, große Mengen eine starke und übergroße Mengen keine Leukozytose auszulösen imstande sind. Auch hier gilt das Gesetz von Reiz und Lähmung der Funktion.

Trotz zahlreicher Untersuchungen sind die Forscher über Abstammung und zweckmäßige Einteilung der Leukozyten nicht einig. Aus der Fülle der Schemata sei das von *Heilmeyer* stammende hier wiedergegeben (s. S. 38).

Die neutrophilen Leukozyten stellen die für die Infektionsbekämpfung wichtigste Form dar. Sie besitzen die größte Beweglichkeit, größte Freßtätigkeit und den größten Fermentreichtum. Vom Sauerstoff sind sie bei der Ausübung ihrer Tätigkeit wenig abhängig. Während der Infektion sind sie im Blute vermehrt und finden sich auch im Eiter, nachdem sie die Bakterien phagozytiert haben.

Die Eosinophilen (und vielleicht auch die basophilen Leukozyten [Mastzellen]) haben wahrscheinlich mit der Verarbeitung anaphylaktischer und allergischer Antigene zu tun.

Die Monozyten phagozytieren vorwiegend Zellen und Gewebstrümmer, im allgemeinen kaum Bakterien. Infolgedessen haben sie bei der Nekrobeseitigung in der Wunde hervorragende Aufgaben. Am Aufbau der Granulationsgewebe nehmen sie aktiven Anteil. Sie können sowohl oxydasepositiv wie oxydasenegativ sein.

Die Lymphozyten phagozytieren kaum und besitzen nur spärlich Fermente. Dagegen haben sie in hohem Maße die Fähigkeit, sich außerhalb der Gefäßbahn zu fixen

	I. Myeloische Gruppe	2. Lymphatische Gruppe	3. Retikuloendotheliale Gruppe
Herkunft	Myeloisches Gewebe: Knochenmark	Lymphatisches Gewebe: Lymphdrüsen, Milz, Thymus, Tonsillen, Lymphfollikel in verschiedenen Organen	Retikuloendotheliales System: Retikulumgewebe des Knochenmarks, der Lymphdrüsen, der Milz u. a.
Gesamtbezeichnung der Gruppe	Polymorphkernige L. Polynukleäre L. Granulozyten	Lymphozyten	Monozyten
Stammzellen in den Bildungsstätten	Myeloblast (ohne Granula) ↓ Promyelozyt (undiff. Granula) ↓ ↘ ↘ Neutrophiler ↘ Basophiler Eosinophiler Myelozyt	Lymphoblast ↓	Monoblast ↓
Fertige Formen im normalen Blut	↓ Neutrophile Jugendform ↓ Stabform ↓ Segmentform ↓ Basophiler Leukozyt. (Mastzelle) ↓ Eosinophiler Leukozyt	Großer Lymphozyt. ↓ Kleiner Lymphozyt. (Pathologische Abart: Plasmazelle)	Monozyt (Großer Mononukleärer)

Bindegewebszellen (Fibrozyten) umzuwandeln. Ihre Haupttätigkeit liegt also in der Reparationsphase der Wundheilung. Dementsprechend finden wir sie im strömenden Blute auch in dieser Zeitphase in vermehrter Masse an.

Die Zahl der beim normalen Menschen vorhandenen weißen Blutkörperchen beträgt in Ruhe- und Nüchternzustand 6—8000, unter Einbeziehung der Tagesschwankungen 5—10000 in cbmm. Dies entspricht etwa der Menge von 30 Milliarden Leukozyten bei einem Menschen. Bei schwerer Infektion kann sich die Zahl um das Zehnfache vergrößern. Im einzelnen kann man nachstehende Zahlen als normal ansehen:

	Prozentzahl	Absolute Zahl
Neutrophile	60—70%	3500—7000
Jugendformen	0— 1%	0— 100
Stabform	2— 5%	100— 500
Segmentkernige	50—67%	2500—6700
Eosinophile	1—4 %	50— 400
Basophile	0— 1%	0— 100
Lymphozyten	25—35%	1500—3000
Monozyten	4— 8%	200— 800

Die Lebensdauer der weißen Blutkörperchen im Organismus ist nicht genau bekannt. Sicher geht stets ein Zerfall und Wiederersatz vor sich. Von dem Verdauungszustand, der Muskeltätigkeit und dem Reizzustand des vegetativen Nervensystems sind die prozentuale Verteilung der einzelnen Formen der weißen Blutkörperchen und auch ihre absolute Zahl abhängig. Die Neubildung der Leukozyten und anderen weißen Blutkörperchen hängt weitgehend vom vegetativen Nervensystem ab. Daneben stellen Bakterien und ihre Toxine sowie artfremdes und körperfremd gewordenes Eiweiß (Nekrosen) einen starken Reiz für die Neuproduktion und die relative und absolute Erhöhung der Zahl im Blute dar.

Die Leukozytose ist eine Vermehrung der Leukozyten über 10000, die fast ausnahmslos in einer Vermehrung der Polymorphkernigen besteht. Die Forschungen von *Arneth* und *V. Schilling* haben uns die sogenannte „Linksverschiebung" als sicheres Merkmal einer Produktionsleukozytose erkennen lassen. Wir verstehen darunter ein vermehrtes Auftreten von Jugendformen und Stabkernigen im peripheren Blut. Dieses Symptom zeigt uns eine Mehrleistung des Knochenmarks auch dann an, wenn die Gesamtzahl der weißen Blutkörperchen noch normal sein sollte.

Eine kurze Übersicht über die Bedeutung der Untersuchung des Blutbildes für die chirurgische Diagnostik hat *Bringmann* gegeben.

Die Entzündungen der Haut und des Unterhautzellgewebes beispielsweise im Anschluß an eine Wunde bewirkt eine rasch ansteigende, individuell verschieden ausgeprägte Hyperleukozytose, welche im Beginn etwa 15000 Leukozyten beträgt, sich wenige Tage auf dieser Höhe hält und bei Rückgang der Erscheinungen zur Norm abklingt. Kommt es zur Abszedierung, so steigen die Leukozytenwerte auf über 20000 bis 30000, halten sich mit einigen Schwankungen auf dieser Höhe. Nach Entleerung des Abszesses fällt die Leukozytenkurve nach anfänglicher kurzdauernder Steigerung (postoperative Leukozytose) konstant ab. Bei Komplikationen und Eiterretentionen setzt dann nochmals ein Anstieg ein.

Das Differentialbild zeigt eine verschieden starke Vermehrung der neutrophilen Zellen, häufig verbunden mit dem Auftreten von Jugendformen sowie Verminderung der Eosinophilen und Einsetzen einer Lymphozytose. Bei Rückgang des Entzündungsprozesses nähern sich die einzelnen Zellklassen schnell den normalen Verhältniszahlen, wie sie vorstehend angegeben worden sind. Das Auftreten von Jugendformen bei Neutrophilie ist also ein eindruckvolles Zeichen der Ausbildung einer eitrigen Wundkomplikation. Dabei ist nicht allein eine Leukozytenzählung notwendig, sondern die zahlenmäßige Auswertung der Linksverschiebung ist unerläßlich *(Heinrich)*.

Für die Praxis der Auswertung verschiedener Blutbefunde im Einzelfall muß berücksichtigt werden, daß unter normalen Verhältnissen und in der Ruhe eine gleichartige Verteilung der weißen Blutkörperchen im Gesamtblut nicht vorhanden ist. Es sind vielmehr dauernd Schwankungen festzustellen. In Stromgebilden hoher Funktionsintensität sind mehr Leukozyten und auch in anderer qualitativer Zusammensetzung, als in Stromgebieten geringeren Funktionsumsatzes. Dies ist meist ein Grund, warum in der praktischen Chirurgie die Leukozytenzählung sich gegenüber anderen Untersuchungsmethoden, besonders der Fiebermessung, geringerer Beliebtheit erfreut.

C. Henschen hat folgende Anschauung vertreten:

1. Die neutrophilen Leukozyten sind die Totengräber von Bakterien, leblosen tierischen Parasiten und leblosen körpereigenen Zellfragmenten.

2. Die eosinophilen Leukozyten sind die chemischen Verarbeiter artfremder oder körpereigener Spezialstoffe. Die Hypereosinophilie tritt als Notstandsfunktion dann in Erscheinung, wenn der mesenchymale Apparat in Gestalt des Retikuloendothels funktionell überlastet ist oder konstitutionell von der Norm abweicht.

3. Die Lymphozyten sind ausgesprochene Purinverarbeiter.

Man muß also dem Blutbilde in der Überwachung des Heilungsverlaufs der Wunde eine große Bedeutung beimessen. Bei normal bleibendem weißen Blutbild ist mit einer glatten Wundheilung zu rechnen. *Ryszewski* formuliert in praktischer Hinsicht die hierbei anzuwendenden Kriterien folgendermaßen:

Schwache bis ausgesprochene Leukozytose mit deutlicher Linksverschiebung der neutrophilen Zellkerne, Verminderung der neutrophilen Zellen, unbedeutende Verminderung der Zahl der Lymphozyten zeigen an, daß wir es mit einer Infektion des Organismus zu tun haben. Bedeutende Leukozytose mit ausgesprochener zunehmender Linksverschiebung, Verminderung der Zahl der Azidophilen und Lymphozyten ist von schlechter Prognose, doch ist Besserung des Zustandes nicht ausgeschlossen. Von sehr schlechter Prognose ist die wirklich zunehmende Leukopenie mit bedeutender Linksverschiebung und Steigerung der Lymphozytenzahl.

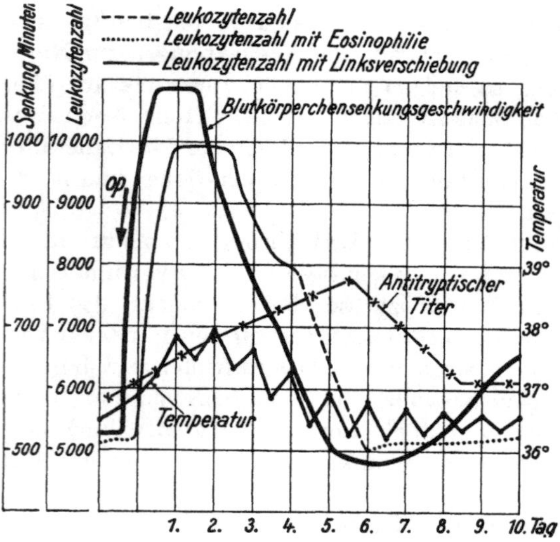

Abb. 4. Blutreaktionen bei aseptisch heilender Wunde

Der Zustand der Agranulozytose (*Schultz*) bedeutet eine schwere Gefährdung des Gesamtorganismus oder auch nur in bezug auf eine erheblich gesteigerte Nekrosebereitschaft im Wundbereich. Der Zustand ist klinisch nicht immer leicht zu erkennen. Man achte besonders auf die typischen Veränderungen in der Mundschleimhaut, Präputialumschlagfalte, dem Vaginaleingang und mache lieber einige Blutuntersuchungen zu viel als eine zu wenig.

Am Beispiel der Kriegschirurgie hat *Lindemann* den Wert der „Leukozytenkurve" für die Erkennung besonders der latenten Infektion dargelegt und instruktive Kurven veröffentlicht. Sie zeigen, daß mitunter die Leukozytenkurve ein weit feinerer Indikator für eine sich ausbildende Wundheilungsstörung darstellt als die übliche Überwachung von Puls und Temperatur.

Aber nicht nur an den zelligen Bestandteilen des Blutes treten durch die Wunde Veränderungen ein, sondern auch am Plasma. Sie beginnen meist im exsudativen Stadium der Wundheilung und gehen mit fortschreitender Heilung zur Norm zurück.

Sie bestehen in einer Verschiebung der Bluteiweißkolloide nach der grob dispersen Seite hin unter besonderer Zunahme der Globulinfraktion, vor allen Dingen des Fibrinogens. Dabei braucht sich der Gesamteiweißgehalt des Blutes nicht zu ändern. Der feinste Indikator für diese Veränderungen ist die Blutkörperchensenkungsgeschwindigkeit. Sie geht parallel mit der Viskositätszunahme im Blutserum und Plasma. Aber auch der ,,antitryptische Titer" ist ein solcher Gradmesser *(Löhr)* für den posttraumatischen Eiweißzerfall. Die in den einzelnen Wundstadien erhaltenen Werte sind aus nebenstehender, schematischer Kurve ersichtlich (S. 40).

f) Lysozyme

Lysozyme sind nach *Flemming* bakterizide Stoffe in Drüsensekreten, Tränen, Nasenschleim, Sputum, Milch, nicht aber in Sperma, Harn, Kot. Viele, aber nicht alle pathogenen- und Fäulnisbakterien werden dadurch unschädlich gemacht. Schon 1852 berichtete *Kletzinsky* über ,,die antiseptische, gärungsfeindliche Kraft im Speichel", die er auf Rhodan bezog, welches in kleinen Mengen im Speichel vorkommt.

g) Inhibine

Als Inhibine bezeichnen *Dold* und *Weigmann* thermolabile Hemmungsstoffe im Speichel, die manche Bakterien unterdrücken. Nach *Pesch* und *Damm* verlieren virulente Pneumokokken im Mundspeichel in vitro ihre Kapsel und werden für Mäuse avirulent. *Knorr* nennt keimschädigende Stoffe im Speichel Bakterionoxine. *Burnet, Lush* und *Jackson* fanden, daß Nasenschleim einige Viren tötete, andere nicht. *Kourilsky* und *Mercier* fanden virulente Staphylokokken in der Nase nach vier Tagen avirulent.

h) Lokale Immunität

Es gibt nach den Untersuchungen von *Wassermann* und *Citron* aber auch eine ,,lokale Immunität", welche in den einzelnen Geweben und Organen durchaus verschieden sein kann. Alle Organe und Gewebe, welche normalerweise mit Mikroorganismen nicht in Berührung kommen, sind gegen sie recht empfindlich, während beispielsweise die Haut, die Mundschleimhaut, die Darmschleimhaut an diese Nachbarschaft gewöhnt und an sie angepaßt sind und so einen hohen Grad von Unempfänglichkeit gegen sie besitzen. Auf welche Weise und mit welchen Mitteln (beispielsweise dauernde Produktion von Antikörpern ?) sie erworben wurde, ist noch strittig.

Therapeutisch wird die künstliche Erzeugung einer lokalen Immunität ausgenutzt bei der Anwendung der entzündungshemmenden ,,Antiflammin-Salbe Hoechst". Sie enthält Antivirus von Streptokokken, Staphylokokken und Pyozyaneus, ferner Staphylokokken-Formoltoxoid, Surfen und Zinkoxyd. Die Salbe wird einmal täglich auf entzündlich erkrankte Hautstellen aufgetragen und darüber ein Schutzverband angelegt.

So interessant die theoretischen und experimentellen Grundlagen der von *Besredka* angegebenen Antivirus-Therapie sind, so hat sie sich in der Praxis doch nicht so recht durchsetzen können, vielleicht, weil die praktischen Möglichkeiten ihrer bequemen Anwendung nicht genügend bekannt waren. In anderem Zusammenhange wird noch einmal darauf einzugehen sein.

i) Wundschutz durch das Granulationsgewebe

Es ist eine längst bekannte Tatsache, daß das Granulationsgewebe zumal in unverletztem Zustande einen sehr wirksamen Schutz bildet. *Afanassieff* und *Nötzel* haben darüber zunächst systematische Untersuchungen angestellt. Die wirksamsten Kräfte, welche hierbei eine Rolle spielen, sind die mechanische Spülwirkung der Exsudation, die bakterizide Wirkung der Wundsekrete und die in und über den Granulationen besonders wirksame Phagozytose, welche wesentlich verstärkt wird durch den ungeheuren Blutreichtum des Granulationsgewebes.

Alle diese Kräfte, so wirksam sie auch mitunter sein können, sind jedoch begrenzt. Nicht immer wird der Körper der Infektion Herr. Wir haben kein sicheres Kennzeichen, welches es uns ermöglicht, mit Hilfe eines oder mehrerer leicht anzustellender Teste zu ermitteln, wo die Grenze des Versagens der körpereigenen Abwehrkräfte liegt und wie nahe im Einzelfall der Körper an dieser Grenze angelangt ist. Außerdem ist diese Grenze auch noch verschieblich. Eine ganze Reihe von Eigenschaften spielen hierbei mit. Sie sollen im folgenden Absatz besprochen werden.

2. Disposition zur Wundinfektion

a) Art-Disposition

Die in vorstehenden Kapiteln besprochenen natürlichen Wundschutzmittel sind bei den einzelnen Lebewesen ganz verschieden stark ausgebildet. So ist beispielsweise der Mensch gegen die Eitererreger ungleich viel mehr empfänglich als die gewöhnlichen Versuchstiere vom Hund bis zur Maus. Andererseits ist beispielsweise aber der Mensch gegen den bei den Tieren so verhängnisvollen Rauschbrandbazillus sehr wenig anfällig. Der Bazillus *Bang* kann bei Mensch und Tier ganz verschiedene Krankheitserscheinungen hervorrufen.

b) Individuelle Disposition

Aber auch dieselben Individuen des Menschen haben eine sehr differente individuelle Disposition, welche nicht einmal eine konstante Größe darstellt, sondern unter den verschiedensten noch zu schildernden Einflüssen wechselnde Werte haben kann.

Einen deutlichen Einfluß hat zweifellos das Lebensalter. Mit Zunahme desselben sinkt die Resistenz gegen Infektion konstant ab. Die Gewebsabnutzung besonders des gesamten Kreislaufapparats dürfte eine der Hauptursachen hierfür sein. Dieser aus klinischer Erfahrung bestätigte Satz ist nicht unwidersprochen geblieben. Denn im Experiment konnte nachgewiesen werden, daß ganz junge Tiere anfälliger gegen Infektionen waren als ältere Individuen. Auch beim Menschen sprechen eine Reihe von Beobachtungen dafür, daß im frühen Kindesalter die Widerstandsfähigkeit gegen Wundinfektionen geringer ist als später. Jedoch sind die Auffassungen hierüber nicht ganz einheitlich. Auch während der Pubertätszeit pflegt eine Remission der Dispositionskurve sich einzustellen.

Die Verminderung der Blutalkaleszenz in ihrer Wirkung auf die Infektionsdisposition ist (mit wechselndem Ergebnis) mehrfach untersucht worden. Man kann zusammenfassend sagen, daß eine Ansäuerung des Blutes die Resistenz vermindert, die Alkalisierung sie erhöht.

Überstandene Infekte können einen sehr erheblichen Einfluß auf die Wundheilung insofern ausüben, als sie die Ursache verschieden starker Wundeiterungen sein können. *Denk* hat der, wie er es nennt, „malignen Wundinfektion" eine Studie gewidmet. Bei operativ gesetzten Wunden bildet sich 24—48 Stunden nach dem Eingriff unter hohem Fieber eine Schwellung und Rötung der Wundumgebung. Der sich mitunter gleichzeitig ausbildenden Allgemeininfektion kann der Kranke mitunter erliegen.

Als Ursachen kommen Tröpfcheninfektionen (die auf Seite 86 abgehandelt sind) in Frage, aber auch hämatogene Metastasierung aus Fokalherden der Zähne, den Nebenhöhlen, chronischen Otitiden, Tonsillitiden, kürzlich überstandene Grippe. Aber zu diesen faßbaren Infektquellen gehört stets eine invidualle Bereitschaft, wenn es zu der Wundinfektion kommen soll.

Es sei jedoch nicht verschwiegen, daß es im Einzelfalle unendlich schwer ist, zu ermitteln, ob einmal eine gesteigerte Disposition zur Wundinfektion besteht und ein anderes Mal nicht. Fettleibigkeit ist fast immer gleichbedeutend mit einer Verzögerung der Wundheilung und erhöhter Neigung zu lokalen Wundinfektionen. Es besteht meist eine erhöhte Herabsetzung der Immunität bei adipösen Personen. Ein Teil der Störungen muß aber auch auf die Tatsache verbucht werden, daß bei diesen Personen sehr oft eine latente Herzschwäche vorhanden ist.

c) Ermüdung

Klinische Erfahrung lehrt, daß hochgradige Ermüdung zum Ausbruch von zahlreichen Krankheiten disponiert. In Tretmühlen ermüdete Tiere fanden *Charrin* und *Roger* wesentlich weniger resistent gegen Milzbrandinfektion als die Kontrolltiere. Von zahlreichen anderen Autoren wurde dies mit variierter Versuchsanordnung bestätigt, *Trommsdorff* beobachtete beim ermüdeten Meerschweinchen eine Hemmung der Phagozytose. Vielleicht ist das Wesentliche die bei der Ermüdung auftretende Blutalkaleszenz *(Ceni)*. Wir wissen aus Versuchen von *v. Behring*, *Neumann*, *Foder*, *Vorschütz* und anderen, daß die Blutalkalose ausschlaggebend für das Angehen der verschiedenen Wundinfektionen ist. Diese schon mehrere Jahrzehnte zurückliegenden Untersuchungen konnten in der Folgezeit mehrfach bestätigt werden.

d) Blutverlust

Es ist eine alte klinische Erfahrung, daß Menschen nach erheblichen einmaligen Blutverlusten, aber auch nach langdauernden kleinen, zur Anämie führenden Blutverlusten, z. B. bei blutendem Magenulkus oder Hämorrhoiden, gegenüber einer pyogenen Infektion wenig wiederstandsfähig sind. Die einmal manifest gewordene Infektion pflegt auch erheblich schwerer zu verlaufen, als eigentlich anzunehmen wäre. Die Erfahrungen der Geburtshelfer sprechen in demselben Sinne. Die experimentelle Forschung konnte die klinische Erfahrung jedoch nicht immer bestätigen

Reichel glaubte, daß die Hydrämie (durch Kochsalzinfusion nach Blutentziehung) eine Prädisposition für Staphylokokkenerkrankungen schaffe. *Pernice* und *Alessi* sehen vielmehr in der Eindickung des Blutes durch Wasserentziehung das disponierende Moment. Also auch hier stoßen wir auf Widersprüche.

Man kann jedoch im Tierversuch zeigen, daß eine subkutane Bakterieninjektion bei gleichzeitiger Entziehung von Blut zu einer ausgedehnteren Phlegmone und umfangreicherer Abszedierung führt, als bei Kontrolltieren. Auch im Reagenzglas läßt sich nachweisen, daß hydrämisches, nach Blutentziehung gewonnenes Blut einen besseren Nährboden für Bakterien darstellt als Normalblut. Dabei ist nicht sicher entschieden, ob Serumveränderungen oder die Hämoglobinverminderung hierfür verantwortlich gemacht werden müssen. *Enderlen* glaubte, daß der Grund in der Änderung der Serumzusammensetzung liegt.

e) Giftwirkung

Eine Reihe von Intoxikationen mit den durch sie gesetzten Blut- und Gewebsveränderungen sowie Schwächung des Gesamtorganismus führen zu einer nachweisbaren Infektionsdisposition. Alle möglichen Stoffe sind auf ihre resistenzvermindernde Wirkung hin untersucht worden. Jod und Sublimat in großen Dosen bewirken beim Kaninchen eine Verminderung des Alexingehalts, ebenso alle Gifte, welche zerstörend auf die roten Blutkörperchen einwirken.

Durch Chloroformnarkose konnte eine Änderung des Alexingehalts nicht erzielt werden *(London)*, ein Befund, dem zahlreiche andere Autoren (auch für die Äthernarkose) widersprachen, so daß man doch wohl einen wenigstens vorübergehenden Einfluß annehmen muß.

Nach *Habelmann* wird der Oxydasegehalt der Leukozyten durch eine Narkose im unmittelbaren Anschluß an dieselbe vorübergehend vermindert, ein Zustand, welcher von einer Überkompensation mit einem Gipfelpunkt nach 24 Stunden gefolgt wird. Gleichzeitig besteht auch eine postnarkotische Leukozyte.

Klein und *Coxwell* fanden bei Narkosen mit Chloroform-Äther-Gemischen einen fast völligen Immunitätsschwund (gegen Milzbrandinfektion). Nach Ausscheidung der Narkotika trat der Vorzustand wieder ein. *Graham* fand nach einer Narkose einen erheblichen, wenn auch vorübergehenden Rückgang der Phagozytose gegen Staphylokokken, Streptokokken und Pneumokokken, ein Zustand, welcher nach *Achard* sehr wesentlich von der Narkosedauer abhängig war. Nach $1^1/_2$ Stunden langen Narkosen war die Phagozytierungsfähigkeit vollkommen geschwunden, um erst nach 24 Stunden sich wieder zu regenerieren.

Der Einfluß des Opsoningehaltes bei dieser Nebenwirkung der Narkose ist umstritten. Wahrscheinlich verlieren während der Narkose die weißen Blutkörperchen sowohl die Fähigkeit der Diapedese als auch die der Phagozytose selbst *(Wolfsohn)*. Beides stellt nur einen vorübergehenden Zustand dar. *Snel* fand ihn direkt abhängig von der Narkosedauer. Die Ursache liegt vielleicht in der Lipoidlöslichkeit der Narkotika *Graham* hat daher vorgeschlagen, bei Narkosen dem Organismus künstlich Lecithin zuzuführen, welches in vitro und auch im Kaninchenversuch eine schnelle Wiederherstellung der Phagozytose nach Äthernarkosen bewirkte. Auch rektale Applikation von Olivenöl hatte die gleiche Wirkung.

Die Alkoholwirkung hat besonders interessiert und groß ist die Zahl der Untersuchungen, die sich verschiedenartigster Versuchsanordnungen bedienten. Man kann wohl als sicher annehmen, daß durch Alkoholgenuß eine „Steigerung der Empfänglichkeit für die verschiedensten Bakterien" bewirkt wird *(Brunner)*. Interessant ist, daß *Pirogoff* in einem Fall „aus dem Zustand der Wunde die im Körper steckende Säufer-Dyskrasie diagnostiziert" haben soll. Die Erfahrung der Chirurgen lehrt, daß Potatoren chirurgische Eingriffe meist schlechter vertragen als normale Menschen.

Aber auch hier gibt es Ausnahmen. *Brunner* sagt mit Recht: „Es braucht viel Alkohol, um ‚eiserne Naturen' zu disponieren; bei ‚von Haus aus' schwachen Kräften mag wenig ausreichen."

Aus der Fülle der Experimente mit relativ geringen Alkoholdosen seien folgende erwähnt. *Goldberg* zeigte, daß Tauben einer Milzbrandinfektion erlagen, „sobald den infizierten Tieren mittlere und große Dosen" Alkohol eingegeben wurden. Kleine Dosen schienen nicht ungünstig zu wirken. *Delearde* fand, daß mit Alkohol behandelte Tiere eine erworbene Tetanusimmunität verloren. An Kaninchen bis zur akuten Intoxikation verabreichter Alkohol machte sie gegenüber Streptokokken empfindlich, weniger gegen Staphylokokken und Koli *(Abbot)*. *Trommsdorff* glaubt nachgewiesen zu haben, daß kleine Alkoholdosen „zweifellos begünstigend auf den Prozeß der Immunkörperbildung" wirken. Er hält es aber für sichergestellt, daß längere Zeit gegebener Alkohol oder auf einmal gegebene große Dosen eine Erhöhung der Empfänglichkeit für Infektionen herbeiführen.

Nach den Versuchen von *Oppel* bewirkt Opium eine Schädigung der Phagozytose.

Cantazuzène stellte nach Opiumgaben in narkotisch wirkenden Dosen fest, daß der Leukozytenzustrom und ihre Phagozytosefähigkeit zu künstlich gesetzten Eiterungen gegenüber Kontrolltieren um mehrere Stunden verzögert waren. Mit geänderter Versuchsanordnung konnte dies von *Trommsdorff* bestätigt werden. Ähnliches wies *Reynolds* für das Morphin nach.

Auch bakterielle Gifte können die Disposition im Sinne der Minderung merklich beeinflussen. Während oder kurz nach überstandenem Scharlach, Masern, Typhus (aber auch anderen Infektionskrankheiten) ist die Anfälligkeit gegen Wundinfektionen besonders groß und die Heilungsdauer von Verletzungen verzögert.

Aber auch aus körpereigenem Gewebe können Giftstoffe entstehen. *Freund* wies sie im defibrinierten Blut nach, *König* in sterbenden Muskelzellen. Derartige körpereigene Gifte entstehen also bei jedem chirurgischen Eingriff und in jeder Wunde und haben nicht nur einen Einfluß auf die Bereitschaft zum Angehen einer Wundinfektion, sondern auch auf die Entstehung von Pneumonie, Thrombose und Embolie. Während der Resorptionsphase der Wundheilung treten im Blut nach den Untersuchungen von *Prochnow* pathologisch granulierende Leukozyten auf als Ausdruck der Phagozytose physiologischer Wundstoffe.

Habelmann konnte feststellen, daß sowohl die Narkose als auch der operative Eingriff den Oxydasegehalt der Leukozyten quantitativ und qualitativ beeinflussen. $^1/_2$—1 Stunde nach dem Eingriff tritt eine Verminderung des Fermentgehalts ein, welche gefolgt wird von einer Phase der Überkompensation, die in 24 Stunden ihren Höhepunkt erreicht. Die Kurve verläuft etwa gleichlaufend der der postnarkotischen Leukozytose. Dem Narkotikum muß eine stärkere Wirkung zugeschrieben werden als den körpereigenen postoperativen Stoffwechselprodukten.

f) Erkältung

Der Volksmund schreibt der Erkältung einen sehr wesentlichen Einfluß auf das Angehen von Infektionen, meist jedoch der oberen Luftwege und der Lungen, sowie des Rheumatismus aber auch der lokalen Gewebsentzündung zu.

Die Versuche darüber stammen zunächst von *Pasteur* und seinen Schülern, welche bei Hühnern durch Abkühlung eine Empfänglichkeit gegen Milzbrand erzeugen konnten. Für Pneumokokken taten dies zahlreiche andere Forscher, ebenso auch für Staphylokokken. Über die Ursache herrscht keine Einigkeit. Einige glauben sie in der Herabsetzung der Eigenwärme gefunden zu haben, andere beschuldigen die durch die Abkühlung hervorgerufene Leukopenie. *Trommsdorff* fand bei abgekühlten Tieren keine Veränderung des Alexingehalts des Blutes, aber immer eine Hemmung der Phagozytose.

Erst wenn der Abkühlungsvorgang erheblich ist, läßt sich im Tierexperiment eine deutliche Resistenzverminderung erzeugen, welche mit einer Leukopenie, Herabsetzung der Diapedese und phagozytären Kraft verbunden ist *(Wagner, Trommsdorff, Fischl, Lode)*.

Neuerdings ist die örtliche Abkühlung einer infizierten Extremität (in Verbindung mit Anlegung einer Abschnürbinde) mehrfach untersucht worden *(Allen)*. Da eine starke Abkühlung die Tätigkeit von Bakterien fast völlig aufhebt, so ergab sich die Frage, ob durch Abschnürung mit Abkühlung die Ausbreitung von Toxinen und Bakterien in einem infizierten Gliede so lange verhindert werden kann, bis eine genügende Abwehrkraft und gegebenenfalls Antikörper in ausreichender Menge vorhanden sind. An und für sich hielt eine Gliedmasse durch Abkühlung bis etwas über 0 ° durch Eiswasserpackungen infolge des herabgesetzten Gewebsstoffwechsels die Abschaltung von der Zirkulation durch Abschnürbinde über Stunden und Tage aus. *Allen* mußte jedoch feststellen, daß auch bei tiefer Temperatur die Bakterientoxine gewebsnekrotisierend wirken. Im Gegensatz zum Tierexperiment können menschiche Extremitäten eine solche Abkühlung nur wenige Stunden aushalten.

g) Infektionsdisposition der Gewebe

Je nach Art und Zustand des Wundgewebes bilden sich im Verlauf der normalen und gestörten Wundheilung Differenzen aus. Die Zirkulationsverhältnisse, die anatomischen Verschiedenheiten der Gewebe, die Intensität und der Charakter des Gewebsstoffwechsels spielen hierbei eine Rolle. Dem Kliniker ist die verschiedene Infektionsdisposition der Gewebe durchaus bekannt. Einige Jahre vor der Jahrhundertwende wurde versucht, diese Verhältnisse auch experimentell aufzuklären. *Hermann* fand bei Staphylokokkeninfektion beim Kaninchen die vordere Augenkammer sehr stark anfällig, das Unterhautzellgewebe mittelstark und das Peritoneum am geringsten. Andererseits beobachtete *Reichel*, daß die Muskelwunden weit stärker zu Eiterungen neigten als das Unterhautzellgewebe. *Noetzel* stellte eine Empfindlichkeitsskala auf, welche lautete: Peritoneum, Pleura, Haut, Muskel, Gelenke, wobei die Gelenke die empfindlichsten Organe darstellten.

Die zweifellos vorhandene geringe Resistenz der Gelenke gegen Infektionen ist der Gegenstand von Erörterungen gewesen. Der Grund für die nicht zu bestreitende Tatsache konnte noch nicht einwandfrei ermittelt werden. *Noetzel* glaubt, daß die Synovia die Bakterien von der Einwirkung der humoralen und zellulären Schutzstoffe abschließe. Im Vergleich dazu soll die große Resistenz des Peritoneums darauf beruhen, daß auf ihm die Schutzstoffe zur Wirkung kommen können. Mich persönlich befriedigen die vorliegenden Erklärungen nicht, ohne daß ich bisher eine bessere an ihre Stelle setzen könnte.

Die durch das zur Wunde führende Trauma gesetzten Gewebsnekrosen und ihre Vorstufen beeinflussen die Disposition zur Wundinfektion sehr erheblich. Denn je umfangreicher die Nekrosen sind, desto größer ist die Disposition zur Ausbildung einer Wundinfektion. Dabei können die Nekrosen sowohl auf physikalischem als auch auf chemischem Wege erzeugt worden sein. Es ist wohl als sicher anzunehmen, daß der auf diese Weise den Bakterien zur Verfügung gestellte günstige Nährboden nicht mehr von den Abwehrkräften des lebenden Gewebes durchströmt ist, und so die Ursache für die „Nekroseninfektion“ *(Kocher)* darstellt. Gerade der Inaktivität des nekrotischen Nährbodens ist die Hauptschuld beizumessen. Die tunlichste Vermeidung der Erzeugung von Gewebsnekrosen in jeder Phase eines operativen Eingriffs ist also ein nicht hoch genug einzuschätzendes Prophylaktikum gegen die Ausbildung einer Wundinfektion, gleichgültig, ob es sich um eine aseptische Operationswunde oder die Versorgung einer Gelegenheitswunde handelt. Besonders hervorgehoben zu werden verdient, daß jede Gefäßunterbindung einen nicht unbeträchtlichen Nekroseherd erzeugt. Der starke Nekroserand einer Granatsplitterschußwunde ist die Ursache dafür, daß ihre Heilungstendenz wesentlich geringer ist als die einer Schnittwunde. Andererseits können Gewebsnekrosen auch aseptisch einheilen, wie *Burckhardt* in seinen Untersuchungen zeigen konnte.

Diese Betrachtungen leiten über zu der

h) Implantationsinfektion

Überall da, wo die Bakterien an Fremdkörper gebunden oder gar in sie eingehüllt in das Gewebe gelangen, gestaltet sich für den Körper der Kampf gegen die Infektion ungleich schwieriger, weil die Wirkung der Leukozyten und der humoralen Abwehrkräfte erschwert ist.

Bei den aseptischen Wunden besteht die wichtigste Implantation in den Unterbindungen, die sich aus dem Unterbindungsfaden selbst und dem nekrotischen Gewebsbezirk zusammensetzen. Bei der Gelegenheitswunde ist die Zahl der möglichen und mit Bakterien beladenen Fremdkörper ungeheuer groß. Eine Einzelaufzählung dürfte sich erübrigen. An den Schußwunden der Kriege des letzten Jahrhunderts sind diese Verhältnisse vielfach studiert worden. Die Bestätigung der Richtigkeit der Anschauung von der überragenden Gefährlichkeit der Implantationsinfektion ist immer wieder erbracht worden. Es erübrigt sich, die zahlreichen Einzeluntersuchungen hier aufzuführen.

i) Hämatominfektion

Eine besondere Art von Fremdkörpern stellt das aus dem Gefäßsystem in die Gewebe eingedrungene Blut, also das Hämatom dar. Die Neigung desselben zur sekundären Infektion ist lange bekannt. *v. Bergmann* drückte es 1878 mit folgenden Worten aus: „Das Blut ist der Zersetzung bestes Substrat.“ Und *Tavel* sagte als Ergebnis seiner experimentellen Studien hierüber: „Blutansammlung erhöht die Infektionsgefahr um das Vielfache.“

Bei der experimentellen Prüfung dieser Verhältnisse wurde meist so vorgegangen, daß sowohl künstlich gesetzte Hämatome als auch Vergleichsgewebe in derselben Weise infiziert wurden. *Dorst* fand, daß der Infektionskoeffizient (d. h. die zum Angehen einer Infektion notwendige Mindestzahl von Bakterien) bei Hämatomen um das Vierundzwanzigfache vermindert war. Beim Tetanus beträgt nach den Untersuchungen von *Strick* dieser Wert das 500-fache.

Andererseits hat *Bier* dem Hämatom eine ganz besondere Heilwirkung zugeschrieben und *Thomann* hat vor etwas über 20 Jahren das Verhalten der bakteriellen Infektion in künstlich gesetzten Hämatomen erneut geprüft und glaubt, daß durch dasselbe „die entzündlichen Veränderungen lebhaft gesteigert" und die „Bakterienentwicklung wesentlich beeinträchtigt" werde. Der Grund für diese differenten Ergebnisse ist in dem Zeitfaktor zu suchen. Ein frisches noch mit den Vitalkräften des strömenden Blutes ausgestattetes Hämatom ist etwas anderes als ein alter Bluterguß im Gewebe. So wird also wohl der folgende Satz das Richtige treffen: „Das subkutane Hämaton entfaltet eine bakterizide Wirkung auf eingebrachte Keime, durch die es ihm gelingt, eine bestimmte Anzahl derselben abzutöten. Günstigenfalls kann die bakterizide Kraft hinreichen, um sämtliche Keime zu vernichten. Ist aber die bakterizide Kraft des Hämatoms im Abtöten aller Keime erschöpft, so gewinnen die übriggebliebenen Bakterien die Oberhand und können zu einer Besiedelung des Hämatoms führen."

Ähnlich den Hämatomen verhalten sich seröse Flüssigkeitsansammlungen im Gewebe, welche *Tavel* mit dem Namen „Serom" belegt hat. Nur scheinen diese Ergüsse seröser Flüssigkeit stärkere bakterizide Eigenschaften zu haben als ein Hämatom. Denn die klinische Erfahrung lehrt, daß sie sich seltener infizieren als diese. Aber auch ihre bakterizide Eigenschaft ist beschränkt und reicht nicht immer aus, die Entwicklung von Infektionserregern zu verhindern. So kommt es denn nicht allzu selten zu „Retentionsabszessen" von Wundsekret, welche allerdings nach Abfluß derselben bald auszuheilen pflegen. Die Druckverhältnisse spielen auch hierbei eine sehr gewichtige Rolle. Sobald ein infiziertes Wundsekret Gelegenheit hat, nach außen abzufließen, ist die Gefahr, daß es durch den Eigendruck in die Körpergewebe hineingepreßt wird, beseitigt.

C. Ernährungslage

Der Einfluß des Hungers auf die Wundheilung ist seit langen Zeiten als empirische Erfahrung bekannt. Es ist ohne weiteres verständlich, daß in dem in erheblichem Umfange veränderten Hungerstoffwechsel es dem Körper äußerst schwerfallen muß, die Kraft und das Material zu der Mehrleistung einer Wundheilung in erforderlichem Umfange und zweckmäßiger Qualität aufzubringen. Viele Forscher haben an allen möglichen Versuchstieren im Hungerzustande die Herabsetzung des Widerstandes gegen bakterielle Infektionen gefunden, von *Gärtner* und *Pawlowsky* stammen Versuche mit Staphylokokken an Kaninchen. Einige Autoren glauben, eine Abnahme des Alexingehalts gefunden zu haben, Angaben, welche von Nachuntersuchern nicht immer bestätigt werden konnten. Eine Hemmung der Phagozytose im Hungerzustande scheint sicher zu sein *(Trommsdorff)*.

Eine Abnahme der bakteriziden Kraft des Blutserums bei Hunden konnten *Meltzer* und *Norris* im Hungerzustande nicht feststellen. *Lüdke* fand den Komplementgehalt des Serums hungernder Kaninchen mitunter, aber keineswegs immer, herabgesetzt. *Trommsdorff* konnte bei Meerschweinchen durch Hungern einen Gewichtsverlust von 350 g auf 250 g und gleichzeitig eine deutliche Herabsetzung, ja sogar völlige Aufhebung der Phagozytose erreichen.

Bei länger andauernden chronischen Hungerzuständen konnten gerade in jüngster Vergangenheit ein deutlicher Einfluß auf den Ablauf der Wundheilung und die erhöhte Bereitschaft zu Wundinfektionen in leider sehr erheblichem Umfang beobachtet werden. Einen literarischen Niederschlag haben diese ärztlichen Erfahrungen, die man wohl als Allgemeingut bezeichnen kann, nicht in adäquatem Umfang gefunden.

Die vorübergehende, nach operativen Eingriffen einige Tage durchgeführte Nahrungsreduktion sowie die sonst in der Medizin üblichen Fastenkuren und Fastentage sind nicht geeignet, die Neigung zu einer Wundinfektion zu verstärken.

Der Einfluß der Art der genossenen Nahrung auf den Wundverlauf war alten Ärzten durchaus geläufig. Ägyptische Papyri berichten davon. Bis in das 17. Jahrhundert hinein war es in Mitteleuropa alltäglich, daß von Kräuterweiblein, Wundärzten und gelahrten Doktoren „Wundtränke" verordnet wurden und eine besondere Ernährung vorgeschrieben wurde. Dann geriet diese Behandlungsart in Vergessenheit, um erst in jüngster Zeit wiederentdeckt zu werden.

Sauerbruch und *Hermannsdorfer* haben sich (neben der Forschung über die diätetische Tuberkulosebehandlung, welche einem größeren Laienkreise bekannt geworden ist) auch mit dem Einfluß einer geeignet zusammengesetzten Diät auf den Wundverlauf beschäftigt. Bei gewöhnlicher Krankenhauskost und bei den verschiedenen erprobten Versuchskostformen wurde der Verlauf infektiöser Wunden klinisch und bakteriologisch verfolgt. Der leitende Gesichtspunkt war dabei, die Reaktion des Nährbodens für das Bakterienwachstum in der Wunde zu verändern, denn die Wundbakterien gedeihen in alkalischem oder neutralem Milieu besser als in saurem. Dies führte zur Beigabe von Natriumcarbonicum und Phosphorsäure zur Nahrung, um die von anderen Forschern festgestellte saure Reaktion im Bereiche von Entzündungen zu beeinflussen. Die alkalische Kost setzt die Alkalireserve des Blutes herab und fördert die Entsäuerung des Entzündungsgebietes. Günstige Einflüsse sollen von einer Nahrung mit Säureüberschuß, ungünstige durch eine solche mit Basenüberschuß zu erwarten sein. Andere Untersucher konnten jedoch im Gegensatz hierzu finden, daß eine Ansäuerung des Blutes die Resistenz vermindere, Alkalizufuhr sie erhöhe.

Die Qualität der Nahrung ist neben ihrem kalorischen Gehalt und dem Vorhandensein von Vitaminen (siehe Seite 50) sehr wesentlich. Die Zufuhr einer Mindestmenge von Fett ist in der Vergangenheit zu wenig beachtet worden *(Rein)*. Ein Mangel von Fett in der Nahrung bewirkt eine merkliche Senkung der Abwehrbereitschaft gegen Infektionen wie auch der geistigen Leistungsfähigkeit. Das Wirksame sind dabei ungesättigte Fettsäuren, besonders die Ginol- und Linolen-Säure. Das Fettminimum für den erwachsenen Menschen beträgt etwa 40—60 g pro Tag.

Die Ergebnisse der praktischen Beobachtungen lassen sich etwa folgendermaßen in Worte fassen: Die Beköstigung mit Säureüberschuß setzt die Wundsekretion herab, bewirkt eine rasche Schrumpfung der Wunde und eine Festigung der Granulationen. Die Keimzahl nimmt ab, auch die Zusammensetzung der Wundflora ändert sich insofern, als Proteus und Pyozyaneus bei saurer Kost häufig verschwinden, während Streptokokken und Staphylokokken sich leider hartnäckig halten können.

Eine alkalische Kost dagegen bewirkt eine Zunahme der Sekretion sowie ein Glasigwerden und eine Quellung der Granulationen. Die Epithelisierung wird gehemmt, es können sich graugelbliche Beläge auf dem Wundgewebe bilden, die Keimzahl des Wundsekrets steigt an. Zahlreiche bisher nicht vorhanden gewesene auch diphtheroide Stäbchen siedeln sich auf der Wunde an. Sogar eine richtige Wunddiphtherie kann sich ausbilden.

Die Wunddiätetik stellt ein Gebiet dar, welches systematischer wissenschaftlicher Bearbeitung würdig wäre.

D. Einfluß der Vitamine auf die Wundheilung

Es ist selbstverständlich, daß der mächtige Einfluß, den die Entdeckung und Erforschung der Vitamine auf das ärztliche Denken und Handeln gehabt hat, auch seinen Niederschlag in Forschungen über den Einfluß der Vitamine oder zunächst einmal der Avitaminosen auf die Wundheilung gehabt hat. *Ishido* fand, daß Avitaminosen die Wundheilung verzögern und wahrscheinlich auch die Fähigkeit zur Bakterienabwehr vermindern. Wir treffen hier auf dieselben Erfahrungen, welche die Kapitäne und Ärzte der Segelschiffszeit mit ausbrechenden Avitaminosen schon immer gemacht hatten, ohne daß sie von Vitaminen etwas wußten.

Bei der Besprechung des Einflusses der verschiedenen Vitamine auf die Wunde und ihre Heilung kann man aus didaktischen Gründen einen Unterschied machen zwischen der Wirkung dieser Wirksstoffe bei oraler und parenteraler Darreichung einerseits und durch Applikation derartiger Stoffe auf die Wunden selbst, obwohl naturgemäß ein solcher Unterschied an sich nicht gerechtfertigt ist.

Beginnen wir mit dem Allgemeineinfluß. Was wir auf dem Gebiete der Chirurgie von dem Einfluß der Vitamine wissen, hat *Hanke* in seinem Buch 1943 zusammengestellt und klar geschildert. Darauf sei hier ausdrücklich verwiesen. Auf Angaben über die einzelnen Vitamine selbst und ihre wichtigsten Eigenschaften sei hier verzichtet, und auf die Werke von *Ammon, Hanke* und *Stepp* verwiesen.

Vitamin A

Das Vitamin A ist zusammen mit C als „antiinfektiöses Vitamin“ bezeichnet worden. *Glanzmann* konnte nachweisen, daß der Vitamin-A-Mangel eine Störung der Gewebsimmunität erzeugt. Dazu kommen Veränderungen an der Haut selbst in Form einer Hyperkeratose durch Wasserverlust der Epithelzellen und dadurch bedingtem Xeroderma, welche noch verstärkt wird durch eine Minderfunktion der Talg- und Schweißdrüsen. Hinzu kommt eine Schlaffheit und Fältelung der Haut infolge des Schwundes des Fettgewebes. Alles dies bewirkt, daß das Fehlen des „Epithelschutzvitamins A“ die Haut in ihrer Widerstandsfähigkeit gegenüber pathogenen Bakterien herabsetzt. Sie neigt zur Ausbildung von Komedonen, Aknepusteln, Furunkeln, an die sich umfangreiche Einschmelzungen des subkutanen Gewebes mit Unterminierung der Hautränder anschließen können. Örtliche chirurgische Maßnahmen der verschiedensten Art pflegen nutzlos zu sein, solange nicht der Vitaminmangel behoben ist *(Baeltzner, Fromme)*. Wahrscheinlich sind die manchmal nach Laparotomien, Tumoroperationen u. dgl. beschriebenen progredienten und nekrotisierenden Bauchdeckennekrosen (z. B. *Jaeger*) auf einen Vitaminmangel zurückzuführen.

Zum Verständnis des Einflusses des Vitamins A auf die Wundheilung muß man sich vor Augen halten, daß die weitaus größte Arbeit dabei das Bindegewebe zu leisten hat, auf welches das Vitamin keinen Einfluß ausübt. (Dies besorgt das Vitamin C.) Wohl aber ist die Epithelisierung gestört, wenn Vitamin-A-Mangel vorliegt. Wenn in einem derartigen Falle das Vitamin zugeführt wird, dann beginnt nach den Beobachtungen von *Zoltau* die Epithelisierung fast augenblicklich, nachdem sie vorher mitunter wochenlang gestockt hatte.

An Gewebskulturen konnte *Bisceglie* ein schnelles Wachstum durch Zusatz von Vitamin A zum Plasma beobachten und *Fischer* infizierte Gewebskulturen länger am Leben erhalten.

Kombinationen mit dem Vitamin D sollen nach den Beobachtungen von *Ambrosi* besonders wirksam sein. An Ratten konnte *Lauber* dies bestätigen. Eine Steigerung über die normale therapeutische Dosierung hinaus ergab keine besseren Erfolge. Bei extrem hohen Dosen trat sogar neben einer Verzögerung der Wundheilung eine Parenchymdegeneration dieser Organe auf. Mit den Vitaminen A und D vorbehandelte Tiere überlebten in hohem Prozentsatz die Injektion einer sonst letalen Dosis von Streptokokken und Staphylokokken.

Über den Lebertran als Vitamin-A-Träger ist eine ungeheuer große Literatur entstanden, welche an späterer Stelle gewürdigt werden soll.

Der günstige Einfluß der Vitamin-A-Medikation und zwar allgemein und lokal bei ausgedehnten Epithelverletzungen gelegentlich von Verbrennungen liegt nach dem Gesagten auf der Hand.

Es sei aber auch nicht verschwiegen, daß Stimmen laut geworden sind (z. B. *Padula)*, welche dem Vitamin A jeden Einfluß auf die Heilung der Wunden absprechen.

Vitamin B 1

Über den Einfluß des antineuritischen Vitamins auf die Wundheilung ist nicht sehr viel bekannt. Ein isolierter Mangel dieses Wirkstoffes kommt unter natürlichen Verhältnissen kaum vor, sondern ist mit anderen Mangelzuständen kombiniert (zumal mit A, Beobachtungen von *Boshamer* in China), oder bei allgemein fieberhaften Zuständen auch einmal im Gefolge einer Wundinfektion. Gelegentlich einer intensiven Traubenzuckertherapie kann ein erhöhter Bedarf von B1 eintreten, dem Rechnung getragen werden muß.

Vitamin B 2

Nach den Untersuchungen *Laubers* ist das Lactoflavin (= B2) für die Erhaltung der Abwehrkräfte des Organismus gegen Infektionen unbedingt notwendig. Bei normaler Ernährung ist jedoch mit einem Mangelzustand nicht zu rechnen.

Vitamin B 6

Die Bedeutung des Adermins (= B6) für die Wundheilung ist wenig erforscht. Es liegt eine Beobachtung von *Monetti* vor, welche besagt, daß bei weißen Ratten, welche frei von Vitamin B6 ernährt wurden, die Heilung experimentell gesetzter

Hautwunden stark verzögert war. Die Epithelisierung war besonders mangelhaft, die Granulationen besaßen eine blasse Farbe und zeigten eine schmutzige Sekretion.

Vitamin C

Zweifellos den größten Einfluß auf die Wundheilung besitzt das Vitamin C und zwar dadurch, daß die Ascorbinsäure das mesenchymale Gewebe beeinflußt. Es ist das „Vitamin der Interzellularsubstanzen". Ohne das Vitamin C ist eine für die Wundheilung unbedingt erforderliche Bindegewebsneubildung nicht denkbar.

Die Kenntnis, daß beispielsweise bei Skorbut die Wundheilung gestört ist und daß sich in den Granulationen ohne äußeren Grund kapillare Blutungen, ein Gewebszerfall und langdauernde Ulzerationen bilden, ist seit Jahrhunderten bekannt und gefürchtet gewesen. Bekannt war auch, daß schon verheilte Narben während eines Skorbuts wieder aufbrechen konnten.

Nachdem dann die Ursache der Erkrankung als Vitaminmangelschaden erkannt war, sind zahlreiche Untersuchungen experimenteller und klinischer Natur über die Wundheilung bei Vitamin-C-Mangel angestellt worden. Im Buche von *Hanke* sind die wesentlichsten aufgeführt. Dort finden sich auch eingehende Literaturangaben. Übereinstimmend konnte ermittelt werden, daß bei Vitamin-C-Mangel die Wundheilung auf das schwerste gestört war. Und zwar sind diese Wundheilungsstörungen schon vorhanden, wenn sonstige klinische Erscheinungen des Vitaminmangels, oder gar ein manifester Skorbut noch gar nicht vorliegen.

Der Verbrauch an Vitamin C während einer Wundheilung ist gegenüber der Norm vermehrt. Seitdem wir das Vitamin in Form der Ascorbinsäure leicht verabfolgen können, ist die Medikation leicht. Man sollte diesen Stoff während der Ausheilungszeit von Verletzungen systematisch verordnen, zumal während der Wintermonate, wenn die Nahrung vitaminarm ist. Zu Heilzwecken wird man sich der parenteralen Injektion vorzugsweise bedienen, ganz besonders, wenn gastrointestinale Erscheinungen vorhanden sind und die Resorption von Tabletten behindert erscheint. Man gibt täglich 0,1—0,2 g, gegebenenfalls mehrfach.

Gissl hat darauf aufmerksam gemacht, daß das übliche Krankenhausessen leider arm an Vitaminen, besonders auch an C-Vitamin zu sein pflegt. Den Abfall des Vitamin-C-Spiegels im Blute nach Operationen konnte *Bartlett* mit seinen Mitarbeitern studieren. Zu ähnlichen Ergebnissen kamen *Lanman* und *Ingalls* bei ihren Versuchen an Schweinen. Besonders schwerwiegend ist der Vitamin-C-Mangel, wenn er mit einer Proteinverminderung kombiniert ist *(Holman)*. Auch auf die Blutgerinnungszeit hat dieser Wirkstoff nach den Untersuchungen von *Liebreich* einen deutlichen Einfluß, welcher über die kontraktile Substanz der Gefäße wirksam wird. Auch die Pneumoniegefahr soll bei Vitaminmangel größer sein *(Lund* und *Crandon)*.

Die Überwachung eines Vitamin-C-Defizits ist dank einiger guter Bestimmungsmethoden heutzutage relativ leicht. Die für die allgemeine Praxis am besten geeigneten chemischen Verfahren der Untersuchung des Urins haben zwar den Nachteil, daß sie nicht spezifisch sind, sondern nur die „reduzierenden Substanzen" ermitteln. Mit Hilfe der Dichlorphenol-indophenol-Tabletten Merck ist nach vorheriger Belastung eine rasche Schätzung der Vitamin-C-Ausscheidung möglich. Man verabfolgt dem Kranken per os 6 Cebion-Tabletten oder injiziert 0,3 g (= 6 ccm) Cebion und untersucht nach 4—5 Stunden bei oraler Gabe, nach 2—3 Stunden nach parenteraler Gabe den Urin.

Eine Dichlorphenol-indophenol-Tablette Merck wird in einem Kolben in 50 ccm Wasser gelöst und 20 ccm Urin beigefügt. Wenn der blaue Farbton innerhalb von einer halben Minute in schmutzig Grau umschlägt, so ist dies ein Zeichen dafür, daß der Organismus über ausreichende Mengen Vitamin C verfügt. Eine erst nach einigen Minuten oder nach Stunden auftretende Entfärbung ist nicht beweisend. Wenn aber nach dem Urinzusatz die blaue Farbe bestehenbleibt, oder ein leichter violetter Farbton eintritt, so besteht ein Sättigungsdefizit für Vitamin C. Wenn auch nach Zusatz von weiteren 20 ccm Harn keine Entfärbung eintritt, dann ist der Vitaminmangelzustand besonders stark.

Mit demselben Reagens ist eine titrimetrische Bestimmung möglich. Man löst 1 Tablette in 10 ccm destilliertem Wasser. 10 ccm des frisch gelassenen Harns werden mit 10 ccm destilliertem Wasser vermischt und aus einer Bürette die Farbstofflösung so lange zugesetzt, bis die Blaufärbung bestehenbleibt. Die Zahl der verbrauchten ccm der Farbstofflösung ergibt dann den Reduktionswert in mg %.

Man hat auch versucht, das Vitamin in Gewebsschnitten nach der Methode *Girond-Leblond* nachzuweisen und darauf einige Arbeiten basiert (z. B. *Lauber* u. *Rosenfeld*), jedoch sind Zweifel an der Zuverlässigkeit der Untersuchungsmethodik laut geworden, so daß hier auf nähere Schilderung der Ergebnisse verzichtet werden soll. Zweifellos verspricht dieses Forschungsgebiet bei systematischer Bearbeitung noch interessante und wichtige Ergebnisse.

Eingegangen werden soll noch auf ein klinisch eindrucksvolles und alarmierendes Ereignis, welches auch auf einen Vitaminmangel zurückgeführt wird, nämlich das Aufplatzen der Wunden, besonders der Laparotomiewunden, meist der „Platzbauch" genannt. Nach den bisherigen Erfahrungen tritt er etwa in 1% der Laparotomien auf und besitzt durch sekundäre Peritonitis eine Mortalität von 25—50%.

Lanman und *Ingalls* konnten bei Tieren ermitteln, das der erforderliche interabdominelle Druck, welcher eine Laparotomiewunde zum Platzen bringen soll, bei präskorbutischen Tieren nur ein Drittel so groß zu sein braucht als bei normalen Tieren. Auch hier wirkt sich wieder die Kombination von Vitaminmangel mit Herabsetzung des Serumproteins verhängnisvoll aus (*Hartsell* u. Mitarbeiter). Am Rande erwähnt sei, daß auch Catgut-Allergie eine Rolle spielen kann. Es handelt sich um ein Problem mit differenten Ursachenanteilen. Nicht zum mindesten ist es ein chirurgisch technisches Problem. Eine fehlerhafte Nahttechnik kann nie und nimmer durch Vitamingaben ausgeglichen werden. Eine Statistik über 1458 Fälle, davon 33 selbst beobachtet, stammt von *Hartsell* und Mitarbeitern. Hauptsächlich sind der 5., 8. bis 10. Tag nach der Laparotomie gefährdet. Die Mortalität betrug 33%. Die Autoren fanden neben einem Vitamin-C-Defizit auch einen besonders niedrigen Serumproteingehalt. *Hesseltine* berechnete, daß in den Vereinigten Staaten von Amerika bei jährlich etwa 2,5 Millionen Laparotomien, rund 15 000 Fälle von Aufplatzen der Bauchdecken vorkommen.

Vitamin D

Das Vitamin D scheint bei der Wundheilung an sich keine größere Bedeutung zu haben, wenn auch *Kemmler* einst beobachtet hatte, daß Hautwunden bei Kaninchen bei Bestreichen mit bestrahltem Ergosterin eine beschleunigte Heilneigung zeigten.

Dabei sollen Oxydationsprodukte der käuflichen Vigantollösungen mit eine Rolle spielen, denn ihre Verwendung hatte eine stärkere Wirkung als das kristallinisch reine Vitamin. *Tamann* erzeugte durch toxische perorale Gaben von Vigantol beim Kaninchen eine erhebliche Störung der Wundheilung. *Lauber* konnte das nicht bestätigen.

Zwar ist bekannt, daß bei schweren Rachitikern Störungen der Wundheilung vorkommen können und daß diese Individuen auch gegen Infektionen relativ widerstandslos sind; aber dies beruht nicht direkt auf dem Vitaminmangel.

Vitamin E

Das Vitamin E soll nach *Schäffer* in Gewebekulturen einen Wachstumsreiz ausüben. *Pegreffi* will an Ratten beobachtet haben, daß kutane Wunden durch Vitaminmangel in ihrer Heilung verzögert wurden und daß eine an diesem Wirkstoff reiche Kost auch gegenüber einer normalen Ernährung die Wundheilung beträchtlich beschleunigte. Ähnliches konnte *Bartolomucci* bei lokaler Anwendung beobachten. Besonders die Vernarbungsretraktion war verzögert.

Eine kolorimetrische Bestimmung des Vitamin E mittels des *Pulfrich*schen Photometers ist nach dem Verfahren von *Emmerie* und *Engel* dadurch möglich, das α-Tokopherol mit α-Dipyridyl und Eisenchlorid eine rote Komplexverbindung bildet, deren Farbintensität gemessen werden kann.

Vitamin K

Das fettlösliche Vitamin K hat insofern indirekt etwas mit der Wundheilung zu tun, als es bei Ikterischen die Blutungszeit beeinflußt. In derartigen Fällen ist also die prophylaktische Anwendung solcher Präparate vor geplanten Operationen ratsam *(Tilk, Zenker* und *Meurer)*. Auch vor Operationen an Neugeborenen wird man es anwenden.

Vitamin P

Es wirkt auf Blutungsneigung vaskulärer Genese. Für die Wundheilung an sich spielt es daher keine besondere Rolle *(Vacek)*, sondern nur eine solche auf die Blutstillung. Seine Wirkung ist mit dem Kalkspiegel des Blutes gekoppelt *(Raunert)*.

Vitamin T

Über ein „Supravitamin T" hat *Goetsch* in neuerer Zeit (1946) berichtet. Es soll von niederen Hefen gebildet werden und auf das Wachstum niederer Organismen eine eigenartige Wachstumsbeschleunigung haben. Bei Herabsetzung des Nahrungsbedarfs soll es die Assimilation der Eiweißstoffe beschleunigen. Vorläufige Versuche sollen ergeben haben, daß unter der Wirkung dieses Stoffes Wunden rascher heilen.

Wenden wir uns nun der

örtlichen Anwendung der Vitamine

auf die Wunden zu. In diesem Zusammenhange spielen praktisch nur die Vitamine A und D, und zwar meist in ihrer Kombination in Form des Lebertrans eine Rolle. Ihm sei nachher ein besonderer Abschnitt gewidmet.

Die isolierte Wirkung des Vitamin A auf die Wunde wurde von *Horn* und *Sandor* untersucht. Sie fanden, daß es in öliger Lösung oder in Salbenform auf die Wunde gebracht, dieselbe nicht reizt, die Sekundärinfektion wurde gehemmt, die Epithelisierung beschleunigt.

Eine ganz besondere Rolle bei der örtlichen Vitamintherapie spielt der Lebertran. Seine Anwendung in der Wundbehandlung ist alt und auf Empirie beruhend; im Altertum erwähnt ihn *Plinius*, im Mittelalter *Eigilssaga*. Der Chefchirurg des Großen Kurfürsten lobt ihn in seinen Erinnerungen. Er war in seiner Jugend auf Walfängern gefahren und hatte dort die Heilwirkung des Lebertrans kennengelernt. 1835 empfahl *Brefeld* in Deutschland eine Lebertransalbe. Wie stets in der Medizin gerieten diese Erfahrungen vorübergehend in Vergessenheit.

Erst im Jahre 1922 wurde diese Therapie wieder aufgegriffen, als die Desitinsalbe in den Handel kam, welche sich seit dieser Zeit mit Recht in verschiedenen Formen einen hervorragenden Platz in der Therapie nicht nur der Wunde behauptet hat. Sie enthält neben Lebertran noch Vaselin und Lanolin (= Desitinolan) sowie Zusätze von Zinkoxyd und Talkum (= Desitin-Wundsalbe). Zahlreiche Untersuchungen über die Wirkung desselben liegen vor. *Bamberger* bestimmte den wirksamen Gehalt an Vitamin A und D. *Westermann* und *Lotheisen* berichteten über gute Erfahrungen auf dem Gebiete der Chirurgie und besonders auch der Wundbehandlung.

Besonders propagiert worden ist die Lebertranbehandlung der Wunde durch *Löhr*. Zahllos sind die Publikationen. Der Streit über Wirksamkeit und optimale Form dieser Therapie war zeitweise sehr lebhaft. *Löhr* empfahl, die frische Wunde mit einer von ihm angegebenen Lebertransalbe, dem Unguentolan, zu bedecken und dann die verletzte Extremität in einem die Wunde völlig abschließenden Gipsverband ruhigzustellen.

Mich erinnerte dieses Verfahren lebhaft an die Heilbehandlung eines alten Schäfers meiner pommerschen Heimat, in dessen Gesellschaft ich als Junge viele Stunden zugebracht habe. Er, und nicht der mehrere Dörfer entfernt wohnende Arzt, war für die Behandlung der Verletzungen der Landbevölkerung zuständig. Fingerverletzungen bestrich er mit frischer, ungesalzener Butter und machte einen erhärtenden Verband aus Lehm darüber, welcher 8—10 Tage liegenblieb. Was war das anders, als ein fixierender, abschließender Verband mit einem tierischen, vitaminhaltigen Fett!

Löhr hat sich für seine Lebertran-Gipsverbandbehandlung mit großer Energie und in zahlreichen Publikationen und Reden eingesetzt. Er hat ihr eine eigene monographische Darstellung in einem Buch, betitelt „Wundbehandlung", Verlag Johann Ambrosius Barth, Leipzig 1937, gewidmet. In diesem Buch hat er die Grundlagen seiner Therapie, das zustimmende Schrifttum und sehr schöne und eindrucksvolle Heilerfolge in Wort und Bild mitgeteilt. Er rühmt seinem Verfahren die reaktionslose Heilung und eine besonders gute Epithelisierung der Defekte nach und konnte diese Behauptung auch durch zahllose instruktive Photos belegen. Auch von anderer Seite wurde über gute Heilerfolge berichtet. Ohne Anspruch auf Vollständigkeit seien erwähnt: *Schaer*, *Dreyfuß*, *Flämm*, *Mutschler*, *Schneider*, *Kümmell* und *Jensen*.

Es erhoben sich aber auch Stimmen, welche der Auffassung waren, daß nicht der Lebertran das wirksame Prinzip sei, sondern die Ruhigstellung im Gipsverband. *Ritter* konnte darauf hinweisen, daß er bereits 1916 nur durch ruhigstellenden Gipsverband ähnliche Erfolge erzielt habe. Auch die Notwendigkeit, daß es ein fensterloser Gipsverband sein müsse, wurde bestritten. Und schließlich wurde das wirksame Prinzip nicht so sehr in den Vitaminen A und D, sondern vielmehr in den ungesättigten Fettsäureverbindungen des Lebertrans gesucht *(Löhr)*. Sicher haben wir es mit einem „Synergismus" verschiedener Komponenten zu tun.

Der Lebertran und seine verschiedenen Bestandteile bewirken eine allgemeine katalytische und induktive Beeinflussung oxydativer Zellvorgänge und führen in der Wunde zu einer frühzeitigen Mobilisation der histiozytären Elemente *(Vernetti)*. Näheres darüber haben *Löhr, Unger* und *Zacher* mitgeteilt.

Daß die Vitamine aus der Salbe durch die Wunde resorbiert werden können, wurde mehrfach nachgewiesen, z. B. von *Saito* und *Lundh*. Nach Untersuchungen von *Drigalski* ist der Lebertran in der Lage, Erdbakterien und Sporenbildner im Wachstum zu hemmen oder gar abzutöten.

Auch Wunden parenchymatöser Organe vermag der Lebertran schnell zu heilen, wie *Gentile* in Tierversuchen zeigen konnte.

Wir besitzen also im Lebertran und den auf ihm beruhenden handelsüblichen Salben gute Mittel zur Behandlung frischer Wunden. Meiner Auffassung nach ist er jedoch nicht geeignet, die operative Wundherrichtung als anzustrebendes Verfahren der Wahl in seiner Bedeutung zu erschüttern.

Nach den Untersuchungen von *Drigalski* muß es als sicher angesehen werden, daß es im wesentlichen der Vitamin-A-Gehalt des Lebertrans ist, welcher seine Wirksamkeit in der Wundheilung verursacht. Denn mit Lebertranen, in welchem dieses Vitamin zerstört war, erzielte er wesentlich schlechtere Heilungsergebnisse. Dies bedeutet, daß man nicht auf den wegen seines unangenehmen Geruches sehr lästigen Lebertran bei der Wundbehandlung angewiesen ist, sondern ihn durch geruchlose Salben ersetzen kann, denen beispielsweise das sehr wirksame „Vogan" zugesetzt wurde, welches in 1 ccm 120000 internationale Vitamin-A-Einheiten enthält. Es genügt durchaus, wenn man 0,5—1 % Vogan-Salben verordnet. Fertige Salben dieser Art werden absichtlich nicht in den Handel gebracht. Sie sind vielmehr im Bedarfsfalle durch Rezepte zu verordnen.

E. Spurenelemente und Wundheilung

Die „Spurenelemente", d. h. also diese anorganischen Stoffe, welche im Körper in kaum nachweisbaren Mengen vorkommen, stellen eins der interessantesten Forschungsgebiete der Zukunft dar. Es sei hier ein Satz zitiert, den *Schüller* in seinem Buche „Forscher zwischen Traum und Tat" schreibt.

„Aber das Leben rechnet nicht wie die Menschen in Prozenten. Es wertet nicht nach der Menge. Die kleinsten Ursachen bedingen die größten Wirkungen. Die kleinsten und allerkleinsten Spurenelemente bestimmter Stoffe sind im ganzen des lebenden Organismus von ungeheuerer Bedeutung. Jedes Atom hat in ihm seinen Platz und seine lebenswichtige Funktion."

In der theoretischen und praktischen Botanik ist die Bedeutung dieser Spurenelemente erkannt und ein reiches Schrifttum liegt darüber vor, welches in der Monographie von *Scharrer* zusammengestellt ist.

Auf medizinischem Gebiet liegen bisher nur geringe Erfahrungen vor. In erster Linie sei erwähnt die Monographie von *Heilmeyer* über Kupfer und Eisen als Wirkstoffe im Organismus. Das Kupfer ist als Katalysator des biologischen Geschehens bedeutungslos, es ist jedoch im Plasma bei gesteigertem Stoffwechsel und auch bei Infektionen erhöht.

Im Bereich der Wundbehandlung sind auf diesem Gebiete so gut wie keine Forschungen ausgeführt worden. Vielleicht kann man hierher rechnen die Untersuchungen des Japaners *Urabe*, welcher die Thallium-Wirkung auf die Wundheilung studierte und der nur bei akuten und chronischen Vergiftungen mit diesem Metall eine Hemmung der Wundheilung konstatieren konnte.

Die in der natürlichen Molke vorhandenen Spurenelemente, darunter Eisen, Kobalt, Nickel, Mangan u. a. sind bewußt in „Lactisol" auch zur Wundbehandlung mit gutem Erfolg verwendet worden. *(Dirr* und *Hangleitner.)*

F. Hormone und Wundheilung

Wenn wir in einem modernen Buch über dieses Gebiet, beispielsweise dem Lehrbuch der Endokrinologie von *Tage Kemp* und *Harald Okkis* (Verlag Barth, Leipzig 1936) oder von *Ammon* und *Dirscherl* darüber nachlesen, so finden wir nichts über den Einfluß der allbekannten Inkrete der Drüsen mit innerer Sekretion auf den Wundverlauf.

Hanke hat dankenswerterweise in einem Buche „Innere Sekretion und Chirurgie" das Wesentlichste dieses interessanten Gebiets zusammengestellt.

Die Frage, ob sich die Hormone auf dem Blutwege oder auf dem Nervenwege im Körper verbreiten, ist von *Tomor* kürzlich erneut zur Diskussion gestellt worden. Er vertritt die keineswegs allgemein geteilte, aber doch recht interessante Auffassung, daß der Blutweg nicht die Wirkungsverteilung der Hormone darstellt. Einige markante Aussprüche von ihm seien zitiert:

„Die Hormone üben an ihrem Entstehungsort, in den endokrinen Drüsen chemische Reize auf die entsprechenden Nerven aus, von wo aus ihre Wirkung dann als Nervenreiz durch die Nervenbahnen in die Endapparate der Erfolgsorgane weitergepflanzt wird, d. h. die Hormonwirkung verbreitet sich auf nervösem und nicht auf humoralem Wege." Der Verbreitungsweg in den einzelnen Nervenbahnen ist noch nicht ganz sichergestellt, wahrscheinlich sind es die Vasokonstriktoren und Dilatatoren.

Die endokrine Drüse gleicht einem sich über einem Kohlenbergwerke befindlichen Elektrizitätswerk, in welchem sämtliche chemischen Prozesse ablaufen, damit es dann die reine Nervenenergie dorthin leitet, wo es eben nottut."

Lauber hat eine Reihe von Hormonen in Tierexperimenten in bezug auf ihren Einfluß auf die Wundheilung geprüft. Wirksam waren nicht die unspezifischen Proteinkörper, sondern die Hormone selbst. Er erklärte sich ihre Wirkung so, daß ihre Zuführung eine rasche Änderung des Gewebstoffwechsels bewirkt. Dies soll von wesentlicherer Bedeutung sein als die Änderung von Azidose oder Alkalose. Im einzelnen sei aufgeführt, daß bei weiblichen Tieren Elityran, Prolan, Padutin, Unden eine Beschleunigung der Wundheilung ergeben, eine solche geringeren Umfangs erfolgt durch Hypophysin, Adrenalin, Erugon. Bei männlichen Tieren war Insulin ohne Einfluß. Parathyreoidhormon verzögerte die Wundheilung etwas.

Eitel und *Riecher* fanden, daß parenterale Zufuhr von thyreotropem Hormon im Tierexperiment und beim Menschen die Heilung von Wunden um 31⁰/₀ gegenüber der Norm verkürzt. Bei Meerschweinchenversuchen betrug die Heilungszeit der gesetzten Wunde 22½ Tage, bei Behandlung mit thyreotropen Hormonen 16 Tage, bei thyreoidektomierten Tieren 25 Tage. *Chronow* hat 150 menschliche Wunden mit Sexualpräparaten, und zwar sowohl bei örtlicher als auch allgemeiner Applikation behandelt. Männer bekamen „Spermokrin", Frauen „Ovarikrin". Bei frischen und eitrigen Wunden war kein wesentlicher Einfluß der Hormonbehandlung zu beobachten. Bei schlecht heilenden Wunden, besonders bei Menschen über 45 Jahre, konnte jedoch eine Beschleunigung des Verlaufes beobachtet werden. Die örtliche Hormonbehandlung beschleunigte die Überhäutung um etwa 3—7 Tage.

Ciantini beobachtete in Tierversuchen, daß die örtliche Einwirkung von Schilddrüsen- und Hodenhormon eine deutliche Beschleunigung der Vernarbung bewirkte. Da aber ihre parenterale Darreichung diesen Effekt nicht hervorrief und die Hodenentfernung ebenfalls ohne erkennbaren Einfluß blieb, so ist der Autor der Auffassung, daß es sich nicht um eine Hormonwirkung handele. Es werden vielmehr für den beschleunigenden Einfluß örtlicher Applikation oder den hemmenden Einfluß der Schilddrüsenentfernung unspezifische Allgemeinwirkungen verantwortlich gemacht.

Durch Injektion von Schilddrüsenextrakten konnte *Vitale* am Meerschweinchen eine Beschleunigung der Wundheilung besonders in den ersten Tagen erreichen.

Das Hypophysen-Vorderlappenhormon soll nach *Calabrese* wirkungslos auf den Verlauf der Wundheilung sein.

Der Einfluß des männlichen Geschlechtshormons ist mehrfach studiert worden. *de Giorgis* fand: Testishormon lokal angewendet beschleunigt die Heilung experimentell gesetzter Wunden. Der Vorgang ist rein örtlich. Beschleunigung bleibt aus, wenn das Hormon parenteral angewendet wird. Beim weiblichen Tier soll der Testosteroneffekt nicht über einen ovariellen Reiz gehen. Vielleicht wird rein lokal der Zellstoffwechsel im Bereich der Wunde angeregt. Ähnliches hatte schon *Kosdoba* behauptet, und zwar sowohl auf Grund seiner tierexperimentellen Studien als auch nach der Beobachtung bei künstlich erzeugten torpiden Wunden.

Lauber ist der Ansicht, daß Störungen der inneren Sekretion der weiblichen Keimdrüsen und der Schilddrüse die Wundheilung ungünstig beeinflussen können und daß man diesen schädlichen Einfluß durch geeignete Therapie verbessern kann.

Der Einfluß des Nebennierenhormons auf die Wundheilung hat ebenfalls *Kosdoba* an umfangreichen, langdauernden Versuchen studiert. Die Vermehrung des Hormons wurde erreicht durch chronische Nikotinisierung, innerliche Gaben von Physostigmin, Bauchwandreizung durch den elektrischen Strom, innerliche Gaben von Adrenalin, Hormontransplantationen, Medikation verschiedener Auszüge aus Nebennieren, die zeitweise Verminderung durch operative Entfernung einer oder beider Nebennieren oder mechanische Zerstörung derselben, Unterbindung ihrer Gefäße und anderes. Die Ergebnisse dieser Versuche waren folgende: Die Vermehrung des Hormons im Blut verzögert die Wundheilung. Das Hormon wirkt auf die Gefäße, stört dadurch den Wundstoffwechsel sowie die Nerventätigkeit und auf diesem Wege schließlich die Zelltätigkeit selbst. Bei der Hormonverminderung wurden entgegengesetzte Erscheinungen beobachtet. Die Beeinflussung der Heilungsvorgänge werden nur zu Beginn der Einwirkung beobachtet, im weiteren Verlauf sind Differenzen gegenüber den Kontrolltieren nicht mehr zu konstatieren.

Schließlich sei noch erwähnt, daß *Adlersbey* und *Perutz* über günstige Erfolge bei der Behandlung von Ulzerationen durch Insulinverbände berichtet haben. Sie haben diesem Mittel eine spezifische Wirkung zugeschrieben. Dies geschah in einer Zeit des allgemeinen Wohlstandes (1930). In Zeiten der Not wird man dieses wertvolle Hormon nicht für die Wundbehandlung verwenden.

Im Schrifttum ist gerade in bezug auf die Wundheilung mehrfach die Rede gewesen von sogenannten „Wundhormonen" oder „Nekrohormonen" oder auch von „Teilungshormonen", welche Mitosen erzeugen sollen. Auf botanischem Gebiet sind sie besonders eingehend studiert worden. Man hat den Schluß gezogen, daß Wundheilung und Regeneration in weitem Umfang ihren Verlauf an Ort und Stelle selbst humoral steuern.

Es ist aber sehr wahrscheinlich, daß die vorstehend erwähnten Stoffe keine Hormone im engeren Sinne sind. Daher soll hier auch nicht näher darauf eingegangen werden.

G. Schwere Erkrankungen und Wundheilung

Es ist eine allgemein bekannte Erscheinung, daß während des Bestehens einer schweren Allgemeinerkrankung eine gleichzeitig bestehende Wunde langsamer heilen kann, jedoch nicht unbedingt muß. Das ist verständlich, wenn man die Wundheilungsvorgänge im Rahmen des gesamten biologischen Geschehens des Körpers betrachtet. Es dürfte nicht notwendig sein, dies hier für die einzelnen Krankheiten gesondert abzuhandeln, zumal das Schrifttum über dieses Gebiet äußerst gering ist.

Die Hämophilie als vererbbare Anomalie von Blut- und Gefäßsystem führt selbstverständlich zu den schwersten Komplikationen der Wundheilung dadurch, daß es zu manchmal unstillbaren Sickerblutungen kommt, die mitunter sogar den Tod des Menschen zur Folge haben können.

Die Tuberkulose übt je nach Lokalisation und Schwere einen verschiedenen Einfluß auf die Wundheilung aus. Bei leichten, inaktiven Formen, besonders an Körperstellen fern von dem tuberkulösen Herd, ist eine Störung überhaupt nicht nachweisbar, während im tuberkulösen Gewebe selbst, beispielsweise bei der Inzision eines Senkungsabszesses, die Vereinigung der Wundränder ganz ausbleiben kann, aber keineswegs muß. Tuberkulöses Gewebe neigt zur „Mischinfektion" mit Eitererregern, besonders gern auch mit Pyozyaneus-Bazillus.

Der Einfluß der Lepra auf die Wundheilung stellt insofern eine Besonderheit dar, als es sich um eine Ausnahme von der sonst üblichen Hemmung durch interkurrente Erkrankung handelt. Nach *Bichler* ist jedem Arzt, der Leprakranke behandelt, bekannt, daß bei derartigen Kranken akzidentelle und Operationswunden „erstaunlich schnell heilen".

Der Einfluß der Lues auf die Wundheilung ist schwer abzugrenzen. Die Frühformen (Stadium des Primäraffektes und der Roseolen) beeinflussen den Wundverlauf nicht. Erst im Tertiärstadium kann es zu ungünstigen Rückwirkungen kommen. Besonders bei plastischen Operationen aller Art ist eine Zurückhaltung geboten, da einmal eventuell notwendige Lappen zur Nekrose neigen und die Ausheilungsdauer nicht unwesentlich verlängert ist.

Diabetes und Wundinfektion

Die Anfälligkeit eines Diabetikers gegen Infektionen ist lange bekannt, so daß man früher sogar an besonders toxische Erreger dachte *(Sonnenburg)*. Dies ist aber nicht der Fall. Es handelt sich um die gewöhnlichen Eitererreger, von denen die Staphylokokken ein ganz besonders aggressives Verhalten einem Diabetiker gegenüber zeigen.

Der Zuckergehalt des Blutes ist für das bessere Gedeihen der Bakterien verantwortlich gemacht worden. Für einige Erreger trifft dies zu, aber gerade nicht für Staphylokokken, wie *Keysser* und *Bujwid* zeigen konnten. Der zuletzt genannte Autor injizierte Staphylokokken in sonst unwirksamer Dosis und erhielt bei Zusatz von Traubenzucker Eiterungen. *Grawitz* konnte dies nicht bestätigen, fand aber, daß beim Kaninchen in die Bauchhöhle eingebrachte Schimmelpilze besser wuchsen, wenn die Tiere mit Amylnitrit diabetisch gemacht worden waren. Ähnliches erreichte *Leo* durch Phloridzin. *Sweet* konnte bei Pankreasexstirpation mit Glykosurie beim Hund einen vollständigen Schwund des bakteriziden Komplements auch gegenüber Staphylokokken feststellen.

Die Studien am kranken menschlichen Organismus sind nicht sehr zahlreich. *Löwenstein* fand eine Herabsetzung der Bakterizidie im Serum. Die Ansicht über die Frage, ob der verschiedene Blutzuckergehalt einen Einfluß auf die Bakterizidie des Serums habe, ist nicht einheitlich beantwortet worden. Die Forschungsergebnisse widersprechen sich.

Zahlenmäßige Angaben über den Einfluß des Insulins auf die Diabetessterblichkeit machten *Findeisen* und *Szabolas*. Während zehn Jahren wurden an der II. Chirurgischen Universitätsklinik Budapest unter 26951 Kranken 232 mit Diabetes operiert. Die Sterblichkeit bei ihnen betrug nur 0,85%. Andere Statistiken lauten nicht so günstig. Nach *Williams O'Kane* fiel beim Diabetes die Operationssterblichkeit von 50% vor der Insulinära auf 20% nach derselben. Dieselben Zahlen lauten bei *Saunders* 62% resp. 25%. *Erelmann, Clark* und *Buckley* hatten eine Sterblichkeit von 5%, *Baumann* an der Mayo-Klinik von 7%.

Unsere Kenntnisse über die Wundheilung beim chirurgisch erkrankten Diabetiker hat *Kurow* kürzlich zusammengestellt. Die Bedeutung dieser Komplikation ist aus einem Ausspruch von *Joslin* ersichtlich, welcher sagte, daß jeder zweite Diabetiker chirurgisch erkrankt, bevor er stirbt.

Einfluß von Fettleibigkeit und Gicht auf die Wundheilung sind bekannt. Sehr fette Menschen sind anfällig gegen Operationskomplikationen jeder Art. Diese alte chirurgische Erfahrung hat ihre Begründung nicht nur in der oft gleichzeitig vorhandenen Herzschwäche, sondern auch in der deutlich verschlechterten, örtlichen Wundheilungsneigung. Eine Verminderung der Immunität bei Adipösen besteht sicher, auch wenn sie sich nicht immer exakt zahlenmäßig nachweisen läßt.

Bei der Gicht ist die fast stets vorhandene Kombination mit Fettleibigkeit vielleicht der Grund für die verminderte Resistenz derartiger Individuen gegenüber chirurgischen Infektionen, obwohl diese Annahme experimentell nicht zu untermauern ist.

H. Nervensystem und Wundheilung

Die in den letzten Jahrzehnten besonders stark betriebene Forschung auf dem Gebiete des vegetativen Nervensystems hat auch Beobachtungen über die Wundheilung bei Störungen dieser Innervation angeregt. Jedoch sind die Ergebnisse und auch die klinischen Beobachtungen keineswegs so eindeutig, wie man zunächst anzunehmen gewillt sein möchte.

Es mögen in diesem Zusammenhang die zahlreichen Beobachtungen an thermischen Schädigungen außer acht bleiben, weil sie das Stoffgebiet ungebührlich ausweiten würden. *Placintianu* hat Versuche über Wundheilung und Transplantation nach Sympathektomie angestellt. Er weist besonders darauf hin, daß die am Tier erhaltenen Ergebnisse nur mit großer Reserve auf den Menschen übertragen werden können. Die Überhäutung künstlich (am Kaninchenohr) gesetzter Defekte beginnt unter der Einwirkung der Sympathektomie etwas schneller. Dies konnte nicht nur durch makroskopische Betrachtung, sondern auch durch mikroskopische Untersuchung festgestellt werden. Die Sympathektomie ergibt neben deutlicher Hyperämie eine raschere Regeneration der Gewebe. Dies deckt sich ja auch mit den Angaben von *Leriche*.

Versuche mit der Fragestellung, ob die Sympathektomie einen Einfluß auf die Anheilung transplantierter Hautlappen hat, ergab keine klaren Ergebnisse.

Mit derselben Methodik studierten *Fontaine* und *Jung* das Verhalten des pH des Wundsekrets derartiger Wunden. Im allgemeinen blieb der Säuregrad auf beiden Körperseiten konstant, wenn man von leichten Schwankungen von der sauren zur alkalischen Seite unter der Wirkung der Sympathektomie absieht.

Wassiljeff untersuchte an Hunden den Einfluß des Nervensystems auf die Heilung von Muskelwunden. Er ging dabei so vor, daß er entweder den ganzen lumbosakralen Abschnitt des Truncus sympathicus auf der einen Seite entfernte, oder er fügte auch noch eine Durchschneidung des Nervus ischiadicus, femoralis und obturatorius hinzu. Nach der Sympathicusexstirpation konnte ganz deutlich ein Unterschied in der Heilung der Muskelwunde an sich, und zwar sowohl in der qualitativen als auch quantitativen Muskelregeneration, beobachtet und histologisch verifiziert werden. Das Granulationsgewebe zeigte eine raschere Reifung und schnellere Durchdringung mit Kollagen-Fasern. Diese Erscheinungen blieben aus, wenn auch nur ein einziges Ganglion nicht entfernt worden war. Die Durchschneidung von Nervus ischiadicus, femoralis und obturatorius hatte keinen Einfluß auf die Regeneration des Muskelgewebes.

Diese an und für sich eindeutigen experimentellen Befunde lassen also die Aussicht begründet erscheinen, während der Periode der eigentlichen Wundheilung schädliche vermehrte Impulse des vegetativen Nervensystems ausschalten zu können. Ob dies auch unter Vermeidung operativer Eingriffe, sei es die periarterielle Sympathektomie oder die Ganglienexstirpation, allein durch Novocainblockade möglich ist *(Kostenecki)*, bedarf noch der Bestätigung.

Den Einfluß des Schmerzes und seine Ausschaltung auf die Schnelligkeit der Wundheilung hat *Bonte* an 84 Tieren in folgender Weise studiert. Er setzte ihnen gleichartige Wunden und infizierte dieselben mit Eiter. Gruppe I der Tiere blieb unbehandelt. Bei Gruppe II wurde eine örtliche Schmerzbekämpfung durch Novocainumspritzung durchgeführt und bei Gruppe III wurden täglich wiederholt Schmerzreize durch Nadelstiche in die Wundumgebung gesetzt. Das Ergebnis soll gewesen sein, daß die Gruppe II am schnellsten und glattesten heilte, Gruppe III am langsamsten und schlechtesten. Hier kam es auch zu trophischen Störungen.

I. Klima, Wetter und Wundheilung

Daß das Klima einen Einfluß auf die Wundheilung hat, wird heutzutage niemand leugnen. Ich zitiere, was *Hotz* 1945 einmal sagte: „Auf die Heilung war das Klima von größtem Einfluß. Die alte Bauernregel, daß im Winter die Wunden nicht gut heilen, hat durchaus ihre Berechtigung bei eiternden Verletzungen. An Wärme und Ventilation hat es in unseren Lazaretten nicht gefehlt. Aber Licht und Sonne ließen sich nicht ersetzen, und man konnte die Kranken nicht ins Freie legen. Die Fälle wurden schleppend, der Appetit war geringer, der Lebensmut erlahmte, die Kräfte wollten nicht wiederkommen. So haben wir auch die Nachteile eines Winterfeldzuges recht deutlich zu fühlen bekommen. Es erscheint vielleicht unwissenschaftlich, diesen äußeren Umständen so großen Wert beizulegen, und doch sind sie in Wirklichkeit ganz eminent wichtige Faktoren, welche vielleicht nicht so sehr im einzelnen Krankheitsbild, um so deutlicher aber in einer auf mehrere Lazarette verteilten großen Schar von Verwundeten zum Ausdruck kommen."

Nun, „unwissenschaftlich" ist dies keineswegs. Der moderne Arzt ist durchaus gewohnt, den Einfluß von Klima und Wetter bei der Behandlung der verschiedenartigsten Krankheiten in Rechnung zu stellen, warum also nicht auch bei der Wundheilung. Leider ist es aber in der Praxis so, daß diese Heilung bei jedem Wetter und Klima vor sich gehen muß und zwar in dem Klima und an dem Orte, in dem die Wunde gesetzt wurde. Längere Transporte zur Aufsuchung einer günstigeren Klimalage vertragen sich nicht mit der Forderung der Ruhigstellung der Wunde. Und so wird denn auch in Zukunft die Klimatherapie der frischen Wunde keine nennenswerte Rolle spielen. Bei günstigen äußeren Umständen, besonders auch finanzieller Art, kann sie bei der Behandlung älterer Wunden gelegentlich einmal planmäßig eingesetzt werden.

Daher soll hier nur ganz kurz auf die Grundlagen der Klimabehandlung der Wunde eingegangen werden. Unter Klima versteht man etwas Verschiedenes, je nachdem beispielsweise ein Geograph, ein Meteorologe oder ein Arzt sich äußert. Wir Ärzte können darunter die physiologischen Einwirkungen von örtlicher Umgebung, der Luft und des Himmels auf den gesunden und kranken Menschen verstehen. Angriffspunkte aller dieser Umweltbedingungen auf den Körper sind die Haut, die Sinnesorgane und das Atmungssystem. Die Haut vermittelt vorwiegend thermische Einflüsse des Klimas, besonders auch unter Vermittlung der Hautnerven. Auch für die Atmungsorgane spielt die Differenz der Temperatur zwischen eingeatmeter und ausgeatmeter Luft eine Rolle, ferner wechselnder Sauerstoffgehalt in verschiedenen Höhenlagen, Feuchtigkeitsgehalt, Beimengungen von Staub u. dgl. Die Radioaktivität und andere noch weniger erforschte Strahlungsarten wirken wohl über das flächenhafte Sinnesorgan der Haut. Auge, Gehör und Geruch haben in diesem Zusammenhange vorwiegend eine indirekte, psychische Bedeutung.

Es erscheint nicht notwendig, Einzelheiten des „solaren" oder des „tellurischen" Klimas, des See-, Insel-, Küsten-, Land-, Mittelgebirgs- und Hochgebirgsklimas hier auch nur umrißweise zu schildern. Besonders das See- und Hochgebirgsklima ist oft für Heilmaßnahmen verwendet worden. Bei beiden ist die Staubfreiheit der Luft, bei letzterer die Veränderung des Sonnenspektrums, die längere Sonnenscheindauer und die Radioaktivität vorzugsweise als heilungsfördernd gerühmt worden.

Beispielsweise ist die Besonnung im Hochgebirge rund zwei- bis dreimal stärker als in der Ebene (Vergleichsmessungen in Kiel, Wien, Kremsmünster, Berninahospiz. zit. nach *Bernhard,* bei welchem Näheres nachzulesen ist.) Von besonderer Wichtigkeit für die Wundbehandlung ist die im Hochgebirge vorhandene relative Trockenheit der Luft (auch hervorgerufen durch die stärkere Besonnung), welche die Mumifizierung toten Gewebes stark begünstigt.

Eher vielleicht als die einzelnen Komponenten der verschiedenen Klimaten ist der Wechsel des Klimas von Wirkung auf die gestörte Wundheilung, wenngleich unsere exakten Kenntnisse auf diesem Gebiet noch mehr als lückenhaft sind und größere einwandfreie Versuchsreihen sich wohl nur sehr schwer gewinnen lassen werden. Das Wenige, was wir über den Zusammenhang des Klimas und Wetters und chirurgischer Erkrankungen wissen, hat *Maurer* zusammengestellt. Von *de Rudder* stammt ein größeres Werk, welches 1931 verfaßt worden ist.

Entzündliche Erkrankungen sollen in ihrer Häufigkeit jahreszeitlichen Einflüssen unterliegen *(Wettstein, Ritter, Leonhardt).* Der Winter-Frühjahrsgipfel derselben wird von *de Rudder* dadurch erklärt, daß „die Disposition des Menschen zum Angehen von Infektionen im Frühling eine geänderte ist, daß der Mensch in dieser Jahreszeit mit niedrigeren Reizschwellen seiner Umgebung gegenübersteht und daß sodann die Grenze seiner Anpassungsfähigkeit rascher überschritten wird als sonst, d. h. daß dann eben eine Infektion leichter als zu übrigen Zeiten angeht."

Für die Entzündungen der Haut und des Unterhautzellgewebes lehnt *Ernst* auf Grund einer Analyse von 13000 Fällen eine Abhängigkeit von der Jahreszeit ab. Nur das Erysipeloid weist einen Sommergipfel auf.

Daß der Eintritt von Verletzungen vom Wetter abhängig ist, dürfte eine alte Erfahrungstatsache sein. Man denke nur an das Glatteis als Ursache von Frakturen und Wunden aller Art. Bestimmte Wetterlagen wie Gewitterschwüle oder der Föhn disponieren dadurch zum Eintreten von Verletzungen aller Art, als dazu disponierte Menschen abgeschlagen, unaufmerksam, reizbar werden und auf Grund dieser psychischen Bedingungen Sorgfalt und Aufmerksamkeit nachlassen und zu einer Häufung von Unglücksfällen aller Art Anlaß geben können. Verkehrsstatistiken, Erfahrungen in Polikliniken und Unfallambulatorien bestätigen dies.

Aber gerade aus diesen Erfahrungen geht klar hervor, daß nicht eine Krankheit an sich wetterabhängig ist, sondern daß es gelegentlich der kranke Einzelmensch sein kann.

K. Strahlenwirkung auf das Wundgewebe

Den Einfluß, welchen beispielsweise die Sonnenbestrahlung auf das Wundgewebe hat, haben sich die Ärzte immer schon zunutze gemacht, oft aus empirischer Erfahrung ohne genaue Analyse der Wirkungsweise. Als dann die „künstliche Höhensonne" und andere Lampen zur Farblichtbestrahlung aufkamen, wurden sie ebenfalls zur Wundbehandlung hier und da in wechselndem Umfange angewandt. Die Bestrahlung der Baucheingeweide bei eröffnetem Abdomen während des operativen Eingriffes wurde von *Hawliczek* in die operative Technik eingeführt und vielerorts angewendet.

Die bakterizide Wirkung des Sonnenlichts ist sicher. Man darf von ihr nur nichts Unmögliches verlangen. Die Wirkung kann sich nur auf die Oberfläche erstrecken und kann die in den Geweben sitzenden Keime direkt nicht erreichen. Daneben ist noch die austrocknende Wirkung der Sonnenstrahlen in Rechnung zu setzen. *Rollier* spricht außerdem noch von „eliminatorischen, resorptiven, sklerogenen" Eigenschaften. Nicht außer acht gelassen werden dürfen die hyperämisierende Wirkung, die Beeinflussung des Allgemeinzustandes durch Anregung des Stoffwechsels und nicht zuletzt die hervorragende Wirkung auf die Psyche des Verletzten. *Dosquet* hat durch die Propagierung des von ihm angegebenen Krankenzimmertyps und durch seine Monographie „Über die Technik der offenen klimatischen Wundbehandlung" sehr viel getan. Die Folgen seiner Bemühungen gehen weit über die eigentliche Wundbehandlung hinaus. Nicht nur an klimatisch begünstigten Orten (Hochgebirge), sondern überall läßt sich eine derartige Behandlung mit einfachsten Mitteln durchführen.

Bastien hat vergleichende Untersuchungen über die Wirkung infraroter und ultravioletter Strahlen in der operativen Chirurgie angestellt. Nach seinen Ergebnissen beruht der physiologische Effekt der infraroten Strahlen in einer Vermehrung der Zelloxydation, Zunahme der Phagozytose und der Proliferationsprozesse in der Zelle. Außerdem haben sie eine deutlich schmerzherabsetzende und gefäßerweiternde Wirkung. Die Hyperämie tritt (im Gegensatz zu den ultravioletten Strahlen) sofort auf.

Die ultravioletten Strahlen wirken photolytisch, können bei starker Dosierung das Plasma koagulieren und die Zellfermente beeinflussen. Sie haben eine deutliche bakterizide Wirkung. Ihre Tiefenwirkung im Gewebe ist jedoch wesentlich geringer als für gewöhnlich angenommen wird. Zwischen infraroten und ultravioletten Strahlen besteht ein gewisser Antagonismus.

Um die Einwirkung der Sonnenstrahlen auf die Blutgefäße von Wunden festzustellen, schnitt *Torraca* aus der Rückenhaut von Meerschweinchen kleine Haut- und Unterhautzellgewebsstücke und setzte eine Gruppe der Tiere der Sonnenbestrahlung aus, während die andere Gruppe im dunklen Käfig gehalten wurde. Nach einiger Zeit wurden die Tiere getötet und die Blutgefäße von der Aorta aus mit Preußischblau injiziert. Diese Tierexperimente zeigten, daß das Sonnenlicht nicht nur eine bedeutende Gefäßerweiterung, sondern auch eine Neubildung von Blutgefäßen in den Wunden bewirkte. Auch ging die Umwandlung des Granulations- in Bindegewebe in den bestrahlten Wunden schneller als in den nicht bestrahlten Wunden vonstatten, was mit der Einwirkung auf die Blutgefäße im Zusammenhang steht.

Pollaczek hat an Meerschweinchen in mehreren Versuchsreihen den Einfluß ultravioletter Strahlen auf die Wunden untersucht. Es wurden einerseits die Wunden und ihre Umgebung, andererseits der Gesamtkörper ohne Wunden bestrahlt und mit Kontrollversuchen ohne jede Bestrahlung verglichen. Bei Anwendung kleiner Dosen wurde eine Beschleunigung der Wundheilung bei Direktbestrahlung, etwas geringer bei Allgemeinbestrahlung festgestellt. Gerade die Bedeutung der indirekten Bestrahlung ist von Wichtigkeit und klärt differente Beobachtungen und Schlüsse, welche sich in älterem Schrifttum finden, auf. Die direkt bestrahlten Wunden heilten mit glatteren und blasseren Narben. Wichtig ist, daß eine Steigerung der Dosierung keine Förderung, sondern eine Schädigung der Wundheilung zur Folge hatte.

Die unverkennbare Wirkung aller Strahlenarten, welche sich sowohl experimentell darstellen läßt als sich auch aus klinischer Beobachtung ergibt, beruht im wesentlichen auf dem Einfluß der Strahlung auf die Blutgefäße und der dadurch erzeugten Hyperämie. Es muß aber auch bei diesem Heilmittel die zweckmäßige

Dosierung festgestellt und angewendet werden. Denn bei zu intensiver Bestrahlung konnte *Pollaczek* eine schädliche Einwirkung auf die Wunden beobachten.

Die immer schon bekannt gewesene bakterizide Kraft künstlicher Lichtquellen ist neuerdings genauer studiert worden. *Pfeiffer* konnte ermitteln, daß die kurzwelligen UV-Strahlen von 253 bis 265 mμ ganz besonders diese Eigenschaft besitzen. Es ist auch bereits eine „Entkeimungslampe“ konstruiert worden. In der Wundbehandlung wird sie wohl keine besonders große Rolle zu spielen berufen sein.

Sonnenbehandlung der Wunde

Einen sehr lesenswerten Überblick über die Geschichte der Sonnenlichtbehandlung hat *Bernhard* in seiner 1923 erschienenen Monographie „Sonnenlichtbehandlung in der Chirurgie Bd. 23 der Neuen deutschen Chirurgie“ gegeben. Wir ersehen aus ihr, daß diese Heilmethode zu allen Zeiten angewendet wurde. Nachdem sie vorübergehend in Vergessenheit geraten war, kam sie nach der Jahrhundertwende wieder sehr stark in Aufnahme. Auch über die biologischen Wirkungen des Lichts auf Zellen und Bakterien sei auf die Ausführungen an der soeben angegebenen Stelle verwiesen.

Die Sonnenlichtbehandlung der Wunde hat *Bernhard* einmal instinktiv angewendet und ist erst sekundär auf den Gedanken gekommen, dies Verfahren auch bei der chirurgischen Tuberkulose zu versuchen. Nach seinen Vorschriften werden die infizierten und granulierenden Wunden „am offenen Fenster bis zu mehreren Stunden täglich, allmählich mit der Expositionszeit steigend, der Sonne ausgesetzt und an bedeckten Tagen auch nur der Luft bzw. dem diffusen Tageslicht“. Die Expositionsdauer beginnt mit 15 Minuten, steigt je nach der Toleranz täglich um 10 bis 20 Minuten bis zur Gesamtdauer von 3 bis 6 Stunden. Die lokale Besonnung der Wunde kann auch mit einem Sonnenvollbad kombiniert werden. Wenn nötig, werden die Wunden unter Verwendung von Drahtbügeln und eines dünnen Mullschleiers gegen Staub, Insekten u.s.w. geschützt.

Unter der Sonnen- und Lichteinwirkung werden die Wunden bald rein und trocken. Die Wundfläche sondert klares Serum ab, welches zu einer glänzenden, dünnen, pergamentartigen, fibrinösen Haut eintrocknet, die sich im Laufe der folgenden 24 Stunden demarkiert und ablöst. Mitunter jedoch bildet sie sich zu einem harten Überzug aus von Aussehen und Konsistenz eines alten, dicken Pergaments, welcher einen abschließenden Verband ersetzt und eine Bewegung der verwundeten Extremität ohne Verletzung des Überzugs ermöglicht. *Bernhard* sieht hierin eine unerwünschte Nebenwirkung, welche es notwendig macht, daß „der Fibrinschorf an verschiedenen Stellen gelüftet“ wird. Nicht immer ist dies notwendig, wie im Abschnitt „Heilung unter dem Schorf“ ausgeführt ist.

Die Granulationen werden kleinkörniger und frischer. Übelriechendes, jauchiges Sekret wird bald geruchlos. Die Sekretmenge verringert sich schnell. Die Sonnenbestrahlung wirkt deutlich schmerzstillend auf Wunden und Granulationsflächen.

Die Epithelisierung der Granulationsfläche macht unter der Sonnenbestrahlung erstaunlich schnelle Fortschritte. *Bernhard* hat darauf hingewiesen, „daß auf granulierenden Wunden, wo man keine Spur mehr von Epithel sah, nach einigen Tagen sich plötzlich da und dort ein kleines Inselchen zeigt. Es scheint, daß kleinste, übriggebliebene, unsichtbare Epithelpartikelchen durch die Sonne wieder belebt und zur Tätigkeit angeregt werden". Aber auch der von den Wundrändern ausgehende Epithelsaum verbreitert sich nach der Besonnung schneller und kräftiger.

Die heilende Wirkung des direkten Sonnenlichts ist rascher und intensiver als die des diffusen Tageslichts und der Luftexposition an sich.

Die Entwicklung der Sonnenbehandlung der Wunden in der Neuzeit seit der Wiederentdeckung des Verfahrens im Jahre 1902 hat *Bernhard* geschildert. Er bringt zahlreiche Beispiele für günstige Erfahrungen aus dem Schrifttum besonders der Alpenländer und den Lazaretten des ersten Weltkrieges auf beiden Seiten der Fronten.

Die Indikation zur Sonnenlichtbehandlung skizziert *Bernhard* folgendermaßen: „Die Sonnenlichtbehandlung zeigt sich da am wirksamsten, wo es sich um die mangelnde Energie, um eine Atonie, in der Wundheilung handelt, sei es infolge allgemeiner Schwäche des verwundeten Individuums oder infolge schlechter lokaler Ernährungsverhältnisse vaskulären oder nervösen Ursprungs, dann nach schweren Infektionen oder nach intensiven physikalischen (Quetschungen, Verbrennungen, Erfrierungen) und chemischen (Verätzungen) Schädigungen des Gewebes. Hier ist die Sonne das beste und natürlichste Reizmittel, um die Tätigkeit der schwer geschädigten Zellen wieder anzuregen und den Heilungsprozeß zu beleben, während andererseits die Lichtstrahlen krankhafte Zellen, worunter auch wucherndes Granulationsgewebe zu verstehen ist, schädigen." Keloide sollen sich bei Sonnenbestrahlung der Wunden nicht entwickeln. Phlegmonen nach Verletzungen sind für die Besonnung geeignet. Die unvermeidlichen Nekrosen stoßen sich schneller und leichter ab als bei anderen Behandlungsarten.

Ein wesentlicher Anteil der Bestrahlungswirkung ist nach den Untersuchungen von *Kozubey* die Wärmewirkung derselben. Er konnte ermitteln, daß die geeignetste Temperatur für die Regenerierung der Kapillaren und die Ernährung der Gewebezellen 34° in der Luft in der Umgebung der Wunde ist. Er erreichte sie durch 48 Stunden lange Bestrahlungen mit einer Solluxlampe, der ein Rotfilter vorgeschaltet war. Jede Luftbewegung im Bestrahlungsbereich muß vermieden werden. *Kozubey* konnte durch diese Behandlung auch eine Besserung der Durchblutung transplantierter Hautlappen erzielen.

Zur Erzeugung örtlicher Wärme hat *Mendel* mit dem Fön-Apparat 30 Minuten lang einen warmen Luftstrom von 50 bis 52° auf die Wunde geleitet. Wenn die Hauttemperatur in der Wundumgebung 50—52° betrug, war die Wundtemperatur 47—48°.

An Negern mit Hautgeschwüren an beiden Beinen hat *Virnicchi* die Wirkung des Sonnenlichts unter gleichzeitiger Anwendung von Photokatalysatoren wie Chinin-Chloralhydrat 1:1000 resp. Eosin 1:100000 untersucht und gefunden, daß diese Behandlungsart im Sinne einer Zellvermehrung wirksam ist.

L. Prophylaxe durch künstliche Resistenzerhöhung

1. Leukotherapie und Prophylaxe

Die Erfolge der unspezifischen und spezifischen Allgemeinbehandlung zur Hebung der Resistenz des Gesamtkörpers gegenüber zahlreichen Erkrankungen, besonders Infektionskrankheiten, machen es verständlich, daß diese Gedanken auch auf dem Gebiete der Wundbehandlung erprobt wurden. Eine Monographie von *Kolle* und *Hetsch* aus dem Jahre 1919 beschäftigt sich mit der Grundlagen dieser Behandlungsart.

Die Bauchchirurgie war zunächst fast ausschließlich das Anwendungsgebiet dieser neuen Gedanken. Zweifellos gelingt es, beim Versuchstier durch Vorbehandlung mit den verschiedensten Leukozytose erregenden Mitteln eine gewisse Widerstandsfähigkeit gegen eine nachfolgende Infektion zu erzeugen. Die differentesten Mittel von einer Kochsalzlösung, über Seren verschiedener Art bis zu Fäkaliensuspensionen wurden angewandt. Für die Behandlung der gewöhnlichen Wunde liegen bisher eindeutige Ergebnisse weder experimenteller noch klinischer Richtung vor.

In den Jahren zwischen den beiden Weltkriegen ist viel über „unspezifische Reizwirkung" und „Protoplasmaaktivierung" gearbeitet worden. Die verschiedensten chemischen Mittel, wie Terpentin, Kollargol, Yatren, Rivanol u. a. wurden verwendet. Der von *Weichardt* geschaffene Begriff der „Protoplasmaaktivierung" schließt in sich eine Steigerung der Leistungsfähigkeit der Körperfunktionen, eine Aktivierung der protoplasmatischen Substanzen des Gesamtorganismus, die durch parenterale Einverleibung von Eiweiß und Eiweiß-Spaltungsprodukten zu erreichen ist. Bei der Steigerung der Leistungsfähigkeit kommt es zu einer Leukozytose, Vermehrung der Thrombozyten, des Fibrinogens, einer Erhöhung der bakteriziden Kraft des Serums. Alles dies hat man auch für die Behandlung infizierter Wunden anzuwenden versucht *(Zalewski* und *Müller)*. Das aus Milch hergestellte Präparat Aolan ist vorwiegend verwendet worden, aber auch beispielsweise die Injektion von dem eigenen Körper entnommenen Blutes (Eigenbluttherapie).

In diesem Zusammenhang sei auch die Eigenblutumspritzung *Läwens* erwähnt, obwohl sie zunächst für die Behandlung von Karbunkeln angegeben worden ist. In experimentellen Untersuchungen haben *Hilgenberg* und *Thomann* nachweisen können, daß durch die Blutabriegelung die Giftresorption (geprüft wurden Strychnin, Kokain, Curare) ganz wesentlich verzögert und sogar ganz verhindert werden kann. Mehr vom histologischen Standpunkt aus hat sich *Plenk* mit diesen Fragen befaßt. Er wies nach, daß durch die Bildung von Fibrinmembranen das Gewebe vor der Bakterieninfektion geschützt werde. Hierdurch entsteht eine filterartige Wirkung, welche die Weiterverbreitung der Bakterien und ihrer Gifte hemmt. Das abgeriegelte Gebiet ist als Außenwelt zu betrachten und kann zugrunde gehen. Die Filterwirkung soll der eines Ultrafilters nahekommen. Eine Membranbildung läßt sich im Gewebe nachweisen, welche der einsetzenden Eiterung vorausgeht. Die Fibrinausschüttung hat eine der Leukozytose gleichwertige Abwehraufgabe. Nach anderen Untersuchungen von *Thomann* wird das Blutextravasat weder von pyogenen Staphylokokkenkulturen überschritten noch infiziert. Auch das Einbringen von mit Streptokokken besetzten Seidenfäden in das Extravasat führte nicht zur Infektion. Nur um den Seidenfaden herum bildete sich eine lokale Entzündung. *Goljanitz* benutzte zur Infiltration eine durch Wasserzusatz (1:5) hämolysierte Blutlösung mit Novocainzusatz von ¼ %. Mit ihr wird das Gewebe in der Umgebung und unter der Wunde mit Mengen bis zu 25 ccm zwei Tage lang infiltriert. Er erzielte eine Vermehrung der Lymphozyten bis zu 60 % und eine wesentliche Steigerung der Blutbakterizidie.

Die Indikation umreißt *Gojanitzki* selbst mit folgenden Worten: „Die Methode ist in allen Fällen angezeigt, in denen in der einen oder anderen Form eine Hemmung der Regeneration vorliegt, soweit diese durch die Lymphozyten, Erythrozyten und Fibrin beseitigt werden kann."

Schließlich sei noch erwähnt, daß *Reggiani* im Jahre 1940 mitteilte, daß er seit 12 Jahren eine Infiltration mit 1% Novocainlösung zur Behandlung umschriebener akuter Entzündungen verwende. Der Erfolg dieser Behandlung wäre, daß der Schmerz sofort verschwände, daß die Entzündung einen milderen Verlauf nähme. Es komme zur Vasodilatation auf dem Wege über den Sympathikus infolge Nachlassen des Tonus der Blutgefäße zu einer Hyperämie. Die Nekrosen sollen geringer sein. Auf die Virulenz der Keime selbst hat das Verfahren keinen Einfluß.

Die Erzeugung von Leukozytenvermehrung durch Nukleïnsäureinjektionen wurde bei Menschen, welche einer Operation am Magen-Darm-Kanal unterworfen werden sollten, angewandt, indem vorher eine 2%-Lösung dieses Stoffes injiziert wurde. Jedoch ist in Kreisen der Chirurgen diese Methode wenig beachtet worden. *Hannes* (Klinik Küstner) glaubte, daß eine Resistenzerhöhung „unzweifelhaft" sei, andere Nachuntersucher (*Liepmann, Döderlein, Krönig*) äußerten sich ablehnend.

Als Mittel zur aktiven Anregung der Leukozytenbildung wurde von *Baumann* im Jahre 1938 das Glykoproteid Granocytan angegeben. *Pfeiffer* hat seine Wirkung an 100 Menschen erprobt. Es gelingt, beim Gesunden eine vorübergehende Leukozytose mit dem Höchstwert nach 6—10 Stunden zu erzielen. Die Leukozytose besteht in der Zunahme der Neutrophilen und Monozyten, Jugendformen treten nicht auf. Hinweise für eine Beschleunigung der granulozytären Reifung fanden sich nicht. Auch bei mehrfach wiederholter Injektion tritt die Wirkung regelmäßig ein. Wenn bei der Versuchsperson bereits eine Leukozytose bestand, trat mitunter eine geringfügige Steigerung derselben ein, in den meisten Fällen jedoch keine nennenswerte Reaktion. Lag bei chronischen Eiterungen bereits eine Schädigung des Knochenmarks vor, so wurde auch bei längerer Anwendung des Mittels ein Anstieg der Leukozytose nicht beobachtet.

Der klinische Verlauf akuter Infektionen und chronischer Eiterungen wurde auch bei längerer Anwendung des Granocytans in keiner Weise beeinflußt. Die Injektionen verursachen starke Schmerzen an der Einspritzungsstelle. Anaphylaktische Erscheinungen sind nie beobachtet worden.

Ausgehend von der Erkenntnis, daß bei der Gewebseinschmelzung ein Verdauungsvorgang abläuft, welcher durch ein aus den Leukozyten stammendes proteolytisches Ferment unterhalten wird, ist man auf den meiner Ansicht nach nicht sehr glücklichen Gedanken gekommen, diesen Prozeß zu verhindern oder zu bremsen. *Müller* und *Kolaszek* fanden, daß normales Blutserum und sterile Transsudate diese hemmende Kraft entfalten können. Es kamen Blutserum, Aszitesflüssigkeit, Hydrozelenflüssigkeit, später das Leukofermatin (hergestellt durch Immunisierung von Tieren mit Pankreastrypsin) zur Anwendung (*Müller* und *Peiser*). Das Mittel wirkt nur dort, wo es direkt hingebracht werden kann. Wunden werden also mit ihm tamponiert. *Lexer* hat keine besonders günstigen Erfolge gesehen. Höhlenwunden (und Abszesse) mußten trotz seiner Einwirkung (sie wurden in dieselben eingespritzt) doch noch gespalten werden. „Bei allen flächenhaften Wunden jedoch trägt das Leukofermatin zur rascheren Reinigung und Granulationsbildung bei." *Hirsch* hielt die grundlegenden Gedanken für unrichtig und das Verfahren für gänzlich unwirksam.

2. Immunsera

Im Tierversuch konnte mehrfach einwandfrei nachgewiesen werden, daß das Blutserum von Tieren, welche gegen Streptokokken immunisiert wurden, sowohl vorbeugende als auch eine Heilwirkung bei anderen Lebewesen mit dieser Infektionsart besitzt. Nachdem zunächst monovalente Sera (*Marmorek*, Institut Pasteur, *Aronson* Schering-Berlin, *Tavel)* erprobt wurden, ist man dann aber bald zu polyvalenten Seren übergegangen, welchen eine größere Wirksamkeit zugeschrieben wurde. Die Erfahrungen mit allen diesen Antistreptokokken-Seren waren im Experiment recht günstig, am Krankenbett haben sie aber nicht das gehalten, was man sich versprach. Es ist aber auch zu bedenken, daß die Sero- (und auch Chemo-) Therapie dadurch diskreditiert worden sind, daß man die auf sie gesetzten Hoffnungen zu hoch gespannt hat und Unmögliches von ihr verlangte, sowie sie meist zu spät und vorzugsweise bei den besonders schweren, hochvirulenten Infektionen anwendete.

Zahlreich sind die im Schrifttum niedergelegten Erfahrungsberichte. Die meisten kritischen Beobachter vermögen auf Grund eigener klinischer Erfahrung sich nicht zu entscheiden, ob der Wundverlauf bei der prophylaktischen und kurativen Serumanwendung günstig beeinflußt wurde. Die Gynäkologen haben bei der Streptokokkeninfektion der weiblichen Genitalien die Seren öfter angewendet. Aus der Tatsache, daß sie nicht für dauernd in breitem Umfange in den Heilschatz eingegangen sind, kann man den Schluß ziehen, daß sie sich eben in der Praxis nicht genügend sicher bewährten und somit der Vergessenheit anheimfielen. Zur Zeit steht uns ein den Menschen gegen Streptokokkeninfektion sicher immunisierendes Serum nicht zur Verfügung. Die Beurteilung, ob die Sera die an sich schon sehr variable Virulenz der Streptokokken vermindern, läßt sich auf Grund klinischer Erfahrung nicht mit ausreichender Sicherheit fällen.

Staphylokokken und Koli-Bakterien sind noch weniger als Streptokokken in der Lage, ein wirksames Immunserum für die Zwecke der Wundbehandlung zu liefern, da diese Erreger ja keine Immunität im Körper erzeugen.

Lyons ging von der Auffassung aus, daß der hämolytische Streptokokkus gegen die Phagozytose sehr widerstandsfähig sei. Erst durch die Entstehung eines antibakteriellen Gegenkörpers, der für den betreffenden Streptokokkusstamm spezifisch sein muß, wird die Phagozytose ermöglicht. *Lyons* gab daher ein Verfahren an, bei welchem nach Züchtung des betreffenden Streptokokkus aus dem Blute des Kranken unter Zugrundelegung einer „phagozytischen Probe" mit dem Blute des Kranken und des Blutspenders der Gehalt des Blutes beider an antibakteriellen Gegenkörpern bestimmt wird. Es gibt gerade gesunde Menschen, die eine hohe Immunität gegen bestimmte Stämme des hämolytischen Streptokokkus besitzen. Die *Lyons*sche Probe benötigt etwa 4 Stunden, nachdem der betreffende Streptokokkusstamm des Kranken rein gezüchtet worden ist. Wenn mit Hilfe der Probe dann ein geeigneter Spender gefunden worden ist, wird dem Kranken eine „Immunotransfusion" gemacht.

3. Aktive Immunisierung

Die aktive Immunisierung ist zunächst besonders von den Gynäkologen erprobt worden, ebenfalls vorwiegend zur Bekämpfung der Streptokokkeninfektion. Besonders gefördert wurden dann diese Bestrebungen durch *Wright* (1909), welcher seiner Vakzine-Prophylaxe eine weite Verbreitung voraussagte. Die Behandlungsart hat sich bei chronischen Infektionen, beispielsweise bei der Behandlung der Furunkulose einen Platz im Heilschatz erringen können, weniger bei der Behandlung der Wunde und hierbei eingetretenen Komplikationen.

Auch mit diesen Versuchen haben sich vorwiegend die Gynäkologen befaßt (z. B. *Louros)*. In der Monographie von *Wolfsohn* sind Einzelheiten über dieses Gebiet enthalten.

Eingehende Untersuchungen über die Frage, ob man prophylaktisch bei zu erwartenden Wundinfektionen eine Vakzinetherapie mit Erfolg anwenden kann, stammen von *Lerda*. Eine Immunität soll sich in 8—12 Tagen ausbilden. Während des ersten Weltkrieges haben *Läwen* und *Hesse* hierüber gearbeitet. Eindeutige Ergebnisse erzielten sie nicht, sahen aber auch keine Schädigungen. Bei ausgebrochener Wundinfektion stellten sich starke allgemeine und Herdreaktionen ein, allerdings war die angewandte Dosierung auch recht hoch. Die oft beobachtete Bildung umschriebener Abszesse wurde von den Autoren als günstiger Effekt gedeutet. *König*-Würzburg sah gute Erfolge besonders bei Mischinfektionen, z. B. mit Diphtheriebazillen.

Die Anwendung der Vakzine bei Staphylokokken- und Streptokokken-Pyämien ist stark umstritten. *Wolfsohn* ist in seinem Buche skeptisch in bezug auf die Vakzine-Wirkung bei der Allgemeininfektion. Er äußert sich, daß man bei einigen derartigen Schilderungen im Schrifttum der Ansicht sein könnte, daß die Patienten „trotz" der Vakzine-Wirkung gesund geworden wären. In einem eigenen Fall erlebte er allerdings eine schlagartige Heilung der Allgemeininfektion. Aber auch Mißerfolge beobachtete er. Auch bei Streptokokken ist die Vakzine-Wirkung nicht eindeutig. Einige günstig verlaufende Beobachtungen stellt *Wolfsohn* in seinem Buch zusammen.

Bei der Behandlung von Wunden mit schlaffen Granulationen soll nach *Wolfsohn* die Kombinierung spezifischer und unspezifischer Reizmittel ratsam sein. Er stellte eine aus den Erregern des Wundsekrets hergestellte Vakzine dar, mischte sie mit Terpichin oder Yatren und spritzte sie, verdünnt mit Kochsalzlösung in die Umgebung der Wunden. Auf diese Weise will er eine „Leistungssteigerung des Leukozytenwalls im Wundbett" erreicht haben.

Die von *Makai* 1923 angegebene Injektionsbehandlung von Entzündungen mit dem eigenen Eiter hat nie eine nennenswerte Rolle gespielt und ist wieder in der Versenkung verschwunden. *Lutz* konnte *Makais* Beobachtungen nicht bestätigen, wohl aber bildeten sich, wie zu erwarten war, oft Abszesse an den Injektionsstellen. Über Autoeitertherapie an Pferden hat *Belin* berichtet. Er glaubt, die Abwehrbereitschaft auch bei der Wundheilung gesteigert zu haben. Die Sekretion soll nachlassen, die Granulationsbildung und Überhäutung beschleunigt worden sein.

4. Vakzinierung nach *Besredka*

Zeitweise hat die Vakzinetherapie nach *Besredka* eine gewisse Rolle gespielt, besonders in Frankreich. Der Impfstoff wurde vor der Einverleibung der Wirkung eines spezifischen Immunserums ausgesetzt. Es sollte dadurch ein hoher immunisatorischer Effekt erzielt werden und geringere Körperreaktionen entstehen. Die Darstellung der Impfstoffe ist nicht ganz einfach, da stets Immunserum vorhanden sein muß. *Valet* hat durch Verwendung des Serums des Kranken selbst eine „Biautovakzine" hergestellt.

Devatin glaubt, daß die Wirkung der *Besredka*-Vakzine unspezifischer Natur sei. Die Behandlung ist unschädlich, *Burdenko* warnt vor Anaphylaxie bei Injektionen und verwendet die Filtrate als örtliche Aufschläge, die zu rascher Heilung führen sollen. Eine auf diesem Prinzip beruhende „Antiflammin-Salbe" wird von den Hoechster Farbwerken in den Handel gebracht.

Klein hat die Wirkung von „Antivirus-Mischkulturen" in Staphylokokken, Streptokokken, Enterokokken, Koli, Pyozyaneus im Tierversuch geprüft. Die Erfolge waren bei Meerschweinchen und Kaninchen, denen infizierte Wunden und septische Verletzungen beigebracht worden waren, offensichtlich. Auch in Form von Umschlägen und Verbänden war die Wirkung besser als die eines feuchten Verbandes.

Gabay hält das Verfahren für aussichtsreich zur Erzeugung einer lokalen Immunität von leider nur kurzer Dauer.

5. Chemische Resistenzsteigerung

Auch mit chemischen Mitteln hat man versucht, eine unspezifische Resistenzsteigerung vor operativen Eingriffen zu erzielen. *Glimm* hatte schon 1906 gezeigt, daß die Einspritzung von Olivenöl ins Peritoneum eine Verlangsamung der Bakterienresorption hervorruft. Bei Bauchoperationen hat *Höhne* einige Tage Kampferöl in die Peritonealhöhle eingespritzt und das Bauchfell dadurch in einen reaktiven Entzündungszustand versetzt, so daß die Bakterienresorption verhindert wurde und sonst tödliche Infektionen überstanden wurden. Bei der Behandlung der Gelenkeiterung werden wir dem Kampfer wiederum begegnen.

Es bleibe dahingestellt, ob die Wirkung dieser Öle durch eine Verlegung der Lymphbahnen die Bakterienresorption aufhebt, oder ob sie eine aseptisch-reaktive Peritonitis erzeugen und auf diese Weise wirken. Sicher ist, daß 4 Tage nach Injektion von 10% Kampferöl in die Bauchhöhle des Versuchstieres oder des Menschen das Peritoneum sich im Stadium einer fibrinösen Peritonitis befindet. Auch Verklebungen der Serosa finden sich. Im *Douglas*schen Raum vorhandenes Kampferöl ist keimfrei. *Heimann* konnte die Ergebnisse von *Höhne* nicht bestätigen, *Burckhardt* äußert sich zustimmend.

Die alten Chirurgen, z. B. *Billroth* haben (nach *v. Gaza*) vor großen Operationen die Heilkraft der Gewebe durch innerliche Gaben von Jod anzuregen versucht. *Löwe* und *Magnus* haben das Jodkali über den Kreislauf auf das Wundgewebe einwirken zu lassen versucht. Die Kieselsäure soll eine spezifische Wirkung auf das Bindegewebe haben und auf den Regenerationsprozeß günstig wirken. Das Trinkenlassen kieselsäurehaltiger Mineralquellen oder Tees (z. B. aus Equisetum oder Gallopsis) ist mehrfach empfohlen worden, ohne daß man objektiv eine günstige Wirkung exakt nachzuweisen in der Lage war.

M. Störungen der Wundheilung durch äußere Einflüsse

Es ist selbstverständlich, daß äußere Einflüsse den Ablauf der normalen Wundheilung im schädlichen Sinne beeinflussen können. Jahrhundertelang hat man der Lufteinwirkung eine solche Rolle zuerkannt. Und diese Auffassung hat das ärztliche Handeln in verschiedener Weise sehr erheblich beeinflußt. Eine ganze Reihe von Beobachtungen sprechen für die Richtigkeit der Auffassung. Im Laufe der Zeit ist den verschiedenen Eigenschaften der Luft, wie Temperatur, Feuchtigkeit, Verunreinigungen, eine überragende Rolle zugewiesen worden. Als sich praktisch auswirkende Folgerungen der Auffassung von dem schädigenden Einfluß der Luft auf die Wunde seien hier nur der Wundverband und das subkutane Operieren erwähnt.

Unsere heutige Auffassung über den Einfluß der Luft auf die Wunde ist etwa folgende: Die reine Luft ist in der Lage, bei längerer Einwirkung Gewebe, welche ihrer normalen Bedeckung, also des Epithels, beraubt sind, zu schädigen. Die unnatürlichen Reizverhältnisse auf die Nerven mit ihren freigelegten Endapparaten und die Blutkapillaren bewirken einmal einen Schmerz, der durch kalte und sehr warme Luft gesteigert werden kann, sowie Veränderungen des Tonus der kleinen und kleinsten Blutgefäße, welche zunächst in einer Vasokonstriktion, später in einer Vasodilatation bestehen. Auch der Vorgang der Blutgerinnung ist vielleicht einer Änderung unterworfen. Nach einer Auffassung von *Schleich* sollen Wunden in schlecht ventilierten Räumen „anders“ bluten als in hygienisch einwandfreien Operationssälen. Jedoch läßt sich diese Anschauung sehr schwer in wissenschaftlich exakter Form ergründen. Auch die von *Schleich* geäußerte Auffassung, daß der vermehrte CO_2-Gehalt dafür verantwortlich zu machen sei, erscheint zweifelhaft.

Der Faktor der Austrocknung ist schon wesentlich genauer zu erfassen. Diese Wirkung trockener, warmer Luft beispielsweise auf die Schleimhaut der Mundhöhle kann jeder an sich selbst beobachten. Am Peritoneum ist der Vorgang schon frühzeitig und unter veränderten Versuchsbedingungen immer wieder studiert worden. Länger währender Kontakt der ungeschützt an der Luft liegenden Serosa der Därme bewirkt durch die hierdurch hervorgerufene Austrocknung eine Nekrose der obersten Zellschichten und in der Folge gegebenenfalls die Ausbildung von Adhäsionen. Die operative Technik nimmt durch möglichste Vermeidung oder Abkürzung einer unumgänglich nötigen Eventration und durch Bedecken der vorgelagerten Darmteile mit feuchten Kompressen hierauf gebührend Rücksicht.

Wir müssen annehmen, ohne daß hierfür systematische Untersuchungen angestellt wurden, daß ähnliche Zellvorgänge sich auch bei der Austrocknung der Wunde abspielen. Allerdings braucht dies keineswegs zu klinisch greifbaren Schäden zu führen, denn bei der offenen Wundbehandlung, bei welcher auf jede Verbandbedeckung der Granulationsfläche bewußt verzichtet wird, werden mitunter besonders günstige Heilungsergebnisse erzielt. Aus der Tatsache, daß der Körper sich in einem derartigen Falle aus eintrocknendem Wundsekret und nekrotischem Gewebe sowie Partikeln der Außenluft selbst einen Abschluß schafft (vgl. Abschnitt: Heilung unter dem Schorf, S. 27), kann man aber entnehmen, daß das Nichtbedecktsein einer Wunde nicht als „naturgemäß“ anzusehen ist.

Ob die von *Gussenbauer* und *Schleich* beschriebenen Oxydationsprozesse des aus der Wunde ausgetretenen Blutes durch den Luftsauerstoff, also ein chemischer Vorgang, und die so bewirkte Bildung von Oxyhämoglobin wirklich eine nennenswerte Bedeutung besitzen, ist nicht sicher.

Wenn auch als feststehend angenommen werden kann, daß die Lufteinwirkung auf die Wunde, ganz besonders die Austrocknung, zu Ernährungsstörungen bis zum Zelltode der oberflächlichsten Zellschichten führen kann, so lehrt doch vielmillionenfache Erfahrung gelegentlich auch langdauernder operativer Eingriffe, daß diese Schädigungen keineswegs so hochgradig werden, als daß sie die normale Wundheilung ernstlich gefährden könnten.

Die Verunreinigungen der Luft sind aus dem Grunde sehr viel gefährlicher, weil mit ihnen Bakterien übertragen werden. Hier liegen die wesentlichsten Ursachen für die Schädigungen der Wunde durch die Luft. In späteren Abschnitten wird darüber Näheres zu sagen sein. Das Einbringen von „sterilem Staub" in Wunden kommt also wohl nur in der Form vor, als daß das zum Pudern der Handschuhe benutzte Talkum beim Zerreißen des Gummis und dann auch wohl nur in geringen Mengen in die Wunde gelangen kann. Mir ist nicht bekannt geworden, daß hierdurch ernstliche Störungen der Wundheilung je hervorgerufen wurden.

Von erheblicher Wichtigkeit sind aber die Schädigungen, welche die Körpergewebe durch den Vorgang der Verwundung selbst, sei es anläßlich der Entstehung einer Gelegenheitswunde, sei es durch den Arzt bei der Ausführung des operativen Eingriffs, gesetzt werden müssen. Sie erzeugen einen Zelltod der obersten Gewebsschichten der Wundbegrenzung in wechselnder Stärke. Die Beseitigung der Nekrosen ist eine Arbeit, welche der Körper vor der Wiedervereinigung der Wundflächen leisten muß. Außerdem sind die Nekrosen der beste Nährboden für das Angehen einer Wundinfektion.

Die Erkenntnis dieser Tatsache hat das ärztliche Handeln richtunggebend beeinflußt, sowohl im Hinblick auf die notwendige Bekämpfung der Wundinfektion als auch in bezug auf ein „gewebeschonendes Operieren". Denn je geringer die traumatisch (oder auch chemisch) gesetzten Zelldegenerationen in der Wunde sind, um so günstiger sind die Heilungsbedingungen. Der Grad der traumatischen Degeneration ist bei an und für sich gleich starken Gewalteinwirkungen je nach dem Charakter des betreffenden Gewebes verschieden. Dasselbe gilt auch für eine etwa mechanisch bedingte Drosselung oder Absperrung der Blutzufuhr. Ganglienzellen sind wesentlich empfindlicher als Bindegewebe oder Epidermiszellen.

So bildet denn das zarte Behandeln des Gewebes in jeder Beziehung eine nie zu vergessende, eminent wichtige Forderung an den Arzt und Chirurgen. In der Art, wie er die Körperteile, die er bei Operationen verwunden muß, behandelt, zeigt sich, ob er ein „Meister" oder nur ein „Geselle" ist.

N. Das Wundfieber

Das im Laufe einer Wundheilung auftretende Fieber braucht keineswegs immer das Zeichen einer sich entwickelnden Wundinfektion zu sein, das sogenannte „aseptische Wundfieber" (ein Ausdruck, der von *Volkmann* stammt) ist schon immer, besonders aber vor 50 Jahren, vielfach untersucht worden. *Brunner* stellte auf Grund seiner Studien folgenden Satz auf: „Es ist als Regel zu betrachten, daß nach allen größeren Operationen bei ganz ungestörtem Wundverlauf eine Elevation der Temperaturkurve über das vor der Operation eingenommene Niveau eintritt. Höhe und Dauer dieser Elevation gestalten sich bei den verschiedenen Eingriffen verschieden. Die Kurvenelevation beginnt schon am Tage der Operation oder am Morgen des folgenden Tages und erreicht das Temperaturmaximum am häufigsten am Abend des Tages nach der Operation. Kurven mit stündlicher Messung lassen schon nach

2 Stunden eine Erhöhung deutlich erkennen. Das Ansteigen der Temperatur bis zum Fastigium geschieht kontinuierlich oder mit leichten Morgenremissionen. Bei einzelnen subfebril verlaufenden Fällen macht sich die Elevation fast nur durch eine Morgenerhöhung gegenüber dem Kurvengang vor der Operation bemerkbar. Der Abfall der Temperatur ist selten ein kritischer, häufig ein langsam diskontinuierlicher, d. h. mit Abendexazerbationen verbunden."

Dieser vorwiegend auf klinischer Beobachtung beruhenden Darstellung braucht heute nichts hinzugefügt zu werden. Wenn die Worte sich auch auf die Operationswunde beziehen, so haben sie mit unwesentlichen Änderungen auch Geltung für die zumal rechtzeitig operativ versorgte Gelegenheitswunde.

Die Höhe der Temperatursteigerung ist in hohem Umfang abhängig von der Art des ausgeführten Eingriffs. Die höchsten Erhebungen erleben wir nach Operationen an der Schilddrüse, weiterhin nach solchen Eingriffen, bei denen große Wundflächen geschaffen werden mußten (z. B. Mammaamputationen) und entsprechenden Gelegenheitswunden größeren Umfangs. Die Ursache der Fiebersteigerung nach Strumektomien ist noch nicht ganz geklärt. Man muß doch wohl annehmen, daß die Resorption des Wundsekrets des Schilddrüsenparenchyms auf dem Wege über Reizung des Wärmezentrums wirkt, auch wenn die experimentellen Untersuchungen von *Lanz* und später von *Schultze* negativ verliefen. Die Dauer der Temperatursteigerung ist von der Art des Eingriffs abhängig.

Die Pulskurve pflegt mit der Temperaturkurve parallel zu gehen. Sollte dies einmal nicht der Fall sein, so deutet das Verhalten auf eine Komplikation im Gebiete des Kreislaufsystems hin.

Die Ursache des aseptischen Wundfiebers ist ganz zweifellos in derResorption körperfremder oder körperfremd gewordener Stoffe zu suchen. Hierzu gehören die in jeder, auch durch das schärfste Messer gesetzten glatten Schnittwunde vorhandenen abgetöteten Körperzellen, ausgetretenes Blut und schließlich auch Bakterien und ihre Stoffwechselprodukte. Denn in jeder Wunde sind praktisch Bakterien vorhanden, auch wenn der Körper relativ mühelos mit ihnen fertig wird und wenn es zu keiner klinisch bemerkbaren Wundinfektion kommt. Mit anderen Worten ausgedrückt ist also das Wundfieber zu einem gewissen, zahlenmäßig schwer abschätzbaren Teil auf eine ganz leichte Wundinfektion zurückzuführen.

Sie allein genügt jedoch keineswegs zur Erklärung des Phänomens. Wohl der größte Ursachenanteil ist die Resorption von nekrotisch gewordenen Körperzellen, welche damit zu denaturiertem, körperfremd gewordenem Eiweiß geworden sind, und damit die in einem früheren Abschnitt geschilderten Abwehrvorrichtungen des Körpers in Gang setzen. Die Resorption des immer entstehenden Blutextravasats spielt mengenmäßig wohl die Hauptrolle, sowohl bei den operativen als auch bei den Gelegenheitswunden. Immerhin darf aber die Größe der stattgehabten Gewebsalteration nicht außer acht gelassen werden. Welche Teile des zur Resorption gelangenden Blutkuchens es sind, die für die Temperatursteigerungen verantwortlich zu machen sind, hat vorwiegend allgemeintheoretisches Interesse. Die früher angenommene Fibrinintoxikation hat nach den Arbeiten von *Schnitzler* und *Ewald* keine größere Bedeutung. Vielmehr müssen wir die aus dem Eiweiß entstandenen Nukleine, Albumosen usw. als die fiebererzeugenden Stoffe ansehen. Die zerfallenden weißen Blutkörperchen spielen nach *Pillon* hierbei eine bevorzugte Rolle.

Schon frühzeitig ist vermutet worden, daß Körperzerfallstoffe und ihre Resorption verantwortlich sind für die Allgemeinreaktionen, welche wir nach Verwundungen erleben. Aber erst in jüngster Zeit sind systematische Untersuchungen darüber angestellt worden. Der Russe *Kalinovskaja* hat die verschiedensten „Lysate" hergestellt, *Henschen* hat sich vorwiegend mit Knochenautolysaten befaßt, um nur einige Autoren zu nennen. *Kalinovskaja* stellte „Dermolysate" für die Epithelisierung, „Hämolysate" für die Granulationsbildung, „Sympatolysate" für die Beschleunigung der Nerven- und Gefäßregeneration her. Am günstigsten soll jedoch nach ihrer Publikation ein „Polysat" mit 8% Sympatolysat, 3% Dermolysat und 5% Hämolysat gewirkt haben. In Tierversuchen soll nachgewiesen worden sein, daß Verbände mit Lysatlösungen eine Beschleunigung der Regeneration von 25—50% bewirkten.

Beim Studium des Gasbrandes und der durch diese Erkrankung verursachten schweren Krankheitserscheinungen haben *E. Gohrbandt* und *Habelmann* sich eingehender mit den toxischen Gewebszerfallsprodukten befaßt, welche sie „Noxine" nannten. Die Noxine stammen sowohl aus den traumatisch zugrunde gegangenen Zellen ohne Einfluß von Bakterien und außerdem aus den der Nekrose verfallenen Zellen, welche durch die Bakterientoxine zugrunde gegangen sind. Die letzteren sind, besonders wenn die Toxine von Gasbranderregern stammten, bei weitem am gefährlichsten für den Gesamtkörper, wie die Beobachtungen am Krankenbett und Versuche zeigen.

Später haben auch *Legroux* und *Loiseleur* auf die Bedeutung der „septischen Cytolyse" zumal bei Kriegsverletzungen aufmerksam gemacht. Auch sie wiesen diesen durch die Zellzerstörung hervorgerufenen toxischen Substanzen eine wesentliche Bedeutung zu.

Während *Gohrbandt* und *Habelmann* den Bakterientoxinen eine hervorragende Rolle beim Zustandekommen des krankhaften Geschehens zuwiesen, glaubt *Champ Lyons*, daß für die Wundeiterung in stärkerem Maße die Resorption von Eiweißprodukten aus der Wunde selbst als irgendeine spezifische Bakterienvirulenz verantwortlich gemacht werden muß. In dieser apodiktischen Form wird es sicher nicht richtig sein. Vielmehr muß man sicher einen sehr erheblichen Unterschied machen nach den einzelnen Wundinfektionsarten, differenziert nach den verschiedenen Erregertypen und ihrer Virulenz einerseits und der Größe des rein traumatisch gesetzten Gewebszerfalls, also der Größe und Entstehungsart der Wunde an sich.

Für das klinische Handeln gilt auch heute noch die Regel, welche *Billroth* 1862 in seinen Fieberstudien aufstellte. „Aus allem geht hervor, daß ein Verletzter, wenn er über den 8. Tag hinaus fiebert, oder von neuem anfängt zu fiebern, nachdem er bereits fieberfrei war, sehr genau untersucht werden muß, da diese Fieberbewegungen in den vorwiegend meisten Fällen durch lokale Entzündungsprozesse an der Wunde veranlaßt sind, deren Ausbreitung mit Gefahr für den Kranken verbunden sein kann, ein Resultat, welches jedem gut beobachtenden Chirurgen bekannt ist."

Diese genaue Untersuchung muß vor allen Dingen in einem Verbandwechsel bestehen, um an der Wunde und ihrer Umgebung Zeichen einer örtlichen Entzündung, der Sekretretention oder dgl. festzustellen und eine zweckmäßige Therapie einzuleiten, wie sie sich aus späteren Ausführungen dieses Buches ergibt.

IV. Die Wundinfektion

A. Allgemeines über die Wundinfektion

Mannigfaltige Schäden mechanischer, physikalischer Art können auf eine Wunde einwirken. Sie spielen, wie vorstehend ausgeführt wurde, in der Praxis jedoch keine besonders große Rolle, wenn man von den durch die Gewalteinwirkung selbst gesetzten Gewebsnekrosen und von den eingedrungenen Fremdkörpern (z. B. Geschossen) absieht.

Die folgenschwerste Schädigung, welche einer Wunde zugefügt werden kann, ist die Wundinfektion. Der gesamte Heilungsverlauf kann durch sie erheblich verzögert werden, ja sogar der Gesamtkörper durch sie so nachhaltig beeinflußt werden, daß er der Infektion erliegt und das Lebewesen stirbt. Geringere Schäden bestehen in der Verhinderung der primären Wundheilung bei einer aseptisch gesetzten Operationswunde durch Klaffen der Wundränder und Ausbildung einer Wundeiterung, verbunden mit bakteriell erzeugten Gewebsnekrosen (z. B. Fasziennekrosen) und Ausbildung von Granulationsgewebe.

Die Wundinfektion wird verursacht durch die pathogenen Wundbakterien. Lange nicht alle Kleinlebewesen bakterieller oder verwandter Art sind als wund- und körperfeindlich anzusehen. In einem späteren Abschnitt wird darüber mehr zu sagen sein. Die pathogenen Wundbakterien haben die Eigenschaft, sich im Körpergewebe weiter zu entwickeln und zu vermehren und dabei Giftstoffe zu erzeugen, welche die Körpergewebe und die zur Wundheilung gebildeten Gewebe lähmen oder vernichten.

Die Anwesenheit von Bakterien in der Wunde an sich ist ebensowenig gleichbedeutend mit dem Bestehen einer Wundinfektion, wie das Vorhandensein von Typhusbazillen im Darm eines Ausscheiders das Zeichen für das Bestehen eines Typhus ist. Diese Tatsache muß man sich bei der Auswertung des Ergebnisses bakterieller Untersuchungen von Wundsekret besonders vor Augen halten. Erst wenn das Wundgewebe in charakteristischer, schon besprochener Weise auf die Anwesenheit der Bakterien und ihrer Stoffwechselprodukte reagiert, und wenn die Mikroben in das Körpergewebe selbst eindringen, kann man von dem Bestehen einer Wundinfektion sprechen. Bei der Beurteilung der Schwere der Infektion spielen von seiten der Bakterien Art und Zahl derselben sowie besonders ihre stets wechselnde Virulenz eine Rolle, von seiten des verwundeten Körpers Art, Ort und Charakter der Wunde selbst sowie die im vorigen Kapitel besprochenen Allgemeineigenschaften von der Reaktionsbereitschaft des Einzelindividuums bis zum Klima und dem Wetter. Bei einer systematischen Darstellung müssen im Interesse der Klarheit alle diese Faktoren einzeln besprochen werden. In der Wirklichkeit bilden sie eine unübersehbare Fülle von den verschiedensten Kombinationen, die zu erkennen, richtig zu bewerten und je nach der Einzellage zweckmäßig zu behandeln die Kunst des Arztes ist.

Wenn die Infektionserreger in die Wunde eingedrungen sind und sich in ihr weiterentwickelt haben, dann erzeugen sie die verschiedenartigsten Gifte, welche sowohl örtlich auf das Wundgewebe selbst als auch auf den Allgemeinkörper wirken. Es kommt dann zu den verschiedenen Formen der Gewebsdegeneration bis zur Gewebsnekrose, verbunden mit in ihrer Intensität wechselnden Entzündungserscheinungen. Gerade sie sind einem sehr großen Wechsel sowohl in bezug auf Charakter als auch in bezug auf Intensität unterworfen. Außerdem tritt manchmal die örtliche Entzündung, ein andermal die Allgemeinreaktion des Körpers in den Vordergrund, je nach Art der Erreger selbst und nach dem Allgemeinzustand des betroffenen Körpers und seiner Abwehrlage. Zuweilen neigen auch einige Wundinfektionen zur Verbreitung auf Lymph- oder Blutwege und zur Ausbildung von Metastasen in entfernter gelegenen Körperteilen und Organen.

Die Infektion kann mitunter nur durch eine einzige Bakterienart (Monoinfektion) oder durch mehrere Bakterien gleichzeitig (Polyinfektion oder Mischinfektion) verursacht sein. Die Monoinfektion kann dadurch entstehen, daß tatsächlich nur eine einzige Keimart primär in die Wunde gelangte, oder auch sekundär dadurch, daß wohl zunächst eine Infektion mit mehreren Keimen stattgefunden hatte, daß aber der Körper in der Lage war, die weniger gefährlichen zu vernichten, so daß nur der virulenteste Stamm dann in Form der Monoinfektion übrigblieb. Die Polyinfektion kann dadurch zustande gekommen sein, daß alle Erreger sofort im Augenblick der Setzung der Wunde in dieselbe gelangten und in ihr auskeimten, oder daß sekundär einige Keime aus der Nachbarschaft in die Wunde gelangten und sich in ihr entwickelten.

Eine kurze Darstellung der Wundinfektion hat *Hellner* in seiner Göttinger Antrittsvorlesung vom 1. 3. 47 (Der Chirurg 1947, H. 9) gegeben.

B. Die Wundinfektionserreger

Im Laufe der bakteriologischen Ära sind sehr viele und umfangreiche Untersuchungen über den Keimgehalt der Wunden in den verschiedenen Stadien angestellt worden. Das Ergebnis konnte nicht gleichmäßig sein, weil die Zahl der denkbaren und auch tatsächlich eintretenden Möglichkeiten unübersehbar ist. Die Bakterienflora einer Wunde wird ganz verschieden sein, je nachdem es sich um einen Schnitt mit einem Messer, beispielsweise in der Küche oder beim Ausschlachten von Tieren oder bei der Gartenarbeit handelt, oder ob der die Wunde verursachende Gegenstand selbst stark mit Keimen beladen ist, oder ob er gar in der Wunde zurückbleibt. So können also in nachfolgenden Schilderungen nur ganz summarische Übersichten gegeben werden.

1. Keimgehalt der frischen Wunde

Die Infektion einer Wunde auf dem Blutwege, also metastatisch, kommt zwar vor, ist aber so abnorm selten, daß sie hier bei unseren Betrachtungen nicht berücksichtigt werden soll. Eigenartigerweise sind zunächst bakteriologische Untersuchungen an den operativ gesetzten Wunden und erst viel später an den Gelegenheitswunden angestellt worden, vielleicht aus dem Grunde, weil man diese mit Recht als sicher infiziert angesehen hat. Die ersten Untersuchungen auf diesem Gebiet, welche gegen Ende des vorigen Jahrhunderts von *Brunner* und *Riggenbach* angestellt wurden, bestätigen zunächst nur, daß in der Gelegenheitswunde eine ungeheuer große Zahl von Keimen vorhanden ist, die eine Mischung von einem, meist mehreren Wundinfektionserregern mit zahlreichen Saprophyten darstellt. Die Zahl der Keime ist je nach der Art der Wunde sehr verschieden und nimmt mit der seit der Verletzung verstrichenen Zeit zu. Die Untersuchungen haben sich vorwiegend mit den als pathogen schon bekannten oder später erkannten Bakterienarten befaßt und die Saprophyten im allgemeinen als uninteressant vernachlässigt. Fast konstant ist in der Gelegenheitswunde der Staphylococcus pyogenes albus anzutreffen. Dann folgen der Häufigkeit nach: Staphylococcus pyogenes aureus, Staphylococcus pyogenes citreus, Streptococcus pyogenes, Micrococcus tetragenus, Bacillus pyocyaneus, Tetanus-Bacillus.

Aber auch andere, als pathogen bekannte Keime, zumal diejenigen der Koli-Gruppe, sind aufgefunden worden. Besonders reichhaltig ist die anaerobe und aerobe Bakterienflora der mit Erde und Staub verunreinigten Wunden. Es ist müßig, eine Liste der in Wunden aufgefundenen Bakterien aufzustellen, denn sie würde so ziemlich alle bekannten Keimarten enthalten.

Nur beispielsweise seien die Ergebnisse der Arbeit von *Rathcke* mitgeteilt, welcher 140 Wunden auf die in ihnen enthaltenen Bakterien genau untersuchte. Er konnte die zahlenmäßige Häufigkeit der Wundinfektionserreger wie folgt feststellen: Staphylokokken 109, aerob wachsende Sporenbildner 29, Streptokokken 28, verdächtige Sporenbildner 21, Pseudodiphtheriebazillen 16, Grampositive, nicht sporenbildende Stäbchen 11, Enterokokken 8, Koli 7, Tetanusbazillen 6, verschiedene Keime 5, Aktinomyketen 1, völlig negativ 2. Meist lag ein Bakteriengemisch vor.

Die Verursachung der untersuchten Wunden geht aus folgender Aufstellung hervor: Straßenunfall 44mal, landw. Unfall 24mal, Maschine 19mal, Messer 10mal, Glas 6mal, Sport 5mal, Schuß 4mal, Eisenbahn 3mal, Bergwerk 1mal, Suicid 1mal, andere Ursachen 13mal, Ursache unbekannt 10mal.

Die neuesten Bakterienstudien in Wunden stammen von *Pulaski* und Mitarbeitern aus dem Jahr 1941. Sie haben zu keinen wesentlich differenten Ergebnissen geführt als die älteren, hier mitgeteilten Arbeiten, so daß es sich erübrigt, die Zahlen mitzuteilen.

Levaditi und Mitarbeiter haben den Bakteriengehalt von Kriegswunden des letzten Weltkrieges untersucht und die Ergebnisse mit denen des ersten Weltkrieges verglichen. Sie teilen folgende Zahlen mit.

	I. Weltkrieg	II. Weltkrieg
Staphylokokken	80 %	85 %
Streptokokken	19 %	58 %
Koli-Bazillen	—	41 %
Perfringens	41 %	17 %
Enterokokken	—	28 %
Pyozyaneus	—	7 %
Friedländer-Bazillen	51 %	0 %

Mehr auf klinischem Gebiet bewegen sich die Untersuchungen von *Lang*, welcher 2317 Wunden, von denen dreiviertel exzidiert und genäht worden waren, verfolgte. Bei primärer Naht trat eine Infektion in 10,6 %, bei offen behandelten Wunden in

27,2 % ein. Dabei muß berücksichtigt werden, daß meist die offengelassenen Wunden von vornherein mehr zur Infektion prädestiniert gewesen sind.

Domagk hat seine Auffassung über die Mischinfektion der Wunde kürzlich (1947) in folgende Worte zusammengefaßt. „Nach den *Zeißler*schen Analysen der Erdproben müßten ja Anaerobierinfektionen viel häufiger sein als Infektionen mit Staphylokokken und Streptokokken. Nur erkannt werden eben viele dieser Infektionen noch nicht, auch wenn bakteriologische Wunduntersuchungen vorgenommen werden. Streptokokken und Staphylokokken werden in jedem Falle leicht gefunden werden, deshalb wahrscheinlich die bisherige Angabe, daß Streptokokken- und Staphylokokkeninfektionen nach Verletzungen viel häufiger sind als Anaerobierinfektionen."

Zeißler machte auf Grund von Untersuchungen an 133 Probeexzisionen aus Wunden folgende Angaben:

	Gesamt	Mono- Infektionen	Misch- Infektionen
*Fraenkel*scher Gasbazillus			
Bacillus *Welchii*, Bacillus perfringens	77	26	51
Novy-Bacillus, Bacillus ödematicus	72	19	53
Pararauschbrand, Bacillus septicus	28	3	25
Bacillus *Gigas*	7	3	4
Bacillus sporogenes *Metschnikoff*. pathogenes	2	1	1
Bacillus histolyticus	0	0	0
Tetanus-Bazillus	12	0	12

Von den 62 Mischinfektionen waren 14 Doppelinfektionen, 14 Dreifachinfektionen, 4 Vierfachinfektionen. Außerdem wurden noch folgende apathogene Bazillen aus den 133 untersuchten gasödemverdächtigen Fällen gewonnen: Bacillus putrificus verucosus sporogenes 51mal, Bacillus tertius 30mal, Bacillus lichenoides 26mal, Bacillus spinosus 18mal, Bacillus putrificus tenuis bifermentans 8mal, Bacillus multifermentans 6mal, Bacillus spenoides 2mal, unbekannte Arten 6mal.

2. Der sekundäre Keimgehalt operativer Wunden

Bei der Untersuchung des Keimgehaltes der operativ gesetzten Wunde kann man nach dem Vorschlage von *Brunner* unterscheiden zwischen dem primären und dem sekundären Keimgehalt. Unter ersterem versteht man diejenigen Erreger, welche während oder bei Beendigung des operativen Eingriffs in der Wunde nachgewiesen werden können, während der sekundäre Keimgehalt während des weiteren Heilverlaufs angetroffen wird. In beiden Fällen ist die Bakterienflora weit weniger reichhaltig als bei den Gelegenheitswunden. Dies ist schon aus dem Grunde verständlich, weil es der Aseptik und der operativen Technik in zunehmendem Maße gelungen ist, die Keimarmut der Operationswunden zu gewährleisten. Völlige Keimfreiheit zu erzielen ist bisher nicht gelungen und wird wohl auch in absehbarer Zeit nicht gelingen.

In der Operationswunde finden sich übereinstimmend nach fast allen Untersuchungsergebnissen vorwiegend der Staphylococcus pyogenes albus. Dann folgen der Häufigkeit nach die anderen Erreger und Saprophyten.

Die Angaben über die Häufigkeit des Keimgehaltes in Operationswunden schwanken ganz ungeheuer. Nach einer Zusammenstellung von *Riese* seien folgende Werte mitgeteilt: *Schloffer* 100 %, *Noetzel* 100 %, *Sackij* 86,3 %, *Bloch* 84,6 %, *Niewiesch* 80 %, *Bossowsky* 84 %, *Büdinger* 60 %, *Levi* 43,6 %, *Seifert* 38 %, *Tavel* 33,3 %, *Schönbauer* und *Demel* 17 %, *Gabay* 8,9 %.

3. Der Keimgehalt der infizierten Wunde

Lediglich als Beispiel für die Wundflora seien Untersuchungen von *Brunner* erwähnt, der einmal 120 infizierte akzidentelle Wunden untersuchte und dabei 69mal eine Monoinfektion und 51mal Polyinfektionen feststellen konnte. Seine Untersuchungen haben aber nur die pathogenen Bakterien berücksichtigt und beachteten die Saprophytenflora nicht. Die nachstehend aufgeführten Zahlen geben einen Überblick über die Häufigkeitsverhältnisse und können in diesem Sinne als Anhalt gewertet werden. *Brunner* fand: 69 Fälle von Monoinfektion mit 28 Fällen Streptococcus pyogenes, 27 Fällen Staphylococcus pyogenes aureus, 10 Fällen Staphylococcus pyogenes albus, 1 Fall Staphylococcus pyogenes citreus, 3 Fällen Bacterium coli commune...

51 Fälle von Polyinfektionen mit 28 Fällen mit Streptococcus und Staphylococcus pyogenes aureus, 11 Fällen mit Streptococcus pyogenes und Staphylococcus pyogenes albus, 5 Fällen mit Streptococcus und Staphylococcus aureus und Staphylococcus albus, 2 Fällen mit Staphylococcus aureus und albus, 1 Fall mit Bacterium coli und Streptococcus, 1 Fall mit Proteus vulgaris/Streptococcus, 1 Fall mit Bacillus diphtheriae *Löffler*/Staphylococcus aureus, 2 Fällen mit Bacillus diphtheriae und Streptococcus und Staphylococcus aureus.

Von anderen Untersuchern wurden auch andere Bakterienarten aufgefunden. Erwähnt seien: Der Pyozyaneus ist besonders auf älteren Wunden relativ häufig. Gonokokkus und Tetragenus können gelegentlich einmal örtliche Entzündungen und Allgemeininfektionen auch metastatischer Art erzeugen. Weiterhin sind zu nennen die verschiedenen Erreger des malignen Ödems und des Wundstarrkrampfes, außerdem Bacillus racemosus, Bacillus perfringens, Bacillus fusiformis, Bacillus putrificus, Mikrococcus foetidus, zahlreiche Spirillen und Spirochäten, Bacillus subtilis, Thyphus Bacillus, Diplococcus pneumoniae, Pneumobazillus *Friedländer*, Milzbrandbazillus, Tuberkelbazillus, Aktinomyces und andere mehr.

Wie diese Erreger den Träger der Wunde gefährden, ergibt eine von *Clairmont* und *Mey* mitgeteilte Statistik der Züricher Klinik über 2476 akzidentelle Wunden (aus den Jahren 1920—1929). Die Mortalität betrug 1,6 % (= 40 Fälle). Trotz Wundausschneidung und Jodierung kam es in 22 % zur Wundinfektion, davon verliefen 2 % letal.

Noch wichtiger aber als eine reine Aufzählung der möglichen Krankheitserreger ist eine Beschäftigung mit ihren wechselnden Lebensbedingungen und Lebensäußerungen.

4. Biologie der Wundinfektionserreger

Die Tatsache allein, daß irgendein Bakterium in einer Wunde nachgewiesen werden kann, ist an sich von geringer Bedeutung. Wichtig ist nur, ob es dort zur Wirkung gegenüber dem Körper gelangt. Und dies wieder ist abhängig von dem Zusammenwirken einer ganzen Zahl von Gliedern, die wir noch nicht einmal alle kennen. Die wichtigsten von ihnen seien in nachstehenden Seiten besprochen.

Die Menge der Bakterien muß naturgemäß eine bedeutende Rolle spielen. Auch ohne umfangreiche Untersuchungen mit systematischen Zählungen hat beispielsweise schon *Volkmann* dies erkannt, als er sagte: „Es kommt schließlich nicht darauf an, ob ein paar Mikroorganismen in die Wunde gelangen oder nicht, denn dieselben ganz auszuschließen gelingt uns doch nicht. Nur das Quantum entscheidet und beim Überschreiten einer gewissen Grenze tritt das ein, was wir Infektion nennen." Zahlreiche Untersuchungen haben in der Folgezeit die Richtigkeit dieser Anschauung bewiesen. Nur über die Mindestmenge war eine einheitliche Auffassung nicht zu erzielen. Dies hängt sicher auch von der Virulenz ab, denn je höher dieselbe ist, desto geringer braucht die Anzahl der Keime zu sein, welche klinisch zum Angehen einer Infektion genügt. Aber auch die Empfänglichkeit des Wirtslebewesens spielt hierbei eine Rolle. Wir wissen beispielsweise aus umfangreichen Experimenten, daß eine Tierart gegen einen bestimmten Infektionserreger ungleich empfänglicher sein kann als gegen einen anderen. Ältere Autoren haben daher behauptet, daß ein einziger Milzbrandbazillus in der Lage sei, bei der Maus eine tödliche Erkrankung hervorzurufen, bei anderen Tieren jedoch nicht. Für die eitrige Entzündung von Wunden ist der Mensch ganz besonders empfänglich und überragt in der Stufenleiter Hund, Kaninchen und Meerschweinchen bedeutend. Besonders gilt dies für Streptokokken, in sehr viel geringerem Grade aber auch für Staphylokokken.

Um bei diesen Erörterungen eine exakte Zahl zu nennen, sei auf die Versuche von *Hermann* verwiesen, der zeigte, daß die Injektion von 1 ccm Bouillonkultur eines Stammes von Staphylococcus pyogenes albus, welcher 520 Millionen Keime enthielt, beim Kaninchen einen Abszeß hervorrief, während eine kleinere Menge wirkungslos blieb.

Aber nicht nur auf die Menge der Bakterien kommt es an, sondern viel mehr auf die Eigenschaft derselben, welche wir Virulenz nennen. Wir verstehen darunter, einer Definition *Wassermanns* folgend, die Summe der spezifisch krankmachenden Wirkungen eines Mikroorganismus, oder mit anderen Worten ausgedrückt, die Kombination von Vermehrungsintensität und Giftwirkung der Bakterien. Aber auch diese an und für sich meßbare Größe ist nicht absolut, denn die Virulenz muß ja bezogen werden auf den befallenen Körper. Nicht nur verschiedene Lebewesen wie Tier und Mensch reagieren verschieden, sondern auch die einzelnen Menschen selbst und sogar derselbe Mensch in verschiedenen Zeiten. So läßt sich von diesem Standpunkt aus gesehen eine hohe Invasionskraft der Bakterien auffassen als eine verminderte Resistenz des Körpers. Es ist wechselnd, ob man in den einzelnen Stadien des krankhaften Geschehens dem Körper oder den Bakterien die aktive oder passive Rolle zuerkennen soll.

Meist gehen bei den Bakterien Infektiosität und Toxizität, Wachstumsfähigkeit und Intensität der Giftproduktion parallel. Aber es gibt auch Ausnahmen. Beispielsweise zeichnen sich die Erreger von Wundstarrkrampf und Diphtherie durch geringe Vermehrungsneigung, aber durch eine besonders starke Giftproduktion aus. Bei ihnen ist der Virulenzgrad fast ausschließlich von der Giftabsonderung abhängig.

Probeexzisionen aus 27 akzidentellen Wunden hat *Serk-Haussen* mit der Virulenzprobe von *Ruge* und *Skajaa* untersucht. In 13 Fällen fanden sich sehr wenig Bakterien. Alle diese Fälle heilten primär. In fünf Fällen fanden sich zahlreiche Bakterien mit fehlender oder geringer Virulenz, vier von diesen heilten primär. In neun Fällen konnten zahlreiche virulente Bakterien nachgewiesen werden, nur einmal kam es zur glatten Heilung. Diese am klinischen Erfolge gemessenen Ergebnisse zeigen deutlich den überragenden Einfluß der Virulenz auf das Heilungsergebnis.

Eine Reihe von Bedingungen sind geeignet, die Virulenz zu erhöhen oder abzuschwächen. Sie zu kennen ist für den Arzt besonders wichtig, der heilend in den Verlauf einer Wundinfektion eingreifen will. Die Anpassungsfähigkeit der einzelnen Bakterienarten an verschiedene Lebensbedingungen ist sehr variabel. Beispielsweise bleiben Tuberkelbazillenstämme sehr viel länger virulent als Pneumokokken oder Streptokokken. Besonders veränderlich ist sie bei den Eitererregern (Staphylokokken und Streptokokken) einschließlich Bacterium coli. Die Herkunft der einzelnen Bakterienstämme ist von erheblicher Bedeutung für ihre Wirkung. Dies hat vor fast 70 Jahren *Mikulicz* folgendermaßen ausgedrückt: „Pilzkeime, welche direkt aus faulenden Geweben, aus einem zersetzten Wundsekret, aus Erysipeleiter, aus diphtheritischem Brei stammen, sind nicht als pathogene Pilze außerordentlich gefährlich, sondern auch deshalb, weil sie von einem Orte herstammen, wo sie in kräftiger Entwicklung begriffen waren, und daher, mit voller Lebenskraft ausgerüstet, an jedem anderen, halbwegs günstigen Orte ihre Entwicklung fortsetzen. Sie werden darum für Wunden besonders gefährlich, weil ihnen auch ein guter Teil der von ihnen produzierten chemischen Zersetzungsprodukte anhaftet, wodurch sie eben die Wunde und den ganzen Organismus vergiften." Ein jahrzehntelanges intensives Spezialstudium hat die Richtigkeit des Ausspruchs nur bestätigen können.

Die Steigerung der Virulenz ist auf verschiedene Weise möglich. Die Ernährungsverhältnisse spielen eine erhebliche Rolle. Im Laboratorium kann die Überimpfung auf besonders zusagende Nährböden, sowie Zusatz bestimmter chemischer Stoffe bereits eine beachtliche Resistenzsteigerung bewirken. Noch wirkungsvoller ist aber nach den Arbeiten von *Pasteur* die Einschaltung einer oder mehrerer „Tierpassagen" in die Weiterzüchtung. Man kann dabei noch den Kniff benutzen, daß man die Disposition der zur Tierpassage benutzten Individuen künstlich herabsetzt. Nach den Anschauungen von *Wassermann*, die wohl richtig sind, ist die Wirkung der Tierpassage so zu erklären, daß die normalen Widerstandskräfte des Organismus die wenig aktiven Bakterien vernichtet, so daß nur die aktivsten, also die virulentesten übrigbleiben und sich weiterentwickeln. Es handelt sich also um eine besondere Art von „Zuchtwahl der Bakterien".

Die Erfahrungen am Krankenbett, besonders die Beobachtungen bei Wundinfektionen von Ärzten, haben gelehrt, daß die pathogenen Bakterien am virulentesten sind, welche schon einmal einen menschlichen Organismus passiert haben. Ein Stamm, der beispielsweise für Mäuse sehr virulent ist, braucht es für Kaninchen oder für den Menschen nicht zu sein. Diese Tatsache ist wichtig für die Beurteilung unserer Bemühungen, im Tierexperiment den Grad der Virulenz eines Bakterienstammes für den Menschen zu bestimmen.

Die Symbiose der einzelnen Bakterien spielt weiterhin eine beachtliche und noch keineswegs genügend erforschte Rolle. Der negativen Symbiose, dem Antagonismus, ist in anderem Zusammenhang ein eigenes Kapitel dieses Buches (vgl. S. 289) gewidmet. Meist ist bisher die Virulenzsteigerung durch Symbiose betrachtet worden. Beispielsweise wissen wir, daß Diphtheriebazillen und Streptokokken zusammen im Experiment und auch klinisch eine besonders starke Wirkung entfalten. Die Symbiose von Staphylokokken beider Arten mit Streptokokken in den Wunden ist fast die Regel. Eine Reihe von Forschern haben durch Kombination mehrerer Arten von pathogenen Bakterien die Virulenz eines derselben steigern können. Beispielsweise sei erwähnt, daß nach den Versuchen von *Vaillard* und *Rouget* das Angehen der Tetanusinfektion abhängig sein soll von dem Vorhandensein gewisser Saprophyten welche die Phagozytose der Tetanusbazillen verhindern. Dasselbe soll auch für die Erreger des malignen Ödems gelten.

Eine ganze Reihe von Beobachtungen sprechen dafür, daß die anaeroben Bakterien nur dann pathogen sind, wenn sie mit Aerobiern vergesellschaftet sind, welche in den Geweben den freien Sauerstoff binden und so erst die Voraussetzungen und den geeigneten Nährboden für das Wachstum der Anaerobier schaffen. Vom Aktinomyces ist bekannt, daß er regelmäßig mit anderen Mikroben vergesellschaftet vorkommt, ohne daß diese Wechselbeziehungen bisher genügend erforscht sind.

Nur die charakteristischsten Versuche der Virulenzsteigerung durch Symbiose seien hier kurz erwähnt. *Monti* u. a. zeigten, daß Proteus die Virulenz von Staphylo-, Strepto- und Pneumokokken steigerten. *Bumm* konnte dies nach Erfahrungen am Menschen nicht bestätigen. Das Bacterium coli wurde durch die Symbiose mit Streptokokken und Staphylokokken giftiger (*Widal* und *Besancon* u. a.), eine Erfahrung, welche auch der Kliniker macht. Dasselbe gilt für Streptokokken und Diphtheriebazillen (*Roux* und *Yersin*). *Vaillard* und *Rouget* behaupteten, daß das Angehen einer Tetanusinfektion von der Anwesenheit gewisser Saprophyten abhängig ist, welche in der Erde vorhanden sein können, und welche die Phagozytose hemmen. Streptokokken begünstigen die Entwicklung des Tetanusbazillus, wie *Ritzmann* und *Silberschmidt* nachweisen. *Tissier* behauptete, daß die anaeroben Bazillen nur dann pathogen wären, wenn sie mit aeroben vereint seien, welche im Gewebe den freien Sauerstoff absorbieren und auf diese Weise erst die Entwicklungsmöglichkeiten für die Anaerobier schaffen.

Die Wege zu einer Virulenzschwächung der Bakterienstämme sind recht zahlreich. Im Laufe der Weiterzüchtung eines Bazillus auf Kulturmedien nimmt seine Virulenz konstant ab, auch wenn der Nährboden optimal zusammengesetzt ist. Eine Veränderung seiner pH vom Optimum fort nach beiden Richtungen bewirkt in leichten Graden eine Virulenzschwächung, in stärkeren Graden ein Zugrundegehen des Stammes. Die Neigung zum Virulenzverlust bei den einzelnen Bakterienstämmen ist sehr verschieden.

Eine künstliche Schwächung der Virulenz ist weiterhin möglich durch Temperaturerhöhungen, weniger durch Temperatursenkungen, Einwirkung von Licht, besonders Sonnenlicht und Ultraviolettbestrahlung, Austrocknung, Einwirkung von chemischen Mitteln (vgl. Desinfektionsmittel). Weiterhin sind die Abwehrkräfte des Organismus in gewissem Grade in der Lage, eine Virulenzschwächung von Bakterien herbeizuführen.

Die Beziehungen zwischen den Bakterien und dem Sauerstoff sind in theoretischer und praktischer Beziehung von großer Wichtigkeit, schon aus dem Grunde, weil, wie wir sicher wissen, eine Reihe von Bakterien „fakultative Aerobier und Anaerobier“ sind. Schon vor etwa 60 Jahren hat ***Braatz*** in seinen „Grundlagen der Aseptik“ gesagt: „Unsere pathogenen Pilze können sowohl als fakultative Anaerobier sowohl bei Sauerstoffgegenwart als bei Sauerstoffmangel wachsen. Da aber in den eingeschlossenen Wundflüssigkeiten kein Sauerstoff vorhanden ist, so müssen sie hier auch anaerob wachsen und ihre Produkte ohne Sauerstoffzutritt bilden. Wird nun eine Wundhöhle ausgiebig geöffnet und offen gehalten, so treten für die Bakterien vollständig andere Verhältnisse ein. Selbst imstande auch anaerob zu wachsen, vertragen sie einen jähen Wechsel aus der Anaerobiose in die Aerobiose schlecht, und werden schon deswegen zum Teil zugrunde gehen. Daß sie ihre Produkte ohne Sauerstoff gebildet haben müssen, weil in den Wundhöhlenflüssigkeiten kein Sauerstoff vorhanden ist, ist also das, was über allem Zweifel feststeht, und gerade erwiesen muß es noch werden, inwieweit sie auch aerob noch weiter schädlich wirken können."

Die klinische Erfahrung hat gelehrt, daß Staphylokokken, Streptokokken und Koli-Bakterien durch jähen Wechsel des Übergangs vom Anaeroben zum aeroben Wachstum leider nicht absterben. Denn wenn sie auch aus geschlossenen Abszessen gezüchtet werden, so behalten sie auch unter Luftzutritt doch ihre Lebensfähigkeit bei. Immerhin ist der Sauerstoffgehalt der Umgebung von Einfluß auf die Virulenz der Bakterien. *Lubinski* konnte zeigen, daß Staphylococcus albus, in reiner Sauerstoffatmosphäre gezüchtet, an Virulenz verliert, der aureus dagegen gewinnt. Jedoch konnten diese Ergebnisse von anderen Untersuchern nicht bestätigt werden. Bei den Streptokokken ist diese Eigenschaft je nach den einzelnen Stämmen verschieden. Es ist sicher, daß ein scharfer Unterschied zwischen anaerobem und aerobem Wachstum nicht besteht. Vielleicht liegt das Wesentliche in dem verschiedenen Sauerstoffgehalt der Umgebung. Auch für ihn gibt es für die einzelnen Stämme ein verschiedenes Optimum wie für alle anderen Umweltbedingungen (z. B. Alkalität, Temperatur usw.).

Die Fähigkeit, Gifte zu bilden, ist eine der wichtigsten Eigenschaften der Wundinfektionserreger. Wir stoßen dabei auf ein sehr kompliziertes Gebiet. Im Interesse klarer Darstellung ist eine weitgehende Schematisierung notwendig unter Verzicht auf Mitteilung aller, auch wichtiger Untersuchungsergebnisse, welche sich zudem noch häufig sehr stark widersprechen.

Verschiedene Bakterien können dieselben Giftstoffe erzeugen, die meist Eiweißspaltungsprodukte sind, und als Stoffwechselgifte bezeichnet werden. Zu ihnen gehören Schwefelwasserstoffe, Indol, Neurin, Kadaverin, Putreszin, Sepsin und Fäulnisalkaloide. Meist haben sie eine wohlbekannte chemische Zusammensetzung. Sie wirken nicht antigen und erzeugen im Tier keine Antikörper. Außerdem sind sie unspezifisch für die sie erzeugenden Bakterienarten.

Daneben kennen wir aber auch spezifische Bakteriengifte, deren chemische Struktur uns vollkommen unbekannt ist. Sie sind ein ureigenstes Produkt der Bakterienzelle, gegen die der Organismus Antikörper bilden kann. Diese spezifischen Gifte oder Toxine sind die Ursache der pathogenen Wirkung der Bakterien. Man unterscheidet meist Ektotoxine von Endotoxinen, obwohl eine strenge Differenzierung nicht möglich ist.

Die Ektotoxine werden als freie Sekretionserzeugnisse des Zellprotoplasmas an die Umgebung, also an die Gewebe, die Wundflüssigkeit oder die Kulturmedien abgegeben und können ohne chemische Mittel durch einfache Filtration durch bakteriendichte Filter gewonnen werden. Sie pflegen eine streng spezifische Wirkung auf bestimmte Zellen und Organe des Körpers zu haben. Als Beispiele seien genannt die Toxine des Diphtherie- und Tetanusbazillus. Sie stellen fermentähnliche Stoffe mit außerordentlicher Giftigkeit unter Berücksichtigung einer bestimmten Inkubationszeit dar. Praktisch wichtig ist ihre Eigenschaft, spezifische Gegengifte im lebenden Tierkörper erzeugen zu können. Gegen Wärme, Licht, chemische Agentien (Sauerstoff, Oxydationsmittel, Desinfektionsmittel) sind sie sehr empfindlich. Sie verschwinden schnell aus dem strömenden Blute und gehen eine Bindung mit den in Frage kommenden Körperzellen ein, aus denen sie auch durch große Dosen Antitoxin nicht mehr zu entfernen sind. Nur unter den Bedingungen des Experiments, nämlich bei der Injektion großer Giftmengen, findet ihre teilweise Ausscheidung im Urin statt.

Die Endotoxine, welche in den meisten Bakterien gebildet werden, verbleiben im Bakterienleib und werden erst beim Absterben desselben und Auflösen durch die Körperzellen frei. Ihre hohe Giftigkeit ist vielleicht durch ihren Charakter als körperfremdes Eiweiß mit bedingt. Auch sie sind wohl in der Lage, spezifische Antikörper zu bilden, die man aber besser als spezifische „bakteriolytische" Substanzen bezeichnet.

Auch die Ektotoxine produzierenden Bakterien enthalten noch in ihrem Zelleib Giftstoffe, welche man beispielsweise nach mechanischer Zerkleinerung gewinnen kann und die man als Bakterienproteine bezeichnet. Sie haben auf den Organismus (beispielsweise nach Injektionen) eine unspezifische pyogene Wirkung und erzeugen „aseptische" Eiterungen bis zur Gewebsnekrose und geringe Allgemeinerscheinungen wie Fieber, Mattigkeit, Kopfschmerz.

Eine etwas umstrittene Gruppe bilden die Agressine, welche die Eigenschaft haben sollen, die Leukozyten abzuwehren und auf diese Weise die Reaktion des Körpers auf die Infektion abzuschwächen.

Während die bisher genannten Stoffe allen Bakterien gemeinsam sind, hat man auch noch solche aufgefunden, welche für einzelne Arten spezifisch sind. Die Staphylokokken bilden sowohl eiweiß- und leimlösende Fermente als auch einen filtrierbaren Stoff, das Staphylohämolysin, das einen spezifischen Giftstoff, wirkend auf die roten Blutkörperchen, darstellt. Ein ähnlicher, gegen die weißen Blutkörperchen wirkender Stoff wurde als Leukozydin beschrieben. Daneben enthalten sie noch das Staphylotoxin, welches nicht nur eine lokale Wirksamkeit entfaltet, sondern auch auf den Gesamtkörper toxisch wirkt.

Die Streptokokken geben an die Kulturmedien nur relativ geringe Giftmengen ab, im Körper sind sie dafür aber unvergleichlich giftiger. Diese Eigenschaft ist bei den verschiedenen Stämmen äußerst different ausgebildet. Das Vorhandensein von Endotoxinen wird bestritten. Allbekannt ist die Fähigkeit der Hämolysierung. Diese Eigenschaft wird zur Differenzierung der einzelnen Stämme benutzt.

Die abgetöteten Koli-Bazillen enthalten pyogene Stoffe. Sie auch aus Kulturen zu gewinnen, führte nicht immer zu einem Ergebnis. Über die Gifte dieser Bakterienart sind wir ziemlich wenig unterrichtet.

Der Pyozyaneus bildet sehr intensiv Endotoxine und Ektotoxine, von denen in einem späteren Abschnitt (vgl. S. 267) noch die Rede sein wird. Auch die Erreger des malignen Ödems des Gasbrandes, des Tetanus und der Diphtherie erzeugen spezifische Gifte.

Zusammenfassend ist zu sagen, daß wir wohl über eine stattliche Zahl von Einzelbeobachtungen verfügen, daß aber trotzdem unsere Kenntnisse über die Bakteriengifte und besonders über ihre Natur und Struktur noch keineswegs ausreichend sind.

5. Herkunft der Infektionserreger und Infektionsweg

Die Aufdeckung des Infektionsweges ist für die Vorsorge von größter praktischer Bedeutung. Richtige Vorstellungen über die Hauptinfektionsquellen, nämlich die Luftinfektion und die Kontaktinfektion hatten die Ärzte teilweise schon lange Zeit vor der Erkennung der Bakterien als Infektionsursachen. Gleichzeitig wurden damals bereits zweckmäßige Maßnahmen zur Eindämmung der Infektion vorgeschlagen und angewandt.

a) Die Luft als Überträger

Die Bedeutung der Luft als Überträger von Keimen ist starkem Auffassungswechsel unterworfen gewesen. Nachdem sie in der *Lister*schen Ära zweifellos überschätzt wurde, folgte ein Zeitabschnitt, in welchem sie, wohl zu Unrecht, in der Bedeutung völlig verneint wurde. Neuerdings scheint sich wiederum ein Umschwung anzubahnen.

Mit der Untersuchung des Keimgehalts der Luft (besonders auch in Operationsräumen) befaßten sich zahlreiche Forscher. Es ist unmöglich, auch nur die wichtigsten Ergebnisse im einzelnen hier aufzuführen. Alle diese Untersuchungen über den Keimgehalt der Luft, des Staubes, der Tröpfcheninfektion usw. führten wohl zu dem Ergebnis, daß sie in ihrer Bedeutung der Kontaktinfektion unterlegen ist, daß sie aber doch eine Berücksichtigung erfahren muß. Und so ist auch die Operationstechnik den jeweiligen Erkenntnissen schrittweise angepaßt worden. Mundschleier des Operateurs und seiner Gehilfen sind ebenso Allgemeingut der Chirurgen geworden, wie die Forderung nach schnellem Operieren (um die Wunde möglichst nur kurze Zeit den Luftkeimen auszusetzen) und peinlichster Reinhaltung der Operationsräume.

Der Aufenthalt der Bakterien in der Luft pflegt nur ein vorübergehender zu sein, indem sie durch die Bewegung derselben von ihren Lagerstätten am Boden und den Gegenständen der Umgebung aufgewirbelt und eine verschieden lange Zeit schwebend in der Luft gehalten werden. Stets haben sie jedoch das Bestreben, sich wieder abzusetzen, und können dabei natürlich auch in eine offene Wunde gelangen. An und für sich ist die Luft kein günstiger Aufenthaltsort für Bakterien. Meist schweben sie nicht als Einzelindividuen oder kleine Kolonien in der Luft, sondern sie haften an Staub oder Flüssigkeitsteilchen und können sich nach den Untersuchungen von *Flügge* in ruhiger Zimmerluft länger als 4 Stunden schwebend erhalten. Sie folgen den geringsten Luftbewegungen, können sich locker absetzen und sehr leicht wieder aufgewirbelt werden. Geringste Bewegungen von Menschen in einem Raum, z. B. allein das Gehen, vermag diesen feinsten bakterienhaltigen Staub in lebhafte Bewegungen zu bringen und von den Ablagerungsstellen wieder in die Luft zu befördern. Voraussetzung ist nur, daß die Flächen, auf denen der Staub lagert, trocken sind. Von feuchten Flächen kann durch geringe Luftströme und Verdunstung keine Ablösung von Keimen stattfinden. Nur wenn der Luftstrom so stark ist, daß er die Flüssigkeitsoberfläche gewaltsam trennen kann, ist auch die Ablösung von Keimen in Tröpfchen möglich. Beim Sprechen, Niesen, Husten sind diese Voraussetzungen erfüllt. Und tatsächlich sind auch diese Tätigkeiten die Ursache einer lebhaften Keimversprengung in den Luftraum hinein.

Die Zahl der in der Luft vorhandenen Keime ist verschieden und im wesentlichen abhängig von der Nähe der Ursprungs- und Wuchsstätten von Bakterien, der Feuchtigkeit der Umgebung (maßgebend für die Zerstäubungsmöglichkeit), der Temperatur und der Luftbewegung. Der Staubgehalt der Luft ist unendlich wechselnd. Am reinsten ist die Höhenluft. Bei 100 m nimmt der Keimgehalt deutlich ab. Bei 4000 m ist die Luft praktisch keimfrei. Die Luft über der See fern der Küsten ist hochgradig keimarm. In Großstädten finden sich mehrere 100000 Bakterien in einem Kubikmeter Luft.

In geschlossenen Räumen lagern sich bei ruhiger Luft Keime ab, aber schon das Gehen der Personen wirbelt sie wieder auf. Am keimreichsten ist die Luft in Massenquartieren, Arbeitsräumen, Schulen. In warmer Jahreszeit sind mehr Bakterien vorhanden als in kalter, Regen säubert die Luft, im Nebel soll der Keimgehalt ansteigen.

Die größte Mehrzahl der Luftkeime sind harmlose Saprophyten, in der Regel überwiegen im Freien die Schimmelpilze, in geschlossenen Räumen die Spaltpilze. Der häufigste Saprophyt ist das Bacterium subtilis. Es erübrigt sich, hier eine Aufzählung aller aus der Luft gezüchteten Keime zu geben.

Auch die in der Luft enthaltenen pathogenen Keime sind oft bestimmt worden. Naturgemäß wird das Ergebnis je nach der Umgebung sehr verschieden sein. Alle pathogenen Keime können in der Luft angetroffen werden; der Häufigkeit nach geordnet findet man: Staphylococcus aureus, Staphylococcus albus, Bacterium coli, Diplococcus pneumoniae.

Krankenräume und auch Operationssäle haben einen relativ hohen Keimgehalt ihrer Luft. Dabei überwiegen die Spaltpilze um ein Erhebliches die Schimmelpilze. Alle Arten von Eitererreger sind vorhanden, am häufigsten die beiden Formen des Staphylokokkus. Groß ist die Zahl der Untersuchungen über den Keimgehalt der Luft in Operationsräumen. Mit der Länge der Benutzung am Tage und der Zahl der im Raume anwesenden Personen (z. B. Einzeloperationszimmer im Gegensatz zu einem Hörsaal) nimmt die Zahl sehr bedeutend zu. Im septischen Operationssaal ist sie ebenfalls größer als im aseptischen. Aber es dürfte keinen noch so sauberen aseptischen Operationssaal geben, in dessen Luft man nicht Staphylokokken, Streptokokken und Pyozyaneuserreger nachweisen könnte. Leider haben diese Keime ebenso wie das Bacterium coli die Eigenschaft, daß sie auch in eingetrocknetem Zustand längere Zeit lebensfähig bleiben können. Die Zeitangaben schwanken zwischen 10, 40 und 100 Tagen.

Die Wirkung der zweifellos stets vorhandenen und unvermeidlichen Luftkeime auf die Wunden ist sehr verschieden bewertet worden. Maßgebend sind auch hier die Menge und Virulenz der implantierten Keime und die mehr oder weniger große Empfänglichkeit der Wundträger sowie die Art der Wunde an sich.

Die Zahl der in einer Zeiteinheit auf dem Luftwege in eine Wunde gelangenden Keime kann sehr verschieden sein. *Schimmelbusch* fand in der alten, in hygienischer Beziehung keineswegs auf der Höhe stehenden chirurgischen Universitätsklinik Berlin, Ziegelstraße, daß im Hörsaal im Laufe einer halben Stunde 60—70 Keime auf den Quadratdezimeter herabfielen, *Friedrich* ermittelte in der Leipziger Poliklinik noch 18 Keime. In modernen, hygienisch einwandfreien Räumen wird die Zahl vielleicht noch kleiner sein. Diese Werte sind jedoch, relativ genommen, verschwindend gering.

Weiterhin muß man noch berücksichtigen, daß die Luftkeime aus einem für ihr Wachstum recht ungünstigen Milieu kommen und daher in ihrer Virulenz deutlich geschwächt zu sein pflegen. Die Vermehrungsgeschwindigkeit dieser Luftkeime ist schon von *Friedrich* untersucht worden, der fand, daß es in den ersten 7—8 Stunden nicht zu einem Wachstum von Luftkeimen kommt, wenn man sie in einer geeigneten Nährflüssigkeit auffängt und in den Brutschrank setzt. Es ist eine gewisse Anpassungszeit an die Bedingungen der feuchten Nährflüssigkeit (und auch der Wunde) notwendig, bis ihre Wachstumsneigung in Erscheinung treten kann. *Noeggerath* hat die Versuche *Friedrichs* auf die beim Tier gesetzte Wunde ausgedehnt. Es zeigte sich, daß sich hier die Keime in bezug auf das erste Auswachsen ähnlich verhalten wie im Kulturversuch. Aber insofern verliefen die Versuche im weiteren Verlauf anders, als in der Kultur eine kontinuierliche Wachstumszunahme festzustellen war, in der Wunde es jedoch zu einem „Sturz der Keimzahl“ kam, da der Körper inzwischen Zeit gehabt hatte, Schutzkräfte heranzuführen und zur Wirkung kommen zu lassen.

Alle die zahlreich angestellten Untersuchungen lehren uns, daß in einwandfreien ärztlichen Behandlungsräumen die Gefahr der Infektion der Wunden auf dem Luftwege als gering zu veranschlagen ist, völlig vernachlässigt werden darf sie jedoch nicht.

Etwas anders liegen die Verhältnisse bei der Tröpfcheninfektion aus dem Munde. Mit der Ausatmungsluft und besonders beim Sprechen, Husten, Niesen gelangen eine sehr große Zahl von Bakterien in den Luftraum, gebunden an feinste Flüssigkeitströpfchen. Hierbei handelt es sich aber nicht um relativ unwirksame Trockenformen, sondern um voll virulente Bakterien, die noch dazu aus dem Nährboden menschlicher Gewebe stammen. Nach den Ansichten von *Riese* soll sich die Sprechinfektion zur reinen Luftinfektion wie 100 : 1 verhalten.

„Je mehr Menschen zugegen sind, je lauter gesprochen wird, je mehr katarrhalisch infizierte, hustende Menschen sich unter den Anwesenden befinden, um so größer ist die Gefahr. Eine gewisse räumliche Entfernung vom Operationstisch nützt wenig. Von den verschleuderten Tröpfchen kann ein großer Teil durch die geringsten Luftströmungen mehrere Meter weit fortgeführt werden, um sich schließlich auf dem Operationsfeld oder auf die gewöhnlich offen daliegenden Instrumente niederzulassen. Eine nicht zu vernachlässigende Gefahr geht auch von dem Operierten selbst aus. Mit seinen unregelmäßigen, oft stoßweisen Atemzügen in der Narkose kann er Tröpfchen des eigenen Mundsekrets verschleudern und damit das Operationsfeld infizieren.“ *(Flügge.)*

Mendes de Leon hat die bei Operationen gesprochenen Worte gezählt. Es waren im Durchschnitt 324. Die Zahl der hierdurch in die Luft gelangten Mikroorganismen schätzt er auf etwa eine Viertelmillion. In jedem Tröpfchen sollen „durchschnittlich 4375“ vorhanden gewesen sein. Nach *Riese* sogar 66250 in einem Speicheltröpfchen von 1 mm Durchmesser. In der Mehrzahl handelte es sich um Streptokokken. Man soll sich durch diese oder ähnliche Zahlen nicht allzusehr schrecken lassen, denn die tägliche chirurgische Praxis lehrt, daß die Mehrzahl der Wunden trotzdem heilt.

Riese hat in 143 Versuchen die beim Sprechen in die Luft verstreuten Bakterien ermittelt. Es fanden sich in 53,6% pathogene Bakterien, und zwar 38mal nicht hämolysierende, 2mal hämolysierende Streptokokken, 5mal Staphylococcus aureus, 24mal Pneumokokkus, 3mal Koli. Die Flugrichtung der Sprechtröpfchen ist von der Lautart abhängig. Der Streuwinkel ist recht groß und beträgt in sagittaler Richtung etwa 60°, in querer Richtung etwa 80°. Auch *Riese* hat die bei Appendektomien gesprochenen Worte zählen lassen. Sie schwankten zwischen 40 und „über 1000“. Auch Operationsmasken mit Cellophaneinlage schützen nicht absolut, da durch die Luftwirbel beim Sprechen unter der Maske die Tröpfchen in die Außenluft gelangen. Er hat daher in seinem Krankenhaus ein stummes Operieren eingeführt, bei dem häufig wiederkehrende Instrumentenforderungen durch einstudierte Gesten getätigt werden. Das stumme Operieren verringerte die Eiterungsziffer bei darmeröffnenden Operationen um zwei Fünftel, bei „reinen“ Eingriffen um rund sechs Siebentel.“ Nach seiner Ansicht machen schlechte „Händedesinfektion und Sprechen während des Operierens ungefähr zu gleichen Teilen etwa 98 % aller heute noch in Betracht kommenden Infektionsquellen aus“. Er glaubt, durch stummes Operieren die Infektionsziffer auf 0,095 % gesenkt zu haben und bei den letzten 1000 reinen Operationen keine Eiterung erlebt zu haben.

Interessant ist eine Beobachtung von *Fingerland*, in dessen Krankenhaus sich eine Streptokokken-Sepsis-Epidemie von 7 Erkrankungen mit 5 Todesfällen ereignete, ausgehend von einem Assistenten, in dessen Nasensekret sich eigenartige Streptokokken (mukoide Form *Dawsons*) befanden, die sich auch aus den Sekreten der Erkrankten und den Organen der Verstorbenen züchten ließen. Mit Ausscheiden des Arztes aus dem Operationsbetrieb erlosch die Epidemie. Nach einem Monat war bei dem Arzt die spezifische Infektion beseitigt. Nach weiteren drei Monaten konnte er wieder operieren, ohne neue Ansteckungen zu veranlassen.

b) Kontaktinfektion

1. Kontaktinfektion der Gelegenheitswunde

Seit uralten Zeiten ist bekannt, daß Wundkrankheiten durch die Berührung der Wunden entstehen können. Die Kontaktinfektion ist zweifellos die wichtigste Ursache des Auftretens einer Eiterung, hinter der die Luftinfektion so gut wie ganz zurücktritt.

Zahl und Art der in eine Wunde gelangenden Keime ist von vielen Faktoren abhängig, besonders davon, durch welchen Gegenstand und in welcher Umgebung die Wunde erzeugt wird, welche Körpergegend sie betrifft und in welchem Vorzustand (z. B. Grad der Sauberkeit oder Verschmutzung usw.) dieselbe gewesen ist. Alle Bakterienarten der Hautflora und der engeren und weiteren Umgebung des Menschen können auf diese Weise in Wunden gelangen. Auch der Grad des Keimgehaltes der Wäsche und Kleidung spielen eine sehr große Rolle. Auf der einen Seite können sie in gewissem Sinne Keime von der Wunde fernhalten, indem sie dieselben mechanisch von den in den Körper eindringenden und eine Wunde erzeugenden Gegenständen abstreifen. Andererseits können Teile der mit Keimen und mitunter sogar mit besonders virulenten Bakterien behafteten Kleidung in die Wunde eindringen, in ihr als Fremdkörper liegenbleiben und so die Quelle schwerer Wundinfektionen werden.

Zu den unendlich mannigfaltigen und auch nicht beispielsweise zu schildernden Möglichkeiten der primären Keiminvasion gesellt sich die Gefahr der sekundären Infektion durch Berührung der Wunde mit den Händen entweder des Verletzten selbst oder der Helfer sowie mit ungeeigneten Hilfsmitteln. Der Händekontakt und der Notverbandkontakt spielen wohl die größte Rolle. Eine kurze Erwähnung verdienen einige besondere Arten der Berufsinfektion. Das Erysipeloid bei Fleischern, der Rotz und der Milzbrand bei Abdeckern, der Tetanus des Landarbeiters, die Berufsinfektion der Ärzte gelegentlich von Operationen und Sektionen, die schlecht heilende Wunde des Leichtmetallarbeiters, aber auch die puerperale Infektion durch unsachgemäßes Untersuchen von Gebärenden und Wöchnerinnen sind bekannte Beispiele hierfür.

Nicht nur die Kleidung, sondern auch alle Gebrauchsgegenstände der menschlichen Umwelt sind mehrfach auf ihren Keimgehalt untersucht worden, immer wieder mit dem Ergebnis, daß sie alle nur denkbaren Bakterien enthalten können. Einzelheiten mitzuteilen erübrigt sich.

Die Keimzahl des in eine Wunde eingedrungenen Bakteriengemisches ist mehrfach zu bestimmen versucht worden. Von besonders großer Bedeutung sind die ermittelten Zahlen nicht. *Brunner* fand bei frischen Wunden in einer Öse Blut etwa rund 100 Bakterienkolonien. Der Gesamtkeimgehalt einer mittleren Wunde geht also in die Hunderttausende, sogar in die Millionen. *Riggenbach* fand schon nach 1½ Stunden den Keimgehalt „unzählbar". Diese Untersuchungen bringen uns nicht weiter. Denn einerseits können wenige hochvirulente Streptokokken, welche der Arzt sich bei einer Operation durch einen Nadelstich in das Unterhautzellgewebe eines Fingers einimpft, der Anlaß zu einer schnell tödlich endenden Infektion sein. Auf der anderen Seite heilen alltäglich Tausende von schwer infizierten Gelegenheitswunden ohne jede „zweckmäßige und kunstgerechte" Behandlung reaktionslos in kurzer Zeit aus. Dieses Beispiel zeigt schlaglichtartig den Unterschied zwischen dem manchmal relativ harmlosen Charakter der „Außenweltsformen" auch der pathogenen Bakterien und den hochgezüchteten Formen in bereits bestehenden Infektionen beim Menschen. Sie sind ungleich gefährlicher. Nicht also auf die Keimzahl an sich kommt es in erster Linie an, sondern auf die Virulenz der Keime und, worauf später einzugehen sein wird, auf den Charakter der Wunde sowie den Allgemeinzustand des Wundträgers. Man darf aber andererseits nicht vergessen, daß auch in der Außenwelt sehr virulente Wundkrankheitserreger sich befinden können. Erinnert sei nur an die Erreger des Gasbrandes und des Tetanus.

Die Versuche, die Virulenz der bei Gelegenheitswunden in dieselben eindringenden Bakterien zu ermitteln, sind nicht besonders aufschlußreich gewesen. Im Experiment kann man ja nur die aus Wunden entnommenen Bakterien in ihrer Virulenz gegenüber Laboratoriumstieren prüfen. Immerhin haben diese Untersuchungen zu den grundlegenden Studien von *Friedrich* geführt, in denen er im Tierversuch das Verhalten der Erde und des Staubes der Umwelt in Wunden prüfte und den Infektionsablauf beobachtete. An dieser Stelle sollen die Ergebnisse kurz mit *Friedrichs* eigenen Worten dargestellt werden: „Mit geradezu mathematischer Regelmäßigkeit zeigte sich, daß diese Bakterien einer größeren Zahl von Stunden, nie unter sechs, meist länger benötigten, um die aus ihrer Außenweltsform zu infizierenden Viren auszukeimen." *Friedrich* hat dann das Wundgebiet exzidiert und die Gewebeteile auf ein anderes Tier übertragen. „Die Infektionsinkubation betrug jetzt nicht mehr die gesetzmäßige Zeit von 6 bis 10 Stunden, sondern nur noch eine Stunde und weniger." Die Tiere gingen meist an der Infektion zugrunde. Dieser klassische Versuch zeigt deutlich den Unterschied zwischen der Virulenz der Umweltsformen und denen der „angezüchteten" Formen derselben Bakterien.

2. Kontaktinfektion der Operationswunde

Die Kontaktinfektion der Operationswunde kann zustande kommen durch Hände und Instrumente des Operateurs, durch Verbandmittel und Flüssigkeiten (z. B. Lokalanästhesie oder Spülmittel), durch Naht- und Unterbindungsmaterial, durch Berührung der Wunde mit der nur keimarm gemachten Haut, die Eröffnung bakterienhaltiger Körperhöhlen im Verlauf des Operationsganges und schließlich auch durch Hereinfallen von Hautschuppen, Haaren, Schweißtropfen des Operateurs, durch Keimversprühung beim Husten, Sprechen usw. Die fortschreitende operative Technik hat alle diese Infektionsmöglichkeiten nacheinander mit großem Erfolg bis auf ein Mindestmaß einzuengen versucht. Ganz beseitigen wird sie dieselben wohl nicht können. Denn Menschenwerk ist Stückwerk. Die Tücke des Objekts spielt auch dem Chirurgen in seiner Asepsis so manchen unerwünschten, manchmal auch verhängnisvollen Streich.

Schon *Friedrich* hat gewußt, daß die Bakterien, welche nur auf der Wundoberfläche abgelagert sind und solche, die in Flüssigkeit suspendiert sie berühren, d. h. ohne Druck auf die Gewebe gelangen, weniger gefährlich sind als solche, die in die Wunde hineingepreßt werden. Sehr günstige Bedingungen zur Erzeugung einer Kontaktinfektion schaffen die Fremdkörper. Vorwiegend das Naht- und Unterbindungsmaterial ist es, welches hier eine Rolle spielt. Näheres darüber sei in dem entsprechenden Abschnitt ausgeführt.

Die Infektion durch Operationsgerätschaften einschließlich der Hände des Operateurs ist aus dem Grunde von besonderer Gefährlichkeit, weil es sich hierbei meist um angezüchtete Krankheitskeime des Menschen handelt, sofern eine grobe Lücke in der Asepsis die Ursache der Kontaktinfektion bildete. Die Bakterien aus der Haut der Operateurshand, welche trotz richtiger Anwendung der in der Praxis bewährten aseptischen Regeln in die Wunde gelangen, sind dagegen meist Hautkokken geringer Virulenz, die der Wunde nicht sehr gefährlich werden.

3. Autokontakt und Autoinfektion

Auch die Infektionen, welche dadurch entstehen, daß Erreger der Körperoberfläche oder aus Hohlorganen (z. B. Darm) in die Wunde gelangen, sollen als Kontaktinfektionen angesehen werden. Die Herkunft spielt dabei eine besondere Rolle. Derselbe Vorgang kann sich dabei sowohl bei der Gelegenheitswunde als auch bei der operativ gesetzten Wunde abspielen. Meist ist nur die Intensität der Infektion verschieden, da bei der Operation alles getan wird, um die Wundumgebung so keimarm wie möglich zu machen, ein Vorgang, der bei der Verwundung des täglichen Lebens entfällt.

Die Quellen einer solchen Autoinfektion und das Ergebnis der an ihnen angestellten Untersuchungen sollen kurz abgehandelt werden.

Der Bakteriengehalt der Haut weist nach Berufsart und persönlicher Hygiene des Einzelindividuums sehr erhebliche Verschiedenheiten auf. Es besagt nicht viel, wenn (von *Edel*) ausgerechnet wurde, daß sich auf dem Quadratzentimeter Haut 1½ Millionen, also auf der Haut eines Menschen 26—27 Milliarden Bakterien befinden. Je nach Körperregionen unterliegt er noch dazu erheblichen Schwankungen. Behaarte Körperstellen, Anal- und Dammgegend, sind besonders bakterienbevölkert.

Die Haut der Extremitäten, des Bauches und der Brust sind leichter keimarm zu machen als die der Skrotalgegend, des Dammes, der Achselhöhle. Männerhaut soll bakterienreicher sein als Frauenhaut, die von Kindern ist keimarmer als die von Erwachsenen. In der Umgebung von Geschwüren, Fistelgängen oder in Ekzemen steigt der Keimgehalt sehr erheblich. Primär entstammen diese Bakterien der Umwelt. Mit dem Staub bleiben sie in den zahlreichen Falten, Ritzen, Grübchen der Haut haften. An der Hand ist der Unternagelraum ein besonders wichtiger Schlupfwinkel für Bakterien.

Über die Lokalisation der Keime in der Haut selbst sind eingehende Untersuchungen (z. B. von *Haegler*) angestellt worden. Die Keime sitzen meist in den obersten Schichten der Epidermis, nur relativ selten und spärlich in den Haarbälgen, und hier

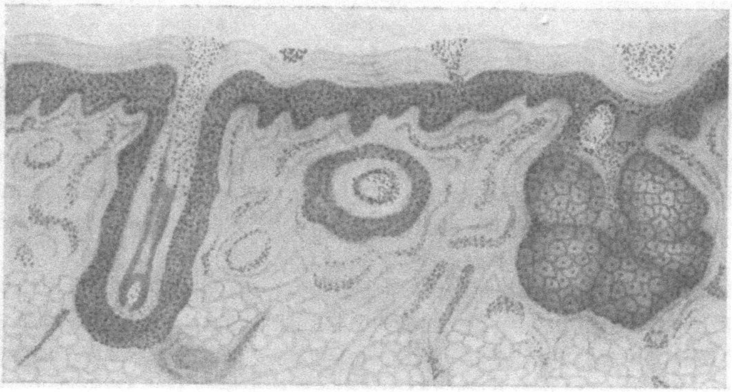

Abb. 5. Lokalisation der Bakterien in den tieferen Schichten der Haut

auch nur in den peripheren Teilen. In den Schweißdrüsen fehlen sie gewöhnlich. An allen diesen Stellen vermehren sie sich unter normalen Verhältnissen nicht, sondern werden z. B. durch den Sekretionsstrom wieder ausgeschwemmt. Kleine Hautverletzungen verhalten sich aber grundsätzlich anders als die normale Haut, denn in ihnen findet eine Vermehrung sowie Virulenzsteigerung der Keime statt.

Alle Bakterienarten sind hierbei beteiligt. Um Zahlen anzugeben, sei erwähnt, daß es etwa zu 90 % apathogene Saprophyten sind, dann folgt der weiße Staphylokokkus und dann (etwa um 3—5 %) andere pathogene Bakterien, vorwiegend der gelbe Staphylokokkus und andere Wundinfektionserreger. In der Analgegend wird selbstverständlich das Bacterium coli vorherrschend sein. In der Achselhöhle und Leistengegend findet sich oft der Pyozyaneus. Für die Virulenz aller dieser Hautbakterien ist ihre Herkunft von ausschlaggebender Bedeutung. Aber man muß sich vor Augen halten, daß auch apathogene Staphylokokkenstämme durch Passage sich in vollvirulente umwandeln können. Experimentell ist dies einwandfrei gezeigt worden *(Geisse)*. Schon *Friedrich* war es bekannt, daß die in der Haut sitzenden Keime eine „wesentlich raschere Vermehrungsgeschwindigkeit als die aus der Luft auffallenden Bakterien" haben.

Erwähnt wurde schon, daß die auf der Haut sitzenden Bakterien sich für gewöhnlich nicht vermehren. Nur unter besonderen Bedingungen, wenn genügend ansprechendes Nährmaterial vorhanden ist, kann ein Weiterwachstum stattfinden. Dies ist der Fall bei Berührung der Haut mit Wundabsonderungen, Mazeration der Haut durch Schweiß, obwohl die saure Reaktion des Schweißes hindernd auf das Bakterienwachstum einwirkt. Auf der gepflegten Haut eines reinlichen Menschen findet ein Weiterwachsen jedoch so gut wie nicht statt.

In der Schleimhaut der Mundhöhle sind neben Staphylokokken und Streptokokken regelmäßig der Pneumokokkus *Fränkel*, der Bazillus *Friedländer* bei etwa 5 % der Menschen vorhanden. Der Leptothrix buccalis kann gelegentlich zu schweren Infektionen Anlaß geben *(v. Arx)*. Das Vorhandensein von zahlreichen Spirochäten und Spirillen ist für die Mundhöhle besonders charakteristisch. Auch Diphtheriebazillen werden öfter gefunden, als man meist annimmt. Über ihre Pathogenität sind die Ansichten verschieden.

Auf den Schleimhäuten der Nase und ihrer Nebenhöhlen finden sich wiederum dieselben, schon oft genannten Bakterien, einschließlich der Pneumokokken. Auch der Meningokokkus wird hier mitunter angetroffen, ebenso wie der Diphtheriebazillus.

Der Bindehautsack des Menschen ist für die Entwicklung von Bakterien relativ günstig. In ihn können Keime leicht eindringen. Ihre ungehemmte Vermehrung wird aber durch den Lidschlag und den Tränenstrom gehemmt. Besonders häufig sind die beiden Staphylokokkenformen, seltener Streptokokken und Pneumokokken.

Einwandfreie Untersuchungen haben ergeben, daß mit dem eingeatmeten Luftstrom Bakterien aller Art in die Lungen bis in die feinsten Alveolen eindringen können *(Nenninger)*. Also auch dieses Hohlorgan ist keineswegs keimfrei.

Im Magen-Darm-Kanal spielt neben Staphylokokken und Streptokokken das Bacterium coli eine ganz besondere Rolle. Die Darmbakterien in ihrer Unzahl von Stämmen und Arten sind für die Verdauung des Menschen unbedingt notwendig. Keinesfalls alle sind für Wunden pathogen. Die Magenbakterien sind bei Achlorhydrie wesentlich infektiöser als bei normalem Magensaft mit Salzsäuregehalt. Neben der manchmal verhängnisvollen Kombination von Streptokokken mit Bacterium coli spielen die Anaerobier eine besonders große Rolle.

In der weiblichen Scheide sind stets Bakterien aller Art, besonders virulente Streptokokken enthalten, welche beim Zustandekommen einer puerperalen Infektion eine sehr große Rolle spielen. Die Selbstinfektion von der Scheide aus während der Geburt und dem Wochenbett und auch nach operativen Eingriffen kommt ganz sicher vor. Zweifellos spielt aber hierbei die Anpassung des Körpers an die schon seit geraumer Zeit in den Hohlorganen schmarotzenden Keime eine nicht zu unterschätzende Rolle, die im einzelnen bisher keineswegs ausreichend genug erforscht ist. Die Anpassung macht sich in dem Sinne geltend, daß Infektionen mit diesen Keimen ausbleiben oder milder verlaufen als bei frisch eingebrachten Erregern.

In den Harnwegen sind wiederum Staphylokokken und Streptokokken enthalten. Ganz keimfrei sind sie so gut wie nie, das Nierenbecken aber sicher wesentlich keimarmer als die Urethra.

Die Autoinfektion, unter der *Tavel* „das Parasitärwerden von Bakterien, die an der Oberfläche des Körpers als Saprophyten leben", versteht, kann aber auch mit durchaus virulenten Keimen erfolgen. Wir können im Einzelfall nicht abschätzen oder voraussagen, welche Bakterienart in die Wunde gelangt ist. Wir können auch nicht voraussagen, ob bisher avirulente Stämme in der Wunde virulent werden. Daher müssen unsere wundärztlichen Maßnahmen allen Möglichkeiten Rechnung tragen. Eine besondere Bedeutung gewinnt aber auch die Beobachtung des Wundverlaufs, um drohende Komplikationen rechtzeitig erkennen und zweckmäßig bekämpfen zu können. Die Regel ist aber, daß unter normalen Umständen die Mehrzahl der Gelegenheitswunden des täglichen Lebens trotz der Beimpfung mit einer ungeahnt großen Zahl von Bakterien ohne klinisch in Erscheinung tretende Entzündung verheilt.

4. Hämatogene Infektion

Gegenüber den bisher besprochenen Infektionsarten steht rein zahlenmäßig die Infektion der Wunde auf dem Blutwege ganz erheblich zurück, man kann sogar sagen, daß sie eine große Seltenheit darstellt.

6. Spirochäten als Infektionserreger

Systematische Untersuchungen über das Vorkommen von Spirochäten in Wunden sind nicht sehr zahlreich, was vielleicht mit den Schwierigkeiten ihrer Züchtung zusammenhängen mag. Für die Klinik der Bißwunden (vgl. S. 246) spielt das Vorkommen eine besondere Rolle. Im allgemeinen kann man sagen, daß, wenn sie eine Wundinfektion hervorrufen, dieselbe besonders maligne zu sein pflegt, zumal wenn die Spirochäten aus entzündeten Schleimhäuten stammten *(Fuller* und *Cottwell)*.

Die andererseits bekannte Tatsache, daß Wunden der Mundschleimhaut, in denen sich ja stets Mundspirochäten befinden, besonders gut und schnell zu heilen pflegen, muß so erklärt werden, daß eine örtliche Gewöhnung der Schleimhaut an die sozusagen „körpereigenen" Spirochäten besteht. Dies schließt nicht aus, daß der Biß eines anderen Menschen besonders bösartige Folgen haben kann.

Eine typische durch Spirochäten hervorgerufene Wundkrankheit, welche auch Allgemeinerscheinungen erzeugen kann, ist die

Rattenbiß-Krankheit

1 bis 3 Wochen nach dem Biß entsteht ein schankerähnliches Anfangsgeschwür, dann eine Lymphangitis und meist monatelang ein remittierendes Fieber mit Hautflecken. Die Letalität beträgt bis zu 10%. Seitdem vier Japaner 1926 den Erreger beschrieben haben, hat man die Rattenbiß-Krankheit in fast allen Ländern, auch in Deutschland, beobachtet. Das Spirillum minus ist schwierig nachweisbar. Bisweilen findet man die kurzen dicken Spirillen mit nur 2—3 Windungen im Reizserum der Bißstelle bei Dunkelfeldbeleuchtung, auch wohl im Blut im Dunkelfeld und im dicken *Giemsa*tropfen. Zum Nachweis infiziert man Mäuse mit Blut und mikroskopiert am Tage nach deren Fieberanfall. Auch intraperitoneale Impfung von Meerschweinchen und Untersuchung der Bauchhöhlenflüssigkeit im Dunkelfeld an jedem Tage kann zum Ziele führen. Die infizierten Tiere sind nicht krank. Nicht jeder Rattenbiß ist infektiös. Vereinzelt ist diese Spirillosis auch durch Bisse von Mäusen, Feldmäusen, Frettchen, Wieseln, Eichhörnchen, Katzen und Hunden entstanden, einmal auch durch Berührung einer Kratzwunde mit Rattenblut. Eine wirksame Wundprophylaxe auch nach sofortiger Anwendung ist nicht bekannt *(Fujita)*. Eine genaue klinische

und pathologisch-anatomische Beschreibung des Krankheitsbildes vom chirurgischen Standpunkt aus hat *Nathan* gegeben.

Eine andere Rattenbiß-Krankheit ist 1925 von *Levaditi, Nicolau* und *Poincloux* in Paris aufgeklärt worden. Sie erzeugt keine eigentliche Wundinfektion, sondern beginnt vier Tage nach dem Biß mit Fieber, Schüttelfrösten, Polyarthritis, Laryngitis bis zu 6 Wochen. Der Erreger war am 19. bis 20. Tage im Blute nachweisbar.

C. Ziele und Aufgaben der Bekämpfung der Wundinfektion

Die Verhütung, Bekämpfung und Heilung der Wundinfektion ist eine uralte Aufgabe ärztlichen Handelns. Wohl sind im Laufe der Jahrtausende die Mittel zur Erreichung dieses Zieles verschieden gewesen. Aber doch war sie in ihren Grundzügen stets ähnlich und mußte es sein, wenn die Handlungsweise der Ärzte sich nicht von der Natur entfernen wollte. Denn gleichgeblieben im Wechsel der Zeiten sind die Wege, deren sich die Natur zur Heilung der Wunden bedient. Gewechselt haben nur die Anschauungen, welche die Menschen sich von diesem Vorgang gemacht haben.

Die Prophylaxe der Wundinfektion ist eine sehr wichtige Aufgabe. Bei der operativ zu setzenden Wunde ist die Keimfreimachung der ärztlichen Geräte vollständig, die der ärztlichen Hand und des Operationsgebietes sehr weitgehend, die des Nahtmaterials noch nicht optimal gelungen. Bei der Gelegenheitswunde ist diese Aufgabe ungleich schwieriger. Immerhin kann eine Hebung des Lebensstandards des Menschen mit einer Besserung der allgemeinen und persönlichen Hygiene und damit der Sauberkeit des Körpers und seiner Kleidung durchaus einen beachtlichen Schritt in der Fernhaltung gefährlicher Keime von der verletzungsgefährdeten Haut darstellen. Es ist kein Zufall und allein durch die relative Keimarmut der die Verletzungen erzeugenden Gegenstände erklärbar, daß die Wunden des Bergmanns unter Tage so sehr viel besser heilen, als beispielsweise die Verletzungen der Landwirtschaft, wie *Magnus* und seine Schule gezeigt haben. Die hygienischen Verhältnisse im Bergbau, welche es mit sich brachten, daß jeder Bergmann täglich duschen muß, sind der Hauptgrund für diese auffallende Tatsache.

Die Hebung des Allgemeinzustandes des Körpers und damit seiner Abwehrbereitschaft gegen eingedrungene Wundinfektionen ist ein wichtiges Gebiet der Prophylaxe, welches im einzelnen schon besprochen worden ist. Aber auch während der Behandlung einer Wunde selbst und ihrer eventuellen Infektion muß der Blick des Arztes nicht nur auf den verletzten Körperteil, sondern auch auf Erhaltung und Hebung des Allgemeinzustandes, zweckmäßige Regelung der Ernährung und anderes mehr gerichtet sein.

Bei der eigentlichen Wundbehandlung selbst müssen wir uns stets bewußt sein, daß der Körper die Wunde heilt und nicht der Arzt. Ihm liegt es nur ob, durch seine Maßnahmen den Körper in die Lage zu versetzen, den Kampf mit den Bakterien als den Hauptfeinden einer guten Wundheilung siegreich zu bestehen. Der gute Arzt wird sich dabei ebenso oft der alterprobten Heilmittel als auch der Errungenschaften moderner Wissenschaft bedienen. Das Ziel muß sein, die bei der Gelegenheitswunde unvermeidbare Infektion so gering als möglich zu halten.

Mit operativen Mitteln (operative Wundherrichtung!) sind der Wundinfektion die Möglichkeiten der Ausbildung und Ausbreitung weitmöglichst zu nehmen und die verletzten Gewebe so zu lagern, daß sie in richtiger Form und unter bestmöglicher Erhaltung ihrer Funktion ausheilen können. Das uralte Mittel der Ruhigstellung des verletzten Körperteils ist im Laufe der Jahrtausende leider oft vergessen worden und stellt doch eines der wichtigsten Hilfsmittel einer zweckmäßigen Wundbehandlung dar, welches mitunter in der Lage ist, ganz für sich allein eine Wundinfektion zu verhindern oder die schon ausgebrochene wieder zu heilen.

Die Chemie gibt uns zahlreiche, manchmal möchte es scheinen allzu zahlreiche Heilmittel zur Wundbehandlung in die Hand. Wir werden die alten erprobten Desinfektionsmittel ebensowenig entbehren können, wie wir die neuen Heilmittel, beispielsweise die Sulfonamide, das Penicillin usw. missen mögen. Die Kunst des Arztes ist es, für den Einzelfall und für jedes Stadium des Heilverlaufs das optimale Mittel auszuwählen.

Die antitoxischen Mittel der Serologie sind zur Prophylaxe und zur Behandlung ausgebrochener Wundinfektionskrankheiten unentbehrlich. An ihrer Weiterentwicklung und der Beseitigung ihrer schädlichen Nebenwirkungen, z. B. der Anaphylaxie, muß gearbeitet werden.

Und schließlich stehen wir meiner Auffassung nach im Beginn einer Ära der Wundbehandlung, in welcher uns die Bakteriologie und die Erforschung von Symbiose und Antagonismus der Kleinlebewesen ein sehr wesentliches Hilfsmittel der Wundbehandlung in die Hand zu geben im Begriffe ist.

Alle diese Ziele und Wege sollen in den nachfolgenden Kapiteln nach dem neuesten Stande der wissenschaftlichen Erforschung und der ärztlichen Erfahrung geschildert werden.

Bei der Beurteilung aller denkbaren Beeinflussungsmöglichkeiten muß man sich den großen Ablauf der Infektionsbekämpfung vor Augen halten. Zelluläre und humorale Vorgänge spielen eine gleich wesentliche Rolle. Versagen sie, strömen die Phagozyten aus irgendeinem Grunde überhaupt nicht oder nicht in genügender Menge zum Krankheitsherd, so können die Erreger sich im Körper schrankenlos vermehren. Der Erfolg ist, daß der betreffende Mensch einer akuten, foudroyanten Allgemeininfektion erliegt, ohne irgendwelche lokalisierte Symptome aufzuweisen. Wenn jedoch rechtzeitig die zellulären Abwehrkräfte, unterstützt durch humorale Vorbedingungen, mobilisiert werden, so massieren sie sich am Orte der Infektion und führen dort einen erbitterten, langwierigen und verlustreichen Kampf. Das Ergebnis ist die Ausbildung des Entzündungsherdes. Er stellt also eine wichtige Zweckmäßigkeitseinrichtung im Kampfe des infizierten Organismus gegen die tödliche Allgemeininfektion dar und nicht eine Gefahr an sich, vielmehr den ersten Schritt zur Beseitigung der bestehenden Lebensgefahr.

D. Zeichen der beginnenden Wundinfektion

In jeder Beziehung ist das möglichst frühzeitige Erkennen einer Wundinfektion wichtig, um durch zweckmäßig eingeleitete Maßnahmen den Versuch zu machen, sie zu koupieren oder wenigstens günstig zu beeinflussen. Ebenso notwendig wie die Besichtigung der Wunden selbst ist die Beobachtung des Allgemeinzustandes und gegebenenfalls die Anstellung verschiedener Untersuchungen.

Bei den Allgemeinsymptomen ist es wichtig, daß das Nachlassen des Wundschmerzes, welches beim reaktionslosen Verlauf in den ersten 2—3 Tagen einsetzt, nicht stattfindet, wenn sich eine Wundinfektion entwickelt. Bei der schwersten Infektion, dem Gasbrande, ist das Symptom des manchmal unerträglichen Schmerzes ein ganz besonders wichtiges Zeichen. Aber auch bei harmloseren Entzündungen macht sich das Gefühl schmerzhafter Spannung in der Wunde bemerkbar. Besonders wichtig ist es, wenn dies Gefühl zunächst nicht vorhanden war und sich erst am zweiten oder einem späteren Tage einstellte. Später pflegt der Schmerz mitunter sehr deutlich klopfenden Charakter anzunehmen. Weiterhin verursacht eine sich entwickelnde Wundinfektion ein allgemeines Unlustgefühl wechselnden Grades, Appetitlosigkeit, mitunter Kopfschmerz, gedrückte Stimmungslage, Krankheitsgefühl wechselnden Umfangs.

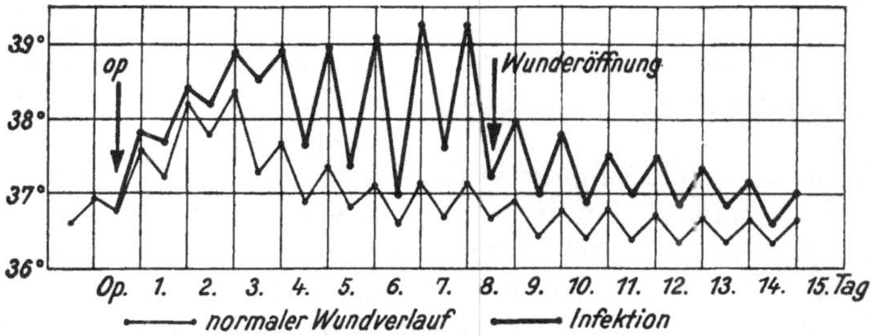

Abb. 6. Temperaturkurve bei Wundinfektion

Von ganz besonderer Wichtigkeit ist der Verlauf der Temperaturkurve. In einem früheren Abschnitt war ausgeführt worden, daß sozusagen normalerweise eine kurzdauernde leichte Temperatursteigerung zum Wundverlauf gehört. Es ist aber die Regel, daß anschließend die Temperatur zur Norm zurückkehrt. Wenn wir dies Verhalten nicht beobachten, d. h. wenn die Temperatur über mehrere Tage hinweg erhöht bleibt, oder wenn nach einem kurzen, fieberfreien Intervall die Temperatur wiederum ansteigt, so ist dies ein sehr wichtiges Zeichen der Ausbildung einer Wundinfektion. Der weitere Verlauf der Kurve ist dann von dem Charakter und dem Grade der bestehenden Infektion abhängig.

Ebenso wie es einen Zwischenzustand zwischen normalem Wundverlauf und Ausbildung einer Infektion gibt, so beobachten wir dieses Schwanken um einen Gleichgewichtszustand auch an der Temperaturkurve als Ausdruck des Kampfes zwischen den Abwehrkräften des Körpergewebes mit den sich entwickeln wollenden Bakterien. Auch dann, wenn wir klinisch von einem „reaktionslosen Wundverlauf" sprechen, hat der Körper tatsächlich mit einer Infektion fertig zu werden.

Je nach Art des Infektionserregers ist der Zeitpunkt des Einsetzens der Temperatursteigerung verschieden. Am schnellsten wirksam werden die Gasbranderreger und die dem menschlichen Körper bereits angepaßten Staphylokokken und Streptokokken, dann folgen die Umweltsformen dieser Erreger, während das Bacterium coli erst nach 6—8 Tagen klinisch nachweisbare Entzündungserscheinungen zu machen pflegt (z. B. Bauchdeckenabszesse nach Laparotomien mit Darmeröffnung).

Verschleiert wird das Bild der Temperaturkurve bei beginnender Wundinfektion dann, wenn sich in der Wunde ein größeres Hämatom bildet. Durch dasselbe kann ebenfalls eine längere Zeit andauernde Temperatursteigerung hervorgerufen werden, auch wenn es nicht zu einer Infektion kommen sollte.

Auf jeden Fall bildet eine verdächtige Temperatursteigerung die Indikation zur Vornahme eines Verbandwechsels. Andererseits soll man aber auch nach anderen möglichen Gründen der Störung der Körperwärme suchen. Denn auch andere interkurrente Erkrankungen, wie z. B. eine beginnende Pneumonie oder dgl., können der Anlaß des Fiebers sein.

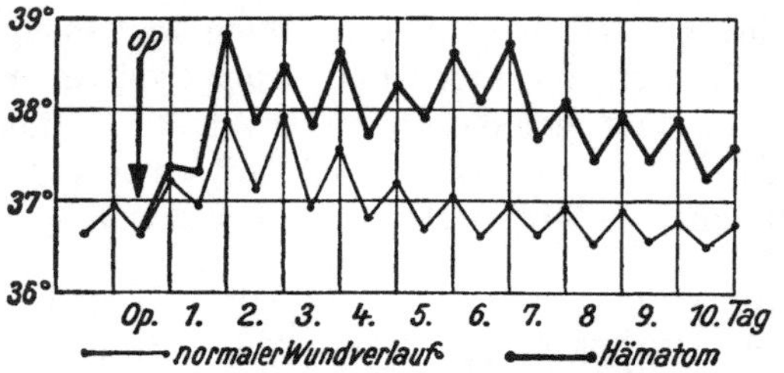

Abb. 7. Temperaturkurve bei Wundhämatom

Das Verhalten der Pulszahl pflegt bei beginnenden Wundinfektionen nicht charakteristisch zu sein, sondern im wesentlichen gleichlaufend, wenn auch etwas erhöht, mit der Temperaturkurve sich zu bewegen.

Es ist versucht worden, durch tägliche Untersuchung des Blutbildes sowohl in bezug auf die Zahl der weißen Blutkörperchen als auf ihre Zusammensetzung (Linksverschiebung) und durch graphische Darstellung der erhaltenen Werte früher einen Hinweis auf die Entwicklung einer Wundinfektion zu erhalten, als es durch Auswertung der Temperaturkurve und des Allgemeinbefindens möglich ist. Diese Hoffnung hat sich nicht bestätigt. So wertvoll die regelmäßige Blutuntersuchung im Verlauf der Infektion zur Stellung einer richtigen Prognose und zur Kontrolle der Wirksamkeit der eingeleiteten Heilmaßnahmen sein kann, so wenig zuverlässig ist sie für die Frühdiagnose. Keinesfalls leistet sie mehr als die sorgfältige Verfolgung der Körpertemperatur.

Dasselbe gilt auch für die Bestimmung der Blutkörperchen-Senkungsgeschwindigkeit in diesem Stadium mit derselben Zielsetzung.

Das Symptom des verschieden schnellen Sedimentierens der Blutkörperchen bei Verhinderung der Gerinnung beruht auf ihrer differenten elektrischen Ladung und auf dem verschiedenen Mischungsverhältnis der Serumeiweißkörper. Nimmt die elektrische Ladung ab, so kommt es zur Agglutination und damit zur Sedimentierung. In Globulinlösung erfolgt sie sehr viel rascher als in Albuminlösungen.

Der hierauf beruhende Untersuchungsgang der Bestimmung der Blutkörperchen-Senkungsgeschwindigkeit wird am besten nach *Westergren* in der Weise ausgeführt, daß in einer Spritze 0,4 ccm einer 3,8 % Natriumzitratlösung mit 1,6 ccm Blut versetzt und damit ungerinnbar gemacht werden. Die Mischung wird dann in 200 mm lange, 2,5 mm im Durchmesser große Glaspipetten gefüllt, welche senkrecht zwischen Klemmen aufgestellt werden. Die Höhe der durch Senkung der Blutkörperchen freigewordenen Plasmaschicht wird nach 1, 2 und 24 Stunden bestimmt. In der ersten Stunde beträgt der Senkungswert bei normalen Männern 1—8 mm, bei Frauen 2—12 mm, in der zweiten Stunde liegt er gewöhnlich etwas höher als der doppelte Einstundenwert. Der 24-Stundenwert liegt beim Gesunden zwischen 80 und 120 mm.

Die Senkungsgeschwindigkeit ist zwar eine unspezifische Reaktion, stellt aber doch einen feinen Indikator für Infekte allgemeiner Art in ihrer chronischen und akuten Form dar. Ein besonderer senkungsbeschleunigender Faktor ist die Resorption von entzündlichen Giftstoffen und von Gewebszerfallprodukten. Daher muß die Senkung nach Verwundungen mit und ohne Infektion beschleunigt sein, kann also für die Ersterkennung nur bedingten Wert haben. Dazu kommt noch, daß ihre Kurve der Fieberkurve um 1—2 Tage nachhinkt.

Andererseits kann die Senkungsgeschwindigkeit auch als ein Indikator für die reaktiven Abwehrvorgänge aufgefaßt werden und so für die Überwachung des Heilungsvorganges der infizierten Verwundungen einen Wert besitzen. Nach Ablauf der klinischen Krankheitserscheinungen ist die Senkung noch einige Zeit erhöht.

So wichtig es für die Heilung der Wunde ist, daß man ihr jede erdenkliche Ruhe gönnt, und so schädlich ein allzuhäufiger Verbandwechsel an sich ist, so muß er jedoch vorgenommen werden, wenn aus einem oder mehreren der nachstehend angeführten Zeichen auch nur verdachtweise geschlossen werden kann, daß eine Wundinfektion vorliegt. Die Allgemeinuntersuchung auf andere möglicherweise vorliegende Komplikationen hat tunlichst vorherzugehen.

Bei durch Naht verschlossenen Wunden bemerken wir bei der Entwicklung einer Infektion in ihrer Umgebung ein Ödem, evtl. mit Vorbuckelung des gesamten Wundgebietes und manchmal auch schon eine Rötung der Haut in der Wundumgebung. Die Entfernung zunächst einiger Nähte mit stumpfer Eröffnung der Wunde zum Zwecke der Gewebsdruckentlastung und des Abfließens der Wund- und Entzündungssekrete ist notwendig. Ebenso sind Maßnahmen zur Verhinderung der vorzeitigen Verklebung der Wundränder vor der Abheilung der Infektion in der Tiefe durchzuführen. Je nach Körpergegend und Ausdehnung kann Drainage mit Gummi- oder Glasdrains, lockeres Einlegen von Verbandstoffen oder Gummistreifen, Anbringen von Wundrandspreizern u. dgl. vorgenommen werden.

Die Infektion der nicht durch Naht verschlossenen Wunde macht sich auch durch Ödem der Wundumgebung und des Wundgewebes selbst, durch Absonderung eines eitrigen Wundsekrets trübseröser Zusammensetzung mit und ohne Blutbeimengungen wechselnder Intensität bemerkbar. Die Erweichung des in den Drains einer frischen Wunde enthaltenen Blutkoagulums ist wohl immer das Zeichen einer vorhandenen Wundinfektion. Auch bei der Entzündung einer nicht durch Naht geschlossenen Wunde ist Sorge für ungehinderten Abfluß des Wundsekrets neben all den Maßnahmen, über welche in späteren Kapiteln die Rede sein wird, das unbedingt zu erfüllende Postulat.

An der Wunde festgeklebte Verbandstoffe sollen keinesfalls mit Gewalt abgerissen, sondern langsam und schonend abgelöst werden. Die langsame Durchfeuchtung der Verbandmittel durch Wasserstoffsuperoxyd ist ein sehr empfehlenswertes Verfahren, das anzuwenden ist, auch wenn es mitunter längere Zeit beansprucht. Die Zeit muß im Interesse des Verletzten zur Verfügung stehen.

E. Allgemeines über Desinfektion

Robert Koch, den wir als den Begründer der modernen Desinfektionslehre ansehen, hat unter Desinfektion die „Unschädlichmachung der lebenden Krankheitserreger“ verstanden. *v. Behring* hat den Begriff auf die Giftstoffe der Bakterien ausgedehnt. Zur Erreichung einer Desinfektionswirkung kann man also verschiedene Wege einschlagen. Denkbar sind:

1. Mechanische Entfernung der Infektionsstoffe von infizierten Gegenständen.
2. Abtötung lebender Krankheitserreger.
3. Verhinderung des Wachstums von Krankheitserregern.
4. Umwandlung pathogener Bakterien in apathogene einschließlich Änderung des Charakters ihrer Toxine.
5. Unschädlichmachung der von Bakterien produzierten Gifte.

Es lassen sich also eine ganze Reihe von desinfizierenden Maßnahmen einleiten. Seit über einem halben Jahrhundert teilt man sie in physikalische und chemische Methoden ein, eine Unterscheidung, die zweckmäßig ist und beibehalten werden soll.

Der Grad der Schädigung, den ein Bakterium unter der Einwirkung der verschiedenen Desinfektionsmittel erleidet, kann je nach Art, Intensität und Dauer der Einwirkung verschieden sein. Von einer Beeinträchtigung der einen oder anderen Lebensfunktion bis zur völligen Vernichtung muß es verschiedene Zwischenstufen geben, welche wir auch tatsächlich zu beobachten in der Lage sind. Beispielsweise kann eine Mikrobe sich in Gegenwart eines chemischen Mittels nicht vermehren oder vermag kein Toxin zu produzieren, ist also vorübergehend unschädlich gemacht. Jedoch kann sie eine oder beide Fähigkeiten wiedererlangen, wenn sie der Einwirkung des Mittels entzogen und in günstige Umweltsbedingungen gebracht wird. Dieser Vorgang kann sich sogar in einer Wunde selbst gelegentlich abspielen. Die entwicklungshemmende Wirkung irgend eines Mittels, sei es physikalischer oder chemischer Natur, hängt von der Intensität der Einwirkung sowohl in bezug auf die Konzentration (bei chemischen Mitteln) als auch in bezug auf die Dauer der Einwirkung ab. Weiterhin besteht ein sehr wesentlicher Unterschied, ob man die Desinfektionswirkung gegenüber den vegetativen Wuchsformen der Bakterien, oder gegenüber den Dauerformen der Sporen prüft. Letztere pflegen meist sehr erheblich widerstandsfähiger zu sein als die Wuchsformen. Daher hat schon *Robert Koch* zur Prüfung der Desinfektionswirkung als Testobjekt die resistentesten der damals bekannten Bakteriensporen, die Milzbrandsporen, gewählt. Mit ihnen ist die Mehrzahl der umfangreichen Untersuchungen ausgeführt worden. Inzwischen wissen wir, daß die Tetanussporen noch resistenter sind. Im Desinfektionsprüfungsversuch sind sie aber sehr viel schwieriger zu handhaben als die Milzbrandsporen.

Mit diesen Methoden kommt man zu sozusagen absoluten Werten der Desinfektionskraft. Für zahlreiche Fälle der Praxis genügt es aber, wenn man die „spezifische Desinfektionskraft" irgend eines Mittels prüft. Wenn es sich beispielsweise darum handelt zu erfahren, ob ein bestimmter Stoff in irgend einer Konzentration geeignet ist, einen besonderen Bazillus in einer Wunde zu schädigen, so ist es sinngemäß, im Reihenexperiment diese Eigenschaft zu prüfen und nicht seine Wirkung gegenüber einem anderen Bakterienstamm oder den Milzbrandsporen, gegen die er gar nicht angewendet werden soll.

Alle Untersuchungen über die Desinfektionswirkung und ihr Vergleich mit den Ergebnissen anderer Forscher werden erschwert durch die teilweise recht erheblichen Schwankungen der Resistenz der Bakterienstämme. Dies ist auch der Grund dafür, daß verschiedene Untersucher zu sehr verschiedenen und teilweise sogar entgegengesetzten Ergebnissen in bezug auf die Desinfektionskraft verschiedener Mittel gekommen sind. Schon ältere Untersucher (z. B. *v. Esmarch*) fanden, daß beispielsweise die Resistenz verschiedener Arten von Milzbrandsporen gegen stömenden Dampf zwischen 3 und 12 Minuten, gegen 5% Phenollösung zwischen 4 Tagen und 1 Monat schwankte. *Krönig* und *Paul* konnten die Resistenz eines Bakterienstammes nicht einmal für die Dauer einiger Tage konstant erhalten. Im allgemeinen wird die desinfizierende Kraft eines Mittels überschätzt.

Der keimtötende Wert eines Mittels hängt in erster Linie von seiner Qualität ab. Es gibt eine Reihe von Mitteln, z. B. Wasserdampf oder Sublimat, um nur je ein Beispiel aus dem physikalischen und chemischen Bereich zu wählen, welche in ziemlich gleichartiger Weise auf alle Bakterien wirken. Daneben gibt es aber auch spezifisch schädigende Mittel, die nur auf gewisse Bakterien einen Einfluß haben. Diese elektive Wirkung ist bei der Wundbehandlung naturgemäß von ganz besonderer Bedeutung.

Die erste Form hat irgendwie eine Bedeutung bei der Bekämpfung der Kleinlebewesen außerhalb des Körpers, die letztere Form bei der Bekämpfung der im Körper befindlichen Mikroben, also bei der

Chemotherapie.

Die Erkenntnis, daß besonders chemische Mittel eine spezifische desinfizierende Wirkung ausüben können, macht es erforderlich, dieselben im Experiment an den verschiedensten pathogenen Bakterienstämmen zu erproben. Worauf diese spezifische Wirkung beruht, ist noch keineswegs genügend bekannt. Wenn wir dafür die „Artstruktur des Bakterienleibes" verantwortlich machen, so ist dies nicht sehr viel mehr als die Belegung eines unbekannten Zustandes mit einem Wort. Vielleicht ist das Elektronenmikroskop in der Lage, unsere Kenntnisse auf diesem Gebiet wesentlich zu bereichern. Immerhin haben die Chemiker ermittelt, daß bestimmten Radikalen, Bindungen und Positionen im Molekül bestimmte biologische Wirkungen eigentümlich sind. Daher waren sie in der Lage, ganz systematisch neue Stoffe mit vorausgesagten Eigenschaften zu synthetisieren und wunschgemäß in ihrer Struktur und damit auch in ihren Eigenschaften zu verändern.

Der Vorgang bei der Abtötung der Bakterien selbst muß ganz verschieden sein, je nachdem ein physikalisches Mittel, beispielsweise der Wasserdampf oder die Sonnenstrahlen,oder irgend ein chemisches Mittel zur Wirkung gelangt. Das differente Verhalten der Sporen gegenüber den Wuchsformen ist wohl darauf zurückzuführen, daß die ersteren wasserärmer und von einer schützenden Hülle umgeben sind. Wahrscheinlich besteht die Wirkung der Desinfektion darin, daß die Eiweißkörper des Bakterienleibes koaguliert werden, sei es nun durch Hitze oder durch chemische Reaktionen. Der Kombination von Feuchtigkeit und erhöhter Temperatur, also dem gesättigten Wasserdampf, kommt dabei eine besonders intensive Wirkung zu, wie Experimente und Praxis gelehrt haben.

Die meisten desinfizierend wirkenden Chemikalien haben ebenfalls die Eigenschaft, Eiweiß zu fällen. So ist denn der Schluß berechtigt, daß die alten Desinfektionsmittel auf diesem Wege ihre Wirksamkeit entfalten. Ihre chemische Struktur ist dabei in der Lage, spezifische Wirkungen auf die sehr verschiedenartigen Eiweißstoffe des Bakterienleibes zu entfalten. Die Giftempfindlichkeit des Bakterienleibes hängt eng zusammen mit der Kolloidstruktur seines Protoplasmas. Die Fähigkeit der Desinfektionslösungen zur Osmose spielt dabei eine ausschlaggebende Rolle. Handelt es sich um leichte Grade der Verschiebung der Protoplasmastruktur, beispielsweise um einen reversiblen Wasserentzug, so resultiert vielleicht nur eine vorübergehende Resistenzabschwächung, die beim Eintreten besserer Umweltsbedingungen rückgängig gemacht wird. Den „Grenzflächen" und Membranen des Bakterienleibes kommt dabei eine ungeheuer große Bedeutung zu. Sie können auch in Form der Adsorption des Mittels an die Oberfläche wirken.

F. Physikalische Desinfektion

1. Mechanische Reinigung

Es ist nicht zu verlangen, daß durch eine mechanische Reinigung allein in der Praxis eine wirksame Desinfektion erreicht wird. Aber jeder desinfizierenden Maßnahme hat eine mechanische Reinigung vorauszugehen, ganz besonders, wenn es sich um die Einwirkung chemischer Agentien handelt. Peinliche Sauberkeit auf jedem Gebiet ist die unerläßliche Voraussetzung für ein erfolgreiches chirurgisches Handeln, ganz gleichgültig, ob auf diese Weise lebenskräftige Bakterien oder mechanischer Schmutz fortgeschafft werden. Dabei erinnern wir uns an die Tatsache, daß jeder Schmutz auf der Straße und in Wohnräumen das Vehikel für die gefährlichsten Wundkrankheiten darstellt. Wir reinigen also unsere Haut und den Unternagelraum der Hände intensiv, bevor wir Desinfektionsmittel anwenden. Es ist selbstverständlich, daß die bei einer Operation „beschmutzten" Instrumente (und wenn auch der Schmutz nur aus sterilem Blut bestehen sollte) mechanisch gesäubert werden, bevor sie für den nächsten Eingriff in heißem Wasser sterilisiert werden. Es wird auch niemand einfallen, die Operationswäsche oder Verbandstoffe in schmutzigem Zustande zu sterilisieren. Eine mit Erdteilchen beschmutzte Wunde wird zunächst mechanisch gereinigt, indem sie mit steriler Kochsalzlösung abgespült oder mit Wasserstoffsuperoxyd begossen wird. Diese wenigen Beispiele mögen die Wichtigkeit der mechanischen Reinigung für die Desinfektion dartun.

2. Filtration

Eine besondere Form der mechanischen Reinigung stellt die Filtration dar. Bei Anwendung der gewöhnlichen Filtermittel ist die Methode unbrauchbar, da sie alle Bakterien durchlassen und nur grobmechanische Verunreinigungen zurückhalten. Von den „bakteriendichten" Filtern haben sich am besten die *Chamberland*-Filter aus Ton und die *Berkefeld*-Filter aus Kieselgur bewährt. Bei einwandfreier Pflege, und nur bei ihr, liefern sie bakterienfreie Filtrate. Die moderne Glasindustrie liefert uns Filter mit ganz genau bekannter Porengröße in erstaunlicher Konstanz. So groß die Bedeutung dieser Apparate für das Laboratorium ist, so wenig haben sie Eingang in die chirurgische und ärztliche Praxis gefunden. Hier spielen sie so gut wie gar keine Rolle.

3. Austrocknung

Die Austrocknung der Bakterien ist sowohl in der Lage, dieselben in erheblichem Grade in ihrer Virulenz zu schwächen, als auch sie ganz abzutöten. *Ficker* hat dies in seinen umfangreichen Untersuchungen gezeigt. Der Effekt ist stark abhängig von verschiedenen Faktoren, wie Schichtdicke, Temperatur, Schnelligkeit der Austrocknung, Ausgangsmedium u. a. m. Beispielsweise hemmt die gleichzeitige Anwesenheit von Blut, Eiter, Schleim den keimtötenden Effekt der Austrocknung sehr erheblich. Eine totale Sterilisierung ist in der Praxis durch die Austrocknung nicht zu erreichen, sondern nur eine verschieden große Herabsetzung der Virulenz. Trotzdem wird die Austrocknung mitunter in der Wundbehandlung in Form von Wundstreupulvern benutzt. Allerdings handelt es sich meist um eine Kombinationswirkung von Austrocknung, Adsorption und echter chemischer Desinfektionswirkung.

4. Lichtwirkung

Die günstige Wirkung der Sonnenbestrahlung ist den Ärzten besonders der gemäßigten Zonen bei allen Völkern und zu allen Zeiten bekannt gewesen, lange bevor man etwas von Bakterien wußte.

In der bakteriologischen Ära sind dann zahlreiche Untersuchungen über den Einfluß der verschiedensten Strahlenarten, nicht nur des Sonnenlichts, auf die Bakterien angestellt worden. Nur ganz summarisch kann darüber berichtet werden. Das natürliche Sonnenlicht übt einen entwicklungshemmenden Einfluß auf alle Bakterienarten aus, der sich bis zur Abtötung steigern kann. In der Natur kommt dieser Vorgang tagtäglich im großen vor. Am widerstandsfähigsten scheint in dieser Beziehung der Staphylococcus aureus zu sein. Intensives Sonnenlicht wirkt stärker und rascher als zerstreutes Tageslicht. Ebenso spielt die Jahreszeit eine Rolle. Feuchtigkeitsgehalt und umgebendes Medium haben einen sehr stark bestimmenden Einfluß. Von Wichtigkeit für das Verständnis der Vorgänge ist, daß die Sonnenenergie auch in der Lage ist, in die obersten Schichten des Wassers und des Erdbodens, also auch in die Körpergewebe einzudringen.

Der wirksame Anteil sind die violetten und ultravioletten Strahlen. Als man daher in der Lage war, sie auf einfachem, leicht zugänglichem Wege zu erzeugen, war es klar, daß auch dieses Mittel zur Keimfreimachung herangezogen wurde. Zunächst befaßte man sich mit der Keimfreimachung von Flüssigkeiten, wie z. B. Milch und ähnlichem. Näheres ist aus der Monographie von *Herbert Meyer* und *Ernst Otto Seitz* „Ultraviolette Strahlen, ihre Erzeugung, Messung und Anwendung in Medizin, Biologie und Technik", Berlin 1949, zu ersehen.

5. Keimfreimachung der Luft durch Bestrahlung

In Amerika ist mehrfach die Sterilisierung der Luft in Operationsräumen durch Strahlen ausgeführt worden. Beispielsweise durchfluten *Kraissl, Cimiotti* und *Meleny* die Operationsräume mit ultraviolettem Licht einer bestimmten Wellenlänge. Diese Strahlung soll bei der üblichen Operationsdauer für das Operationssaalpersonal und den Operierten selbst unschädlich sein. Eine Kombinierung der strahlenden Aggregate mit der Operationslampe konzentriert die Strahlung auf die gefährdeten Punkte und erzielt dadurch den besten Effekt. *Hart* gibt an, daß durch diese Methode folgendes erreicht werde:

1. Geringere Temperatursteigerungen nach der Operation.
2. Kürzere Dauer der postoperativen Temperatursteigerung.
3. Verringerung des Prozentsatzes an Infektionen. (Er hat ungeklärte Wundinfektionen von ein Zwanzigstel auf ein Hundertstel verringert.)
4. Bessere Wundheilung.
5. Weniger ernste Systemreaktionen.

Overholt und *Betts* haben am Beispiel der Wundstörungen nach Thorakoplastik die Wirkung der Ultraviolettbestrahlung des Operationsfeldes gezeigt. Sie konnten den Prozentsatz von 13,8% auf 2,67% herabdrücken, von denen nur 0,49% eine klinische Bedeutung erlangten. Kontrollversuche durch Fernbestrahlung von Bakterienkulturen ergaben, daß Koli-Bazillen in 99% und Staphylokokken in 75—90% abgetötet wurden.

Es sei aber nicht verschwiegen, daß auch in Amerika Stimmen laut geworden sind, (*Walters* und *Magath*), welche vor einer Überbewertung der Wirkungserfolge der Methode warnen und ausführen, daß auch mit ihm eine sichere Verminderung der Luftinfektion nicht zu erreichen sei.

Die Anwendung infraroter Strahlen zur Keimfreimachung (*Harms*) ist unrentabel, denn ihre Wirkung beruht ganz allein auf der durch sie freigesetzten Wärme. Und diese können wir auf andere Weise besser erzeugen und zweckmäßiger zur Wirkung bringen.

Bestrahlungen mittels elektrischer Bogenlampen mit Kohle- oder Eisenelektroden, verschiedenen Farbfiltern, sind ebenfalls in Anwendung gebracht worden. Erstere sind fast völlig verlassen. Bei den in der Praxis oft verwendeten Blaulicht- und Rotlichtbestrahlungen handelt es sich wohl mehr um eine gewebsstimulierende oder eine Wärmewirkung als um eine direkte Strahlenwirkung auf die Bakterien selbst.

Die Einwirkung elektrischer Ströme auf die Bakterien ist wohl mehrfach im Laboratorium studiert worden. Zu praktischen Anwendungen haben diese Versuche aber nicht geführt.

Als die Ärzte daran gingen, die Wirkung der Röntgenstrahlen zu erforschen, wurde auch ihr Einfluß auf Bakterienkulturen studiert. Die Ergebnisse waren wechselnd, zumal die differentesten Versuchsbedingungen besonders auch im Hinblick auf die Strahlenqualitäten angewendet wurden und ein Vergleich dadurch sehr erschwert, sogar mitunter gänzlich unmöglich gemacht worden ist. So interessant die Ergebnisse in biologischer Hinsicht auch sind, so wenig haben sie zu praktischer Anwendung geführt. Denn die Röntgenstrahlenmengen, welche Bakterien abzutöten in der Lage sind, haben vorher schon die Körpergewebe zur Nekrose gebracht. In der Wundbehandlung im Sinne der Desinfektionswirkung sind die Röntgenstrahlen also unbrauchbar.

Trotzdem können sie, was eigentlich nicht in diesen Abschnitt gehört, für die Entzündungsbehandlung eine Rolle spielen und haben es auch schon getan. Nach den Untersuchungen von *Heidenhain* und *Fried* haben zahlreiche Ärzte die Röntgenstrahlen zur Behandlung der Entzündung, auch der von Wunden ausgehenden Entzündungen herangezogen und beachtliche Erfolge, die allerdings von anderer Seite bestritten oder nicht bestätigt wurden, erzielt. Die Wirkung beruht aber nicht darauf, daß eine direkte Schädigung der Bakterien erzielt wurde, sondern wahrscheinlich wurden durch die Gewebsbestrahlung bakterizide Stoffe erzeugt, welche vom Blute aus an die Stelle der Wirksamkeit gelangten. Die Schilderung dieser Vorgänge würde ein Buch für sich erfordern und sei daher hier außer acht gelassen.

Auch Radiumstrahlen wirken im Experiment bakterientötend, jedoch gilt für diese Strahlenart dasselbe, was von den Röntgenstrahlen gesagt wurde.

6. Einfluß verschiedener Temperaturen

Die Vermehrung der Bakterien ist in hohem Grade von dem Vorhandensein der optimalen Temperatur, die wohl für die einzelnen Arten verschieden ist, im allgemeinen aber möglich ist zwischen 5° und 45° C, mit einem Optimum zwischen 20° und 38°, abhängig. Saprophyten gedeihen besser bei niederer Temperatur (20°), menschenpathogene Keime dagegen bei der Körpertemperatur. Beim Absinken der umgebenden Wärme unter die optimale Grenze verharren die Bakterien in einem Zustand latenten Lebens, welcher nach Besserung der Umweltbedingungen leicht von einer neuen Vermehrungsperiode abgelöst werden kann. Beim Überschreiten der Temperaturgrenze jedoch kommt es sehr bald zu Zersetzungsvorgängen im Protoplasma des Bakterienleibes und damit zum Absterben derselben.

Gegen Kältetemperaturen sind die pathogenen Bakterien sehr widerstandsfähig. Nach mehrfachem Gefrierenlassen und Wiederauftauen blieben die Bakterienstämme in ihrer virulenten Form vermehrungsfähig. Auch die tiefen Temperaturen der flüssigen Luft konnten ein Absterben nicht bewirken. Diese Beobachtungen wurden von mehreren Forschern bei zahlreichen Bakterienarten gemacht.

Bei der Einwirkung höherer Temperaturen spielt der Wassergehalt der Bakterien und ihrer Umwelt eine teilweise ausschlaggebende Rolle. Nur wenige Ausnahmen gibt es von diesen Regeln. In der Gartenerde entdeckte *Globig* „thermophile Bakterien" mit einem Temperaturoptimum von 50—70°, und *Cronquist* soll einen „Micrococcus hydrothermicus" mit einem Temperaturoptimum von 41° entdeckt haben, der gut „auf Geschwürflächen und feuchtwarmen Umschlägen" gedeiht.

7. Trockene, heiße Luft

Bereits *Pasteur* hat in den siebziger Jahren des vorigen Jahrhunderts die Sterilisation chirurgischer Instrumente durch trockene Hitze empfohlen, welche auch in der Praxis bis zum heutigen Tage angewendet wird. *Koch* hat die Bedingungen dieser Sterilisationsart untersucht und kam zu folgenden, auch heute noch gültigen Regeln: Sporenfreie Bakterien werden nach einem 1½stündigen Aufenthalt bei 100° abgetötet, sporenhaltige nach einem 3stündigen Aufenthalt bei 140°. In Kleiderbündel und ähnliche Gegenstände dringt die trockene Hitze nur sehr langsam ein. Außerdem leiden die Stoffe sehr erheblich. Daher ist für sie dieses Verfahren unbrauchbar.

Die radikalste und auch sicherste Form der Hitzeanwendung ist die Verbrennung, welche für sekretdurchtränkte Verbandstoffe und für brennbare mit besonders virulenten Keimen beladene Gegenstände auch heute noch angewendet wird.

Das Ausglühen von Metall- und Glasinstrumenten zur Sterilisierung spielt vorwiegend im Laboratorium eine große Rolle.

8. Erhitzung in nicht wässerigen Flüssigkeiten

Die Sterilisierung durch Erhitzung in nicht wässerigen Flüssigkeiten wie Paraffin, Öl, Glyzerin, Xylol, Alkohol, Propylalkohol, Azeton, Chloroform, Kumol usw. ist für einige Spezialzwecke angewendet worden. Eine weite Verbreitung haben diese Verfahren mit Recht nicht gefunden.

9. Kochendes Wasser

Das kochende Wasser ist eins der praktisch wichtigsten und auch wirksamsten Desinfektionsmittel, welches besonders auch im Haushalt die weiteste Verbreitung (schon allein beim Wäschewaschen!) gefunden hat. Die resistenten Milzbrandsporen werden schon nach einigen Minuten im kochendem Wasser abgetötet, in heißer Luft von 140° dagegen gelingt dies erst nach 3 Stunden. Die gewöhnlichen Wundbakterien werden durch ein Kochen von 5 Minuten sicher getötet, Sporen, besonders Tetanussporen, bedürfen dazu allerdings etwas längerer Zeit (bis zu 2½ Stunden). Mit der Entfernung vom Siedepunkt sinkt die Desinfektionsenergie, doch steht diese Verminderung in keinem direkten Verhältnis zum Temperaturabfall. Zusatz von Kochsalz und Soda erhöht die Desinfektionskraft. Die chirurgische Desinfektionstechnik macht von letzterem Stoff bei der Sterilisierung der Instrumente Gebrauch.

10. Wasserdampf ohne Überdruck

Die Versuche, den Wasserdampf als Desinfektionsmittel zu benutzen, gehen auf *Robert Koch* zurück. Sehr bald bereits wurde zum „strömenden" ungespannten Wasserdampf übergegangen, weil sein Eindringungsvermögen in die Ballen Kleidung, Verbandstoffe u. dgl. ungleich schneller erfolgte als beim Erhitzen im Autoklaven. Man kam damals auf Grund der Experimente zu der Zusammenfassung, „daß überall da, wo die Hitze zur Desinfektion überhaupt anwendbar ist, das Verfahren mit Wasserdampf, und zwar mit strömendem, ungespanntem Wasserdampf allen anderen Methoden der Hitzedesinfektion vorzuziehen sei".

Eine große Zahl von Apparaten ist konstruiert und verwendet worden, die sowohl mit strömendem Dampf von 100° als auch mit überhitztem Dampf und mit Luft-Dampf-Gemischen arbeiteten. Die Wirkung des Dampfes bei der Desinfektion ist sowohl chemischer Art (durch Hydrolyse) als auch rein thermischer Natur. Drei Eigenschaften verdienen gesonderte Betrachtung: Der Sättigungsgrad, die Temperatur und die Luftfreiheit.

Je feuchter der Dampf ist, je mehr er sich dem Zustande vollständiger Sättigung nähert, um so wirksamer ist er. Denn es kommt sehr wesentlich darauf an, daß die Bakterienleiber und vor allen Dingen die Sporen Wasser aus der Umgebung aufnehmen können, so daß ihre Eiweißkörper koagulieren. Zahlreich sind die systematischen Untersuchungen hierüber (*v. Esmarch*, *Rubner* u. a.). Ein Grund der mangelhaften Sättigung ist die Beimischung von Luft zum Dampf. Kleine Luftbeimengungen sind nicht absolut schädlich, verzögern nur die Desinfektionswirkung etwas. Einige von *Rubner* ermittelte Zahlen mögen dies erläutern. Sporen, welche bei 100° und gesättigtem Dampf nach etwas über 1 Minute abgetötet werden, ertrugen ein Gemisch von 8,4% Luft und 91,6% Dampf 3 Minuten lang, ein solches mit 20% Luft bereits 10 Minuten und bei 37% Luftgehalt war ihre Abtötung in 30 Minuten noch nicht erreicht.

Auch die Temperatur ist von wesentlichem Einfluß auf die Schnelligkeit der Wirkung des Dampfes. Wenn beispielsweise Milzbrandsporen im Dampf von 100° in einer Minute absterben, so dauert es bei einer Temperatur von 90° schon 12 Minuten. Der Dampf hat ein erheblich größeres Eindringungsvermögen in Stoffe als die heiße Luft. Natürlich spielt die Porosität der Stoffe dabei eine sehr große Rolle. Infolge

Differenz der spezifischen Gewichte (Luft von 20°: 1,206, Dampf von 100°: 0,590) sinkt die Luft im Dampfgefäß nach unten und muß dort abgeleitet werden. Die meisten Apparate tragen dieser Forderung Rechnung. Weiterhin kommt es wahrscheinlich in den zu sterilisierenden Stoffen zu einer Kondensation des Dampfes, die um so wirksamer ist, je vollständiger die Austreibung der Luft vor sich gegangen ist.

11. Wasserdampf mit Überdruck

Der unter hohem Druck stehende „gespannte" Dampf hat eine gesetzmäßige Rückwirkung auf die Temperatur des Dampfes, so daß man sowohl das Manometer als auch die Temperatur zur Erkennung des physikalischen Zustandes heranziehen kann.

Nach *Mollier* ergeben sich nachstehende Zahlenbeziehungen zwischen Druck und Temperatur:

Druck in atü	Temp. in ° Cels.	Druck in atü	Temp. in ° Cels.
0,0	99,1	1,5	127,7
0,1	101,8	2,0	133,9
0,2	104,2	2,5	139,4
0,3	106,5	3,0	144,2
0,4	108,7	3,5	148,6
0,5	110,7	4,0	152,6
0,6	112,7	4,5	156,3
0,8	116,3	5,0	159,8
1,0	119,6	5,5	163,8

Die vorstehende Tabelle gilt für den nassen, gesättigten Dampf, nicht für den überhitzten. Bei letzterem entspricht die Temperatur des Dampfes nicht dem Dampfdruck, sondern ist höher. Durch gleichzeitige Ablesung von Thermometer und Manometer kann man Rückschlüsse auf die Qualität des Dampfes (ob gesättigt oder ungesättigt) im Inneren des Sterilisiergefäßes ziehen.

Die alte Anschauung von *Koch*, daß der gespannte Dampf für Desinfektionszwecke minder brauchbar sei, wurde angefochten, zunächst von französischen Forschern, später auch von anderen. Alle diese Untersuchungen führten zu dem Ergebnis, daß der gespannte Dampf dem strömenden Dampf von 100° deutlich überlegen ist, wenn nur der Fehler der Luftbeimischung ausgeschaltet wird. Beispielsweise ermittelte *Globig*, der bei seinen Desinfektionsversuchen als Testobjekt den sehr widerstandsfähigen roten Kartoffelbazillus benutzte, daß derselbe im strömenden Dampf von 100° erst nach $5^1/_2$—6 Stunden abgetötet wird. In gespanntem Dampf von

113—116° nach 25 Minuten
122—123° „ 10 „
126° „ 3 „
127° „ 2 „
130° „augenblicklich".

In moderner Zeit hat sich die Verwendung des Überdrucks nicht nur in der Sterilisation von Kleidungsstücken, Verbandstoffen u. dgl. durchgesetzt, sondern findet auch Anwendung bei der Keimfreimachung chirurgischer Instrumente.

12. Wasserdampf in Kombination mit anderen Desinfektionsmitteln

Es war naheliegend, die Wirkung der Chemikalien mit der des Wasserdampfes zu kombinieren. Am bekanntesten ist die Verbindung von Wasserdampf mit Formaldehyd, beispielsweise zur Raumdesinfektion, die dadurch wirksam wird, daß sich dieses Mittel mit dem Wasserdampf an der Oberfläche der Gegenstände niederschlägt. Die Tiefenwirkung ist jedoch nicht sehr groß. Auch Alkohol und Phenol haben als Zusatzmittel Verwendung gefunden, spielen jedoch in der chirurgischen Praxis keine besondere Rolle. *Sobernheim* hat empfohlen, dem Kochwasser zur Instrumentensterilisation Soda mit 0,2 % Formaldehydgehalt zuzusetzen. Dadurch wird das Abtöten der resistentesten Sporen von 30 Minuten Einwirkungszeit auf 5—10 Minuten verringert.

13. Wasserfreie Dämpfe mit Überdruck

Von französischer Seite (*Longuet* und Schülern) sind Dämpfe von Toluol und Xylol, die eine Temperatur von 190—195° haben, verwendet worden. Als Vorteil wird unter anderem die fehlende Durchnässung des Sterilisationsgutes gerühmt. Das Verfahren hat sich nicht einbürgern können.

14. Intermittierende Erhitzung

Die von *Tyndall* angegebene Methode findet in der normalen Desinfektionspraxis keine Anwendung. Wohl kann man sie für empfindliche Gegenstände (meist eiweißhaltige Flüssigkeiten) anwenden, die eine Erhitzung auf 100° ohne Strukturveränderungen nicht ertragen. Wenn man eine derartige Flüssigkeit etwa auf 60° erwärmt, so bleiben die in ihr enthaltenen Sporen am Leben, werden aber zur Auskeimung angeregt. Indem man diese Flüssigkeiten auf 56—58° für 4—5 Stunden erhitzt, dann abkühlen und die Sporen auskeimen läßt und dieses Verfahren 8—10 Tage fortsetzt, kann man eine keimfreie Lösung erhalten.

15. Pasteurisierung

Aus der Konservierung der Nahrungsmittel (z. B. Milch) ist die Pasteurisierung bekannt, die zwar keine vollkommene Sterilisierung, aber eine Abtötung von wenig widerstandsfähigen, pathogenen Keimen bewirkt, indem die Flüssigkeiten einer Temperatur von 70—75° ausgesetzt werden. Nur der Vollständigkeit halber sei die für die Nahrungsmitteltechnik hochbedeutsame Methode hier erwähnt. Für chirurgische Desinfektion und Sterilisation kommt sie nicht in Frage.

G. Chemische Desinfektion

1. Allgemeines über chemische Desinfektion

Ganz ungeheuer groß sind die im Schrifttum niedergelegten Erfahrungen über die desinfizierende Wirkung der verschiedensten chemischen Substanzen. Nur das Wichtigste kann hier übersichtsartig gestreift werden. Zahlreichen Desinfektionsmitteln ist nur eine sehr kurze Lebensdauer im Heilschatze beschieden gewesen.

Die chemische Forschung ist lange über das Stadium hinaus, in welchem willkürlich eine Reihe von Stoffen, die aus irgendeinem Grunde hergestellt wurden, auf ihre biologische und in diesem Falle desinfizierende Wirksamkeit hin untersucht wurden.

Der Chemiker weiß heute, daß bestimmten Radikalen und einer bestimmten Stellung derselben im Gefüge des Moleküls ganz genau umschriebene Eigenschaften entsprechen. Daher ist er auch in der Lage, mit den Mitteln der chemischen Synthese bewußt Neuschöpfungen zu schaffen und Umbildungen im Molekül der Heilstoffe vorzunehmen, um einige erwünschte Eigenschaften zu verstärken und andere unerwünschte Nebenwirkungen in möglichst weitgehendem Umfang zum Verschwinden zu bringen. Tagtäglich wird in den Laboratorien der chemischen Fabriken eine ungeheuer große Forschungsarbeit geleistet und ist bereits in den vergangenen Jahrzehnten geleistet worden. Viele Tausende von Verbindungen sind systematisch chemisch, bakteriologisch, pharmakologisch und biologisch untersucht worden. Und nur ein ganz verschwindend kleiner Teil hat den Weg in die ärztliche Praxis gefunden. Und auch von diesen kann nur ein kleiner Teil hier genannt und kurz besprochen werden.

Voraussetzung dafür, daß ein chemischer Stoff eine desinfizierende Wirkung im Körper und auf Wunden ausübt, ist seine Löslichkeit in Wasser. In einer solchen Lösung werden die Stoffe elektrolytisch gespalten und gelangen auf diese Weise zur Wirksamkeit. Über die Reaktionsweise der chemischen Mittel mit den Bakterienkörpern sind wir keineswegs in ausreichendem Umfang unterrichtet. Sowohl Adsorptionen als auch chemische Reaktionen mit den Eiweißkörpern des Bakterienleibes, als auch der Gleichgewichtszustand zwischen den von den Bakterien aufgenommenen chemischen Mitteln und den in Lösung verbliebenen (*Henry*sches Gesetz) spielen hierbei eine wechselnde Rolle. Die Praxis der Prüfung von Desinfektionsmitteln im bakteriologischen Kulturverfahren hat zu der Erkenntnis geführt, daß auch kleinste Mengen in der Lage sind, noch eine beachtliche Wirkung hervorzurufen. Vielleicht spielt überhaupt auch in der Praxis der Desinfektionswirkung von Chemikalien auf Wunden die „Nachwirkung des Mittels" im Sinne einer Katalyse eine sehr viel größere Rolle. Eine Reihe praktischer Erfahrungen ließen sich zur Deutung in diesem Sinne verwenden. *Bechhold* hat schon im Jahre 1919 gerade im Hinblick auf die chirurgische Desinfektion darauf aufmerkam gemacht, daß das „Prinzip der chemischen Entfernung des Desinfizierens vom kolloidchemischen Standpunkt aus in vielen Fällen für verfehlt" gehalten werden müsse. Sie führt insofern zu falschen Resultaten, als „sie eine geringere Wirkung des Desinfektionsmittels vortäuscht, als ihm wirklich zukommt, d. h. eine geringere Wirkung, als ihm in der Praxis unter natürlichen Verhältnissen zukommen würde".

Wichtig, besonders auch für die Frage der Salbenbehandlung der Wunden, aber noch keineswegs ausreichend geklärt sind unsere Kenntnisse über die Wirkungsweise der gebräuchlichen Desinfizientien in nichtwäßrigen Lösungen, eiweißhaltigen Flüssigkeiten und Salben. Schon *Robert Koch* wußte, konnte es sich aber nicht erklären, daß Karbolsäure aufgelöst in Öl oder Alkohol keine desinfizierende Wirkung habe. *Wolffhügel* und *Knorre* haben dies Verhalten eingehender studiert und glauben, den Grund in der schlechten Benetzbarkeit der Bakterien durch die ölige Lösung gefunden zu haben. Das Verhalten der verschiedenen Fette und Öle in dieser Beziehung ist aber durchaus different. Alkoholische Lösungen von Desinfizientien sind wesentlich unwirksamer als wäßrige Lösungen desselben Stoffes. Unendlich viele Übergangsmöglichkeiten sind denkbar entsprechend dem verschiedenen Wasser- und Alkoholgehalt der Lösungsmittel. Dasselbe gilt auch vom Glyzerin als Lösungsmittel.

von dem nachgewiesen werden konnte, daß die Desinfektionskraft mit zunehmendem Wassergehalt wächst.

Von besonderer Wichtigkeit ist es zu wissen, daß die Desinfektionskraft sehr wesentlich durch die Umgebung, in der sich der Vorgang abspielt, abhängt. Eine im Reagensglas oder in der Kultur ermittelte Desinfektionswirkung wird in natürlicher Wundumgebung bei Anwesenheit von Serum, Eiter usw. durchaus anders verlaufen. Besonders Eiweißkörper pflegen die Desinfektionswirkung merklich herabzusetzen, sie können sie sogar gänzlich aufheben. Am Sublimat konnte *Behring* dies schon frühzeitig studieren. Es bilden sich unlösliche und unwirksame Albuminate mit den Desinfektionsstoffen, seien sie anorganischer oder organischer Natur. Die Oxydationsmittel, wie Wasserstoffsuperoxyd und die Halogene, sind in dieser Hinsicht besonders ungünstig. Günstiger liegen die Verhältnisse bei den Metallsalzen, den Chininderivaten und den Farbstoffabkömmlingen.

Berücksichtigt werden muß weiterhin die Giftigkeit der zur Desinfektion angewandten chemischen Mittel. Hierbei kann man unterscheiden zwischen der absoluten Giftigkeit und der relativen, bei welcher die Giftigkeit zu dem Desinfektionseffekt in Beziehung gesetzt wird. Nach den *Behring*schen Untersuchungen an 100 chemischen Desinfektionsmitteln kam er zu dem Ergebnis, daß die meisten Chemikalien mit der Fähigkeit, die pflanzlichen Mikroorganismen zu schädigen, auch gradweise an Giftigkeit für die höheren Individuen zunehmen. Später einmal hat er gesagt, es könne auf Grund seiner verschiedenen Experimente fast als ein Gesetz betrachtet werden, ,,daß die lebenden tierischen und menschlichen Körperzellen um ein Mehrfaches empfindlicher sind gegenüber den Desinfektionsmitteln als die Bakterien, so daß, ehe die Bakterien durch ein Desinfektionsmittel abgetötet oder am Wachstum im Blute und in den Organen verhindert werden, der infizierte Tierkörper schon vorher an diesen Mitteln zugrunde geht".

Und so wurde demnach in zunehmendem Maße die Anwendung besonders stark wirkender Desinfektionsmittel in der Wunde abgelehnt *(Veyrassat)*.

2. Anorganische Desinfektionsmittel

a) Metallverbindungen

1. Quecksilberverbindungen

Die praktisch wichtigste und auch experimentell und historisch interessanteste ist das Sublimat. (Hg Cl 2). Es stellt helle rhombische Prismen dar, welche sich in 14,4 Teilen kalten oder 1,85 Teilen siedenden Wassers oder in 3 Teilen Alkohol oder 13,4 Teilen Äther lösen. Unter Lichteinwirkung scheidet sich in der wäßrigen Lösung langsam Kalomel ab. Bei der Auflösung in nicht destilliertem Wasser bilden sich Niederschläge von Quecksilberoxyd und basischen Chloriden. Um die Ausfällungen in Sublimatlösungen bei Verwendung nicht destillierten Wassers zu vermeiden, wurden auf Anregung des Chirurgen *v. Angerer* durch den Apotheker *Schilling* die bekannten Sublimat-Kochsalztabletten hergestellt, welche eine sehr weitgehende Verbreitung gefunden haben. Um die giftigen Sublimatlösungen, welche an und für sich farblos sind, kenntlich zu machen, ist auch noch ein roter Farbstoff zugesetzt worden. Diese teilweise unbekannte Tatsache ist soweit Allgemeingut auch in Laienkreisen geworden, daß oft geglaubt wird, das Sublimat selbst besitze eine rote Eigenfarbe. Die gebräuchlichen Sublimattabletten enthalten nach den Vorschriften des Deutschen Arzneibuches Sublimat und Kochsalz zu gleichen Teilen.

Die zahlreichen Untersuchungen über die keimtötende Kraft des Sublimats haben ergeben, daß diesem Mittel vorwiegend eine entwicklungshemmende Wirkung zukommt. Als sporentötendes Mittel versagt es jedoch. In den Umweltsbedingungen bei der chirurgischen Desinfektion (Anwesenheit von Serum und Eiter) ist seine Wirkung stark herabgesetzt. Alle Untersucher sind darüber einig, daß Staphylokokken relativ resistent gegen Sublimat sind. Eine 1 promillige Lösung tötet sie in 15—30 Minuten noch nicht ab, bei Gegenwart organischer Stoffe, Serum usw., nimmt die desinfizierende Kraft noch weiter ab. Der Zusatz von Kochsalz bewirkt in stärkeren Lösungen eine erhebliche Verschlechterung, die erst mit zunehmender Verdünnung verschwindet. Der Zusatz von Weinsäure führt nur dazu, daß sich kein sichtbarer Niederschlag bildet, an der Wirksamkeit der Lösung selbst ändert sich nichts.

Aus der Wundbehandlung ist das Sublimat im Laufe der Zeit wegen seiner Giftwirkung fast vollkommen verschwunden. Nur bei der Hautdesinfektion spielt es noch bei einigen Chirurgen eine Rolle, obwohl es auch hier mehr und mehr anderen Mitteln Platz machen muß. Zur Desinfektion von metallischen Instrumenten ist es völlig unbrauchbar, weil die Lösung hierbei zu metallischem Quecksilber reduziert wird und die Instrumente selbst leiden.

Die Giftigkeit des Sublimats gegenüber Tieren ist nach *Behrings* Untersuchungen 6 mal stärker als gegenüber Milzbrandbazillen in Serum. Beim Versuchstier gilt die Injektion von 0,01—0,013 g Sublimat pro kg Körpergewicht als tödlich. Für den erwachsenen Menschen gelten eine Tagesdosis von 0,1 g als gefährlich, eine Menge von 0,5 g als tödlich.

Bekannt ist, daß bei empfindlichen Leuten die Haut auf Sublimatwaschungen mit Schuppenbildung, Entwicklung schwer heilender Schrunden, Graufärbung der Fingernägel reagiert.

Nach Ersatzstoffen für das Sublimat haben Chemiker und Ärzte intensiv gesucht. Erstrebt wurden Quecksilberpräparate ohne die Nachteile der Arrosion von Metallinstrumenten, ohne die Ätzwirkung auf die Haut und die Fähigkeit des Fällens von Eiweiß. Von vollem Erfolg sind die Bemühungen nicht gewesen.

Erwähnt seien folgende Präparate:

Sublamin (Quecksilbersulfatäthylendiamin) in Pastillenform, von Schering vorwiegend zur Händedesinfektion in den Handel gebracht. Es wirkt weniger hautreizend und ist leichter wasserlöslich.

Quecksilberoxycyanid (Hg_2Cy_2O), in der Handelsform meist Quecksilbercyanid enthaltend, kommt zusammen mit Kochsalz in Tabletten in den Handel. Es greift Instrumente nicht an, hat eine schwächere (in Gegenwart von Blut), stärker desinfizierende Wirkung.

In England wurde viel benutzt: Quecksilberbijodid (HgJ_2). Es ist wenig in reinem Wasser, leicht in Alkalijodid löslich. Zur Händedesinfektion wird es im Verhältnis von 1 : 500 dem Alkohol zugesetzt.

Afridol findet als 4% Seife Verwendung.

Das Merfen ist eine organische Quecksilberverbindung, welche von *Fehr* empfohlen wurde und allen ähnlichen Antisepticis überlegen sein soll. Zur Händedesinfektion ist es allerdings nicht geeignet, da nach seinem Gebrauch mehrfach hartnäckige Ekzeme beobachtet wurden.

2. Silberverbindungen

Wirksamer gegen Bakterien als die Quecksilberverbindungen sind die Silbersalze. Aber auch sie haben die Eigenschaft, daß sie in Gegenwart von Eiweiß an desinfizierender Kraft verlieren, wenngleich nicht so stark wie die vorbesprochenen Mittel. Eine besondere Rolle spielt das Silbernitrat (Argentum nitricum $AgNO_3$). Als „Höllensteinstift" benutzen wir es zum Ätzen üppiger Granulationen, in Lösungen wird es vielfach zur Behandlung entzündeter Wunden und Schleimhäute in Anwendung gebracht. Es ist in Wasser leicht löslich; in ihm ist die Wirkung geringer als die des Sublimats. Auch auf Sporen wirkt es nach den Versuchen von *Behring* hemmend. 0,09% Lösungen sollen Staphylokokken in 3 Minuten abtöten. Anwesenheit von Kochsalz setzt die Wirksamkeit durch Ausfällung von Chlorsilber sehr erheblich herab, Alkoholzusatz steigert die antiseptische Kraft.

Auch bei diesem Stoff haben sich die Chemiker bemüht, die Fällbarkeit durch Kochsalz und Eiweiß durch Synthese anderer Mittel auszuschalten. *Credé* war besonders darum bemüht. Bei *Halsted* in Baltimore, welcher dieses Verfahren seit 1894 anwendete und 1913 veröffentlichte *(Lexer)*, sah er die Bedeckung der Wunden mit Blattsilber. Auch *Cushing* wandte es an. Von *Lexer* ist dann diese Behandlung in Deutschland eingeführt worden.

Näheres wird in dem Abschnitt „Verschiedene Verbandarten" geschildert werden.

Beim Bedecken der Wunden mit Silberfolie soll sich in ihnen milchsaures Silber bilden. Inwieweit hierbei von den Wundbakterien herrührende Stoffwechselprodukte eine Rolle spielen, wie es *v. Behring* annahm, bleibe dahingestellt. Auch das zitronensaure Silber hat ähnliche Wirkungen. Beide Stoffe kommen unter dem Namen Itrol und Aktol in den Handel. Die von *Credé* und *Beyer* erzielten günstigen Ergebnisse konnten von anderen Untersuchern nicht voll bestätigt werden. Beide Stoffe gleichen in bezug auf Bakterienwachstumshemmung dem Sublimat in Eiweißlösung, sind der wäßrigen Sublimatlösung jedoch erheblich unterlegen. Dagegen ist die Tiefenwirkung wesentlich höher als beim Sublimat. Tatsächlich haben sich diese beiden Mittel, so interessant sie an sich sind, keinen bleibenden Platz im Heilschatz erobern können.

Die Beschäftigung mit den Silbersalzen führte dazu, das Silber in kolloidaler Form in der Wundbehandlung und überhaupt bei der Bekämpfung der Bakterien in Anwendung zu bringen. Diese Bestrebungen zeitigten das Kollargol, welches von der chemischen Fabrik Heyden in den Handel gebracht wird. Über dieses Mittel gibt es eine ungeahnt große Literatur. Es stellt braun-schwarze, metallisch glänzende Lamellendar, die bis zu 5% in Wasser, nicht jedoch in Alkohol löslich sind. Bei der Lösung sind die Originalvorschriften zu beachten. Die Lösungen halten sich unter Lichtabschluß in verschlossener Flasche monatelang. In den Handel kommt das Mittel in den verschiedensten Aufmachungen. *Credé* hat es ganz besonders empfohlen. *v. Oettingen* hat das Kollargol im mandschurischen Feldzug und im Balkankrieg mit gutem Erfolg angewendet. Es sei ungiftig, blutstillend, geruchlos und stark bakterienhemmend. Die anfangs hochgespannten Hoffnungen auf eine erhebliche bakterizide Wirkung vom strömenden Blute aus haben sich leider nicht bestätigt. Die Versuche mehrerer Autoren (z. B. *Brünner, Cohn*) ergaben, daß kolloidale Silberlösungen ausgesprochen entwicklungshemmende Eigenschaften, aber nur eine geringe Bakterizidie besitzen. Wichtig aber ist, daß dieselbe in wäßrigen und eiweißhaltigen Lösungen etwa ungefähr gleich ist.

Im Widerspruch zu diesen rein experimentell gewonnenen Ergebnissen stehen eine ganze Reihe von günstigen klinischen Erfahrungen. Man nimmt daher an, daß das Kollargol, soweit es in den Körper gelangt, eine „unspezifische Protoplasmaaktivierung" insofern hervorruft, daß es eine Vermehrung der Leukozyten im Blute bewirkt. Auch seine Wirksamkeit als „biologischer Katalysator" ist in Erwägung gezogen worden, und zwar im Sinne eines „Spurenelements" (vgl. S. 56). Vielleicht ist das Silber auch in der Lage, durch Intensivierung der Oxydationsvorgänge im Körper Stoffwechselprodukte der Bakterien zu entgiften.

Die spezifische Wirkung des Kollargols auf Gonokokken sei hier übergangen. Die Kombinationen des Silbers mit Farbstoffen werden später besprochen.

Einige Silber-Manganverbindungen haben in den letzten Jahren eine besondere Rolle insofern gespielt als man an ihnen eine besondere Eigenschaft, die „olygodynamische Wirkung", studieren kann. Man versteht hierunter kurz ausgedrückt die bakterizide Wirkung kleinster gelöster Metallmengen.

Metallisches Silber in Verbindung mit „Aktivatoren", welche aus Soda- oder Kochsalzlösungen bestehen können, soll eine sehr erhebliche desinfizierende Kraft besitzen (*Kruse* und *Fischer*). Die hieran geknüpften hochgespannten Erwartungen haben sich in der Praxis leider nicht erfüllt.

Es sind eine Reihe von derartigen Präparaten bekanntgeworden. Nicht immer wurden sie günstig beurteilt. Das Quarz-Silber-Puder des russischen Professors *Moissejew* soll sich nicht bewährt haben (*Kalineiko* und *Kolpakowa*). Das Syngasept stellt ein unlösliches Pulver aus Silber- und Mangandioxyd mit einem Zusatz von Gold als Katalysator dar. Der beim Eiweißzerfall frei werdende Schwefelwasserstoff hemmt an und für sich die Silberwirkung, in dem sich inaktives Silbersulfid bildet. Dieser unerwünschte Vorgang wird beim Syngasept dadurch unterbunden, daß der im Mangandioxyd vorhandene Sauerstoff den Schwefelwasserstoff oxydiert und so die Entstehung des Silbersulfids verhindert. Das Mittel, das im strömenden Dampf bei 120° sterilisierbar ist, wird meist in der Form der Imprägnierung an Gaze verwendet (*Schwarzbach*).

Eine andere derartige Mangan-Silberverbindung ist das Simanit. Eine hervorstechende Eigenschaft dieses Mittels besteht darin, daß es immun gegen Schwefel ist. Dies ist von besonderer Bedeutung, weil die oligodynamische Wirkung des Silberions dadurch gehemmt wird, daß sich oligodynamisch unwirksames Schwefelsilber bildet. Die in vitro nachweisbare bakterizide Kraft des Simanits hat eine untergeordnete Bedeutung gegenüber seiner anregenden Wirkung auf die Granulationsbildung und Epithelisierung (*Lechner*). Da das Simanit eine stärkere Durchblutung des Wundrandgewebes bewirkt, erzeugt es zunächst eine stärkere Sekretion. Für langdauernde Anwendung ist das Präparat nicht geeignet, da sich seine Regenerationsanregung erschöpft. Die Entstehung einer Argyrosis ist bei äußerer Anwendung nicht zu befürchten. Ähnlich wirkt auch Euthagen (*Haase*).

Das Yxin, welches in Salbenform in den Handel kommt (*Bors* und *Fohl*) ist ein enzymasiertes Reaktionsprodukt von ammoniakalischem Silberoxyd und Stärke. Ihm wird eine sehr günstige Wirkung nachgerühmt.

Schließlich hat man das Silber in besonderer Oberflächenstruktur mit einem feinkapillaren keramischen Pulver kombiniert, dem „Katadynsilber". In ihm beträgt die Größe der einzelnen Pulverteilchen im Durchschnitt 1,5 Gamma. In 1g Katadynsilber sind etwa $4,72 \cdot 10^{11}$ Silberteilchen vorhanden, deren Oberfläche etwa 3,5 qm beträgt. Unter Adsorption von Sauerstoff kommt es in der Wunde wahrscheinlich zur Bildung eines komplexen Chlorsilbersalzes, welches Bakterien abtöten, Toxine entgiften und den Zelltonus heben soll. Auch in Salbenform ist das Präparat anwendbar (Argion-Salbe).

3. Andere Metallverbindungen

Von den Eisensalzen haben gelegentlich einmal das Eisenvitriol, das Eisenchlorid ($FeCl_3$) und vorwiegend als Blutstillungsmittel das Ferrum sesquichloratum eine Rolle gespielt. Das Eisenchlorid soll eine gewisse spezifische Wirkung gegen Diphtheriebazillen haben. Bei der Behandlung der Wunddiphtherie kann man sich daran erinnern.

Das Zinkchlorid ($ZnCl_2$) ist vor und um die Jahrhundertwende auch in der Wundbehandlung in 1—5% Lösungen in Gebrauch gewesen, in stärkerer Konzentration (10—15%) mit leicht ätzender Eigenschaft. Als Desinfektionsmittel kann man es eigentlich nicht bezeichnen. Das Zinkoxyd (ZnO) (Zincum oxydatum album) findet als austrocknender Streupuder auch heute Anwendung.

Von den Aluminiumverbindungen hat die essigsaure Tonerde (Aluminium aceticum) in der Hand der Ärzte und Laien eine sehr weite Verbreitung gefunden. In einer Konzentration von ½—2% Lösungen stellt es ein gutes Mittel zum Anlegen von feuchten Verbänden bei entzündeten Wunden dar. Seine bakterizide Kraft ist aber gering, obgleich die Angaben darüber sehr stark auseinandergehen, dagegen hat es eine adstringierende und auch „gewebsstimulierende" Wirkung, wie eine sehr große klinische Erfahrung gezeigt hat. An der Haut kann sie zu Reizerscheinungen besonders bei längerem Gebrauch führen, daher soll am besten die Wundumgebung mit einer Salbe eingefettet werden. Stärkere Konzentrationen oder gar die Anwendung des unverdünnten Handelspräparats kann zu starken Gewebsnekrosen führen. Substitutionspräparate sind das Aluminium acetico tartaricum (= Alsol) und das ameisensaure Aluminium (= Ormicet).

Das Kaliumpermanganat ($KMnO_4$) ist ein auch im Haushalt oft gebrauchtes Mittel mit deutlich desodorierender Komponente. Es wird in den Wunden zu Braunstein reduziert und erzeugt dadurch sehr lästige braune Flecke in Verbandstoffen und Wäsche.

Es hat aber durchaus einen Platz in der Wundbehandlung behaupten können. In neuerer Zeit ist es von *v. Mezö* und *Gyorffy* in Verbindung mit Borsäure als die Gewebe nicht angreifendes mildes Antiseptikum empfohlen worden, und zwar in einer Mischung von 100,0 g Borsäure und 1,0 Kaliumpermanganat, als feingemahlenes Pulver oder als Spülung mit einer Kaliumpermanganatlösung 1 : 4000 in 3% Borsäurelösung. Wahrscheinlich bewirkt sein Zusatz auf katalytischem Wege eine Steigerung der Wirkung der Borsäure. In überkonzentrierter Form verwendet *Doppler* das Kaliumpermanganat besonders bei jauchigen Wunden mit profusen Eiterungen. Er weist dem Mittel als wirksame Eigenschaft die Sauerstoffübertragung in statu nascendi zu.

Natriumperborat (Neobar) wirkt wohl im wesentlichen als Sauerstoffüberträger.

Von den Bleiverbindungen wird das Aqua plumbi (Plumb. subacetic. solut 2,0 Aqua fontan. 98,0) gelegentlich noch benutzt. Es erzeugt in den Wunden ein Bleialbuminat, wirkt adstringierend und reizt Gewebe und Haut sehr wenig. Ein geringer Zusatz von Alkohol (2 ccm zu 100 ccm aqua plumbi) ist unter dem Namen Aqua Goulardi seit langem bekannt und soll eine verbesserte Wirkung besitzen.

An dieser Stelle seien auch die besonders in der Schweiz verbreiteten Wundsalben nach *Dr. Reimers* erwähnt. Sie werden hergestellt als „Pasta plumbi", „Pasta bismuti" und „Pasta cupri". Über die Zusammensetzung ist nur bekannt, daß sie 1,5% metallisches Wismut, 4% Blei und 0,5% Kupfer enthalten. Ihre Wirkungsweise ist graduell verschieden. Bleipaste wirkt am mildesten, Kupferpaste am intensivsten. (*Schmerz*).

v. Linden hat Verbandstoff und Nahtmaterialien mit Kupfersalzen imprägniert und fand bei bakteriologischer Prüfung dieselben auf infizierten Agarplatten von einem keimfreien Saum umgeben.

Strontium-Salze sollen nach *Hummel* und *Salzmann* sowohl bei parenteraler als auch lokaler Applikation granulationsanregend wirken.

Zinksalze und Kieselsäure-Verbindungen haben immer schon einen Platz in den Wundheilmitteln gehabt. Zahlreiche Präparate in den verschiedensten Zusammensetzungen beruhen hierauf. Beispielhaft sei das „Ulcusept" genannt, welches noch *Bor*, Vitamin A enthält und strahlenaktiv sein soll. Das weitverbreitete „Combustin" enthält Aluminium, Wismut und Zink neben Borsäure und Perubalsam. Besonders- für die Behandlung bei Brandwunden erfreut es sich großer Beliebtheit.

Von den Wismutverbindungen ist das Bismutum subnitricum als austrocknendes Mittel viel angewendet worden, ist aber in neuerer Zeit verdrängt worden durch die Ersatzpräparate für das Jodoform, welche an anderer Stelle (vgl. S. 114) besprochen werden sollen.

Das gewöhnliche Kochsalz (NaCl) ist seit undenklichen Zeiten als fäulnishemmendes Mittel verwandt worden. Auch in der Wundbehandlung ist es oft und in den verschiedensten Konzentrationen angewendet worden, obwohl die eigentliche desinfizierende Kraft bei niederen Konzentrationen gering ist. Als sogenannte „physiologische Kochsalzlösung" wird es als indifferentes Spülmittel verwendet. Jedoch kann man die 0,9% Kochsalzlösung in keiner Weise als „physiologisch" gegenüber den Körpergeweben bezeichnen. Sie wird dies erst durch Zusatz von Kalium-, Kalzium-, Phosphat-Ionen in Form der Ringerlösung oder Tyrodelösung oder der jetzt im Handel befindlichen Salzgemische und Lösungen wie Normosal, Tutofusin usw.

Die 5—10% hypertonische Kochsalzlösung ist dagegen in bestimmten Fällen als Wundbehandlungsmittel gut anwendbar, wenn es sich darum handelt, ein schlaffes Granulationsgewebe zu vermehrter Reaktion zu bringen. Umschläge mit derartiger Lösung bewirken dann durch den verschiedenen osmotischen Druck einen kräftigen Lymphstrom nach der Wundoberfläche zu und dadurch eine Anregung der Wundsekretion, welche ihrerseits einen zum Stocken gekommenen Heilungsprozeß wieder fördert. Dieses Verfahren ist uralt. *Markuse* hat es in der Modifikation empfohlen, daß zunächst 25% Magnesiumsulfatlösung bis zur Abstoßung der Nekrosen angewendet wird, dann 5—10% Natriumchloridlösung.

Takao und *Kondo* züchteten Gewebestückchen in verschieden konzentriertem Seewasser und zogen aus den Ergebnissen Schlüsse auf die Verträglichkeit des Seewassers für die Wunde. Sie fanden, daß Seewasser von 0,85% Salzgehalt mit 0,1% Glukose und 0,1% Natrium bicarbonicum Zusatz der *Locke*schen Lösung überlegen sei.

In diesem Zusammenhange seien weitere Verfahren, deren Wirksamkeit im wesentlichen auf osmotischen Vorgängen beruht, kurz erwähnt. Die Behandlung der Wunden mit einer gesättigten Glaubersalzlösung ohne Zusatz eines Antiseptikums soll in kürzester Zeit die Ödeme und Schmerzen zum Verschwinden bringen. Die Wunden reinigen sich und vernarben schnell. Besonders bei großen Weichteilverletzungen ist dies Verfahren geeignet. Um eine „Umkehr des Lymphstromes" in der Wunde zu erreichen, hat *Smith* dieselbe mittels Verbandstoffen drainiert, welche mit Glyzerin getränkt waren. Bei starker hygroskopischer Wirkung ist das Glyzerin nicht schädlich für lebende Gewebe und hat außerdem gute antibakterielle Eigenschaften. Staphylokokken vertragen höchstens eine Konzentration von 26,3%, Leukozyten dagegen eine solche von 41,7%.

Tompkins und Mitarbeiter haben 2—10% Lösungen von Pektin auf Wunden gebracht und mit Salbenlappen oder wasserundurchlässigen Verbandstoffen die Verdunstung verhindert. Der günstige Heilerfolg beruht im wesentlichen auf der wasserentziehenden Wirkung der Pektinlösung. Der Säuregehalt der Lösung soll keinen nachteiligen Einfluß auf die Wunde haben. Eine epithelisierende Wirkung besteht nicht.

b) Alkalien

Unter den kohlensauren Alkalien, welche an und für sich bei normalen Temperaturen keine keimtötende Wirkung haben, spielt die Soda (Natrium carbonicum Na_2CO_3) als Zusatzmittel zum Auskochen der Metallinstrumente eine Rolle, denn sie erhöht die keimtötende Kraft des kochenden Wassers.

Alkalische Seifen werden in der täglichen chirurgischen Praxis zur Desinfektion der Hände des Operateurs oder zu warmen Seifenbädern bei Entzündungen des Zellgewebes vor und nach seiner operativen Eröffnung mit klinisch gutem Erfolg verwendet. Es finden dabei sowohl Schmierseifen (Kaliseifen) oder feste Kernseifen (Natronseifen) Anwendung. Wenngleich die Untersuchungen der einzelnen Autoren mitunter sehr erheblich voneinander abweichen, so kann man doch sagen, daß Seifenlösungen eine erhebliche desinfizierende Wirkung gegen die gewöhnlichen pathogenen Bakterien haben. Mit Recht werden sie daher nicht nur in der Chirurgie sondern auch bei zahlreichen hygienischen Maßnahmen des täglichen Lebens verwandt.

Nicht so eindeutig ist demgegenüber die Überlegenheit der verschiedenen sogenannten „antiseptischen" Seifen, welche einen Zusatz von Lysol oder Karbol oder Sublimat usw. haben. Im allgemeinen kann man sagen, daß sowohl die Seife für sich als auch ihre Zusatzmittel wirksamer sind als ihre Kombination. Nur der Seifenspiritus (Spiritus saponatus officinalis ol. olivar. 100, Kalium hydr. solut. 52, Spiritus 500, Aqua dest. 348) hat sich einen Platz in der Händedesinfektion und bei der Reinigung beschmutzter chirurgischer Instrumente bewahrt.

Es sei an dieser Stelle auch der Vorschlag von *Hilgermann* aufgeführt, zur Bekämpfung der Streptokokkeninfektion gallensaure Alkalien zu verwenden, welche von der Schering A.G., Berlin, unter dem Namen „Taurolin" in den Handel gebracht werden. Besonders in der Gynäkologie wird es angewandt. Mehrere Publikationen loben es. Die Chirurgen äußerten sich etwas zurückhaltender *(Heck)*. Aus Amerika kamen ablehnende Stimmen *(Schmidt* und *Remson)*.

c) Säuren

Die meisten pathogenen Bakterien mit Ausnahme des Typhus- und Tuberkelbazillus gedeihen am besten in einem schwach alkalischen Milieu. Daher sind Säuren an und für sich schon gute Desinfektionsmittel. Es ist selbstverständlich, daß die starken Mineralsäuren wegen ihres gewebsschädigenden Charakters von vornherein ausscheiden. *Lister* hat schon die Borsäure (H_3BO_3) in die antiseptische Praxis eingeführt. Seitdem ist sie als mild antiseptisches Mittel, als Flüssigkeit zu Umschlägen und Spülungen (besonders von Ophthalmologen und Urologen) und in Salbenform im Gebrauch. In Pulverform wirkt sie besonders gegen den Pyozyaneuserreger *(Paetzel)*. In konzentrierter Anwendung oder bei der Resorption von großen Wundhöhlen (Spülung größerer Pleuraempyemhöhlen!) aus kann sie toxische Eigenschaften haben, welche sich durch Erbrechen, Singultus, Erythem, Kollaps mit Ausbruch kalten Schweißes äußern. Von der Wirkungssteigerung durch Kaliumpermanganatzusatz war vorstehend schon die Rede *(Györffi)*.

Die aus der Tiermedizin stammende Anwendung der schwefligen Säure hat sich beim Menschen nach den Untersuchungen von *v. Scanzoni* und *Kufferth* nicht sonderlich bewährt.

d) Sauerstoffüberträger

Der charakteristische und fast ausschließlich gebrauchte Vertreter dieser Gruppe ist das Wasserstoffsuperoxyd (H_2O_2). Es war wegen seiner blutstillenden und keimtötenden Eigenschaften schon kurz nach der Mitte des vorigen Jahrhunderts *(Stöhr* und *Smith)* in Gebrauch und wurde in Deutschland von *Nußbaum* und in Frankreich von *L. Championnière* untersucht und empfohlen. *v. Bruns* ließ es durch *Honsell* um die Jahrhundertwende genauer methodisch untersuchen.

Das Wasserstoffsuperoxyd entsteht bei einer Reihe von Oxydationsprozessen, auch unter der Wirkung des Sonnenlichts. Es stellt eine farb- und geruchlose, syrupdicke Flüssigkeit dar, welche bei tieferen Temperaturen erstarrt. Heutzutage wird es von der Firma Merck unter der Bezeichnung Perhydrol in 30-%-Lösung rein und säurefrei in den Handel gebracht. Es hält sich unter Lichtabschluß bei niederer Temperatur einige Monate, verdünnte Lösungen sind weniger haltbar. Das offizinelle Hydrogenium peroxydatum ist nur 3%. Eine Verbindung mit Harnstoff stellt das Perhydrol dar, das ein weißes, an trockener Luft beständiges leicht Wasser anziehendes Pulver mit einem Gehalt von etwa 35% Wasserstoffsuperoxyd darstellt. Im Wasser ist es unter Abspaltung des H_2O_2 leicht löslich. Auch in Form von Tabletten und Stäbchen (z. B. zum Einführen in Fisteln) ist es erhältlich. Ähnliche Präparate kommen als Perhydrit, Pergenol und Ortizon in den Handel. Zinkperhydrol stellt eine Mischung mit Zinkoxyd zu gleichen Teilen dar.

Beim Zusammentreffen von Körpergeweben mit Wasserstoffsuperoxyd wird es durch die Katalyse in Wasser und Sauerstoff gespalten, welcher in statu nascendi besonders aktiv ist. Blut und Lymphe haben von den Körpergeweben die stärksten katalytischen Eigenschaften. Bringt man Wasserstoffsuperoxyd in eine Wunde, so entwickelt sich eine große Menge Schaum, welcher zunächst rein mechanisch Verunreinigungen von der Wundfläche entfernt. Im Blute bewirkt das Wasserstoffsuperoxyd eine rasche Fibringerinnung, bei Überschuß des Mittels setzt aber dann eine Hämolyse ein. Auch Eiter bewirkt eine Zersetzung des Wasserstoffsuperoxyds unter Abtötung der Leukozyten. Den Körperzellen gegenüber ist das Wasserstoffsuperoxyd in Konzentrationen bis 3% bei oberflächlicher Anwendung, also bei der Möglichkeit des ungehinderten Entweichens des gebildeten Sauerstoffs, ungefährlich. Injektionen in die Blutbahn, das Körpergewebe und Körperhöhlen können bei genügender Dosierung durch Gasembolie tödlich enden.

Untersuchungen über die entwicklungshemmende und bakterizide Wirkung des Wasserstoffsuperoxyds liegen in genügender Zahl vor. Durch sie kann als bewiesen gelten, daß dem Mittel eine erhebliche Desinfektionskraft innewohnt. Eine 3% wäßrige Lösung tötet Staphylokokken und Koli-Bazillen in 5 Minuten. In Gegenwart organischer Flüssigkeiten läßt die Wirkung erheblich nach. Beispielsweise verglich *Honsells* 3-%-Lösungen in Wasser und in Hydrozelenflüssigkeit und konnte feststellen, daß letztere Bakterien erst nach 10 Minuten anstatt nach 5 Minuten in wäßriger Lösung abtötete. In einen serofibrinösen Exsudat betrug diese Zeit sogar 30 Minuten. „Im Eiter fand eine bemerkenswerte Einwirkung des Desinfiziens auf die Keime überhaupt nicht statt.“ Ein Vergleich der 3-%-Wasserstoffsuperoxydlösung mit einer 1-‰-Sublimatlösung und 2-%-essigsaurer Tonerdelösung ergab, daß in eiweißreichen, aber zellarmen organischen Flüssigkeiten Wasserstoffsuperoxyd entschieden überlegen ist. In eiweißreicher und zellreicher Umgebung sind alle drei Stoffe gleich unwirksam.

Nach den Untersuchungen von *Rieger* und *Trauner* besitzt das Wasserstoffsuperoxyd deutlich eine spezifische Wirkung gegen anaerobe Sporenbildner. Das Schrifttum über die verschiedensten Anwendungen des H_2O_2 in der Wundbehandlung ist recht groß. Mir sind 287 Publikationen bekannt. Vielleicht kann man hierher auch die an und für sich Ameisensäure enthaltenden und durch sie wirksamen Präparate „Ormicet“ *(Weinbrenner)* und „Verteform“ *(Oppenheim)* rechnen, von welchen ersteres in der Wunde aufschäumt, die Wunde reinigt und dann das in ihm enthaltende ameisensaure Aluminium zur desinfizierenden Wirkung bringt. Das Verteform ist ameisensaures Bleihydroxyd, welches Sauerstoff und Formaldehyd abspaltet.

Wolpers hat mit dem Elektronenmikroskop den Einfluß von Wasserstoffsuperoxyd auf kollagene Bindegewebsfibrillen untersucht und konnte ermitteln, daß sie durch dies Medikament in erheblichem Grade zerstört werden. Er schließt daraus, daß das Wasserstoffsuperoxyd als Wundbehandlungsmittel ungeeignet ist, da ohne kollagene Bindegewebsfibrillen keine Wunde heilen kann.

e) Halogene

Verbindungen von Brom, Chlor und Jod, aber auch diese Elemente selbst besitzen eine sehr erhebliche keimtötende Kraft, welche in manigfaltiger Weise für die Praxis ausgewertet worden ist. Aber eine Grenze finden auch diese Mittel an der Eigenschaft einiger Bakterien, abgekapselt in Hüllen besonderer Struktur und Zusammensetzung zu liegen.

Zur Gruppe der Bromverbindungen gehört das „Dibromol“ der Firma Trommsdorf, Aachen. Es ist die alkoholische Lösung eines dibromierten Salzes der Oxybenzolsulfosäure. Es soll sich in bakteriologischen Versuchen bewährt haben. In der klinischen Anwendung gilt es als Ersatz für Jodtinktur, der keine Hautreizerscheinungen erzeugt *(Zesing)*.

Die Wirkungsweise des Chlors (als Paradigma genommen) in einer Wunde ist in seinem Ablauf und seinen Zwischenstufen noch nicht vollkommen bekannt. Einerseits bildet sich Salzsäure und Sauerstoff. Vielleicht verläuft daneben aber ein anderer Reaktionsweg, welcher über noch unbekannte lockere Verbindungen zwischen Chlor und organischen Substanzen wieder zu freiem Chlor führt, das dann mit den Aminogruppen des Eiweißes zu Chloraminoverbindungen zusammentritt.

Die Verwendung von Chlorwasser und Chlorkalk in der Wundheilkunde ist uralt. Erinnert sei nur daran, daß 1847 *Semmelweis* dies Mittel an seiner Wiener Klinik einführte und damit die zunächst verkannten, später aber voll gewürdigten Heilerfolge erzielte. Heute verwenden wir diese beiden Mittel in direkter Form nicht mehr in der Wundbehandlung. Ich übergehe auch eine Reihe anderer Anwendungsformen und beginne mit dem Mittel, welches im ersten Weltkrieg an allen Fronten eine große Rolle gespielt hat, der *Dakin*schen Lösung. Das Schrifttum über sie, ihre Anwendung und ihre Erfolge ist ungeheuer groß. Die ursprüngliche *Dakin*sche Lösung ist eine 0,5% wäßrige Lösung von Natriumhypochlorit (NaClO), neutralisiert durch Borsäure. Zahlreiche Herstellungsrezepte sind veröffentlicht worden, die sehr verschiedene Zahlen aus dem Grunde enthalten, weil der im Handel erhältliche Chlorkalk einen sehr verschiedenen Gehalt an aktivem Chlor besitzt, welcher andererseits wieder von ausschlaggebender Bedeutung für die Wirksamkeit der fertigen Lösung ist. So ist denn die Herstellung einer einwandfreien *Dakin*schen Lösung von bestimmtem Natriumhypochloritgehalt und bestimmter Minimal- und Maximal-Alkalität eine relativ komplizierte Angelegenheit, welche dem Fachmann überlassen bleiben sollte. Er ist in der Lage, eine relativ haltbare Stammlösung herzustellen, welche kurz vor dem Gebrauch in notwendiger Weise verdünnt werden kann. (Genaue Vorschriften über die Herstellung der Lösung siehe bei *Brunner*, Handbuch der Wundbehandlung, S. 214.) Von der Firma Braun, Melsungen, ist eine auf elektrolytischem Wege hergestellte Stammlösung in den Handel gebracht worden, welche mit der 50fachen Menge Leitungswasser verdünnt eine gebrauchsfertige ½% Lösung liefert.

Die bakteriologische Prüfung des Mittels hat zu den widersprechendsten Ergebnissen geführt. Während einige Autoren (z. B. *Richter*) behaupten, daß die Lösung Staphylokokken und Streptokokken in 7—10 Minuten abtötet, sagt *Morgenroth*, daß dies auch nach 24 Stunden noch nicht der Fall sei. Gegen Sporen ist die Lösung sicher unwirksam. *Ritter* hat die Wirkung auf die Gewebe untersucht. Seiner Auffassung nach liegt der Hauptwert der *Dakin*schen Lösung in der „mächtigen Anregung des Zellebens der Wunde, und weiterhin Erzeugung einer mächtigen Hyperlymphie". Im Zeitalter, welches den aktiven Eigenschaften des Körpers bei der Überwindung aller Schädlichkeiten eine überragende Rolle zuweist, dürfte diese Auffassung als genügend betrachtet werden, die bei klinischer Beobachtung zweifellos erzielten Ergebnisse zu erklären. Eine desodorierende Wirkung der *Dakin*schen Lösung ist allgemein unbestritten.

Die Umständlichkeit in der Herstellung des Mittels und seine Inkonstanz führten bald dazu, andere, besser haltbare und leichter zu handhabende Mittel auf derselben chemischen Grundlage herzustellen. Von ihnen seien hier genannt: Chloramin, als Handelspräparat von Heyden hergestellt. Es hat die chemische Bezeichnung p-Toluolsulfonchloramidnatron und stellt ein weißes kristallinisches Pulver mit gleichbleibendem 25% Chlorgehalt dar, das unbegrenzt haltbar und in Wasser in nahezu neutraler Reaktion löslich ist. Bei pharmakologischer Prüfung erwies es sich in den zur Anwendung gelangenden Mengen als ziemlich ungiftig *(Dold)*. Die bakteriologische Prüfung führte zu den differenten Ergebnissen, wie wir sie schon bei verschiedenen anderen Präparaten erwähnt haben. In der klinischen Anwendung hat sich das Chloramin der *Dakin*schen Lösung überlegen gezeigt.

Pantosept ist das Natriumsalz der Paradichlorsulfonamidobenzoesäure, enthält 20% Chlor, ist leicht wasserlöslich und bildet dabei unterchlorige Säure. Lösungen bis zu 1% sollen keine eiweißfällenden Eigenschaften zeigen. Bei bakteriologischer und klinischer Erprobung hatte es etwa dieselben Eigenschaften wie das Chloramin. Dabei ist zu berücksichtigen, daß sich wohl im Reagenzglasversuch, aber nur sehr schwer bei der klinischen Beurteilung, einwandfreie Unterschiede feststellen lassen. *Dobbertin* empfiehlt das Pantosept ganz besonders. *v. Gonzenbach* und *Spengler* haben eingehende Versuche mit dem Pantosept angestellt. Eine 1-%-Lösung tötete Kolibazillen nach 15 Minuten, Staphylokokken und Pyozyaneus nach 10 Minuten. Hände, die mit Bacterium protigiosum und Kolibazillen infiziert waren, erwiesen sich nach bloßer Reinigung mit Wasser und Seife noch infektiös, nach 5 Minuten langer Waschung mit 1-%-Pantoseptlösung jedoch steril. An Meerschweinchen stellten die Autoren eingehende Untersuchungen über die Wirkung des Mittels als Wundantiseptikum an. Es gelang, sicher tödlich mit Erde infizierte Tiere durch Einbringen von Pantosept in Substanz, noch besser in Kombination von Pantosept mit Perubalsam zu retten oder wenigstens den Tod gegenüber den Kontrolltieren hinauszuschieben, wenn die Wunde bis spätestens 3 Stunden nach der Verletzung behandelt wurde. Bei Dauereinwirkung von einer 1-%-Lösung wurde das Leben noch bis zu einem Intervall von 6 Stunden erhalten.

Jodverbindungen haben wohl die ausgedehnteste Verbreitung bei der Desinfektion mit chemischen Mitteln gefunden, es sei nur an den Gebrauch der Jodtinktur bei Ärzten und Laien erinnert.

Das Element Jod löst sich sehr wenig in Wasser, jedoch gut in Alkohol, Äther, Benzin, Chloroform u. a. Die Wasserlöslichkeit kann durch Zusatz von Jodkalium erheblich erhöht werden. Auf diese Weise erhält man die bekannte *Lugol*sche Lösung (Jod 1, Kal. jod. 1,5, Aqu. 30). Die Desinfektionskraft derartiger Lösungen ist oft, vorwiegend mit gutem Ergebnis geprüft worden. *Göbel* gibt an, daß bereits 0,01 bis 0,35% Jodjodkalilösungen wirksame Desinfektionsmittel seien. Von praktischer Wichtigkeit ist, daß die Giftigkeit des Jods beispielsweise wesentlich geringer ist als die des Sublimats. Die zweifellos vorhandene gewebsreizende Eigenschaft, welche nach Aufpinselung auf die Haut oder andere Gewebsteile zu einer örtlichen Leukozytenansammlung führt, wird mitunter bewußt zu therapeutischen Zwecken ausgenutzt. Es gibt aber Menschen, welche gegen Jod besonders empfindlich sind und auf einen einmaligen Anstrich der Haut mit Jodtinktur mit einer erheblichen, aber bald abklingenden Dermatitis reagieren, wenn der Reiz nicht mehrfach wiederholt wird. Jodsilbersalze bewirken nach *Kirsch* eine beschleunigte Abstoßung nekrotischer Gewebstrümmer, verstärkte Wundsekretion und gute Granulationsbildung. Bei Verbrennungswunden sollen sie besonders wirksam sein.

Die Jodtinktur (Jod 1, Spiritus 9) hat eine verschieden eingeschätzte desinfizierende Kraft. Sicher scheint zu sein, daß Wasserzusatz sie deutlich vermehrt. Als besonders wirksam wird eine gesättigte Lösung von Jod in 50 % Alkohol angesehen, von anderer Seite die 5-%-Lösung in 70 % Alkohol. *Brunner* und Mitarbeiter konnten sogar zeigen, daß eine 1-%-Lösung in 70 % Alkohol Staphylokokken in „nach Sekunden zu bemessender Frist" abzutöten vermag. In Deutschland ist ein Zusatz von Jodkali zum metallischen Jod gebräuchlich.

Die Wirkung des Jods muß vor allen Dingen in der direkten Abtötung der Keime selbst liegen. Dazu kommt aber ganz sicher auch der Reiz auf die Wundgewebe selbst, der zu einer Leukozytenansammlung und damit zu einer sehr wesentlich vermehrten Abwehrbereitschaft des Körpers an der Gefahrenstelle führt. Das von *Rosenblatt* empfohlene Aufsprayen der Jodtinktur auf Haut und Wunden hat sich nicht einführen können. Gegenüber der Jodtinktur in ihren verschiedenen Modifikationen spielen die übrigen Jodpräparate mengenmäßig eine wesentlich geringere Rolle.

Das Jodiperol stellt eine Kombination von Jodkali- und Wasserstoffsuperoxydtabletten dar, die in 1—2 % Borsäurelösung gelöst werden. Beim Aufschäumen entsteht freies Jod. Bisher konnte eine Überlegenheit des Präparats nicht nachgewiesen werden.

Die *Pregl*sche Lösung soll nach Angabe des Herstellers in bezug auf osmotischen Druck und Reaktion den Körperflüssigkeiten nahekommen und bei hoher Wirksamkeit die geringste Alteration der Gewebe aufweisen. Sie enthält etwa 0,035 bis 0,04 % freies Jod. Durch Alkali wird sie zersetzt, bei Stehen an der Luft entfärbt sie sich und wird unwirksamer. Das Ergebnis der Prüfung der keimtötenden Kraft war nicht einheitlich. Nach *Ritter* soll die Lösung in Gegenwart von Körpersäften, Blut und Serum ihre „antimykotische Kraft" verlieren. Die Schilderung der klinischen Erfolge ist recht reserviert (*Specht*), in anderen Arbeiten aber auch sehr günstig.

Ein ähnliches Präparat mit einem Jodgehalt von 0,03—0,04 % ist das Jodonascin der Firma Braun, Melsungen, welches bei Berührung mit schwachen organischen und anorganischen Säuren freies Jod abspaltet. Die keimtötende Kraft ist nach den Untersuchungen von *Krumbach* recht gut. Wichtiger ist aber (nach *Fischer*), daß auch dieses Mittel ähnlich der Jodtinktur eine lokale Leukozytose hervorruft. Besonders angezeigt soll es sein bei „schlecht ernährten Wunden, die eine niedrige, ungekörnte, fibröse Granulationsschicht" aufweisen. Kontraindiziert ist es bei stark sezernierenden Wunden und hydropischer Quellung der Granulationen. Das Jodonascin dringt in die Erythrozyten ein und erhöht ihren osmotischen Druck. Andererseits bewirkt es eine reversible Schädigung der Phagozytose.

Das Yatren (Jodsulfon-o-Oxybenzolpyridin) ist ein gelblich kristallinisches Pulver, welches leicht in Wasser löslich ist und sich erst bei 223° zersetzt. Daher ist die mit ihm getränkte Gaze sterilisierfähig. Die keimtötende Kraft ist gegen Streptokokken erheblich größer als gegen Staphylokokken und die Bakterien der Koli-Gruppe. Bei pharmakologischer Prüfung erwies es sich als fast ungiftig. Wenn es durch den Magen-Darm-Kanal aufgenommen wurde, wird es durch die Nieren unzersetzt ausgeschieden. Ein Jodismus wird bei seiner Applikation nicht beobachtet

Das Schrifttum über seine klinische Anwendung und die Erfahrungen ist sehr groß. Besonders betont wird seine gewebsstimulierende Wirkung (Schwellenreiztherapie von *Zimmer*).

Neuerdings ist von *Krecke, Netzkorn, Sonntag* u. a. das Dijozol empfohlen worden, welches eine alkoholische Lösung eines dijodierten Salzes der Phenolsulfosäure darstellt. Es soll gute antiseptische und granulationsanregende Eigenschaften haben und wenig gewebsschädlich sein. Besonders in der Hand des Laienhelfers ist es besser geeignet als die Jodtinktur.

3. Organische Desinfektionsmittel

a) Mittel der aromatischen Reihe

1. Benzol hat einmal wegen seiner fettlösenden Wirkung bei der Keimfreimachung der Hände eine Rolle gespielt. Seine desinfizierende Kraft ist gering. Wegen seiner Nebeneigenschaften ist es nicht empfehlenswert.

2. Phenole

Die Karbolsäure ($C_6H_5OH_7$) ist der Stoff, welcher das Zeitalter der Antisepsis einleitete. In der Folgezeit ist sie aus der Desinfektionspraxis so gut wie ganz verdrängt worden, so daß eine eingehende Besprechung heute nicht mehr notwendig erscheint. Sie bildet charakteristisch riechende, leicht zerfließende Kristalle, die sich in Wasser nur bis zu 5% lösen, und stark ätzend und giftig wirken. In 10-%-Lösung mit Wasser bildet es: Acidum carbolicum liquefactum, welches noch als Grundsubstanz schwächerer Lösungen und gelegentlich zu kaustischen Zwecken benutzt wird. Untersuchungen über ihre keimtötende Kraft sind naturgemäß oft durchgeführt worden. Sie ist geringer als die des Sublimats. Zusatz einiger anorganischer (Salzsäure) oder organischer (Weinsäure) Säuren oder von Kochsalz, soll die Desinfektionskraft steigern.

Eine Kombination von Phenol und Kampfer findet in Form der *Chlumsky*schen Lösung (Acidi carbol. purissimi 30,0 Camphorae tritae jap. 60,0 Alkohol abs. 10,0) Anwendung bei der Wundinfektion und der Behandlung der Wundinfektionsprophylaxe. Die chemische Erforschung dieser Mischung ist noch nicht genügend fortgeschritten. „Man weiß heute noch nicht, ob die beiden Hauptbestandteile des Mittels, das Phenol und der Kampfer, eine chemische Verbindung eingehen, was sehr wahrscheinlich, aber nicht sicher ist, oder ob sie nur eine Art Emulsion bilden, in welcher die beiden Bestandteile unverändert nebeneinanderstehen und nur durch das gleichzeitige Eingreifen die gewünschte Wirkung erzielen". (*Chlumsky* 1924).

Die Apotheken stellen das Mittel mitunter nicht richtig her, weil sie die notwendigen reinen Ingredientien nicht besitzen. Die hauptsächlich gemachten Fehler bestehen darin, daß statt der krystallisierten Karbolsäure Acidum carbolicum liquefactum verwendet wird und statt des echten japanischen Kampfers ein synthetisches Ersatzpräparat. Wenigstens ist hierauf von einigen Seiten zurückgeführt worden, daß die Lösung nicht den gewünschten Erfolg, sondern unerwünschte Nebenwirkungen auf die Gewebe gezeigt hat. *Urban* hat 10—20 Tropfen des Phenolkampfers als „Sicherheitsüberschuß" in aseptische Wunden gebracht und bei 8000 Operationen den Eindruck gehabt, daß die Primärheilung gefördert wurde.

Die Kresole, welche in Mischung mit Karbolsäure aus dem Steinkohlenteer gewonnen werden, sind in verschiedenen gereinigten Formen ebenfalls als Desinfektionsmittel in Gebrauch. Am bekanntesten ist das Lysol; es ist in reiner Form eine braune, sirupähnliche Flüssigkeit mit einem charakteristischen, kreosotähnlichen starken Geruch. In destilliertem Wasser ist es klar löslich; je härter das Wasser ist, desto milchiger wird die Lösung. Auch in Alkohol und Benzin ist es löslich. Die wäßrigen Lösungen sind ausgesprochen schlüpfrig. Dies ist für manche Zwecke erwünscht, manchmal aber auch hinderlich. Vorzüge der Lysollösungen sind ihre Billigkeit, ihre geringe Giftigkeit und die Eigenschaft, daß sie Metallinstrumente nicht angreifen. Der Geruch wird manchmal als lästig empfunden. Die keimtötende Kraft ist ausreichend, die sporentötende gering.

Ähnlich wirkende Präparate dieser Gruppe sind: Sapokresol, Sapokarbol, Solveol, Kresapol, Phrobrol u. a. m.

Die Halogenderivate des Phenols, besonders das Chlor-m-Kresol, zeichnen sich durch besonders hohe Desinfektionskraft aus und eignen sich in alkoholischer Lösung zur Händedesinfektion. Die 1-%-Lösung tötet Staphylokokken in 30 Sekunden ab. Andere halogenisierte Phenole sind Grotan, Sagrotan, Providoform, Thymol.

Sagrotan ist eine Lösung von p-Chlor-m-Kresol und p-Chlor-m-Xylenol in reiner Fettseife. Es stellt ein sehr beliebtes Mittel zu vielseitiger Verwendung wie Hände- und Instrumentendesinfektion, Spülungen aller Art, Wäschedesinfektion dar, welches in konzentrierter Form in den Handel kommt und zu 0,5—1-%-Lösungen verdünnt werden muß. Die experimentellen und klinischen Prüfungsergebnisse lauten günstig (*Kliewe, Laubenheimer, Schottelius, Neufeld* und *Schiemann* u. a.).

In diesem Zusammenhang kann auch das Zephirol erwähnt werden, welches oft Anwendung findet. Es ist ein Gemisch hochmolekularer Alkyldimethylbenzylammoniumchloride (*Hornung*). Es soll wirksamer sein als 60-%-Alkohol- und Sublimatlösung. Es ist wirksam gegen vegetative Bakterienformen, nicht gegen Sporen (*Schubert*). Die Verträglichkeit bei der Händedesinfektion ist besonders gut. Waschen von 10—15 Minuten in ½—1-%-Lösungen ist ausreichend (*Franke*). Aber auch in Wunden ist es von *Vyronbal* in Konzentrationen von 2—10 % angewendet worden.

3. Benzolderivate

Salizylsäure (Orthooxybenzoesäure) ist schon frühzeitig als Ersatz für Phenol verwendet worden. Sie ist leicht in Alkohol, Äther, Glyzerin und heißem Wasser, schwer dagegen in kaltem Wasser (1 : 300) löslich. Trotz guter keimtötender Wirkung ist sie für äußere Anwendung heute fast völlig außer Gebrauch gekommen.

Das Neosalvarsan ist auch zur Wundheilung verwendet worden. *Birt* hat in China gute Erfahrungen nach Verletzungen und infizierten Operationswunden berichtet, nachdem aus der Züricher Klinik eine Empfehlung dieser Behandlungsart erfolgt war. Nach Injektion meist kleiner Dosen trat bei Wundinfektionen ein starker Temperaturabfall ein. Es ist jedoch keineswegs sicher, daß dies allein dem Neosalvarsan zuzuschreiben wäre.

Das Pitralon, ein Abkömmling des Holzteers, hat eine antiseptische, adstringierende und austrocknende Wirkung erheblichen Grades (*Ihlefeldt*). Besonders angezeigt ist es bei Wunden mit schmierig belegten Granulationen und starker Sekretion.

Sterosan-Geigy ist ein Dichlor-Oxychinaldin, welches in 5-%-Salben und Pasten bei entzündeten Wunden und bei Staphylokokkeninfektionen zur Anwendung gelangt.

Desogen-Geigy wird in 0,1—1-%-Lösungen sowohl zur Wundbehandlung als auch zur Händedesinfektion verwandt (*Christ, Grumbach*).

Perubalsam ist ein uraltes Wundheilmittel, welches vor 100 Jahren schon einmal in der deutschen Chirurgie empfohlen und angewendet worden ist und das jetzt wieder mit Recht zu Ehren gekommen ist. Er wird gewonnen aus der Rinde eines in Zentralamerika einheimischen Baumes, stellt eine braunrote bis dunkelbraune Flüssigkeit von angenehm süßlichem, an Vanille und Benzoe erinnernden Geruch dar. An der Luft trocknet er nicht ein, hat saure Reaktion und ist leicht löslich in Alkohol und Chloroform. Seine chemische Zusammensetzung ist nicht ganz konstant. Sein wesentlichster Bestandteil (etwa 60%) ist das Cinnamin, welches wiederum zu 60% aus Benzoesäurebenzylester und zu 38% aus Zimtsäurebenzylester besteht. Daneben finden sich freie Zimtsäure und Vanillin (in etwa 8—10%) und verschiedene Harze in 15—20%. Fälschungen des Mittels sind nicht selten und erzeugen dann durch ihren Gehalt an ätherischen Ölen Nierenreizungen. *Suter* hat zu Beginn dieses Jahrhunderts systematische Untersuchungen mit dem Perubalsam angestellt und unter anderem gute keimtötende Wirkung gegen Staphylokokken, nicht aber gegen Milzbrandbazillen festgestellt. In seinen Tierexperimenten mit Gartenerdeinfektion kommt er zu folgendem Schluß: „Der Perubalsam vermag auch dann, wenn er nicht gleichzeitig mit dem Infektionsmaterial (Erde), sondern erst eine gewisse Zeit später (bis zu 6 Stunden) an gleicher Stelle eingeführt wird, das Auftreten einer septischen Gasphlegmone, die ohne Balsam immer entsteht, zu verhindern."

Stockmann hat eine Reihe von 90 komplizierten Frakturen an verschiedenen Knochen veröffentlicht, die von ihm mit Perubalsam behandelt wurden. In die Wunden wurde sofort „eine große Menge" Perubalsam eingegossen und darüber ein aufsaugender Druckverband angelegt, der 20 Tage liegenblieb. Dazu Schienenverband oder Gipsverband. Bei Durchstechungsfrakturen wurde der Balsam mit Spritze in die Bruchstelle eingespritzt. Er erzielte 78mal „glatte Heilungen", 8mal „Heilungen ohne Eiterung nach Fistelbildung", 1mal „Eiterung mit Heilung" und 1mal sekundäre Amputation. Auch andere Chirurgen wie *Perthes*, *Bier*, *v. Haberer*, *Payr* haben die Wirkung des Perubalsams auf Wunden gelobt, nur *Noetzel* glaubt, keine besonderen Erfolge gesehen zu haben. *Brunner* und *Silberschmidt* haben seine ausgezeichnete Wirkung gegen die Tetanusinfektion der Wunde besonders hervorgehoben Die Kombination des Balsams mit anderen Mitteln ist möglich und soll die Wirkung steigern.

Seit langem bekannt ist seine anregende Wirkung auf Granulationen. In Kombination mit Silbernitrat wird sie in der alten Billrothschen „Schwarzen Salbe" (Arg. nitr. 1,0, Perubalsam 10,0, Vaseline ad 100,0) verwendet.

Im Institut für organische Chemie der UdSSR-Akademie der Wissenschaft in Moskau ist ein neues synthetisches Wundheilmittel, Vinilin, entwickelt worden, welches die Wirkung des Perubalsams haben soll, ihm jedoch in bezug auf die Anregung des Zellwachstums überlegen sein soll. Näheres über dieses Präparat außer kurzen Pressemeldungen habe ich nicht in Erfahrung bringen können.

4. Ätherische Öle. Terpene. Kampfer.

Schon *Koch* und *Behring* haben auf die entwicklungshemmende Wirkung von ätherischen Ölen hingewiesen. Als Zusätze zu Salben sind sie lange verwendet worden. Als Gewebsreizmittel sind sie in letzter Zeit empfohlen worden.

Das Terpentinöl stellt ein kompliziertes Gemisch mit variabler Zusammensetzung dar. Es ist stark flüchtig. Dünne wäßrige Lösungen sind ziemlich bakterienhemmend, aber auch gewebsreizend. *Nußbaum* hat die Wirkung folgendermaßen charakterisiert: Sie sind „reizend, reinigend, schmerz- und blutstillend. Bewundernswert ist der Nachlaß der Schmerzen bei Brandwunden, staunenswert ist der rasche Heilungsvorgang und das frische gute Aussehen aller mit Terpentin behandelten Wunden". Außerdem haben schwache Lösungen die Eigenschaft der Förderung der Phagozytose. Die alte Ungentum basilicum (welche Wachs, Baumöl, Kolophonium, Terpentinöl enthält) ist auch heute noch als anregendes Mittel bei schlaffen Granulationen empfehlenswert. *Klapp* hat aus derselben Indikation folgendes Rezept angegeben: Ol. tereb. 20,0, Gummi arab. 40,0, Solut acidi boric 3 % ad 200,0.

Da in der Volksmedizin Fichtenharz zur Wundbehandlung gebraucht wird, hat *Müller-Meernach* eine Salbe aus gleichen Teilen Lärchenharz und reiner Vaseline herstellen lassen und empfiehlt sie für die Wundbehandlung. Von *Romeo* wurde eine verseifte Emulsion des Bergamotteöls in 10—18 % Konzentration verwendet.

Gute Erfahrungen habe auch ich mit der sogenannten Ilon-Abszeß-Salbe gemacht, welche aus einem salbenartigen Gemenge von Ölen, kanadischem Harz, Colophonium und Koniferenextrakt und einem geringen Phenolzusatz besteht. Sie vermag beginnende Entzündungen zu koupieren. Über günstige Ergebnisse berichtete *Bauer*. Einen lokalimmunisierenden Effekt schreiben ihr *Azzi* und *Mujgia* zu. Erst im vergangenen Jahre ist aus der Rehnschen Klinik die unverändert günstige Wirkung der Ilonsalbe bei unveränderter Salbengrundlage in der Behandlung chirurgischer Infektionen bestätigt worden.

Durch Erhitzen des in Tirol vorkommenden Ölschiefers wird das Ichthyol gewonnen, welches eine leicht in Wasser und Glyzerin, schwerer in Alkohol lösliche Substanz darstellt. Je nach dem Herstellungsverfahren und dem Grad der Sulfonierung hat es eine schwärzliche übers braune bis helle Farbe. Das hellere Präparat soll eine größere Tiefenwirkung besitzen. Seine Wirkung ist eine komplexe. Ein Teil derselben wird seinem Schwefelgehalt zugeschrieben *(Backert, Sturm)*.

Nachdem das Mittel zunächst zur Erysipelbehandlung verwendet wurde, brachte es *Bosch* in 5-%-Lösungen in Wunden zur Anwendung. Es wirkt sowohl antiphlogistisch als auch bakterizid. *Tietze* fand das helle Präparat wirksamer als das ältere dunkle. Er empfahl auch eine Kombination mit Lebertran. *Knepper* hat vorgeschlagen, das „Leukichtholcalcium" als entzündungswidriges Mittel mit hoher Resorbierbarkeit als Injektion zur Anwendung zu bringen.

Der Kampfer soll in schwach verdünnten Lösungen eine spezifische Wirkung auf Diphtheriebazillen haben. Stark verdünnte Lösungen steigern die Phagocytose. In Form des alten Kampferweins (Camph. 1,0, Spirit 1,0, Gummi arab. 3,0, Weißwein 45,0) wird er auch heute noch als Stimulans verwendet.

Über die Anwendung des Kampfers mit Phenol siehe Seite 122.

Die ätherischen Öle sind auf ihre Verwendbarkeit als Wundbehandlungsmittel von *Herepey-Czakanyi* untersucht worden. Als besonders wirksam werden genannt: Gewürznelkenöl, Zimtöl, Menthaöl. Kombinationen untereinander und mit anderen Mitteln sind möglich und gelegentlich ratsam. Auch *Ritter* hielt sie für sehr brauchbar.

Eine derartige Mischung hat *Menciere* angegeben. Sie besteht aus: Guajakol, Eukalyptol, Perubalsam, Jodoform ana 10,0, Alkohol 100,0, Äther offic. 1000,0.

Sie soll große bakterizide Wirkung besitzen und keine Gewebsschädigungen hervorrufen. In eine primär zu verschließende Wunde werden kurz vor der Naht 40—50 ccm der Lösung gegossen *(Jacobovici)*.

Vielleicht kann hier aufgeführt werden, daß das Mastisol (sonst als Klebemittel in der Verbandtechnik verwendet) auch zur Wundbehandlung selbst angewendet worden ist. Nach den Untersuchungen von *Henschen* und *Bucher* setzt es in Kombination mit Benzol langdauernde Nekrosen des Wundgewebes und verzögert die Wundheilung merklich. Der Mastixspiritus besitzt diese Eigenschaft jedoch nicht, so daß er zum Austupfen der Wunde zum Zwecke der Keimverminderung Anwendung finden könnte. Ob die beobachtete Wirkung der Mastix-Komponente zuzuschreiben ist, ließ sich nicht sicher ermitteln.

Zum Festkleben von Verbandstoffen auf der Haut verwendet man Lösungen des Harzes in Chloroform, Benzol, Azeton oder Tetrachlorkohlenstoff (ca. 40-%-Lösungen), denen man auf 100 ccm etwa 10—20 Tropfen Leinöl zusetzt. Die Klebekraft der in dünnster Schicht auf die Haut aufgebrachten Lösung ist sehr groß. Materialvermehrung bedeutet keine Verstärkung der Wirkung.

5. Chininderivate

Morgenroth hat verschiedene Chininderivate in den Heilschatz eingeführt. Über das Äthylhydrokuprein (Optochin) und Isoamylhydrokuprein (Eukupin) gelangte er zum Isoctylhydrokuprein (Vuzin), welches *Klapp* als Mittel bei der Tiefenantisepsis verwandte. Ein ungeheuer großes Schrifttum über dieses Gebiet liegt vor.

Nur das Wesentlichste kann kurz gestreift werden.

In pharmakologischer Hinsicht ähnelt es sehr dem Chininum hydrochloricum, nur ist es giftiger als dieses. Die Ergebnisse der Untersuchungen über die antibakterielle Wirkung weichen sehr erheblich voneinander ab; Staphylokokken und Streptokokken sollen in eiweißhaltiger Bouillon bei Verdünnung 1:80000 in 24 Stunden abgetötet werden *(Morgenroth)*. *Kaufmann* gibt an, daß Streptokokken viermal empfindlicher sind als Staphylokokken. Empfindlich sollen sein Tetanus, Diphtherie- und Milzbrandbazillus, weniger empfindlich Typhus, Koli und Pyozyaneus. Die sporozide Wirkung des Mittels ist gering. Die Wirkung gegen die Gasbranderreger ist umstritten.

Im Tierexperiment konnten *Brunner* und *Gonzenbach* ermitteln, daß Vuzin in Pulver gegenüber der Erdinfektion eine stark abortive Wirkung besitzt. Stärkere Lösungen als 1:10000 wirken deutlich hämolytisch.

Bei Injektion in das Gewebe verzögern sie sowohl den Eintritt der örtlichen Leukozytose als auch die Regeneration. Sie bewirken eine „Schläfrigkeit" der Gewebe. Starke Lösungen (1:500) erzeugen eine Gewebsnekrose, die bei Anwendung des Pulvers zur Mumifizierung führen kann.

b) Mittel der aliphathischen Reihe

Die Rolle des Alkohols in der Desinfektion, besonders auch in der Händedesinfektion ist allgemein bekannt, teilweise aber auch überschätzt. Wir wissen heute ganz genau, daß Bakteriensporen vom Alkohol nicht abgetötet werden *(Witz)* und daß es beispielsweise möglich ist, gefährliche Wundinfektionen zu übertragen, wenn ihre Erreger sich zu dem zu Desinfektionszwecken (in Aufbewahrungsgefäßen für Injektionsspritzen) benutzten Alkohol befinden. Die Bakterizidie des Alkohols ist erheblich abhängig von seiner Konzentration. Das Optimum scheint etwa bei 70 % zu liegen. Die Angaben der einzelnen Untersucher schwanken. Eine entwicklungshemmende Eigenschaft des Alkohols ist aber sicher vorhanden.

Der Alkohol ist weder zur Sterilisation chirurgischer Instrumente *(Brüning)* noch auch zu der noch weitverbreiteten Keimfreimachung der Skalpelle ohne Beeinträchtigung ihrer Schneidefähigkeit geeignet *(Schumburg)*.

Im übrigen muß darauf hingewiesen werden, daß der Alkohol auch lebensfähige Sporen pathogener Bakterien enthalten kann. Darauf hat *Knorr* schon im Jahre 1932 hingewiesen, nachdem schon *Robert Koch* es im Jahre 1881 für die Milzbrandsporen fand. *Pels, Leusden* und *Erichsen* konnten nachweisen, daß in 70 % Alkohol eingebrachte Bakteriensporen nicht nur nicht abgetötet, sondern geradezu konserviert würden. *Kappis* und *Wagler* wiesen auf die Bedeutung dieser Tatsachen für die ärztliche und chirurgische Praxis hin. Die Firma Lautenschläger stellte einen Filterapparat zur Erzeugung sterilen Alkohols her, welcher noch viel zu wenig bekannt ist und noch weniger Anwendung findet.

Aber auch Schädigungen durch allerdings unzweckmäßige Alkoholanwendungen sind bekannt, besonders gelegentlich der Verwendung zu feuchter, nicht verdunstender Umschläge. *Haberland* berichtete über schwere Hautschäden nach Anwendung der heißen Borsäure-Alkoholumschläge nach *Ochsner*.

Die in Deutschland zu Steuerzwecken vorgenommene Verteuerung des reinen Äthylalkohols hat dazu geführt, ihn durch den billigeren, weniger flüchtigen und stärker fettlösenden Propylalkohol ersetzen zu wollen. Er hat sich jedoch nicht eingebürgert, zumal auch der mit geeigneten Mitteln (beispielsweise Benzin oder Kampfer oder Chloroform) vergällte Alkohol sehr gut zu Desinfektionszwecken einschließlich der Händedesinfektion verwendbar ist. Der Seifenspiritus wird in anderem Zusammenhang erwähnt werden.

Der Zucker in Form des gewöhnlichen Streuzuckers ist ein ebenso altes Wundbehandlungsmittel (*A. Köhler*) wie er als Konservierungsmittel im Haushalt seit langer Zeit bekannt ist (vgl. die Konservierung der Biene im Honig). Er wirkt einmal fäulniswidrig und keimtötend, daneben aber auch auf osmotischem Wege sekretionsfördernd besonders bei Wunden mit schlaffen Granulationen und geringer Wundabsonderung. Schon vor dem ersten Weltkrieg ist der Zucker von *Magnus* besonders studiert und empfohlen worden. Auch in der folgenden Friedenspraxis wurde er an seiner Klinik mit gutem Erfolg verwendet. *Löwe* und *Magnus* konnten feststellen, daß der Zucker, den sie als „Wundosmotikum" bezeichnen, durch Wasserentziehung entwicklungshemmend auf die Keime einwirkt. Mit Zucker übersättigter Streptokokkeneiter ist in 24 Stunden steril. Weiterhin ist zu berücksichtigen, daß der Zucker dem Gewebe in erheblichen Mengen Flüssigkeit entzieht, um in Lösung zu gehen. Durch diese hygroskopische Eigenschaft erzeugt er einen Saftstrom aus der Wunde nach außen, auf dessen Wirksamkeit *v. Gontzenbach* und *Hoffmann* besonderen Wert gelegt haben. Außerdem kombinierten sie den Zucker mit Honig.

An Stelle des meist verwendeten Rohr- oder Rübenzuckers haben *Luy* nnd *Vogt* den Traubenzucker in Form des „Dextroman" empfohlen

Der Äther fand wegen seiner Fettlösungsfähigkeit mehrfach Anwendung sowohl allein für sich als auch in Kombination mit anderen Mitteln, besonders mit Alkohol.

Buzello hat in Reagenzglas- und Tierversuchen die beachtenswerten keimtötenden Eigenschaften des Narkoseäthers untersucht und seine Anwendung zur Desinfektion frischinfizierter menschlicher Wunden angeregt. Auch bei der Behandlung der Penitonitis wurde der Äther durch Eingießen in die freie Bauchhöhle verwendet, weniger zum Zwecke der direkten Desinfektion als vielmehr der Anstachelung der Abwehrkraft der Gewebe.

Das Azeton (Dimethylketon $CH_3CO \cdot CH_3$) wirkt gut fettlösend und gewebshärtend und ist daher mitunter dem zur Händedesinfektion benutzten Alkohol beigemengt worden. Jedoch hat sich diese von *v. Herff* angegebene Mischung nicht allgemein durchsetzen können.

Der Harnstoff ist in Form der kristallinischen Substanz oder der wäßrigen Lösung öfter in der Wundbehandlung verwendet worden (*Holder* und *Mac Kay*). Das Mittel ist billig, reizt die Haut nicht, wirkt stark desodorierend und hat einen sehr günstigen Einfluß auf belegte, schmierige Granulationen. Seine Wirksamkeit beruht wohl auf seiner bakteriziden Kraft in Verbindung mit seiner eiweißlösenden Eigenschaft, durch welche die bakterienhaltigen Zerfallsprodukte beseitigt werden. Der Harnstoff soll der bei der Fliegenmadentherapie (s. S. 211) wirksame Stoff sein. Das Präparat Reoxyl enthält im wesentlichen Harnstoff. Es wird meist in Form einer 5—10-%-Salbe angewendet und ist vorwiegend wirksam gegen Staphylokokken und Streptokokken.

Holder und *Mac Kay* haben den Harnstoff seit mehreren Jahren systematisch zur Wundbehandlung verwendet. Sie rühmen ihm nach, daß er sehr gut nekrotisches Gewebe auflöse und das lebende Gewebe so gut wie gar nicht reize. Man verwendet ihn am besten in gesättigten wäßrigen Lösungen oder als Pulver oder auch in Salbenform. Die Anwendung der gesättigten Lösungen ruft mitunter Schmerzen hervor, so daß der Zusatz eines Anästhetikums (z. B. Eucupin) ratsam ist. *Kemkes* kombinierte Sulfapyridine mit Harnstoff in Konzentrationen von 10—30 %. Am besten wirksam war der Formaldehydharnstoff in bezug auf Keimhemmung, Keimabtötung und Desodorierung.

Das Formaldehyd ($H \cdot COH$), das als Formalin oder Formol in den Handel kommt, ist ein stechend riechendes Gas, welches in Wasser gelöst in einer Konzentration von 25—40 % verwendet wird. Aus ihm scheidet es sich langsam als Paraformaldehyd ab, das ein weißliches Pulver darstellt. Als solches kommt es ebenfalls in Form von Pulver und Tabletten in den Handel. Eine große Rolle spielt das Mittel zur Raumdesinfektion und gelegentlich zur Desinfektion von nicht auskochbaren Kathetern. Seine entwicklungshemmende Kraft ist recht erheblich, seine keimtötende dagegen jedoch gering. Als gasförmiges Raumdesinfiziens zeitigt es in trockenem Medium unsichere Ergebnisse, so daß bei seiner Anwendung die Sättigung der Luft mit Wasserdampf angestrebt werden soll.

Das Lysoform stellt eine mit Formaldehyd gesättigte alkoholische Kaliseifenlösung dar. Es ist eine klare gelbliche Flüssigkeit, die sich leicht in Alkohol und Wasser löst. Der lästige Formalingeruch ist bis zur Unkenntlichkeit überdeckt. Die Lösungen in der üblichen Konzentration (1—3 %) sind für Haut und Instrumente gut verträglich, seine desinfizierende Kraft wird aber meistens überschätzt. Trotzdem hat das Mittel eine weite Verbreitung gefunden.

Das Jodoform ist eins der sozusagen klassischen Desinfektionsmittel und zu Sonderzwecken auch in Gebrauch, obwohl einige seiner Eigenschaften, besonders ein intensiver und oft als lästig empfundener Geruch, seine Anwendung weitgehend eingedämmt haben. Schon zur Zeit der „Jodoform-Ära" bestanden Unstimmigkeiten zwischen den Ergebnissen der experimentellen Prüfung und der Anwendung in der Praxis, zumal in Form der Jodoformgaze zur Tamponade oder besser gesagt zur Drainage von eiternden Wundhöhlen. Es hat längere Zeit gedauert, bis man diese Unstimmigkeiten richtig deuten konnte.

Das Jodoform ist Trijodmethan (CHJ_3) und wurde 1879 von *v. Mosetig* in die Wundbehandlung eingeführt. Es stellt kleine, zitronengelbe, blättchenförmige glänzende Kristalle dar, die in Wasser nahezu unlöslich, in siedendem Alkohol, in Glyzerin, Chloroform, Äther, Ölen usw. jedoch löslich sind. Unter der Lichteinwirkung zersetzen sich derartige Lösungen durch Abscheidung von freiem Jod.

Von zahlreichen Geweben wie Haut, serösen Membranen, Schleimhäuten, Unterhautzellgewebe und Wunden wird der Stoff in den Körper aufgenommen, obwohl die hierbei eintretenden feineren chemischen Reaktionen noch nicht genau bekannt sind. Ausgeschieden wird es durch den Harn als Jodkalium oder Jodnatrium. Die Zwischenprodukte sind unbekannt. Die verschiedensten Ansichten sind verfochten worden, ohne daß eine sich als besonders wahrscheinlich durchzusetzen vermochte. Auf das Gewebe wirkt es durch Anregung der Phagozytose und der Exsudation sowie in weiteren Stadien gewebsproduktiv (*Binz*).

Aus der Tatsache, daß in der Bakterienkultur und sogar in Substanz das Jodoform das Wachstum der Erreger nicht zu hindern vermag, einerseits und der vielfachen klinischen Bewährung des Mittels andererseits, muß man den Schluß ziehen, daß es die besonderen Verhältnisse des lebenden Gewebes mit seinen Wundsekreten sind, welche diese Wirkung hervorzurufen vermögen, die der Reagenzglasversuch nicht zu reproduzieren in der Lage ist. Schon *Behring* hat sich mit diesem Problem befaßt. Er war der Auffassung, daß es in einer mit Jodoform beschickten Wunde zu einer Jodabspaltung kommt. Die beste Wirkung entfalte das Mittel nicht bei Anwesenheit von „plus bonum et laudabile" sondern bei übelriechender, anaerober Infektion. *Komry* konnte schon 1896 zeigen, das auch in der bakteriologischen Kultur die Wirksamkeit des Jodoforms ganz anders ist, wenn man es in Gegenwart von Serum anwendet. Es ist dann in der Lage, Bakterientoxine zu zersetzen oder zu neutralisieren und die Phagozytose der Leukozyten anzuregen. Auch andere Autoren (z. B. *Heile*, *Braatz*) kamen zu ähnlichen Ergebnissen. *Brunner* und *v. Gonzenbach* konnten bei Erdinfektionsversuchen die Wirksamkeit des Jodoforms beweisen, ein Ergebnis, welches in neuester Zeit unter anderen Versuchsbedingungen gelegentlich der Prüfung der örtlichen Wirksamkeit der Sulfonamide von *Kirschner* erneut bestätigt wurde.

Eine Jodoformintoxikation ist heute so gut wie unbekannt, seitdem wir das Mittel selten und auch dann in sehr geringen Konzentrationen anwenden, während früher gelegentlich von Operationen 20 — 40 — 100 — 200 g des Pulvers in geschlossene Wunden getan wurden. Wir können keine sicheren Zahlen für die Maximaldosis und die tödliche Dosis verzeichnen. Die in den einschlägigen Lehrbüchern enthaltenen Angaben von Maximaldosis pro dosi 0,2 g und pro die 0,6 g sind sicher im allgemeinen zu gering. Zwar wurden schon bei 1 g Tobsuchtsanfälle und bei 5 g der Tod beobachtet, andererseits sind oft (auch von mir) bis 5 g in Wunden oder kalte Abszesse getan worden, ohne daß Schäden auftraten. Es hängt von der Resorptionskraft der Wunden ab, die in frischem Zustande wesentlich höher ist als im Granulationszustand. In fein pulverisierter Form wird das Mittel rascher aufgenommen als in kristalliner Form. Injektion in fettreiches Gewebe (Unterhautzellgewebe) und unter Druck befördert ebenfalls die Intensität der Resorption. Stärker gefährdet sind alte und anämische sowie gebrechliche Leute, außerdem Herz- und Nierenkranke, letztere zweifellos wegen der Verzögerung der Ausscheidung des Mittels. Kinder vertragen das Jodoform recht gut. Andererseits gibt es zweifellos Menschen, welche eine Idiosynkrasie besitzen und besonders leicht mit Vergiftungserscheinungen reagieren.

Bei der Vergiftung kann es zu Dermatitiden mit Papeln und Blasen sowie zu Erythemen und Ekzemen kommen. Die Allgemeinerscheinungen bestehen in mangelndem Appetit, Steigerung der Pulszahl und dem „Jodoformfieber". Dazu kommen Mattigkeit und Kopfschmerzen und die Angabe der Kranken, daß alles nach Jodoform schmecke und rieche.

Schlaflosigkeit, Unruhe, Herzschwäche, Aufregungszustände bis zu Tobsuchtsanfällen kommen hinzu, und können sich besonders bei Kindern zum Koma steigern. Auch meningitisähnliche Krankheitsbilder entwickeln sich mitunter. Die Erscheinungen können sich schon wenige Tage nach der Einverleibung des Mittels, sehr viel seltener erst nach Wochen einstellen. Bei der Autopsie findet man ein Ödem der weichen Hirnhaut, fettige Degeneration in Leber, Nieren und dem Herzmuskel.

Die Behandlung des bestehenden Vergiftungszustandes muß danach trachten, das Mittel möglichst schnell aus dem Körper zu entfernen. Bei Anlegung einer Tamponade ist diese vollkommen zu ziehen und durch eine neue ohne Jodoform zu ersetzen. Wurde das Mittel (beispielsweise in kalte Abszesse) eingespritzt, so ist es mittels dicker Kanüle wieder zu aspirieren oder, wenn dies nicht ausreichend erscheint, durch Inzision und operative Ausräumung des Abszesses unter peinlichster Asepsis und nachfolgender Mehrschichtennaht der gesetzten Wunde zu entfernen. Daneben sind salinische Abführmittel und Gaben von Natriumkarbonat (stündlich 0,5—1,0 g) ratsam.

Eine Sterilisation des Mittels an sich, beispielsweise in Form der Jodoformgaze, in der üblichen Weise im strömenden Dampf ist nicht möglich, da sich das Jodoform dabei verflüchtigt (*Muntsch*). *Thal* hat die Anwendung in einer Lösung von 8 Teilen Jodoform, 25 Teilen Äther und 75 Teilen Alkohol empfohlen. Das Lösungsmittel verdunstet und die Jodoformkristalle bleiben auf der Wundoberfläche zurück.

Schon frühzeitig hat man nach Ersatzmitteln für das Jodoform gesucht. Ihre Zahl ist auch ungeheuer groß. Nur wenige haben ein längeres Leben gehabt, die meisten sind bald wieder verschwunden, obwohl Veröffentlichungen mit überschwänglichem Lob über sie gedruckt und in Sonderabdrucken verschickt worden sind. Nur dem Namen nach seien erwähnt: Jodoformol, Jodoformin, Aristol, Europhen, Sanoform, Loretin, Nosophen, Jodol.

Die Einbeziehung des Wismuts in die Verbnidungen hat dann zu besseren Ergebnissen geführt. Das Airol enthält 44,5 % Bi_2O_3 und 24,8 % J. Es ist ein graugrünes, völlig lichtbeständiges, geruch- und geschmackloses Pulver, das in gewöhnlichen Lösungsmitteln unlöslich ist. In feuchter Luft geht es in ein rotes Pulver, welches eine basische Wismutoxyjodidverbindung darstellt, über, indem Jod abgespalten wird. Dies geschieht auch in den Wunden und auf dieser Eigenschaft beruht die biologische Wirksamkeit des Mittels. Die Giftigkeit des Präparats für den Menschen ist bei Innehaltung der gewöhnlichen Mengen sehr gering.

Ebenso wie beim Jodoform verträgt eine mit Airol getränkte Gaze keine Dampfsterilisation. Dies führte zur Synthese und Einführung des Wismutoxyjodidtannats (Ibit), welches sterilisierfähig ist. Es hat sich aber kein größeres Anwendungsgebiet verschaffen können, vielleicht deswegen, weil es in den Wunden einen brennenden Schmerz erzeugt.

Das Dermatol (basisch gallussaures Wismut) enthält kein Jod, ist ein geruchloses, feines, sterilisierbares, gelbes, ungiftiges Pulver und entfaltet mehr mechanisch-adsorptive als chemische Wirkung. Eine gewisse adstringierende Eigenschaft muß man ihm zwar zubilligen, die antiseptische Kraft ist jedoch gering.

Das Xeroform (Tribromphenylwismut) enthält etwa zu gleichen Teilen Wismutoxyd und Tribromphenol. Es ist ein gelbes, lichtbeständiges, unlösliches Pulver mit schwachem, nicht unangenehmem Geruch, welches sterilisierbar ist (bis 120°). In ihm soll der Bromphenolanteil die antiseptische, das Wismut die adstringierende Wirkung hervorrufen.

Das Vioform (Jodchloroxychinolin) ist ein geruch- und geschmackloses, graugelbes Pulver, welches in feuchter Luft und bei Sonnenlicht seine Farbe, nicht aber seine Zusammensetzung und Wirksamkeit ändert. Sterilisation in Wasserdampf auch mit Überdruck bei Temperaturen bis zu 120°, nicht aber in heißer, trockener Luft, ist zulässig. In antiseptischer Beziehung hat es eine geringe entwicklungshemmende Wirkung.

Das Isoform (Parajodanisol) gibt in eiweißreichem, bakterienhaltigen Milieu Sauerstoff ab und wirkt in Verbindung mit dem Jodanteil bakterizid. Seine toxische Wirkung ist gering. Das im Handel erhältliche Isoformpulver ist ein Gemisch von gleichen Teilen Parajodanisol und phosphorsaurem Kalk. Die Isoformpaste besteht aus gleichen Teilen Parajodanisol und Glyzerin. Der reine Stoff hat explosive Eigenschaften. Nach *Noetzel* besitzt er spezifische Wirkung gegen Pyozyaneusinfektion.

c) Farbstoffe

Unter den zahlreichen organischen Farbstoffen, welche die moderne Chemie entwickelt hat, befinden sich sehr viele Stoffe mit antiseptischen Eigenschaften. Von ihnen ist ebenfalls schon länger bekannt, daß sie hierbei „elektive" Wirkungen entfalten. Malachitgrün, Methylviolett (Pyoktanin) waren schon in dem letzten Jahrzehnt des vorigen Jahrhunderts in Gebrauch. Einen neuen Anstoß erhielt die Forschung auf diesem Gebiete durch die Untersuchungen von ***Ehrlich***. Es ist ganz unmöglich, auch nur die wichtigsten Farbstoffe hier zu behandeln. Nur Beispiele seien ausgewählt.

Akridinverbindungen

Das Trypaflavin (Diamino-methyl-acridinium-Chlorid) ist ein braunroter, in Wasser leicht mit klarer gelber Farbe löslicher Stoff. Die Lösungen sind lichtempfindlich, können aber gekocht werden. Die tödliche Dosis beim Tier beträgt 25 Zentigramm bei subkutaner und intraperitonealer, 4 Zentigramm bei intravenöser Darreichung. Es ist ein besonders starkes Desinfizienz, besonders gegen Streptokokken wirkend. Auf gramnegative Stäbchen ist die Wirkung ungleichmäßig. Die sporentötende Kraft ist nicht groß. Fast alle Beobachter heben hervor, daß die entwicklungshemmende Kraft in Gegenwart von Serum nicht abgeschwächt wird, in Eiter ist sie jedoch geringer.

Beim Infektionsversuch, besonders bei der Erdinfektion, war die Wirkung des Mittels „unerwartet günstig" (*Brunner* und *v. Gonzenbach*). Gewebsnekrosen sollen sich schnell demarkieren (*Ravalico*).

Die Untersuchungen über die Anregung oder die Hemmung der Phagozytose sind nicht einheitlich ausgefallen. Nach *Ritter* regt es erheblich die Bildung von Granulationsgewebe an. Andererseits kann es in 5-%-Lösungen subkutan und intramuskulär eingespritzt Infiltrate und Nekrosen hervorrufen.

Das Rivanol (Orthooxydiaminoakridinchlorhydrat) ist von *Morgenroth* systematisch synthetisiert worden. Es ist in Wasser unter Aufkochen als neutrale, klargelbe Flüssigkeit lösbar, welche sich nach einigen Tagen unter Bildung eines bräunlichen Niederschlages zersetzt. Daher sollen stets frisch angefertigte Lösungen verwendet werden. Kochsalzzusatz verringert die Stabilität der Lösung. Die Giftigkeit ist wesentlich geringer als die des Trypaflavins.

Die keimtötende Wirkung ist nach den Untersuchungen von *Morgenroth* und seinen Schülern „ganz hervorragend" besonders auf Streptokokken. Hier wurde die „völlig abtötende Grenzkonzentration 1 : 100000 als Durchschnittswert" ermittelt, während im reinen Serum die Wirkung auf mehr als das Doppelte verstärkt wird. Im Eiter läßt die Wirksamkeit nach. Gegenüber Staphylokokken ist im Glasversuch die Wirksamkeit „bedeutenden Schwankungen" unterworfen. Die letalen Dosen schwanken zwischen 1 : 5000 und 1 : 40000, die Einwirkungszeiten zwischen 20 Minuten und 2 Stunden. Noch geringer ist die Wirkung gegen Koli und Pyozyaneus, schlecht die gegen Sporen.

Im Tierversuch ist die bakterizide Wirkung gegenüber Staphylokokken weit stärker als im Reagenzglas und übertrifft die des Trypaflavins um das 5—10fache. Jedoch sind diese Ergebnisse nicht unwidersprochen geblieben.

In der Behandlung frischer, akzidenteller Wunden hängt die Wirkung vom bakteriologischen Befund, von der Virulenz der Erreger und von den besonderen lokalen Verhältnissen ab. Mischinfektionen werden in der großen Mehrzahl der Fälle durch Rivanol 1 : 1000 in ihrer Entwicklung nicht aufgehalten. Die Wirkung gegen anaerobe Gasbildner ist nicht sehr beträchtlich (*Ritter*). Auch in der Form von Streupulver ist es, beispielsweise in Kombination mit Carbamid, mit gutem Erfolg verwendet worden. Es bedarf unter diesen Umständen einer Konzentration von 2 % Rivanol in dem Pulver (*Schnitzler*). Die Lösung des Rivanols im Serum soll eine Steigerung seiner Wirkung auf das 2—16 fache gegenüber wäßrigen Lösungen erhöhen (*Schnitzler* und *Rosenbach*). Aber dies im Reagenzglas erprobte Verhalten kann nicht unbedingt auf das lebende Gewebe übertragen werden.

Als Tiefenantiseptikum spielt das Rivanol eine besondere Rolle (vgl. S. 199).

Das Flavicid soll nach *Langer* der „stärkst wirkende Akridinfarbstoff" sein. Nach *Baumann* soll es verhältnismäßig toxisch sein. Die Verbreitung des Rivanols hat es jedoch keineswegs erreicht.

Anilinfarbstoffe

Auf der Suche nach einem Stoff, der einerseits hohe bakterizide Eigenschaften gegenüber allen Eitererregern besitzt, auf der anderen Seite jedoch Granulation und Epithelisierung der Wunde nicht hemmt, sondern möglichst fördert, wurden von *Elin* 21 Farbstoffe (Azofarbstoffe, Sulfonamide, Di- und Tri-phenylmethane) in

Mäuseversuchen systematisch durchgeprobt. Methylviolett, Gentianaviolett, Kristallviolett fielen aus, weil sie aseptische Gewebsnekrosen hervorriefen. Ein anderer Teil (Malachitgrün und Brilliantgrün) erwiesen sich als hochgradig resorptiv-toxisch. Am besten entsprach das Tolluidinblau den gestellten Anforderungen. Seine an und für sich geringe Toxizität wurde durch zweimaliges halbstündiges Erhitzen auf 120 Grad im Autoklaven noch herabgesetzt.

Bei weiteren Versuchen in vivo und vitro zeigte sich, daß Tolluidinblau, obwohl es allgemein gegen Kokken besser wirkt als gegen Stäbchen, eine hohe Bakterizidie gegenüber Gasbranderregern (B. perfringens, B. ödem. maligni, B. ödem. Novy, B. histolyticus) jedoch keine Wirksamkeit gegen ihre Toxine besaß. Die anaerobe Infektion wurde nur beeinflußt, wenn das Mittel nicht später als 4—8 Stunden nach der Verletzung auf die Wunde appliziert wurde. Beim Tetanus war sowohl eine Bakterizidie als auch eine antitoxische Wirkung nachzuweisen. In klinischen Versuchen konnte die günstige Wirkung des Tolluidinblau bestätigt werden. Eine nierenschädigende Komponente wurde nicht beobachtet.

Young und *Hill* haben sogar 265 verschiedene chemische Verbindungen geprüft und hielten das Mercurochrom für das wirksamste. Ihnen wurde jedoch von anderen Autoren widersprochen. Brillantgrün und Malachitgrün fanden vorwiegend in Rußland Verwendung *(Kosdoba* und *Rais).*

Das Methylviolett (Pyoktanin) ist zunächst in die Augenheilkunde, dann auch in die Wundbehandlung, besonders während des ersten Weltkrieges eingeführt worden. Als Pyoctaninum coeruleum Merck soll es „allen anderen Farbstoffen bedeutend überlegen" gewesen sein. Die keimtötende Kraft ist zweifellos groß, am besten wirkt es auf Staphylokokken und Milzbrandbazillen. Eine überragende Rolle kann ihm aber nicht zuerkannt werden. Seine Giftigkeit ist zweifellos unterschätzt worden. (Vgl. den Absatz über Tintenstiftverletzungen, S. 250). Die Färbung der Haut, Verbandstoffe und Wäsche steht außerdem seiner Verbreitung in der Praxis hindernd im Wege. In der Anwendung als Verbandgaze ist es noch am ehesten zu empfehlen. Die Firma Hartmann A. G., Heidenheim-Brenz, gibt nach den Angaben von *Baumann* unter dem Namen „Blaugaze" einen Verbandstoff heraus, welcher auf der Pyoktaninbasis mit anderen Zusätzen beruht.

Die Azopräparate Azohel, Azojod und Azorhodan haben bisher vorwiegend im Bereich der Mundhöhle Anwendung gefunden. Besonders letzteres ist aber auch als Wundpuder sehr gut anwendbar *(Riedel, Lockemann).*

Römer, Gebb und *Löhlein* haben zwei Farbmischungen angegeben, welche zunächst in der Augenheilkunde Verwendung fanden und von dort aus auch von Chirurgen übernommen wurden. Sie sind als Greifswalder Farbstoffmischung bekannt. Es sind mehrere Farbstoffkombinationen zusammengestellt worden. Die nach *Löhleins* Angaben wirksamste hat folgende Zusammensetzung:

Brilliantgrün	1:5000
Gentianaviolett	1:800
Malachitgrün	1:500
Methylgrün	1:500
Methylenviolett	1:100
Jodgrün	1:1000

Hoffmanns Violett 1:800
Methylviolett 3 B 1:500
Safranin T 1:100

Die Mischungen werden von der Firma Dr. K. Hollborn u. Söhne, Leipzig, in zweckmäßiger Zusammensetzung in den Handel gebracht. Das Präparat soll besonders wirksam sein gegen Staphylokokken, Streptokokken, Gonokokken, Xerose-Bazillen, Diplobazillus Morax-Axenfeld. Langdauernde Anwendung der Farbstoffmischung ist zu vermeiden. Auch in 50-%-Salben ist die Mischung anwendbar.

Metall-Farbstoff-Verbindungen

Die Kombinationen von Farbstoffen und Metallen, beispielsweise das Methylenblausilber (Argochrom), das Septacrol und ähnliche Präparate sind eigentlich weniger zur Wundbehandlung in lokaler Applikation, als vielmehr zur internen Chemotherapie von der Blutbahn aus angegeben und verwendet worden. Sie sollen daher hier nicht weiter berücksichtigt werden.

d) Schmerzstillende Mittel

Hin und wieder verspürt der Arzt das Bedürfnis, schmerzende Wunden örtlich mit einem schmerzlindernden Mittel zu versehen. Obgleich sie nicht eigentlich zu den Desinfektionsmitteln gehören, so sollen sie hier doch anhangweise aufgeführt werden.

Am verbreitetsten ist das Anästhesin (para-Amidobenzoesäure-Ester). Es stellt ein weißes, leicht zerstäubbares, in kaltem Wasser fast unlösliches, in Alkohol, Äther, Benzol und fetten Ölen aber leicht lösliches Pulver dar. Verwendet wird es lokal als Streupulver, beispielsweise mit Dermatol und Talkum zu gleichen Teilen oder in halber Dosierung gemischt, oder häufiger als 10-%-Salbe in Lanolin oder Vaseline oder einer Mischung aus beiden.

Den Vorteil der Ungiftigkeit besitzt das Cycloform (Isobutylester der p-Aminobenzoesäure) mit sonst ähnlichen Eigenschaften wie das vorgenannte Mittel. Auch seine Anwendung erfolgt als Streupulver oder als 5—10-%-Salbe.

H. Keimfreimachung der Instrumente und Verbandstoffe

Die Keimfreimachung der ärztlichen Instrumente und der Verbandstoffe, der Operationswäsche und dergleichen gelingt bei den heute üblichen Apparaturen mit absoluter Sicherheit, wenn die Geräte in Ordnung sind und sachgemäß und richtig bedient werden. In diesem Zusammenhange sei auf diese Fragen nicht näher eingegangen und gegebenenfalls auf die einschlägigen Bücher der Allgemeinen Operationslehre verwiesen.

Die Instrumente werden in kochendem Wasser mit Überdruck oder auch in Dampf mit Überdruck sterilisiert. Die Überdruckanwendung ist heutzutage zu fordern, da reines Kochen bei gewöhnlichem Druck virulente Sporen, auch den Tetanusbazillus und einige Erreger des Gasbrandes, in den üblichen Betriebszeiten nicht abzutöten in der Lage ist. Ob das Kochen in gewöhnlichem Wasser oder in Sodalösung erfolgt, ist von untergeordneter Bedeutung. Wenn unter primitiven oder Notverhältnissen ein Überdrucksterilisierapparat nicht zur Verfügung steht und man sich mit gewöhnlichem Auskochen begnügen muß, dann ist ein Sodazusatz von 1 bis 2% ratsam, da auch die resistentesten Sporen der Gartenerde nach Kochen von 30 Minuten abgetötet werden. Für das Kochen in Orten größerer Höhenlage hat *Sobernheim* den Zusatz von 0,2% Formaldehyd empfohlen. Zephirol ist nach den Untersuchungen von *Zeißler* und *Günther* für diesen Zweck nicht geeignet.

Bei der Verbandstoffsterilisation bedient man sich seit den grundlegenden Untersuchungen von *Robert Koch* des strömenden Dampfes im Überdruck. Schon frühzeitig hatte man erkannt, daß die Wirkung wesentlich besser ist, wenn vorher die Luft aus der Sterilisierkammer entfernt wurde, so daß der gesamte Raum einschließlich des Inneren der Verbandstofftrommeln mit Wasserdampf erfüllt ist. Dies führte zu dem Einbau von sogenannten „Luftabscheidern" in die Sterilisiergeräte, welche man heutzutage unbedingt fordern muß. Über diese Luftabscheider hat es eine Zeitlang einen sehr lebhaften Meinungsaustausch in den Zeitschriften gegeben. Erwähnt seien unter anderem die Arbeiten von *Mießner, Schopp* und *Harms*, sowie von *Mündel* und *Zopf*, die weitere Angaben über das Schrifttum enthalten.

Hier sei nur erwähnt, daß mit steigendem Luftgehalt die Durchwärmung des Sterilisiergutes verlangsamt wird. Bei einem Luftgehalt von mehr als 20% wird die angestrebte Entkeimungswärme am Kaltpunkt überhaupt nicht erreicht. Bei einer Wärme von 120° muß demnach für weitgehende Entlüftung unter 10% gesorgt werden. Der Nachteil der Restluft läßt sich nur durch hohe Dampfwärme von 138° umgehen, weil auch ein Unterschreiten dieser Wärme am Kaltpunkt bis zu 10° die Sicherheit der Entkeimung nicht gefährdet.

Die Kontrolle der erfolgten Sterilisation geschieht durch Überwachung der an den Geräten vorhandenen Thermometer und Manometer in Verbindung mit einer Uhr sowie durch gelegentliche Testversuche mit resistenten Sporen von Bakterien. Für die tägliche Kontrolle, ob ein Gegenstand oder ein Verbandstoffbehälter sterilisiert worden ist, sind die von der Bleistiftfabrik A. W. Faber-Castell in Nürnberg-Stein hergestellten „Dampfstifte" oder „Heißluftstifte" sehr brauchbar, deren Farbmasse bei Einwirkung gespannten Wasserdampfes von Grün in Blau umschlägt oder bei Einwirkung trockener heißer Luft von Gelb in Ockerbraun.

Man kann auch ein Filterpapier mit schwarzem Aufdruck „Steril" mittels *Lugol*scher Lösung dunkel färben, so daß dieser Aufdruck nicht zu lesen ist. Es wird in eine Verbandstofftrommel oben auf die Verbandstoffe gelegt. Durch die Einwirkung des strömenden Dampfes verdunstet das Jod und die Schrift wird sichtbar. Dieser Kontrollzettel zeigt also nur an, daß die Trommel im Sterilisator gewesen ist, nicht ob sie ausreichend lange dort war.

I. Keimfreimachung der Haut des Operateurs

1. Kurze Schilderung der Entwicklung des Problems

Die Sauberkeit des Arztes und besonders des Chirurgen und Wundarztes ist eine Forderung, die zu allen Zeiten erhoben worden ist. Von *Hippokrates* stammen beispielsweise genaue Vorschriften hierüber. Der Name *Semmelweis* begründete vor fast 90 Jahren in Deutschland, der Name *Watson* 1855 in England die moderne

Prophylaxe der Wundbehandlung. *Semmelweis*, der die Bakterien noch nicht kannte, wandte sein Chlorwasser gegen „zersetzte tierisch-organische Stoffe" an. Dem Engländer *Watson*, der ebenfalls Chlorwasser verwendete, hat übrigens schon der Gebrauch von undurchdringlichen Handschuhen vorgeschwebt, eine Idee, welche erst später verwirklicht wurde.

Als dann die Bakterien entdeckt waren, bauten *Lister* und seine Schüler die Händedesinfektion unter Anwendung des Phenols aus. Sie widmeten dem Unternagelraum besondere Aufmerksamkeit. Die Ergebnisse der *Koch*schen bakteriologischen Arbeiten wurden von *Kümmell* für die chirurgische Technik nutzbar gemacht. Die systematische Einführung des Alkohols durch *Fürbringer* im Jahre 1888 bedeutete einen Wendepunkt, wenngleich auch vor ihm schon dieser Stoff hin und wieder zur Anwendung gelangte. Damals schon wurde er bezeichnet „als dasjenige Mittel, welches zwar nicht durch besondere eigene antiseptische Eigenschaften ausgezeichnet, aber in hervorragender Weise geeignet ist, die für eine richtige Desinfektion der Hände unbedingt erforderliche Adhäsion zwischen Epidermis und antiseptischen Lösungen in kurzer Zeit und ohne Schädigung der Haut zu bewerkstelligen". Aus seiner dominierenden Stellung ist der Alkohol nicht verdrängt worden, obwohl eine Hochflut von anderen Vorschlägen im Verlaufe des letzten halben Jahrhunderts gemacht worden sind. Ungeheuer groß und in den mitgeteilten Ergebnissen sich teilweise diametral widersprechend sind die Angaben des Schrifttums. Übereinstimmend ist jedoch, daß mit keinem Verfahren eine absolut sicher keimfreie Haut zu erzielen ist, wie dies beispielsweise noch *Fürbringer* von seiner Methode angegeben hatte.

Zu Beginn der neunziger Jahre kamen die Bestrebungen auf, überhaupt nur Alkohol zu verwenden und alle anderen Antiseptika fortzulassen *(Braatz, Wagner, Reinicke)*. Demgegenüber betonten *König* und *Landsberg*, daß der Alkohol im wesentlichen die Haut härte und gerbe und auf diese Weise die in ihr enthaltenen Keime festgehalten werden. Er prägte das Wort von dem „Scheinerfolg". Es entwickelte sich aus diesen Untersuchungen die „Heißwasser-Alkohol-Methode" *(Ahlfeld)*, die sich bis heute behaupten konnte. Obwohl das Wesen der Alkoholwirkung auch heute noch umstritten ist, muß eine „mäßig keimschädigende Wirkung" durchaus anerkannt werden. Es folgen die Versuche, die um die Jahrhundertwende durch *Haegler* zum Abschluß gelangten, über den Zusammenhang zwischen der Konzentration des Alkohols und seiner keimtötenden Kraft. 60—70-%-wäßrige Alkoholmischungen wurden als am wirksamsten erkannt und zwar auch in bezug auf seine härtende Eigenschaft.

Die *Fürbringer*sche Methode hat sich in der Praxis die meisten Anhänger verschafft und mußte sich ungemein viele Modifikationen und Modifikatiönchen gefallenlassen. Die Polemiken der damaligen Zeit sind auch heute noch unerfreulich zu lesen.

Den Gründen, warum keine Desinfektionsmethode eine völlige Keimfreiheit erreichen kann, wurde in zahlreichen Untersuchungen nachgegangen und die Lokalisation der Keime in den tiefen Hautschichten, besonders der Schweiß- und Talgdrüsen sowie in der relativ kurzen Einwirkungszeit der verträglichen antiseptischen Lösungen gefunden. Man fand sich notgedrungen mit diesen Tatsachen ab und suchte nach Aushilfsmaßnahmen. Der Abgabe der Keime aus der Tiefe der Haut nach der

Oberfläche zu wandte man seine Aufmerksamkeit zu. Und *Schäffer* formulierte 1902 das Problem so, „daß es in letzter Linie nicht auf den Gehalt der Hand an Keimen ankomme, sondern vielmehr auf ihre Abgabefähigkeit". Hieraus entwickelten sich die verschiedenen Verfahren der „Keimarretierung".

Daneben ging die Suche nach wirksamen Desinfektionsmitteln und ihre Erprobung im bakteriologischen Experiment sowie in der Praxis. Unendlich viele Stoffe wurden in diese Untersuchungen einbezogen.

Nachdem *Watson* schon 1855 die Forderung der Bekleidung der Hand mit einem undurchlässigen Handschuh erhoben hatte, kamen diese Bestrebungen durch *Halsted* (1889) wieder in Gang. *Zoege v. Manteuffel* benutzte 1897 Gummi, dann wurden erprobt: Zwirn, Seidenstoff, Leder, bis *Friedrich* in dem Condomgummi den Werkstoff herausfand, der sich bis auf den heutigen Tag behaupten konnte. Als Ersatz für Handschuhe wurden sterile Firnisse (z. B. Dermagummit, Chirosoter) verwendet, haben aber keine allgemeine Verbreitung gefunden. Vielleicht ist die moderne Kunststoffchemie in der Lage, dies Problem erneut aufzugreifen und zu befriedigender Lösung zu bringen.

In nachstehenden Seiten soll aus der Fülle der Vorschläge nur das behandelt werden, was in größerem Umfang Eingang in die Praxis gefunden hat.

2. Die Keime der menschlichen Haut

Auf und in der menschlichen Haut befinden sich alle Arten von Bakterien, in der Mehrzahl (90%) harmlose Saprophyten und Schimmelpilze, aber auch menschenpathogene Arten einschließlich der Wundinfektionserreger. Die Zusammensetzung der Bakterienflora wird besonders beim Arzt sehr wesentlich beeinflußt von dem, was die Hand in der letzten Zeit berührt hat (Vgl. die Grundlage der Überlegungen von *Semmelweis*). Auch die vitalen Eigenschaften der Bakterien hängen hiervon sehr stark ab. Es ist ein fundamentaler Unterschied, ob angetroffene Streptokokken schon monatelang in avirulenter Form auf der Haut vegetiert haben, oder ob sie aus frischem Phlegmoneeiter stammen. Zahlreiche Untersuchungen (z. B. *Kolle*, *Klein*, *Otto*) haben ergeben, daß die Virulenz der Keime an der normalen Hand „null und äußerst gering" ist. Damit stimmt die Tatsache überein, daß die überwiegend große Mehrzahl der kleinen Verletzungen des täglichen Lebens überraschend gut und schnell ohne Infektion heilt. Nach den Untersuchungen von *Noguchi* sitzen die pathogenen Keime „fast nie" in den tieferen Schichten der Epidermis. Dies ist der Aufenthaltsort vorwiegend harmloser Saprophyten, wenngleich ihre Zahl ungeheuer groß ist. Besonders reich an Bakterien ist die weiche, zur Schweißsekretion neigende Haut. Auch die Bakterienabgabe aus ihr ist besonders intensiv. Im übrigen finden sich bei derselben Person sehr erhebliche Schwankungen nach Jahreszeit, Tageszeit, Beschäftigungsart, Temperatur der Umwelt, Handpflege, Säuregehalt der Hand, Fettigkeitsgrad derselben u. a. m. Entfettete Haut vermag Bakterien geradezu zu adsorbieren. Saure Haut hält sie fester als neutrale oder alkalische.

Die menschliche Haut mit ihren zahllosen Rillen, Buchten und Rissen bietet den Bakterien eine Überfülle von Schlupfwinkeln, aus denen es gänzlich unmöglich ist, sie auch nur mit einigermaßen Aussicht auf Erfolg zu entfernen. *Haegler* konnte experimentell nachweisen, daß die Keime nur relativ selten und spärlich in den

Haarbälgen, wenn, dann nur in den peripheren Teilen sitzen, und in den Schweißdrüsen gewöhnlich fehlen. In diese natürlichen Hautöffnungen wachsen sie von außen nicht ein, sondern gelangen mechanisch in sie und werden auch durch den normalen Sekretionsstrom wieder hinausbefördert. Vielmehr finden sich die Bakterien in den zahllosen kleinen und kleinsten, mit dem bloßen Auge nicht sichtbaren Schrunden und Verletzungen. Hier können sie sich auch nach der Tiefe zu vermehren.

Zahlreiche Untersuchungen haben aber auch nachweisen können, daß auch tiefere Epidermisschichten keimhaltig sind. Von hier aus können die Bakterien bei oberflächlich keimfrei gemachter Haut langsam wieder an die Oberfläche gelangen. Für die Händedesinfektion während eines langen Operationsvormittags des Chirurgen ist diese Tatsache von Wichtigkeit.

Ein sehr bedeutungsvoller Schlupfwinkel sind die Bakterien des Unternagelraums und des Nagelfalzes. In ihnen sind nach Art und Menge die meisten Bakterien aufgefunden worden.

Eine besondere Technik zur Prüfung des Bakteriengehalts der Haut und auch zur Demonstrierung der Wirksamkeit verschiedener Waschmethoden hat *Price* angegeben. Wenn man Arme und Hände in mehreren nebeneinander gestellten, mit Wasser oder desinfizierenden Flüssigkeiten gefüllten Schüsseln wäscht und ihren Inhalt nachher bakteriologisch untersucht, so nimmt der Bakteriengehalt von Schüssel zu Schüssel ab. Die erhaltenen Zahlen ergeben in Form von Kurven angeordnet eine übersichtliche Darstellung des Wertes der Waschverfahren.

Bei der Keimbesiedelung der Haut unterscheidet *Price* zwischen solchen Bakterien, die nur vorübergehend vorhanden sind („Transidents") und solchen, welche ständig anwesend sind („Residents"). Durch die meisten Waschverfahren lassen sich die Transidents meist leicht beseitigen, die Residents nur sehr schwer.

Wichtig für die Beurteilung der Desinfektionsmöglichkeiten der menschlichen Haut ist noch die Kenntnis der in ihren einzelnen Schichten herrschenden Wasserstoffionenkonzentration.

Die von *Schade* und *Marchionini* ausgeführten Messungen ergaben folgende Werte: Hautoberfläche pH = 3,34, Stachelzellenschicht pH = 6,77, Grenze zwischen Epidermis und Kutis pH = 7,44, bluthaltige Kutis pH = 7,50.

Beeinflußt wird der pH-Gehalt der Haut durch den Schweiß, in welchem folgende Werte gemessen wurden: ektokriner Schweiß: pH = 3,8—5,6, apokriner Schweiß: pH = 6,2—6,9.

Je nach der Verdunstungsmöglichkeit des Schweißes ändern sich die Werte. Es bestehen durch die differente Absonderung und Verdunstung des Schweißes Hautregionen mit herabgesetztem Säuregrad. Gemessen wurden beispielsweise in der Ruhe: Achselhöhle: pH = 6,1—6,8—7,12, zwischen den Zehen: pH = 6,6—6,9, sonstige Haut: pH = 3,0—5,0.

Hiermit in Beziehung zu setzen sind die Säuregrade für das Wachstumsoptimum der Bakterien. Sie betragen:

	Wachstumsoptimum nach *Stickdorn*	Wachstumsmöglichkeit nach *Hall*
Staphylokokken	pH = 6,8—8,2	2,6—10,0
Streptokokken	pH = 7,5—7,7	5,5—8,0

3. Prophylaxe

Die Richtigkeit des seinerzeit von *Semmelweis* geprägten Satzes: „Nicht infizieren ist besser als desinfizieren" dürfte heute allgemein und widerspruchslos anerkannt sein. Der Arzt, und ganz besonders der Chirurg, soll daher nichts mit bloßen Fingern berühren, was infektionsverdächtig ist. Diese Regel muß in einem chirurgischen Betrieb allen Personen unbedingt in Fleisch und Blut übergegangen sein und zwar nicht nur in Operationsräumen, sondern ganz besonders auch in Verbandzimmern und Krankenstuben.

Es ist allgemein üblich geworden, daß der Chirurg an einem Operationsvormittag die aseptischen Eingriffe vor den septischen erledigt. Beim Verbandwechsel sind die Verbandstoffe nie mit den Fingern zu berühren. Ausgedehnter Gebrauch von immer wieder gewechselten und frisch ausgekochten Pinzetten sollte eine Selbstverständlichkeit geworden sein. Die Reinigung und Desinfektion nach einem nicht aseptischen Eingriff sollte besonders sorgfältig sein. In dem Gebrauch von Gummihandschuhen bei allen, vorwiegend bei septischen Eingriffen besitzen wir heutzutage ein sehr wirksames Mittel der Keimprophylaxe, so daß eine „Karenzzeit" der Chirurgen nach Ausführung von Eingriffen im infektiösen Gebiet heute nicht mehr notwendig erscheint. Sie beruht darauf, daß die Haut durch Abschuppung der obersten Schichten eine „Selbstreinigung" durchführt.

Wenn infektiöses Material auf die Hand gekommen ist, dann ist sofortiges Abwaschen zunächst in fließendem Wasser, dann wie bei der Händedesinfektion mit Seife, Bürste und desinfizierenden Flüssigkeiten notwendig.

Das Tragen von Gummihandschuhen bei Operationen im infizierten Gebiet, bei vaginalen, rektalen usw. Untersuchungen ist eine Forderung, die wohl allgemein ausgeführt wird. Wenn man auf diese Weise die Hand vor der Berührung mit infektiösem Material sicher schützt, dann kann man den Ausspruch *Brunners* befolgen: „Immer Handschuhe tragen und bei der Operation ausziehen." Wenn man aber einmal keinen Gummihandschuh zur Verfügung hat, dann ist das Einreiben der Hand mit Pasten und Salben immer noch besser als es zu unterlassen. Denn schon *Semmelweis* riet, die Hände „gut zu beölen, damit der zersetzte Stoff nicht in die Poren der Hand eindringen könne".

Aber auch außerhalb der eigentlichen Berufstätigkeit muß der Arzt sich peinlichster Händepflege befleißigen. Es gehört dies unumgänglich zu seinen wichtigsten Berufspflichten. Alle Beschäftigungen, bei denen die Hände rauh und rissig werden können, muß er vermeiden, denn in diesen kleinsten Verletzungen verbergen sich die Bakterien, können in ihnen sogar auskeimen, sich vermehren und ihre Virulenz steigern und so zu einer bedrohlichen Infektionsquelle werden. Im gewöhnlichen Leben sollte der Chirurg möglichst oft reinigende Leder- oder Gewebehandschuhe tragen, um seine Hand zu schonen.

Aber auch übertriebenes und unzweckmäßiges Desinfizieren der Hände kann eine Gefahrenquelle werden. Daher vermeide ich bei der Desinfektion vor Operationen besonders „harte" Bürsten zu verwenden, wie sie immer noch im Handel angepriesen werden. Durch dieselben werden gerade die kleinen gefährlichen Schrunden in sehr großer Zahl erzeugt. Nicht jedes Desinfektions- und Waschmittel ist geeignet. Die individuellen Unterschiede in dieser Hinsicht sind erheblich. Schließlich stellt die Anwendung jeder desinfizierenden Flüssigkeit ein Reizmittel gegenüber der Haut dar, denn sie muß ja mit dem Zelleiweiß eine Verbindung eingehen, wenn sie wirksam werden soll. Eine empfindliche Haut kann sehr unter den notwendigen Desinfektionsmaßnahmen leiden. Allgemein gültige Anweisungen lassen sich nicht geben. Jeder muß die für ihn verträglichsten Medikamente selbst erproben.

Für den beschäftigten Chirurgen, welcher im Laufe eines Vormittags die Haut seiner Hände mehrfach mit Wasser, Seife, Alkohol und desinfizierenden Flüssigkeiten in Berührung bringen muß, ist eine systematische konservierende Hautpflege eine unbedingte Notwendigkeit. Dies ist schon aus dem Grunde erforderlich, weil alle diese Maßnahmen mit einer starken Entfettung der obersten Hautschichten einhergehen. Ungeahnt groß ist die Zahl der angegebenen Salben und Kreme, angefangen vom einfachen Glyzerin, Vaseline oder Lanolin, bis zu den Hautkremen, welche uns die moderne Kosmetik liefert und deren Zusammensetzung oft Fabrikgeheimnis ist. Mir persönlich hat sich gut bewährt, wenn nach dem Operieren Arme und Hände mit Seifenschaum und Glyzerin leicht eingerieben werden. Diese Mischung läßt man einige Minuten auf die Haut einwirken und spült dann in fließendem lauwarmem Wasser ab. Nach leichtem Trocknen der Haut mit einem Handtuch kann dann irgendein Krem nach persönlichem Geschmack in so dünner Schicht auf die Haut aufgetragen werden, daß nach spätestens 5 Minuten jedes Gefühl von Fettigkeit auf der Haut verschwunden sein muß.

An der *Kirschner*schen Klinik hat sich die bei 120° im Hochdruckdampfsterilisator sterilisierbare Salbe folgender Zusammensetzung bewährt: Adeps Lanae anhydricus 80,0, Oleum arachid. 20,0. Der Tagesbedarf wird in einem breiten offenen Topf in niedriger Verbandtrommel zusammen mit den zur Entnahme gebrauchten Holzspateln $^3/_4$ Stunden lang im Hochdruckdampfsterilisator keimfrei gemacht (*Wulff*).

4. Allgemeine Grundregeln der Händedesinfektion

Die Händedesinfektion, so individuell verschieden sie auch von jedem Chirurgen gestaltet zu werden pflegt, bedarf doch einer gewissen Systematik. Wichtig ist vor allen Dingen, daß man sowohl bei Anwendung von Wasser als auch von Alkohol einmal benutzte Flüssigkeiten nicht wieder verwenden soll, da sie ja mit den von der Haut entfernten Keimen beladen sind. Also bedarf man des fließenden Wassers und ebenfalls des stets frischen Alkohols. In Zeiten der Not werden sich die Normalanforderungen nicht immer erfüllen lassen, ohne daß es stets zu manifesten Schäden zu kommen braucht. Trotzdem soll man an den Forderungen festhalten. Dann wird man auch den seltenen Ausnahmesituationen gewachsen sein. Die Waschbecken mit fließendem kaltem und warmem Wasser und Mischbatterien, welche durch Verschieben mit dem Ellenbogen zu regeln sind, sind aus den Operationsräumen und ärztlichen Behandlungszimmern allgemein bekannt. Zur Überwachung der Zeit der einzelnen Desinfektionsmaßnahmen eignen sich Sanduhren besser als gewöhnliche Uhren, weil sie nicht das Merken des Beginns z. B. des Waschens notwendig machen. Beim Schätzen der bisher zu den einzelnen Manipulationen verwendeten Zeit unterliegt man groben Täuschungen. Meist wird die bisher aufgewandte Zeit unterschätzt. Wichtig ist auch, daß Waschbecken und Wasserhähne in richtiger Höhe (evtl. nach der Statur des Chirurgen) angebracht sind. Man kann sich dadurch die an und für sich schon nicht sehr beliebte Prozedur des Waschens vor Operationen ganz wesentlich erleichtern.

Wohl an den meisten Kliniken ist es noch üblich, daß die Seife in Form von Stückseife benutzt wird. Es ist jedoch zweifellos, daß ein über jedem Waschbecken angebrachter Behälter mit flüssiger Seife, der sich durch eine mit dem Fuß auszulösende Kippvorrichtung zur Anwendung bringen läßt, wesentlich sauberer sein muß als das im Seifennapf liegende Stück Seife, welches von den verschiedensten Leuten zu den verschiedensten Zeiten des Desinfektionsvorgangs benutzt wird. Die flüssige Seife pflegt auch im Gebrauch sparsamer zu sein als die Seife in Stücken.

Während das Waschen unter fließendem Wasser sich allgemein durchgesetzt hat, ist es beim Alkohol und den desinfizierenden Flüssigkeiten noch nicht überall der Fall. Und doch sollte es so sein und läßt sich auch ohne komplizierte Apparate durchführen. Man braucht nur ein massives Gestell mit sicherem Fuß, auf dem erhöht eine Flasche beispielsweise mit Alkohol steht. An ihr befindet sich ein durch Quetschhahn verschließbarer Schlauch mit Glasansatz, der über einer möglichst verstellbar angeordneten Auffangschale für den gebrauchten Alkohol endet. Der Quetschhahn läßt sich durch eine Tretvorrichtung öffnen und schließen.

Die zum Waschen in Wasser verwendete Bürste sollte aus den schon erörterten Gründen nicht zu hart sein. Vor jedem Gebrauch ist sie in Dampf zu sterilisieren. Es sind zweckmäßige Bürstenbehälter in Trommelform hierzu in Gebrauch. Zum Waschen in Alkohol oder desinfizierenden Flüssigkeiten ist die Bürste meist durch den Waschlappen in verschiedener Form verdrängt, der naturgemäß wie alle anderen Gegenstände zur Operation sterilisiert werden muß. Die gebrauchten keimhaltigen Bürsten und Waschlappen müssen vor erneutem Gebrauch wieder sterilisiert werden. Auch der Loofaschwamm ist oft zur Händedesinfektion empfohlen worden. Da auch er durch Auskochen zuverlässig sterilisiert werden kann, ist seine Verwendung einwandfrei.

Nach jedem Waschprozeß ist das Abreiben der Hände und Unterarme mit einem trockenen, sterilen Handtuch unerläßlich. Denn dadurch wird eine sehr große Zahl von gelockerten und mit Keimen beladenen Epidermisschuppen mechanisch entfernt. Die bakteriologische Untersuchung des Handtuchs nach dem Gebrauch klärt darüber auf und gibt eine Vorstellung von der überraschend großen Zahl der durch diese Manipulation entfernten Bakterien.

Eine einmalige Waschung reicht noch nicht aus, um die Haut in ausreichendem Maße bakterienarm zu machen. Das Optimum tritt immer erst nach mehrmals durchgeführten Waschprozeduren ein, wie *Rinsche* in monatelang durchgeführten Versuchen mit demselben Waschverfahren und einer Bestimmung der Hautkeime nach jedem Waschen zeigen konnte.

5. Die gebräuchlichen Methoden der Händedesinfektion

a) Mechanische Reinigung

Für sich allein ist sie nicht in der Lage, eine einwandfreie Hautdesinfektion herbeizuführen. Sie bildet aber eine unerläßliche Voraussetzung und den ersten Akt jeder der nachstehend beschriebenen Methoden. Der Zweck der mechanischen Reinigung ist, das fettige Hautsekret zu entfernen, die oberste Epidermisschicht durch Aufquellung der verhornten Zellen zu lockern und die obersten Lagen der mit Keimen stark beladenen Epidermisschuppen zu entfernen. Zur Durchführung werden Hände und Unterarme bis zum Ellenbogen mit Wasser und alkalischer Seife sowie Bürste oder sonstigem mechanischen Reinigungsmittel (z. B. Loofaschwamm) unter fließendem lauwarmem Wasser sorgfältig gereinigt. Versteckten Stellen wie Unternagelraum, Zwischenfingerfalte ist besondere Aufmerksamkeit zu widmen. Wohl jeder Chirurg wird sich eine besondere Reihenfolge und Technik der Bürstenstriche angewöhnt haben. Es ist zweckmäßig, wenn man sich einmal durch einen Versuch davon überzeugt, ob man mit seiner Technik auch alle Teile der Haut gleichmäßig bearbeitet. Zu diesem Zwecke bestreicht man die Haut dünn gleichmäßig mit schwarzem Schuhkreme oder einer ähnlichen Masse, verbindet sich die Augen und führt die mechanische Hautreinigung in der üblichen Weise durch. Nach Abnahme der Augenbinde wird man erstaunt sein, welche Teile der Haut noch schwarz sind und demnach nicht ausreichend mit Bürste und Seife in Berührung gekommen sind.

Schleich, der ein begeisterter Anhänger der mechanischen Hautreinigung war, hat seine „Marmorseife" empfohlen, welche neben der abschabenden Wirkung des pulverisierten Marmors durch eine zugesetzte Wachs- und Stearinpaste die Entfettung der Haut erleichtern sollte und dazu noch die Ausführungsgänge der Schweiß- und Talgdrüsen mechanisch verstopfen sollte. Dic Hoffnungen, welche *Schleich* an diese Seife knüpfte, haben sich auf chirurgischem Gebiet nicht erfüllt, so gut sie sonst zur Händereinigung an sich ist. Es muß als absolut sicher angesehen werden, daß durch sie eine ausreichende Keimfreiheit der Haut nicht erzeugt werden kann. Dasselbe gilt von der *Sänger*schen Sandseife, welche aus Natronseife und gereinigtem Quarzsand besteht und auch nur für Reinigungszwecke und nicht als Desinfektionsmittel empfohlen worden ist.

Die in den letzten Jahrzehnten in den Handel gebrachten Seifenersatzmittel Satina und Praecutan bieten insofern einen Vorteil, als die bei empfindlicher Haut durch das Seifenalkali eintretende Hautreizung in Fortfall kommt. Ihre Tiefenwirkung ist etwas größer als die der Seife, so daß die Haut für das nachfolgende Antiseptikum zugänglicher gemacht wird. Der „Säureschutzmantel" der Haut wird schneller wieder hergestellt als nach Seifenwaschung. Bakterientötend selbst sind die Mittel aber in keiner Weise (*Ragonath, Beyer*).

b) Kombiniert mechanisch-chemische Methoden

Aus dem vorher Gesagten geht hervor, daß der mechanischen Reinigung unbedingt eine chemische Desinfektion in irgendeiner Form hinzugefügt werden muß. Andererseits sind die mechanischen Methoden nicht streng von den chemischen zu trennen, denn beispielsweise kann die Anwendung der Seife schon als chemischer Vorgang aufgefaßt werden.

1. Mechanisch-chemische Reinigung in getrennten Akten

Man kann die beiden Reinigungsarten einander folgen lassen oder auch von Anfang an miteinander kombinieren. Das bekannteste Verfahren der ersteren Art ist die

*Fürbringer*sche Methode

Sie ist im Laufe der Jahre oft in ihrer Ausführung abgeändert worden. Die ursprüngliche „Schnelldesinfektion" hat *Fürbringer* selbst aufgegeben und dafür die „verlängerte" Methode angegeben. Am meisten hat sie sich in der *Lexer*schen Form eingebürgert, welche vorsieht:

10 Minuten lang mechanische Reinigung der Hände und Vorderarme mit warmem Wasser, Bürste und Seife, des Nagelfalzes und des Unternagelraumes mit dem Nagelreiniger.

Kräftiges Abtrocknen mit einem sterilen Tuch. 3 Minuten lang Abreiben mit 70—80% Alkohol. 3 Minuten lang Abreiben mit ½-%-Sublimatlösung. Nach *Fürbringers* Vorstellungen hat die Alkoholbehandlung dabei den Zweck, die „unbedingt erforderliche Adhäsion zwischen Epidermis und antiseptischer Lösung" zu gewährleisten. Dabei hat die Forschung ergeben, daß dem Alkohol tatsächlich eine bakterienschädigende Eigenschaft zukommt, sofern es sich nicht um trockene Dauerformen handelt. Er ist jedoch nicht in der Lage, stark widerstandsfähige Keime in der bei der Händedesinfektion üblichen Zeit abzutöten. Der Alkohol wirkt mechanisch reinigend, epidermis- und fettlösend, wasserentziehend und bereitet daher die Haut für das in wäßriger Lösung angewandte Antiseptikum vor. Er hat ein ziemlich starkes Diffusionsvermögen und ist daher in der Lage, verhältnismäßig tief in die durchfeuchtete Haut einzudringen. Dazu kommt als besonders wichtige Komponente seine härtende, fixierende, schrumpfende Wirkung auf die Gewebe, also auch auf die obersten Schichten der Haut, welche eine Abgabe der noch in ihr verbliebenen Keime erschwert.

Der hohe Preis des unvergällten Alkohols hat schon immer dazu geführt, daß aus Ersparnisgründen vergällter Alkohol zur chirurgischen Händedesinfektion verwendet wurde. Über das zweckmäßigste Vergällungsmittel ist lange gestritten worden. *Perthes* konnte in einer Rundfrage folgendes ermitteln: Gewöhnlicher Brennspiritus erfordert bei langer Anwendung eine besonders gute Hautpflege, da sich sonst leicht Ekzeme ausbilden können. Noch stärkere Reizerscheinungen verursacht Phthalsäurediäthylester. Keine Störungen verursachten Lösungsbenzol (2 : 100), Toluol (2 : 100), Aceton (1 : 100), Chloroform (0,3 : 100). Letzteres wurde von *Perthes* besonders empfohlen. Mir persönlich hat sich eine Vergällung mit Chloroform und Kampfer gut bewährt. Aber jeder beschäftigte Chirurg wird sich je nach der vorhandenen Empfänglichkeit seiner Haut das für ihn beste Alkoholvergällungsmittel durch Erprobung selbst aussuchen müssen.

Bei konstanter Anwendung der Sublimatlösung zum Waschen über einen längeren Zeitraum sinkt die Zahl der Hautkeime vom 10. Tag an merklich ab, weil kleine Reste des Mittels in der Haut zurückbleiben und desinfizierend nachwirken *(Rinsche)*. Es kann dies aber auch ein Grund für die Ausbildung von Ekzemen sein, die dann den an und für sich wünschenswerten Effekt in das Gegenteil verkehren.

Gerade das Zusammenwirken von Alkohol und anderem Desinfiziens erscheint mir das wesentlichste Charakteristikum der *Fürbringer*schen Methode zu sein, so daß alle die Vorschriftsänderungen, welche auf den letzten Akt verzichten, nicht dem *Fürbringer*schen Verfahren zugerechnet werden dürfen.

Zahlreiche bakterielle Kontrollen haben ergeben, daß mit der *Fürbringer*schen Methode keine Keimfreiheit der Haut, wohl aber, besonders bei guter Prophylaxe, eine praktisch ausreichende „Keimarmut" erzielt wird. Wenn auch einige Bakteriologen bei ihren Nachprüfungen zu ungünstigen Ergebnissen gekommen sind, so muß dem doch entgegengehalten werden, daß die klinische Erfahrung an einem ungeheuer großen operativen Krankengut im Laufe vieler Jahrzehnte die Zweckmäßigkeit dieser Methode aufgezeigt hat. Wenn gelegentlich einmal Infektionen vorkommen, so sind sie dadurch verursacht, daß Fehler in der Anwendung der Methode selbst oder grobe Verstöße im Stadium der Prophylaxe vorgelegen haben.

Besonders lebhafte Kritik hat an dem Schlußglied der Kette, nämlich der Sublimatwaschung, eingesetzt, und zwar aus dem Grunde, weil leider die Haut einer größeren Anzahl von Menschen das Sublimat nicht verträgt und schon sehr bald mit der Ausbildung einer Dermatitis und eines Ekzems reagiert. Auch Allgemeinintoxikationen sind früher einwandfrei beobachtet worden. Daher wurde sehr intensiv nach Ersatzpräparaten des Sublimats gesucht. Im Abschnitt über die chemische Desinfektion ist darüber berichtet worden.

Vielfach verwendet wurde das Sublamin, das auch schon von *Fürbringer* selbst erprobt und empfohlen wurde. Aber auch gegen dieses Mittel gibt es eine Überempfindlichkeit der Haut.

Von den Formalinabkömmlingen ist das Lysoform in 2—3-%-Lösung oft angewandt worden, obwohl die Prüfung seiner keimtötenden Eigenschaften in ihren Ergebnissen besonders wechselten, im großen und ganzen aber eher negativ ausfielen.

Jodsodalösungen als Modifikationen der bekannten *Pregl*schen Lösung sind von *Korabelnikoff* empfohlen worden. Sie wurden nach 10 Minuten langem Waschen mit Wasser und Seife nur drei Minuten lang angewendet. Die gute Wirkung zeigte sich bei der Zählung der Hautkeime vor und nach Anwendung des Verfahrens.

Von Phenolabkömmlingen wurde zunächst besonders von den Gynäkologen das Lysol verwendet, wegen seines unangenehmen durchdringenden und lange haftenden Geruchs aber in zunehmendem Maße abgelehnt. Auch Chlor- und Bromverbindungen des Phenols und des Naphthols, ferner Jodonascin, *Pregl*sche Lösung, Chloramin, Pantosept gelangten zur Anwendung, ohne sich aber auf die Dauer behaupten zu können.

In letzter Zeit ist das Zephirol in 1-%-Lösung und das ihm verwandte Quartamon auch zur Händedesinfektion verwendet worden, obwohl auch Stimmen dagegen *(Neufeld)* laut geworden sind. Seine Nachwirkung auf die Haut ist besonders intensiv, wie aus den Untersuchungen des Handschuhsaftes *(Kaufmann* und *Hertel)* hervorgeht. Die tiefliegenden Hautkeime werden von den genannten Mitteln relativ wenig beeinflußt. Besonders gut ist seine Wirkung auf grampositive Kokken.

Es ist dann mehrfach der Vorschlag gemacht worden, die *Fürbringer*sche Methode so zu vereinfachen, daß man sie in zwei Akte zusammenzog, indem man das Antiseptikum in alkoholischer Lösung einwirken ließ. Dabei mußte dem Untersuchungsergebnis Rechnung getragen werden, daß es Chemikalien gibt, welche in alkoholischer Lösung stärker desinfizierend wirken als in wäßriger, andere, welche schwächer wirken. Zu der ersteren Gruppe gehören Sublimat, Lysoform, Bazillol, Sublamin, Chlor-m-Kresol, Grotan, Sagrotan. Vielleicht wirkt der Alkohol dabei als Vehikel beim tieferen Eindringen des Antiseptikums in die Gewebe. Die im einzelnen hiermit erzielten Untersuchungsergebnisse seien hier übergangen.

Die Heißwasser-Alkohol-Methode

von *Ahlfeld* hat ebenfalls eine recht ausgedehnte Verbreitung gefunden. Seine Vorschrift lautete (dem Sinne nach und gekürzt):

Mehrfaches Waschen mit Seife und warmem Wasser mit Abspülen des Seifenschaums und Wiederholen der Waschung, im ganzen mindestens 5, am besten 10 Minuten. Während dieser Zeit Reinigen des Unternagelraumes und des Nagelbettes.

Abreiben mit einem trockenen Handtuch.

Bürsten in 80—90% Alkohol für mindestens 3 Minuten.

Abreiben mit in Alkohol getauchtem Flanellappen für 2—3 Minuten.

In dem sich um die Methode entspinnenden wissenschaftlichen Streit konnte von mehreren Untersuchern einwandfrei festgestellt werden, daß eine Keimfreiheit nicht zu erreichen war. Trotzdem waren die klinischen Erfahrungen sehr günstig, so daß die Infektionsgefahr von den Händen aus nicht größer angesehen wurde als die Wundinfektion aus der Luft. Tatsächlich wird auch heute noch diese Methode von vielen Chirurgen mit bestem Erfolg angewandt.

Man hat aber auch versucht, aus der *Fürbringer*schen Methode die Alkoholwaschung fortzulassen, so daß nur die mechanische Reinigung und die Anwendung eines antiseptischen Mittels übrigblieben. Die Vorschrift von *König* und *Blumberg* sah ein mechanisches Bürsten mit Seife in warmem Wasser für 8 Minuten und ein Bürsten in 3-%-Sublaminlösung für 5 Minuten vor. Die Leistung entsprach etwa der der *Fürbringer*schen Methode. Eine besonders ausgedehnte Verbreitung hat dieser Desinfektionsvorgang nicht gefunden. In der Kriegs- und Nachkriegszeit mit ihrem Alkoholmangel kam das Verfahren mehr in Aufnahme.

2. Mechanisch-chemische Reinigung in einem Akt

Es lag weiterhin nahe, alle Akte der Waschung mit einem geeigneten Mittel zu einem einzigen Vorgang zusammenzuziehen. *v. Mikulicz* empfahl kurz vor der Jahrhundertwende die Waschung in Seifenspiritus (Spiritus saponatus. Zusammensetzung: Kaliseife 10,2 g, unverseiftes Olivenöl 0,8 g, Glyzerin 1,0 g, Alkohol 43,0 g, Wasser 45,0 g). Untersuchungen ergaben jedoch, daß durch die Mischung eine Potenzierung der Wirkung von Seife und Alkohol nicht stattfindet, sondern eher das Gegenteil festgestellt werden konnte. Da die Seifenwirkung auf der Dissoziation des freien Alkalis in Gegenwart von Wasser beruht, und da dieser Vorgang in Gegenwart von Alkohol nur unvollständig stattfindet, so ist dies erklärlich. Auch der Unterschied der „dynamischen Oberflächenspannung" von Seife und Alkohol spielt dabei eine Rolle *(Bechhold)*. So kann denn diese Methode höchstens als Schnelldesinfektionsverfahren in Notzeiten in Frage kommen.

c) Die Keimarretierung

Die Untersuchungen über den Keimgehalt der Haut und ihre Lokalisation in derselben führten zwangsläufig zu der Überlegung, daß es weniger auf den Keimgehalt an sich ankomme, sondern vielmehr auf den Umfang der Keimabgabe von der Hautoberfläche. Wenn man sie auf einfache Weise und in praktisch zunehmendem Umfang verhindern konnte, dann wäre damit auch eine brauchbare Methode gefunden. Man fand, daß der Alkohol eine härtende, schrumpfende, fixierende, die Keimabgabe erschwerende Wirkung auf die Hautoberfläche besaß. Diese Erfahrung wurde sowohl in systematischen Versuchen als auch bei der ausgedehnten Anwendung des Alkohols im chirurgischen Operationssaal gemacht. *Hägler* konnte durch stereomikroskopische Untersuchungen der Haut diese schrumpfende Wirkung des Alkohols zeigen.

Auch über dieses Teilgebiet liegen sehr umfangreiche Untersuchungen vor, die im großen und ganzen wohl die anfangs aufgestellte Behauptung bestätigten, obwohl natürlich eine völlige Übereinstimmung aller Untersucher nicht zu erreichen war. *Kutscher* und *Schumberg* schätzten die Herabsetzung der Keimabgabe nach Alkoholwaschung von 5 Minuten Dauer auf 99—100% der ursprünglichen Keimzahl.

So wertvoll diese Zahlen an sich sind, so besagen sie aber noch nichts über die zeitliche Dauer der Keimarretierung. Schon *Hägler* fand, daß diese Wirkung des Alkohols bald nachläßt. *Kutscher* dagegen fand, daß noch nach einer Stunde eine „verhältnismäßig hohe Keimarmut" an den Händen vorhanden war. Trotz differenter Ergebnisse der bakteriologischen Prüfung hat auch die reine Alkoholanwendung klinisch leidlich befriedigt. Von sehr erfahrenen Autoren wurde sie anderen Verfahren gleichgesetzt.

Weitere Verbesserungen wurden erstrebt durch Zusätze von Chemikalien zum Alkohol. Die Verwendung von Brennspiritus statt des reinen Alkohols hatte nur pekuniäre Gründe. Weiter wurden versucht und wieder verlassen Zusätze von Azeton, Äther, Formalin, ½% Salpetersäure, Tannin u. a. m. Wohl nur das Azeton hat eine größere Rolle gespielt, da es tatsächlich die härtende Wirkung des Alkohols verstärkt. Die Angaben über die zweckmäßige Konzentration schwanken zwischen 30% und 1%. Eine allgemeine Verbreitung hat das Verfahren nicht gefunden.

Russische Autoren (*Koabelnikoff* und *Polotilo*) haben in Notzeiten, als ihnen Alkohol nicht zur Verfügung stand, eine 5—10-%-wäßrige Tanninlösung zur Händedesinfektion gebraucht. Es hat sich aber anscheinend um eine nur vorübergehende Anwendung gehandelt. Vor dem Gebrauch muß die Lösung durch Kochen sterilisiert werden, da sie selbst nicht bakterizid ist. Nach 10 Minuten langem Waschen der Hände weisen diese nur noch eine geringe Zahl von Hautkeimen auf. Vielleicht beeinträchtigt der Säurecharakter der Tanninlösung die Virulenz und das Wachstum der Bakterien. Als Nachteil der Tanninlösung sei erwähnt, daß sie auf der Wäsche graue Flecke hinterläßt und bei Berührung mit Eisen (Instrumenten!) auf der Haut schwarze Flecken erzeugt.

d) Keimabsperrung durch Überzüge

1. Handschuhe

Nach der Erkenntnis der Tatsache, daß mit keinem Mittel eine sicher keimfreie Hautoberfläche zu erzielen ist, war der Gedanke naheliegend, und ist auch schon frühzeitig gedacht worden, die Hand mit einem sterilisierbaren Überzug zu versehen. Die Lederhandschuhe wurden wegen ihrer nur schwer auszuführenden Sterilisierbarkeit bald verlassen, ebenso auch Handschuhe aus Seide, weil sie teuer und sehr leicht zerreißbar waren.

Bis auf den heutigen Tag werden Zwirnhandschuhe angewendet. Bei der Erörterung der Zweckmäßigkeit ihrer Verwendung muß zugestanden werden, daß sie leicht und sicher sterilisierbar sind, das Festhalten schlüpfriger Organe erleichtern, also sehr griffsicher auch beim Knüpfen sind, daß sie aber die Feinfühligkeit des Chirurgenfingers erheblich beeinträchtigen und vor allen Dingen, daß der durch sie gewährte Schutz der Wunde gegen Hautkeime zeitlich nur beschränkt ist. Denn sie sind durchlässig und imbibitionsfähig. Sehr bald nach Beginn der Operation ist ihre

Oberfläche nicht mehr steril, zumal wenn sie naß geworden ist. Das Handschuhgewebe übt sogar direkt eine Saugwirkung auf die an der Hautoberfläche befindlichen Bakterien aus.

Trotz dieser Nachteile haben sie sich ein beschränktes Anwendungsgebiet erhalten, gegebenenfalls auch in Kombination mit dem Gummihandschuh.

Der bei weitem am wichtigste Handschutz sind unbestritten die

Gummihandschuhe.

Die ungeheuer großen Vorzüge des Tragens sicher keimfrei zu machender Gummihandschuhe sind heutzutage Allgemeingut aller Ärzte und sogar auch der Laien geworden, so daß darüber nicht mehr gestritten zu werden braucht. Aber nur bei sachgemäßer Handhabung der Handschuhe und bei der Kenntnis und der Berücksichtigung der in ihnen schlummernden Gefahrenquellen sind sie in der Lage, die in sie gesetzten Hoffnungen voll zu erfüllen.

Es ist selbstverständlich, daß die Handschuhe durch Sterilisation in Heißdampf verläßlich keimfrei gemacht werden sollten, sobald sie zur Berührung mit Wunden vorgesehen sind. Sterilisationsverfahren nur mit chemischen Mitteln, zum Beispiel Einlegen in eine 2%ige Sagrotanlösung und Einpudern mit Vasoformpuder *(Wolff)* sollten nicht Allgemeinregel werden, sondern für Sonderfälle vorbehalten bleiben.

Zarkiewitsch hat errechnet, daß sich an seiner Klinik nach Einführung der Gummihandschuhe die postoperative Eiterung um 26% verminderte.

Sie sind hergestellt aus natürlichem oder synthetischem Gummi.

Die anfangs gehegte Befürchtung, daß die synthetisch hergestellten Handschuhe aus Buna eine Reizwirkung auf die Haut ausüben würden, hat sich nicht bestätigt *(Nehrkorn)*.

Am zweckmäßigsten verwendet man Modelle, welche für die rechte, bzw. linke Hand geformt sind. Denn den Einheitsmodellen für beide Hände haftet der Nachteil an, daß der Handschuh, besonders wenn er schon einige Male sterilisiert worden ist, beim Abspreizen des Daumens zwischen dem ersten und zweiten Mittelhandknochen einreißt. Überhaupt ist der Handschuh, wenn man nicht sehr dicke Modelle wählt, welche das Tastempfinden ungemein behindern (siehe später), sehr leicht verletzlich. Leichte Berührungen mit scharfen Haken, Nadeln usw. können verschieden große Löcher in den Handschuh reißen und damit den Vorteil des Keimschutzes durchbrechen. Durch Überziehen von Zwirnhandschuhen läßt sich die leichte Verletzlichkeit der Gummihandschuhe etwas vermindern. Andererseits leidet durch diese Maßnahme das Tastvermögen aber recht erheblich.

Kleine Löcher im Handschuh kann man durch Aufkleben eines kleinen Gummiflickens mittels Gummilösung sicher abdichten. Der Flicken soll dabei der Innenfläche des Handschuhs aufgesetzt werden.

Es ist eine Selbstverständlichkeit, daß bei jeder Operation die Keimfreimachung der Haut des Operateurs mit einer der vorher beschriebenen Methoden absolut peinlich ausgeführt werden muß, ganz gleichgültig, ob man zum Operieren Handschuhe anzieht oder nicht.

Das Tragen der Gummihandschuhe besonders bei länger dauernden Operationen erzeugt aber dadurch noch eine zusätzliche Gefahr in bezug auf die Keimfreiheit der Wunde, als sich unter dem Handschuh der sogenannte „Handschuhsaft" bildet.

Er besteht aus Schweiß, Epidermisschuppen und (wie schon ältere Untersuchungen von *Küttner, Hellendahl* u. a. feststellten) einer großen Zahl von Bakterien, welche aus den durch die Schweißabsonderung und Luftabschluß mazerierten Hautschichten frei werden. Die Menge des gebildeten Handschuhsaftes ist naturgemäß je nach der Neigung zur Schweißabsonderung bei den einzelnen Operateuren recht verschieden. Dabei ist es von untergeordneter Bedeutung, ob man die Handschuhe über die trockene oder die feuchte Haut zieht, ob man Talkum mit oder ohne Zusatz eines Antiseptikums in die Handschuhe tut oder nicht. Es bedarf keiner besonderen Erwähnung, daß dieser Handschuhsaft eine ernstliche Gefahr für die Wunde darstellt.

Die glatte Oberfläche der Handschuhe erleichtert die Reinhaltung und das Abspülen naturgemäß sehr. Andererseits verhindert sie das sichere Festhalten schlüpfriger Gewebsteile, z. B. des Darms. Die Industrie bringt Handschuhe mit rauher Oberfläche in den Handel, die zweifellos griffsicherer sind, aber sich schwerer reinigen lassen und auch die feinere Tastempfindung beeinträchtigen. Daher halte ich persönlich es für zweckmäßiger, in Operationsphasen, in denen es weniger auf feines Tasten als vielmehr auf sicheres Halten ankommt, vorübergehend Zwirnhandschuhe über die Gummihandschuhe zu ziehen.

Die Beeinträchtigung des Tastgefühls durch den feinen Gummihandschuh ist an sich nicht sehr groß. Immerhin pflege ich den Handschuh auszuziehen, wenn es sich um die Ermittlung feinster Konsistenzveränderungen durch den Tastsinn handelt. Auch der richtige Sitz des Handschuhs ist dabei von Wichtigkeit. Sowohl ein zu weiter als auch ein zu enger Handschuh ist in der Lage, die Tastsicherheit zu beeinträchtigen.

Der Preis der Handschuhe ist im Laufe der Jahre schon sehr erheblich gesenkt worden und wird es hoffentlich noch weiter. Sachgemäße Pflege, sowohl bei der Lagerung vor dem Gebrauch, beim Sterilisieren selbst, auf deren Einzelheiten hier nicht eingegangen werden kann, vermag die Kosten weiterhin fühlbar zu senken.

Firnisse

Schon frühzeitig sind Versuche unternommen worden, die auf der Haut nach dem Desinfizieren verbliebenen Keime mechanisch zu binden, indem man die Haut mit fixierenden Flüssigkeiten bestrich. In verschiedenen Mitteln gelöstes Paraffin, Wachs, Guttapercha, Kollodium sind erprobt und wieder verworfen worden. Nur vorübergehend einmal ist das „Chirosoter", eine Lösung von Wachs und anderen Stoffen in Tetrachlorkohlenstoff verwendet worden und manchmal auch ausdrücklich als Austauschstoff in Notzeiten empfohlen worden. Zu einem bleibenden Bestand unseres Rüstzeuges der Asepsis ist das Mittel nicht geworden.

Und doch dünkt mich, daß im Zeitalter der Kunststoffe mit ihren erstaunlich und willkürlich zu ändernden Eigenschaften das Problem erneut zur systematischen Bearbeitung reif erscheint.

6. Indikationsgebiete der einzelnen Methoden

Wenn man die verschiedenen Methoden überblickt, so ist es schwer zu entscheiden, welche von ihnen man dem Praktiker empfehlen soll. Sichere Keimfreiheit ist mit keiner zu erreichen. Nur der sterilisierte Gummihandschuh ist es. Aber durch seine leichte Verletzlichkeit ist der durch ihn gewährte Schutz besonders zeitlich begrenzt und in Frage gestellt.

Das Beste scheint mir eine peinlich genaue Händedesinfektion nach irgendeiner der Methoden nach persönlichem Geschmack und Verträglichkeit der Haut für die angewandten Mittel mit Verwendung von Gummihandschuhen zu sein. Bei Ausführung von Eingriffen im entzündeten Gebiet muß der Gummihandschuh Anwendung finden.

Im Jahre 1911 hat *Küttner* eine Umfrage bei 210 Operateuren gemacht und konnte folgendes feststellen.

Es kamen zur Anwendung:

Methode *Fürbringer* oder Modifikationen	89 mal	Sublimat oder Sublaminalkohol	5 mal
Seifenspiritus	40 mal	Seife — Sublimat-Alkohol	4 mal
Methode *Ahlfeld*	26 mal	Lysol-Solveol	3 mal
Reine Alkoholdesinfektion	20 mal	Chlormetakresol	2 mal
Seife-Sublimat	10 mal	Wasser und Seife	1 mal
Jodbenzin	8 mal		

Handschuhe wurden benutzt

Grundsätzlich	bei 53 %	der Operateure,
nur bei septischen Operationen	„ 34 %	„ „
bei septischen und besonders empfindlichen Operationen	„ 7 %	„ „
Nicht	„ 6 %	„ „
Es wurden benutzt:		
Nur Gummihandschuhe	„ 69 %	„ „
Gummi und Zwirnhandschuhe	„ 18 %	„ „
Gummi oder Zwirnhandschuhe	„ 10 %	„ „
Nur Zwirnhandschuhe	„ 3 %	„ „

Bei der Anwendung der verschiedenen Verfahren soll man sich aber stets auch die Ergebnisse der Untersuchungen von *Schipatschew* vor Augen halten, welche von anderer Seite bestätigt werden konnten. Sie besagen etwa folgendes:

Der Tagesschmutz der Hände wird selbst durch zweimaliges Waschen nach *Fürbringer* nicht vollkommen entfernt. Bei experimentellen Verunreinigungen der Hände mit Farbstoffen hielt sich die Verfärbung bei der gewöhnlichen Händepflege (5 mal tägliches Waschen und 1—2 Vollbäder) 4—16 Tage. Bei zweimaligem Waschen der Hände nach *Fürbringer* ließ sich die Farbe in 33 % noch erkennen. Das bestätigt die Wichtigkeit der Prophylaxe und der Handpflege, da die Reinigungsfähigkeit der Hände in hohem Maße von der Weiche und Härte der Haut abhängig ist.

7. Die Operationskleidung

Einzelheiten hierüber sind in den Büchern der Operationslehre nachzulesen. Es erscheint selbstverständlich, daß die nun einmal nicht sicher keimfreizumachende Haut des Operateurs so weit als möglich mit einem sterilen Mantel bedeckt ist, daß also der Ärmel bis etwas über das Handgelenk hinausreicht. Hier wird der Gummihandschuh über den Ärmel gelegt, so daß ein sicherer Abschluß erzielt wird.

Manche Operateure verwenden auch sterile Stulpen aus Trikotstoff (umsäumte Trikotschläuche), um die Verbindung zwischen Ärmel des Operationsmantels und Handschuh herzustellen.

Bei anderen Operateuren, besonders Gynäkologen, sind solche Stulpen aus Gummi in Gebrauch.

Weiterhin ist es heutzutage selbstverständlich, daß Operateure, Assistenten und auch Operationsschwestern während der Operationen Mützen und Hauben tragen, welche das gesamte Haar sicher verdecken. Es sind zahlreiche Modelle bekannt und im Handel, von der einfachen Leinenmütze oder dem Mullschleier für Schwestern bis zu den kompliziertesten Modellen. Jeder kann sich die ihm zusagendste Form heraussuchen. Es ist von untergeordneter Bedeutung, welche es ist. Nur die Forderung des sicheren Verdeckens der Haare muß sie erfüllen.

Durch das auch beim Operieren nicht ganz zu vermeidende Sprechen werden in Form von Tröpfchenversprühung eine große Menge von Bakterien an die Außenluft abgegeben. Es muß verhindert werden, daß sie in die Wunde gelangen. Erreicht wird dies Ziel durch Verwendung eines Mundschleiers, welcher Nase und Mund verdecken muß. Es gibt eine große Zahl von Modellen. Das längere Tragen eines solchen Mundschleiers ist keineswegs eine Annehmlichkeit. Daher verwende ich nicht die Modelle, bei denen Kopfschutz und Mundschleier in einer über den Kopf zu ziehenden Kapuze vereinigt sind, welche nur einen schmalen Schlitz für die Augen freiläßt. Mir hat sich ein Mundschutz bewährt, der einen Mullschleier darstellt, welcher an einem brillenähnlichen Gestell befestigt ist. Der Schleier ist so lang, daß er unter den Operationsmantel gesteckt werden kann. Er kann auch noch mittels zweier Bänder um den Hals geknüpft werden. Wichtig ist, daß sich der Mullschleier der Nasen-Oberkieferfalte anschmiegt, so daß man nur durch Senken der Augen ohne starkes Neigen des Kopfes nach unten blicken kann. Zum dichteren Abschluß soll man in den Mullschleier auch noch ein Zellophanblatt einfügen. Denn vergleichende Untersuchungen von mehreren Autoren haben ergeben, daß der einfache Mullschleier keineswegs in wünschenswertem Umfang bakteriendicht ist und die Tröpfcheninfektion verhindern kann, während das Zellophanblatt naturgemäß einen sicheren Schutz darstellt.

Um konkrete Zahlen zu nennen, sei die Arbeit von *Habs* und *Schulz* erwähnt, welche feststellen konnten, daß ein einfacher Mullschleier zwei Drittel der Tröpfchen abfängt. Ein doppelter Schleier läßt noch etwa 10 % der Keime durch, während ein Zellophanblatt undurchlässig ist. Am besten bewährt hat sich ein doppelter Mullschleier mit eingelagerter Zellophanscheibe.

K. Keimfreimachung des Operationsfeldes

1. Allgemeine Reinigung

Es ist selbstverständlich, daß vor operativen Eingriffen eine peinliche Reinigung des Gesamtkörpers im Vollbade mit Seife stattzufinden hat. Bei der Versorgung frischer Wunden wird sich dies nicht immer durchführen lassen, anzustreben ist es aber aüf jeden Fall. Und wenn es nicht sofort möglich war, dann ist die Gesamtreinigung so frühzeitig nachzuholen, wie es der Gesamtzustand des Verletzten nur irgend zuläßt. Denn ein unreiner Körper bildet eine stete Gefahr für eine Sekundärinfektion der Wunde.

Zur Allgemeinreinigung gehört aber auch eine sachgemäße Mundpflege. Denn gerade hier sitzt die Quelle so mancher Sekundärinfektionen, welche relativ leicht ausgeschaltet werden kann. Häufiges Mundspülen und systematische Zahnpflege sind

Forderungen moderner Hygiene, welche in Zeiten der Krankheit und der Verletzung ganz besonders peinlich eingehalten werden sollten.

2. Desinfektion der Haut des Operationsgebietes

Stets ist aber zu fordern, daß in der direkten Umgebung der vorhandenen Gelegenheitswunde und der zu setzenden Operationswunde alle Quellen einer Infektion zu beseitigen sind. Dazu gehört vor allen Dingen das sorgfältige Rasieren der Haut. Denn durch diese Maßnahme werden nicht nur die Haare mit ihrem sehr zahlreichen Staub- und Bakterienbesatz, sondern auch große Teile der oberflächlichen Hautschuppen entfernt. Das Rasieren darf also nie unterlassen werden.

Im übrigen darf auch nicht vergessen werden, worauf in anderem Zusammenhang schon einmal eingegangen wurde, daß in bezug auf Bakteriengehalt die einzelnen Hautbezirke des menschlichen Körpers sich sehr verschieden verhalten. *v. Brunn* stellte einmal auf Grund seiner Untersuchungen über verschiedene Desinfektionsmethoden die von ihm geprüften Operationsfelder nach dem Keimgehalt in aufsteigender Reihe wie folgt zusammen: Strumen, Laparotomien, Mammaamputationen, Hernien. Männerhaut soll bakterienhaltiger sein als Frauenhaut, die von Erwachsenen keimhaltiger als die von Kindern. In der Nähe von Ulzerationen und Fisteln sowie im Bereich von Ekzemen steigt der Keimgehalt ins Ungemessene. Alles dies muß bei dem zu wählenden Desinfektionsverfahren berücksichtigt werden.

Wenden wir uns nun den verschiedenen Desinfektionsverfahren zu.

a) Anwendung der Händedesinfektionsmethoden

Selbstverständlich können alle für die Händedesinfektion als erfolgreich erkannten Verfahren auch zur Säuberung des Operationsfeldes angewendet werden, sei es nun die *Fürbringer*sche, oder die *Ahlfeld*sche Methode mit ihren zahlreichen Modifikationen, oder irgendeine andere. Tatsächlich sind sie zunächst auch noch verwendet worden, wie im Abschnitt über die Indikationen des näheren ausgeführt worden ist. *Lexer* hat an dem Waschen des Operationsfeldes mit Wasser und Seife und anschließend mit Alkohol bis zuletzt festgehalten. Aber dennoch ist schon wegen des Zeit- und Personalbedarfs diese Art mehr oder weniger in Mißkredit gekommen.

b) Die Jodtinkturdesinfektion

Die Methode, welche mit dem Namen *Grossich* verknüpft ist, stammt an sich nicht von ihm, denn er selbst hat (1908) gesagt: „Von wem die Komplettierung der Waschungen durch die Jodtinktur stammt, ist mir unbekannt, ich mache auf solche Priorität sicher keinen Anspruch. Meine Neuerung besteht in der Fortlassung der Waschungen." Damit ist die Sachlage völlig richtig umrissen. Denn das Wesen der *Grossich*schen Methode besteht darin, daß unmittelbar vor dem Eingriff die Haut nur trocken rasiert und dann einmal oder auch zweimal mit 10—12-%-Jodtinktur bestrichen wird. Nach Beendigung der Operation soll die Nahtlinie noch einmal bepinselt werden.

Die Wirkungsweise des Verfahrens hat der Autor selbst mit der großen Penetrationskraft der auf die trockene Haut gebrachten Jodtinktur erklärt. Aber auch die Fettlösung soll dabei eine Rolle spielen. Eine Unzahl von Arbeiten befaßt sich mit diesem Thema, und kommen, wie nicht anders zu erwarten war, zu den widersprechendsten Ergebnissen. Sie sollen hier auch nicht auszugsweise wiedergegeben werden. Immerhin konnten die meisten Untersucher ermitteln, daß eine „Keimarmut“ erzielt wird, ein Begriff, dessen zahlenmäßige Definition sehr schwankend ist. Wichtig ist, daß der zweimalige Jodanstrich doch eine deutlich bessere Wirkung zu haben scheint, als der einmalige.

Das Penetrationsvermögen auf der trockenen Haut ist tatsächlich recht erheblich. Nach *Walther* und *Touraine* soll es 60—80 μ betragen. *Noguchi* konnte an Gefrierschnitten nachweisen, daß der ganze obere Teil der Hornschicht durchtränkt war. Entlang der Haarbälge ging es erheblich weiter in die Tiefe, sogar über die *Malpighi*sche Schicht hinaus. Die Talgdrüsen, die Haarwurzeln oder Schweißdrüsen wurden aber nie erreicht. Der anatomische Bau der Haut mit den vielen Buchten und Durchbrechungen begünstigt es zweifellos. Die fettbindende Eigenschaft der Jodtinktur wirkt dabei wesentlich unterstützend.

Es ist auch verständlich, daß die Fortlassung der Waschung, also die Aufquellung der obersten Hautschichten, wesentlich zur Erreichung der optimalen Wirkung der Jodtinktur ist. Aus demselben Grunde hat auch *Salkindsohn* empfohlen, leichtschwitzende Körperstellen, wie Achselhöhle, Leistengegend, Skrotum, Vulva, Submammarfalten vor Anbringen des Jodanstrichs mit dem Fönapparat zu trocknen.

Die pathologisch-anatomischen Veränderungen, welche die Haut durch die Einwirkung der Jodtinktur erleidet, hat *Fritzler* in Tierversuchen festgestellt. Eine Stunde nach der Aufpinselung der Jodtinktur war eine kräftige Hyperämie vorhanden. Nach drei Stunden war dieselbe sehr stark geworden und war in ein akut entzündliches Ödem übergegangen mit einer Schwellung aller zelligen Elemente der Hautschichten. Nach 5 Stunden ließ sich eine granulozytäre Infiltration des Gewebes nachweisen, welche so stark war, daß das Bild an eine bakterielle Infektion erinnerte. Sie nahm vom 4. Tage ab. Die Gefäßwandzellen beteiligten sich lebhaft an der Regeneration des Gewebes. Mitosen waren nachweisbar. Abspaltungen von Gefäßrohr traten nach 15 Stunden, Gefäßsprossungen nach 34—40 Stunden auf. Nach 4 Tagen wiesen die neu gebildeten Gefäße Einrisse auf. In der Epidermis spielten sich lebhafte nekrobiotische und regenerative Prozesse ab. Die Stärke und Dauer der Reaktion war direkt proportional der Menge und der Einwirkungsdauer der verwendeten Jodtinktur.

Von den mehrfach angestellten systematischen Prüfungsergebnissen seien beispielhaft diejenigen der *Läwen*schen Klinik, veröffentlicht von *Oswald*, hier mitgeteilt. Gelegentlich von Operationen wurden kleine Hautstückchen exzidiert und bakteriologisch untersucht. Das auf diese Weise in das Kulturmedium gelangende Jod wurde nicht neutralisiert. Fünf Minuten nach der Desinfektion waren 60% der Hautstückchen steril. Bei den restlichen 40% wurden gezüchtet: 15mal Proteus, 4mal Sarcine, einmal weiße anhämolytische Streptokokken. Bei Exzision der Haut 10 Minuten nach der Desinfektion waren nur 42% der Proben steril. Der Grund hierfür wird in der Luftinfektion gesehen. Gezüchtet wurden 14mal Proteus, 5mal Sarzine, 10mal anhämolytische weiße Staphylokokken, 2mal Heubazillen, 1mal Mykoides, 1mal Diplokokken, 1mal ein apathogener Diphtheriestamm.

Gleichzeitig wurde das Heilungsergebnis von 1130 Operationen der Jahre 1933 bis 1935 ermittelt.

Das Ergebnis war folgendes:

Operationen	Zahl	Wundstörungen
Hernien, Sterilisationen, Kastrationen	494	6 = 1,4 %
Varizen	128	1 = 0,7 %
Tumoren, Drüsen, Zysten	112	4 = 3,5 %
Knochenoperationen	111	10 = 9 %
Haut, Muskel, Sehnen, Gefäße, Fremdkörper ...	85	4 = 4,7 %
Struma.....................................	82	2 = 2,4 %
Arthrotomien	67	0 = 0 %
Mamma-Karzinom	32	6 = 18,7 %
Hirn, Rückenmark, Nerven	21	2 = 9,5 %
	1130	35 = 3,1 %

Trotz der durchaus differenten bakteriologischen Prüfungsergebnisse hat sich in der Praxis das Verfahren schnell eine sehr große Zahl von Anhängern erworben. *Grossich* gibt in seiner 1911 erschienenen Monographie eine Übersicht über den damaligen Stand. Ein ungeheuer großer Vorteil ist die Einfachheit des Verfahrens und die mit ihm erzielte Zeitersparnis. Wenige Sekunden genügen gegenüber früher vielen Minuten. Ein unbestreitbarer Vorteil ist weiterhin, daß man an der Farbe sicher erkennen kann, welche Teile der Haut desinfiziert wurden und welche nicht. Während des operativen Eingriffs läßt sich bei Bedarf leicht das desinfizierte Gebiet erweitern. Auch der Fortfall der Durchnässung der Unterlage und der Krankenwäsche ist beachtlich.

Ein ausgesprochener Nachteil ist die nach der Umfrage von *Küttner* in 8% der Fälle auftretende Joddermatitis. Sie besteht in einer Rötung der Haut, zuweilen unter Ausbildung von Blasen, in seltenen Fällen in einem den ursprünglichen Einwirkungsbereich überschreitenden und den ganzen Körper überziehenden Erythem mit Temperatursteigerung und gestörtem Allgemeinbefinden. In ganz seltenen Fällen ist von einer tödlichen Vergiftung und einem Tod durch eitrige Dermatitis berichtet worden. An die akute Joddermatitis kann sich ein Jodekzem anschließen. Disponiert, ohne daß man es dem Einzelindividuum vorher ansehen kann, sind Menschen, besonders Frauen und Kinder, mit rötlichem Haar und lymphatischer Diathese. Auch bestimmte Hautregionen, wie der Hals, die Inguinal- und Skrotalgegend, die Berührungsstellen zwischen Hautflächen, sind dafür disponiert.

Aber auch die Verhinderung der normalen Verdunstung der Jodtinktur von der Haut kann einmal die Ursache einer akuten Dermatitis sein. Ein eigenes Erlebnis ist dafür lehrreich. Als ich einmal gezwungen war, schnellstens in die Operation eines Assistenten einzugreifen, ohne gewaschen zu sein, jodierte ich mir die Hände und Unterarme, zog sterilen Mantel und Gummihandschuhe an. Nur soweit die Gummihandschuhe an den Unterarmen reichten, bildete sich an beiden Händen eine Dermatitis aus, während sie an dem oberen Teil der Arme selbst nicht eintrat. Normalerweise reagiere ich auf einen Jodanstrich nicht mit einer Entzündung.

Die Ursache der Joddermatitis wird von einigen Autoren darin gesehen, daß sich in älteren Lösungen Jodwasserstoffsäure bildet, welche das schädliche Agens darstellen soll. *Thöle* konnte dies in seinen Versuchen mit diesem Stoff allerdings nicht bestätigen, während *Landry* sogar der Ansicht war, daß die bessere Wirksamkeit älterer Jodtinkturen gerade auf ihrem Gehalt an Jodwasserstoffsäure beruhe. Also auch hier Widersprüche! Die Zunahme der Konzentration älterer Lösungen durch die Verdunstung des Alkohols bei nur kurzdauernder Aufbewahrung in offenen Schalen oder in Flaschen mit Korkstopfen wird weiterhin als Grund für derartige Schädigungen angesehen. Zweckmäßig ist es, stets nur kleine Mengen Jodtinktur anzusetzen, welche alsbald verbraucht werden, um auf diese Weise möglichst frische Lösungen zur Anwendung zu bringen.

Besonders jodempfindliche Operateure wollen durch das Einatmen der Dämpfe Jodschnupfen, Konjunktivitis und Luftröhrenkatarrh bekommen haben und sahen sich zu einem Wechsel der Desinfektionsmethode gezwungen. Ernster ist der aber sicher vermeidbare Umstand, daß bei Bauchoperationen das Liegen der Därme auf der jodierten Bauchhaut die Bildung von Adhäsionen begünstigt.

In gewissem Grade lassen sich die Nachteile, besonders das Auftreten der Joddermatitis, vermeiden. Auf einer chirurgischen Krankenstation braucht nur angeordnet und durchgeführt zu werden, daß bei jedem eingelieferten Kranken sofort nach dem Reinigungsbad eine markstückgroße Stelle der Haut mit Jodtinktur bestrichen werden muß. Auf diese Weise kann man bei denjenigen Kranken, welche nicht sofort operiert werden, die Bereitschaft zur Joddermatitis erkennen und später ein anderes Hautdesinfektionsverfahren wählen.

Als weiteres Mittel wurde die Verdünnung der Jodtinktur vorgeschlagen, zumal nach den Erfahrungen von *Küttner* die 5% Jodtinktur „genau dieselben Dienste" leistet wie die offizinelle Lösung. Auch das Entfernen des Jods aus der Haut nach erfolgtem Jodtinkturanstrich durch Abreiben mit Alkohol, Äther, Natriumthiosulfat oder Benzin ist vorgeschlagen worden. Bei empfindlichen Personen, besonders bei Kindern sowie an disponierten Körperstellen wie Hals und Skrotalgegend, wird die Jodtinktur am besten ganz fortgelassen.

Perthes hat darauf hingewiesen, daß zur Herstellung von Jodtinktur nur reiner Alkohol und kein mit Methylalkohol vergällter Verwendung finden solle.

Der Vorschlag von *Jungengel*, in einem besonderen Apparat Jod zu verdampfen und dann auf das mit Alkohol befeuchtete Operationsgebiet zu blasen, also sozusagen auf demselben die Jodtinktur erst zu erzeugen, hat sich nicht einbürgern können. Die Joddämpfe sind außerdem für alle Insassen der Operationsräume schädlich.

Die Jodflecke aus Wäsche und von den Händen lassen sich mit Salmiakgeist, Soda, heißem Wasser, Natriumthiosulfat, Äther und anderen Mitteln relativ leicht entfernen, so daß man sie kaum noch als Nachteil ansehen kann.

An Modifikationen ist zu erwähnen, daß manche Chirurgen das Operationsgebiet (besonders bei Notoperationen) zunächst mit Alkohol und Äther säubern, bevor sie den Jodanstrich anwenden. Viele verwenden statt des zweimaligen nur den einmaligen Anstrich und berichten über keine Verschlechterung der Ergebnisse. Auch das für den Kranken lästige Trockenrasieren ist teilweise verlassen worden. Die Verwendung von etwas Seifenschaum gestaltet diesen Akt wesentlich angenehmer für den Kranken und dürfte den Desinfektionserfolg nicht in Frage stellen, also als durchaus erlaubt anzusehen sein, zumal wenn man nach dem Rasieren die Haut trocknen läßt und mit Alkohol abreibt.

c) Ersatzpräparate der Jodtinktur

In Kriegsnotzeiten ist in Deutschland Jod eine Mangelware gewesen, was dazu führte, daß nach Ersatz gesucht wurde.

Das Junijot *(Rosenberg)* ist ein spirituöser, durch ein Perkolationsverfahren gewonnener Auszug aus der in Deutschland wildwachsenden Pflanzenart Cupressinae: Reitnospora plumosa und stellt eine hellgrüne fluoreszierende Flüssigkeit dar, die auf der Körperhaut ein feines Häutchen bildet. Sie soll eine starke Desinfektionskraft bei fehlender Hautreizung besitzen.

Die Sepsotinktur war in zwei verschiedenen Ausführungen im Handel. Das ältere Präparat förderte die Gerinnung, erzeugte mit Blut eine schwarze Farbe, bildete bei dickem Auftragen auf die Haut Schüppchen, zerstörte die Vernickelung von Instrumenten und erzeugte Flecken in der Wäsche, die sich auch mit Natriumbisulfatlösung nur schwer entfernen ließen *(Best* und *Wagner)*. Das neuere Präparat ohne die schädlichen Nebenwirkungen, welches aus einer komplexen Verbindung des Eisens mit Rhodan und Brom bestand *(Wachsmuth)*, hat die gleichen bakterienhemmenden Eigenschaften wie die Jodtinktur, besonders gegen Staphylokokken und Streptokokken *(Engels)*.

Das Trinitrophenol (Pikrin) in alkoholischer Lösung gleicht in seiner Desinfektionskraft etwa der Jodtinktur oder dem Jodbenzin. Dazu kommt noch seine gerbende Kraft auf die obersten Hautschichten. Am Skrotum soll es reizlos vertragen werden *(Türschmid)*. Hervorgehoben wird, daß es keine Bauchfelladhäsionen erzeugt. Nachteile bestehen in der Feuergefährlichkeit der mit ihr getränkten Verbandstoffe und der langanhaltenden Gelbfärbung der Haut.

Das aus der Veterinärpraxis stammende Valvanol ist eine visköse in Wasser und Alkohol klar lösliche Flüssigkeit, welche ihre desinfektorischen Eigenschaften einem chlorierten, aromatischen, in einer Spiritus-Glyzerin-Seife gelösten Körper der Phenol-Kresol-Reihe verdankt. Eine 2-%-Lösung soll nach *Paas* alle vegetativen Bakterienformen in einer Minute abtöten. Besondere Bakterizidie besteht gegenüber Koli. Die *v. Haberer*sche Klinik hat die 50% wäßrige oder 10% alkoholische Lösung zur Operationsfelddesinfektion verwendet. Ein Farbzusatz, beispielsweise von Bismarckbraun, ist möglich. In der Genitalgegend können Reizerscheinungen auftreten. Bei gleichzeitiger Anwendung von Blattsilber kommen Ekzeme vor, wahrscheinlich hervorgerufen durch die Verhinderung der Verdunstung des Präparats durch die Silberfolie.

Das Brilliantgrün (1% Lösung in 65% Alkohol) hat sich besonders im Ausland (Ungarn, Schweiz, Amerika, Rußland) erheblich eingebürgert. *Baumann* berichtet über Erfahrungen an 15000 Fällen. Die Desinfektionswirkung ist einwandfrei, Dermatitis wird nie erzeugt. Lästig ist die Färbung der Haut, welche mit einiger Mühe mit angesäuertem Alkohol entfernt werden kann. Im Gesicht ist seine Anwendung nicht ratsam.

Das Mercurochrom (Dibrom-oxymercuri-Fluorescin-Natrium) soll nach *Narat* in den Vereinigten Staaten von Nordamerika „immer noch sehr populär" sein, obwohl manche Chirurgen an seiner antiseptischen Wirkung zweifeln.

Mit der 2-%-Zephirollösung wurden in der *Kirschner*schen Klinik *(Gorgon)* die besten Resultate und 98,4% primäre Heilungen erhalten.

Die Präparate Kodan-Tinktur und Jodana-Tinktur sind u. a. von *Oesterle* systematisch untersucht und für brauchbar befunden worden. Die Kodan-Tinktur besteht aus quaternären Ammoniumsalben sowie Bromeisenrhodaniden und halogenisierten Phenolen *(Hornung)*. Sie bildet auf der Haut einen „Schutzfilm", der als besonders wichtig angesehen wird. *Ries* und *Repich* haben die Wirksamkeit des Präparats bestätigt. Zur Zeit kann es aus Rohstoffmangel nicht hergestellt werden. Als Ersatz wird das Präparat „Desderman-Tinktur" verwendet.

d) Anwendung des Alkohols mit verschiedenen Zusätzen

An Stelle des Jods hat man verschiedene andere Chemikalien dem Alkohol zugesetzt und diese Mischungen als Hautdesinfektionsmittel verwendet. Der Thymol-Spiritus (5 %) wurde von *König* und *Hofmann* empfohlen und mancherorts gern verwendet. Die Erfahrungsberichte lauten günstig. Reizwirkungen sollen nicht vorkommen.

Auch gewöhnlicher Alkohol (rein oder vergällt) ist an vielen Stellen mit gutem Erfolg angewendet worden. So berichtet *Belz*, daß er bei 1000 Operationen das Operationsgebiet mit einem Tupfer, der mit Kampfer vergällten Alkohol enthielt, zweimal gründlich abgerieben habe.

Borchers hat den 5 % Formalinalkohol angegeben. Lästig sind bei diesem Verfahren die Formalindämpfe, welche eine Anwendung bei Operationen im Gesicht untunlich erscheinen lassen. An der Vulva wird der Formalinalkohol vertragen, am Skrotum entstehen leicht Ekzeme *(Klehmet)*. Zusatz von Eosin oder Methylenblau ist möglich. Jedoch bleiben beide Farben etwa 3—4 Wochen auf der Haut sichtbar.

Die alkoholische Tanninlösung (75 g in 1000 g 96 % Alkohol oder denaturiertem Spiritus) wurde von *Kirschner* gelobt.

Proping hat die Providoformtinktur besonders bei Laparotomien angewandt, welche von *Landau* als der Jodtinktur unterlegen bezeichnet wurde, aber auch von anderer Seite (z. B. *v. Mildner* und *Schlee, Schulze*) gelobt wurde. Es werden 250 g Providoform in 4500 ccm 95 % Alkohol unter leichtem Erwärmen gelöst und dann mit einer Lösung von 5 g Eosin extrawasserlöslich in 450 ccm 95 % Alkohol gemischt und dann filtriert.

Sicher ist jedoch, daß alle diese Mittel in keiner Weise die Verbreitung der Jodtinktur erlangt haben.

e) Die Jodbenzin-Desinfektion

Ausgehend von der Überlegung, daß die Keimarretierung durch Waschung mit Wasser nur gehindert wird, und daß alle Desinfektionsmittel, welche nicht gleichzeitig fettlösend sind, den Bakterien wenig anhaben können, hat *Heusner* das Jodbenzin eingeführt. Die fettlösende Kraft des Benzins ist der des Alkohols und auch der des Azetons ganz erheblich überlegen. Die Voraussetzung, daß diese Wirkung auch auf die Haut ausgeübt wird, ist jedoch, daß die Epidermis trocken ist, also daß jede Waschung vor der Anwendung unterblieben ist. Im Jodbenzin soll also der Benzinanteil fettlösend und keimarretierend, der Jodanteil keimschädigend wirken. Um der Hautreizung durch starke Entfettung entgegenzuwirken, wird dem Jodbenzin Paraffinöl zugegeben, so daß die Zusammensetzung lautet: Jod 1 g, Paraffinöl 250 g, Benzin 750 g.

Die bakteriologischen Prüfungen sind wie immer widersprechend gewesen. Beachtlich ist aber, daß auch mit Benzin allein, also ohne Jodzusatz, dieselben Ergebnisse in bezug auf Keimverminderung erzielt werden konnten. Andererseits soll der Paraffinzusatz eine Herabsetzung der keimvermindernden Kraft bewirkt haben. Da dem Benzin selbst eine eigentliche desinfizierende Wirkung auf Bakterien nicht zukommt, so muß man sich vorstellen, daß es durch Entziehung von fettlöslichen Substanzen aus dem Bakterienleib stark resistenzvermindernd auf denselben wirkt. Dazu kommt noch die keimarretierende Kraft derselben.

Die Anwendung in der Praxis hat ergeben, daß diejenigen Kliniken, welche sich der Methode bedienten, mit ihr zufrieden waren. Den Anwendungsumfang wie die Jodtinkturmethode hat sie jedoch nicht erreichen können. Als Nachteile sind zu erwähnen, daß nach längerem Gebrauch (beispielsweise zur Händedesinfektion, bei der es sich auch nicht eingebürgert hat) die Haut eine Braunfärbung annimmt. Die erhebliche Feuergefährlichkeit bedarf der Berücksichtigung. Mit Luftgemischen bilden die leichten Benzindämpfe eher ein explosives Gemisch als die schweren Ätherdämpfe, die nur am Boden des Operationsraumes lagern. Gummihandschuhe werden angegriffen. Das weniger gefährlich und schwer brennbare Benzinoform (Tetrachlorkohlenstoff) ist leider erheblich teurer als das Benzin.

Die Kombination von Jodbenzin und Jodtinktur hat, besonders bei stark verschmutzter Haut, seine unbestreitbaren Vorteile, indem die primäre Anwendung des Jodbenzins (oder auch des Benzins allein) im wesentlichen reinigende Wirkung hat und der anschließend angewendeten Jodtinktur die desinfizierende Wirkung überlassen bleibt.

f) Firnisse

Die Festlegung der Hautkeime in der Umgebung von Schußwunden ist schon frühzeitig (1884) gefordert und ausgeführt worden. Die Anwendung von Firnissen zur Keimfestlegung auf der Hand des Operateurs (siehe dieses) hat sich mit Recht nicht eingebürgert, da sich das gebildete Häutchen bei den zahlreichen mechanischen Manipulationen leicht ablöst und auch defekt wird. Bei der Verwendung am Operationsfeld entfällt dieser Einwand.

Döderlein hat zu Beginn dieses Jahrhunderts das Gaudaninverfahren angegeben. Nach Rasieren, Entfetten der Haut mit Benzin und Jodtinkturanstrich wird das Gaudanin, welches aus in Jodbenzin oder Formalinbenzin gelöstem Paragummi besteht, mit einem besonderen Auftragsapparat installiert. Nach dem Trocknen, das einige Minuten dauert, bleibt eine fest an der Haut haftende, etwas klebrige Membran zurück, die man durch Aufstreuen von sterilem Talkum glatt, glänzend und völlig trocken machen kann. Sie haftet sehr fest und blättert erst in der zweiten bis dritten Woche nach der Operation ab, besonders leicht, wenn die Kranken mehrmals geschwitzt haben. Mit diesem Verfahren kann man „das höchste an Keimverminderung" erreichen und kommt dem „erstrebten Ideal des keimfreien Operierens" sehr nahe. Die immerhin etwas umständliche Methode hat sich jedoch in nennenswertem Umfang nicht in die Praxis einbürgern können. Dazu kommt noch, daß der relativ lange Abschluß der Haut von der Außenluft leicht der Anlaß zur Ausbildung von Ekzemen ist.

Der bei der Händedesinfektion schon besprochene Chirosoter ist auch bei der Vorbereitung des Operationsfeldes zur Anwendung gelangt. Er wirkt nicht so sicher keimfixierend wie das Gaudanin. Auch Hautschäden können bei seiner Anwendung auftreten, so daß er sich ebenfalls nicht in nennenswertem Umfang einbürgern konnte.

Hierher gehört auch das Bactol (10% Lösung in Alkohol mit einem Zusatz von 0,06% Eosin). Es ist geruchlos und reizlos und wird auch an empfindlichen Körperstellen gut vertragen. Auf der Haut hinterläßt es eine „Überhäutungsschicht", welche sich nach der Operation leicht mit Alkohol und Wasser abwaschen läßt (*Vorschütz*).

Eine Reihe von Harzlösungen sind zum Zwecke der Keimarretierung verwendet worden. Von amerikanischen Chirurgen wurde die Benzoe-Tinktur empfohlen, *v. Oettingen* propagierte die Mastix-Lösung. *Heusner* benutzte einen Spray von Terpentin 50,0 Spiritus oder Benzin 100,0 mit Zusatz von Kolophonium, *v. Herff* eine Mischung von Benzoe 10,0. Resina Dammar 10,0 Äther ad 100,0 Thymol 0,5 (evtl. mit Jodzusatz). Aber alle diese Mittel sind wieder verschwunden. Die meisten Chirurgen haben sich mit der „Harzschmiererei" nicht befreunden können.

Das Abdecken des Operationsgebietes, besonders bei Laparotomien, mit am Wundrand angeklebten Tüchern dürfte zweckmäßiger und einfacher sein.

3. Indikationen der einzelnen Methoden

Es unterliegt keinem Zweifel, daß es heutzutage Pflicht des Arztes ist, irgendeine erprobte oder erfolgversprechende Methode der Hautdesinfektion anzuwenden, bevor ein operativer Eingriff oder eine Wundversorgung ausgeführt wird. Daran ändert nichts die mehrfach beobachtete Tatsache, daß auch ohne Hautdesinfektion Wunden reizlos heilen können. Es muß als feststehend bezeichnet werden: Unterlassen der Hautdesinfektion bei Operationen oder Wundversorgungen ist ein Kunstfehler. Welche der zahlreichen Methoden man anwendet, ist demgegenüber von untergeordneter Bedeutung.

Küttner hat im Jahre 1911 durch eine Umfrage bei 210 Operateuren folgende Zahlen ermittelt. Es wurden angewandt:

Jodtinktur für alle Operationen	89mal	187mal
mit Auswahl	98 „	
Methode *Fürbringer* oder Modifikationen		51 „
Alkohol-Methode		22 „
Seifenspiritus		16 „
Jodbenzin		15 „
Methode *Ahlfeld*		7 „
Seife Lysol		3 „
Joddampf		2 „
Seife Äther		2 „
Jodthion		1 „
Kreolinseife		1 „
Chlormetakreosol		1 „
Seife — Terpentin — Äther		1 „
Nicht desinfiziert		1 „

Damals schon hat die Jodtinkturmethode an Häufigkeit überwogen. Inzwischen dürfte ihr Sieg noch vollständiger geworden sein.

Die einzelnen Methoden einschließlich der Ersatzpräparate sind mehrfach vergleichend auf ihre Wirksamkeit untersucht worden, z. B. von *Vierthaler*, *Wüstenberg* u. a. Die Ergebnisse waren nicht einheitlich, so daß Einzelheiten hier nicht mitgeteilt werden sollen.

Gruppe	Mittel	I. Bakterienlage: Reinigungsmittel	II. (mittlere) Bakterienlage: Tiefenwirkung	Desinfektionsgrad	Desinfektionszeit	Desinfektions-Gesamtwirkung	Sterilität	Omnipotenz	Wirkung auf die Haut: reizlos	direkte Reizwirkung	indirekte Reizwirkung	Giftwirkung	Farbwirkung	III. (tiefere) Bakterienlage: Abriegelung: frei wirkend	zum Teil Absorption	Wasserlöslichkeit	Trockenlegung der Haut
Wäßrige Lösungen	Seife und Wasser	+															
Wäßrige Lösungen	0,5 % Ammoniakwasser	+															
Wäßrige Lösungen	wäßr. Sublimatlös.	O	O	+++	zu kurz	O	+	+		×		×	O				
Wäßrige Lösungen	Lysol	O	O	+++	,,	O	+	+		×			O				
Wäßrige Lösungen	Sagrotan	O	O	+++	,,	O	+	+		×			O				
Wäßrige Lösungen	7 % wäßrige Tanninlösung	O	O	+	,,	O	O	O							+	+	+++
	Bor-Pulver	O	O	+	lange	+	O	O	+				O	+		+	+++
Spirituöse Lösungen	Seifenspiritus	++	+	+	,,	+	O	?	+			O	O	+		+	O
Spirituöse Lösungen	5 % spir. Tanninlös.	O	+	+	zu kurz	O	O	?				O			+	+	+++
Spirituöse Lösungen	0,5 % spirit. Ammoniaklösung	+	+	O	,,	O	O	?		×		O	O				
Spirituöse Lösungen	5 % spirit. Pikrinlösung	O	+	+	,,	+	+	+		×	×	×	×	+	+		++
Spirituöse Lösungen	spirit. Anilinlösung	O	+	+++	,,	+	+	+		×	×	×	×		+	+	?
Spirituöse Lösungen	5 % Trypaflavinlös.	O	+	+++	,,	+	+	+		×	×	×	×		+	+	?
Spirituöse Lösungen	1—2 % Tannoform-Spiritus	+	+	+	,,	+	+	+						?	?		?
Spirituöse Lösungen	Jod-Tinktur	O	+	++	,,	++	+	+		×	×	×	×		++	?	+++
Spirituöse Lösungen	Dijozol	+	+	++	,,	– –	–	–	+	O	O	O	O	?			?
Spirituöse Lösungen	Metajodin	O	+	+	,,	+	+	+		×	×	×	×	?			
Spirituöse Lösungen	Providoform	?	+	+	,,	+	+	+		?	?	?		?			
Spirituöse Lösungen	Metaphentinktur	O	++	+	kurz	+++	+	+	+				×	+	?	+	+++
Spirituöse Lösungen	Meothiolate	O	++	+	,,	+++	+	+	+				O	+			?
Spirituöse Lösungen	Mercurophen	O	++	+	,,	+++	+	+	+	×	×	×		?		+	?
Spirituöse Lösungen	Mercurochrom	O	++	+	,,	+	+	+					×	+			?
Spirituöse Lösungen	5 % Formalin-Glyzerinlösung	O	+	+	,,	++	+	+	?					+		+	+++
	Thymol-Basin-Emulsion	+++	+++	++	lange	+++	+	+	++	O	O	O	O	++		schwer löslich	+++

Gelinski hat eine übersichtliche, tabellarische Zusammenstellung der Wirkungsweise verschiedener Hautdesinfektionsmittel veröffentlicht, welche im allgemeinen als brauchbar anzusehen ist. Daher sei sie vorstehend im Original abgedruckt:

Die Tabelle enthält Angaben über die Bakterienbeeinflussung in verschiedenen Hautschichten und außerdem die wichtigsten Eigenschaften der Chemikalien selbst.

Heutzutage dürfte die Hautdesinfektion mit Jodtinktur das Normalverfahren darstellen. In Ausnahmefällen, und darunter sei verstanden die Überempfindlichkeit gegen Jod, oder Operationen an kleinen Kindern, oder Desinfektion zur Epidermistransplantation nach *Thiersch* wende ich nur die einfache Alkoholabreibung der Haut nach eingehender Reinigung am Vortage an.

4. Schleimhautdesinfektion

Man könnte sagen, daß die Desinfektion von Schleimhäuten nach denselben Regeln wie bei der Haut zu erfolgen habe. Aber dies wäre unrichtig, denn anatomischer Bau und physiologische Funktionen beider Gebilde sind doch zu sehr verschieden. Die Resorption von der Schleimhaut her ist sehr viel größer, als bei der normalen Außenhaut. Außerdem neigt sie mehr zu Katarrhen und Zerstörungen des sehr viel zarteren Epithels als die Haut, so daß die Reize, welche von ihr vertragen werden, bei Schleimhäuten zu erheblichen Entzündungserscheinungen mit Störungen des Heilverlaufs der zu setzenden oder zu behandelnden Wunden einhergehen könne. Dadurch würde vielleicht eine Herabsetzung des Keimgehalts erzielt werden, der aber mehr als wettgemacht würde durch die Schaffung von für Entzündungen günstigen Vorzuständen.

So sind denn folgende Vorschläge zur Schleimhautdesinfektion gemacht worden: Für die Conjunktiva genügt ein mehrmaliges Spülen mit 2% Borwasser. Bei der Mundschleimhaut ist sachgemäße Mundpflege und das Spülen mit Mundwässern schwacher Konzentration, dünnen Salzlösungen und Wasserstoffsuperoxydlösungen (3%) ratsam. Auch der Kamillentee kann zu diesem Zwecke empfohlen werden. Eine besondere Bepinselung der Mundschleimhaut mit irgendwelchen Lösungen zum Zwecke der Desinfektion ist unwirksam und zu widerraten.

Eine Desinfektion der Schleimhaut des Magen-Darm-Kanals, sofern er im Laufe einer Operation eröffnet wird, wird verschieden gehandhabt. Man wird erstreben, den Magen-Darm-Kanal möglichst zu entleeren, wenngleich zu scharfes Abführen vor Darmoperationen aus anderen Gründen schon seit langem als schädlich erkannt worden ist. Keimfreiheit oder auch nur Keimarmut wird hierdurch nicht erzielt.

Mancherorts wird die bei Operationen eröffnete Darmschleimhaut wie Appendixstumpf, Magenschleimhaut usw. mit Jodtinktur bestrichen. Obwohl man sich hierbei auf die experimentellen Untersuchungen von *Fritzsche* berufen kann, so habe ich das Verfahren mehr als eine „symbolische Handlung" betrachtet und in der Praxis nicht ausgeführt. Nachteile waren durch diese Unterlassung nicht zu verzeichnen.

In bezug auf die Desinfektion der Vagina muß daran erinnert werden, daß nach zahlreichen Untersuchungen die Scheide der Schwangeren und auch der gesunden Frau im Scheidensekret ein Schutzmittel gegen pathogene Bakterien besitzt. Aus diesem Grunde wird von sehr vielen Gynäkologen auf eine besondere Desinfektion der Scheide verzichtet. Die Anwendung von antiseptischen Mitteln wird zum mindesten als überflüssig, ja mitunter sogar als schädlich betrachtet.

L. Keimfreimachung des Nahtmaterials

1. Allgemeine Eigenschaften der Nahtmaterialien

Im Laufe der Entwicklung der chirurgischen Technik sind eine große Anzahl verschiedener Stoffe als Naht- und Unterbindungsmaterial verwendet worden. Mehrfach wurden sie verlassen und auch wieder eingeführt. Zeiten der Not lehrten sich bescheiden, auch auf diesem Gebiet, in Zeiten des Überflusses kamen auch schwerer zu beschaffende Materialien zur Anwendung.

Aber schon frühzeitig war bekannt, daß die versenkten Nähte eine beachtliche Quelle der Wundinfektion sein können. Der Kampf gegen die „Implantationsinfektion" begann. Er ist der überragende Gesichtspunkt besonders in der modernen Zeit geblieben. Absolut sichere Sterilität müssen wir in erster Linie von einem guten Nahtmaterial verlangen. *Elkin* hat geprüft, ob unter gleichen Bedingungen die Verwendung von Seide oder Katgut erfolgversprechender ist, d. h. ob die Zahl der primären Heilungen einen merklichen Unterschied aufweist. Bei 1787 rein aseptischen Operationswunden wurden $^2/_3$ mit Seide, $^1/_3$ mit Katgut genäht. Wundinfektionen traten bei der Seide in 2,1 % beim Katgut in 9,4 % der Fälle ein. Leichte Infektionen wurden bei Seide in 7,9 %, beim Katgut in 21,4 % beobachtet. Bei der Seide ist die Exsudationszeit verkürzt, die Bindegewebsbildung setzt früher ein. Bei der Verwendung von Katgut begünstigt seine Verflüssigung beim Resorptionsprozeß die Ansiedelung von Bakterien durch Schaffung eines günstigen Nährbodens. Auf Grund seiner Untersuchungen kommt *Elkin* zu dem Schluß, daß nicht nur bei völlig aseptischen, sondern auch bei geringgradig infiziert zu betrachtenden Wunden die Verwendung von Seide die bei weitem besseren Ergebnisse zeitigt.

Um noch eine andere Zahlenreihe aufzuführen sei erwähnt, daß *Dunphy* und *Botsford* das Ergebnis der Anwendung von Seide und Katgut bei 600 Strumaoperationen veröffentlicht haben. Es traten eitrige Wundinfektionen bei Seidenanwendung in 0,38 % beim Katgut in 3,2 % auf. Leichte Wundkomplikationen ereigneten sich bei Seide in weniger als 15 %, beim Katgut in 40 %. Interessant ist noch, daß bei Anwendung dünnster Seide und völligem Wundschluß ohne Drainage keine Infektion vorkam.

Aber noch andere Eigenschaften bedürfen kurz der Besprechung. Zunächst kommt die Zug- und Knotenfestigkeit in Betracht. Unter Knotenfestigkeit versteht man nach den Untersuchungen von *H. Braun* die Zugfestigkeit an der Stelle des Knotens. *Stich* hat einen Apparat zur Prüfung der Festigkeit angegeben. Die Knotenfestigkeit, die natürlich wesentlich von der Art des Knotens (z. B. Weberknoten oder Schifferknoten) abhängt, pflegt geringer zu sein als die Zugfestigkeit ohne Knoten.

Taylor hat Belastungsversuche bei verschiedenen Knotenformen mit differenten Nahtmaterialien angestellt und ermittelte, daß Seide am besten hält. Bei Verwendung von Katgut löst sich infolge seiner Quellfähigkeit der chirurgische Knoten leicht auf.

Die üblichen Sterilisiermaßnahmen verringern die Zugfestigkeit in verschiedenem Umfang, bei Seide meist stärker als bei Zwirn, während mitunter Imprägnationsmethoden (z. B. mit Kollodium) eine Festigung herbeiführen können. Manchmal wechseln die Eigenschaften an verschiedenen Stellen desselben Fadens einer Handelspackung sehr stark. Als Beispiel seien die Untersuchungsergebnisse von *Madlener* angeführt, welcher ermittelte, daß die Seide die größte Zugfestigkeit im trockenen

Zustande habe. Im nassen Zustand verliert sie $^1/_{10}$ ihrer Zugfestigkeit, während der nicht durchtränkbare Zelluloidzwirn gleichbleibt. Der Ramiezwirn gewinnt bei der Durchfeuchtung „mehr als ein Drittel seiner Zugfestigkeit".

Die physikalischen Eigenschaften der wichtigsten chirurgischen Nahtmaterialien sind von *Beyer* systematisch untersucht worden. Nachstehend seien die wichtigsten Daten mitgeteilt:

	1 Reißfestigkeit	2 Rutschfestigkeit	3 Fadeninsuffizienz (Summe 1 und 2)
Naturseide (Firma X)	75%	3%	77%
Katgut, naß	22%	28%	50%
Katgut, trocken	11%	33%	44%
Brocafil, naß	34%	0%	34%
Brocafil, trocken	16%	8%	22%
Naturseide (Firma Y)	19%	3%	22%
Leinenzwirn	17%	0%	15%
Synthofil	13%	0%	15%
Perlon	6%	14%	14%

Man ersieht aus dieser Zusammenstellung, daß das Perlon und also auch die auf seiner Basis entwickelten chirurgischen Nahtmaterialien, welche im Körper nicht resorbierbar sind, die günstigsten physikalischen Eigenschaften besitzt.

Auch die Oberflächenbeschaffenheit der Fäden ist von erheblicher Bedeutung. Poröse Fäden bieten dem Wundsekret mit seinen Bakterien Schlupfwinkel, in welche die Abwehrkräfte des Körpers, seien sie zellulärer oder auch humoraler Natur, schwer eindringen können. Schon die alten Chirurgen schätzten die glatten, nicht imbibierbaren Fäden, besonders auch Drähte. *Haegler* und *Troller* bestätigten dies bei bakteriologischen Untersuchungen. Und letzterer fand, daß „die nicht imbibierbaren Nahtmaterialien in ihren subkutanen Schlingenteilen viel seltener keimhaltig sind als die imbibitionsfähigen".

Die Identifizierung der in zur Hautnaht verwendeten Fäden gefundenen Bakterien ergab, daß es sich in der größten Mehrzahl um hautbewohnende Lebewesen handelt, welche sekundär in den Faden eingewandert sind. Ist derselbe also nicht eindringungsfähig, kann er demnach nicht von der sekundären Infektion befallen werden, so ist dies ein nicht zu unterschätzender Vorteil. Jedoch genügt eine Imprägnation z. B. von Seide mit Zelloidin, Kollodium oder ähnlichen Stoffen noch keineswegs, um das Eindringen der Keime zu verhindern. Wenn also auch der dünne Metalldraht aus diesem Grunde den porösen Fäden überlegen ist, so besitzen sie andererseits doch eine recht schlechte Knüpfbarkeit, welche sie für sehr viele Zwecke ungeeignet erscheinen lassen.

Überhaupt muß man feststellen, daß es ein ideales Nahtmaterial für alle vorkommenden Zwecke nicht geben wird. Denn die Eigenschaften, welche wir verlangen sind ganz verschieden, je nachdem es sich um die Naht eines gebrochenen Oberschenkelknochens oder um die Unterbindung eines feinen Blutgefäßes in der Pia handelt. So werden wir also auch in Zukunft mit mehreren Nahtmaterialien rechnen müssen.

Bei den nachstehenden Erörterungen seien diejenigen eigentlich schon als Instrumente zu bezeichnenden Klammern zur Hautnaht, z. B. die Modelle von *Michel* und *v. Herff* u. a. vollkommen außer acht gelassen.

Die eigentlichen Nahtmaterialien unterteilt man am besten nach der Eigenschaft, ob sie im Körper resorbiert werden oder nicht. Nur die wichtigsten seien kurz aufgeführt.

2. Nicht resorbierbares Nahtmaterial

In diese Kategorie rechnen zunächst einmal die besonders zur Knochennaht, gelegentlich aber auch zu anderen Zwecken verwendeten Metalldrähte.

a) Silberdraht

Er kommt in Stärken von 0,1—1 mm in den Handel und wird auch gelegentlich noch verwendet. In bezug auf Zugfestigkeit und Reizlosigkeit im Gewebe ist er dem V2A-Stahl unterlegen und sollte daher eigentlich nicht mehr verwendet werden.

b) Bronzealuminiumdraht

Für diesen Werkstoff gilt dasselbe, was soeben vom Silberdraht gesagt wurde. Die gute Knüpfbarkeit dieser beiden Metalldrähte allein reicht nicht aus, ihnen auch weiterhin einen Platz im Rüstzeug des Chirurgen zu erhalten. Sie sollten als veraltet angesehen werden.

c) Stahldraht (Klaviersaitendraht)

Auch für diesen Draht gilt das soeben Gesagte. Er ist wohl vollkommen von dem rostfreien Stahldraht verdrängt worden.

d) Draht aus rostfreiem Stahl

Der rostfreie Stahl hat sich wohl ganz allgemein als das beste und reizloseste Nahtmaterial in der Knochenchirurgie durchsetzen können und wird jetzt fast ausschließlich benutzt. Auch in der doch sehr empfindlichen Gewebekultur konnte *Krull* keine schädigenden Eigenschaften auf Fibroblasten auffinden.

Aber nicht alles, was im Handel als „rostfreies" Metall angeboten wird, ist es und genügt den von den Chirurgen zu stellenden Anforderungen. *Haase* hat sich eingehend mit diesen Fragen beschäftigt und eine Reihe von Stahlsorten untersucht. Ihre Zusammensetzung, Bearbeitungsart und Eigenschaften können äußerst verschieden sein. Für chirurgische Zwecke eignet sich am besten der V2A-Stahl der Firma Krupp. Er wird vom Körpergewebe reizlos vertragen, wie Experimente und klinische Erfahrung übereinstimmend gezeigt haben. Die von *Lange* behauptete kallushemmende Eigenschaft des rostfreien Stahldrahts dürfte wohl mehr dem operativen Eingriff an sich als dem verwendeten Nahtmaterial zur Last zu legen sein. *Smook* und *Gaillard* haben auf breiter Basis das Verhalten der in den Körper versenkten Metalle untersucht. Mit Abstand am reizlosesten war der V2A-Stahl. Tantal wurde in diese Untersuchungen noch nicht einbezogen. *Preston* hat sich dafür eingesetzt, den Stahldraht auch für Nähte und Ligaturen an Stelle von Katgut oder Seide zu verwenden, hat aber keinen Widerhall gefunden.

e) Tantaldraht

Besonders in Amerika ist dieses äußerst feste und dabei doch leicht formbare Metall in der Chirurgie in zunehmendem Umfang angewendet worden, auch in der Form der Platten zum Decken an Schädellücken. Es konnte ermittelt werden, daß das Metall im Körper fast vollkommen reaktionslos vertragen wird und in dieser Hinsicht vielleicht noch besser abschneidet als der V2A-Stahl. Es wäre wünschenswert, wenn auch in Deutschland der Tantaldraht zur Anwendung gelangen würde.

Die gleichen Eigenschaften soll nach *Cole* und Mitarbeitern das „Vitallium", eine Legierung von Kobalt, Chrom und Molybdän besitzen.

f) Magnesium- und andere Leichtmetalldrähte

Der Magnesiumdraht würde sich seiner biologischen Eigenschaften wegen durchaus als versenkbares Nahtmaterial besonders bei Knochenoperationen eignen, zumal er vom Körper langsam, allerdings unter Gasentwicklung, resorbiert wird. Intoxikationserscheinungen nennenswerter Art treten dabei nicht auf. Ich habe mich mit seinen Eigenschaften in einer Arbeit näher beschäftigt. Da jedoch der Draht in den Stärken, welche für den gedachten Zweck ausreichend sind, in der bisherigen Handelsform nicht knüpffest ist (er bricht beim Anlegen des Knotens oder der mehrfachen Verdrehung), so ist er praktisch für den gedachten Zweck nicht brauchbar. Vielleicht ist die Technik in der Lage, ihn in Form von Legierungen als resorbierbares Knochennahtmaterial geeignet zu machen.

Von russischer Seite *(Kowalow)* ist eine Legierung von Magnesium und 1—3% Kadmium als „Osteosynthesit" angegeben worden, welche meist in Form von *Lane*schen Platten und Schrauben Verwendung fand. Die Legierung soll eine leicht bakterizide Wirkung haben. Innerhalb von 2—10 Monaten wird sie resorbiert.

g) Seide

Der Seidenfaserstoff entstammt den Spinndrüsen der Seidenraupe, die ihn in Längen von etwa 3000 m zu einem Kokon verspinnt. Aus ihm können etwa 300 bis 800 m Seidenfaden gewonnen werden, der Rest bildet ein unentwirrbares Knäuel. Diese Rohfäden werden auf die verschiedenste Weise durch Zwirnung oder Flechtung miteinander zu different dicken Fäden vereinigt und kommen in mannigfachen Farbtönen, Stärken und Formen in den Handel. Sie müssen vor Gebrauch sterilisiert werden. Die praktischen Packungen fertig sterilisierter Seidenfäden in Glasampullen haben sich leider in Deutschland wohl wegen des hohen Preises nicht allgemein einführen können. Nur für Gefäßnähte sind sie allgemein gebräuchlich.

Die Seidenfäden können im Körpergewebe auf zwei verschiedene Weise einheilen. Einmal können sie mit Bindegewebe umgeben werden und stellen dann eine Narbe mit reaktionslosem Fremdkörpereinschluß dar. Oder aber es bildet sich um den Faden eine „Zyste", welche einen „ruhenden Prozeß" darstellt, der noch keine endgültige Heilung bedeutet und im Falle einer Bakterienbeladung des Seidenfadens als Fokus wirken kann. Bei stärkeren Seidenfäden von Nummer 2 an aufwärts sind diese Zysten die Regel, während Fäden der Stärke 0 und 00 meist reizlos im ersteren Sinne einzuheilen pflegen. Dies ist mit ein Grund, die verwendete Seide so dünn zu wählen, wie es nur irgend möglich ist. Resorbierbar in nennenswertem Umfang ist die Seide nicht. Haften an den versenkten Seidenfäden Bakterien oder gelangen dieselben während der Operation in die Fäden, so bilden sich die sehr lästigen und oft auch langwierigen Fadenfisteln, die sich nicht eher schließen, als bis die infizierten Fäden ausgestoßen worden sind. Die Imprägnierung der Seide mit Paraffin oder Wachs vermindert die Gefahr der Ausbildung von Fadenfisteln, schließt aber praktisch eine Selbststerilisierung der Fäden aus, ein Grund mehr, fertig sterilisierte Präparate einwandfreier Firmen zu verwenden.

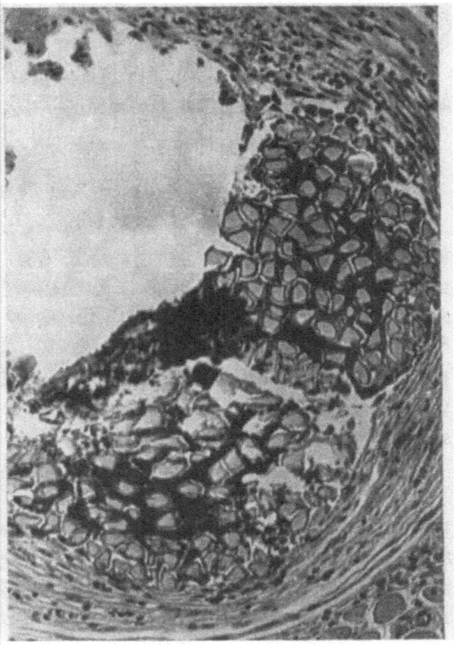

Abb. 8. Einheilung von Naturseide nach 6 Wochen (nach *Beyer*)

h) Kombination zwischen Seide und Metallen

Sie wurde in Form des „Medrafil" zeitweise angewandt *(Rau)*. Die Vorteile waren gering, so daß das Präparat sich nicht durchsetzen konnte. Heute ist es nicht mehr im Handel.

i) Zwirn und Ramiezwirn

Dieses Nahtmaterial hat sich in den letzten Jahrzehnten immer mehr anstatt der Seide eingebürgert, nicht zuletzt, weil es billiger ist. Wie die Seide ist es nicht resorbierbar. Ein nennenswerter Unterschied in praktischer Hinsicht zwischen dem Leinenzwirn und dem Ramiezwirn besteht nicht. Letzterer weist nur eine größere Zugfestigkeit auf, dafür ist er aber teurer als der Leinenzwirn. Im übrigen gilt das, was von der Seide gesagt wurde.

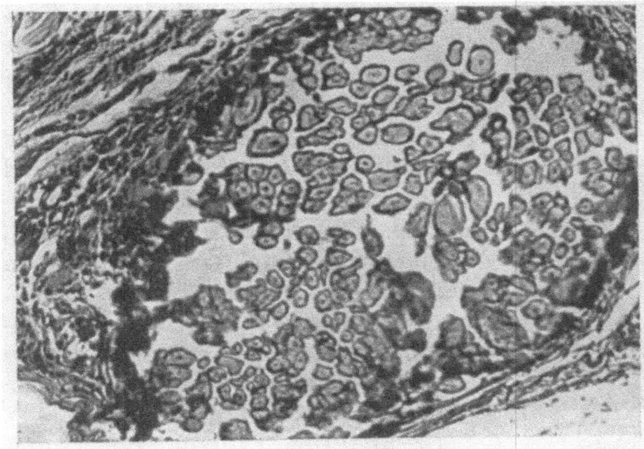

Abb. 9. Einheilung von Zwirn nach 8 Wochen (nach *Beyer*)

k) Zelluloidzwirn

Er wurde von *Pagenstecher* eingeführt, von *Brunner* und anderen besonders empfohlen. Hergestellt wird er, indem der Zwirn zur Entfettung zunächst eine halbe Stunde lang in 1% Sodalösung gekocht wird, nach Auswaschen in kochendem Wasser schnell getrocknet wird. Nun folgt die Imprägnierung der Fäden mit Zelluloidlösung und erneute Sterilisation vor dem Gebrauch. Dünne Fäden sind leider etwas brüchig.

Auch Kollodium und Zelloidin können zur Imprägnierung gebraucht werden. Zur Zeit wird dieses Nahtmaterial aus äußeren Gründen nicht mehr hergestellt.

l) Kunstseide

Der Aufschwung, den die Kunststoffindustrie in den letzten Jahrzehnten genommen hat, brachte es mit sich, daß auch die Kunstseide als chirurgisches Nahtmaterial verwendet wurde. Kunstseide besteht aus reinem Zellstoff mit einem Aschenbestandteil von 0,2%, darunter Kieselsäure. Der Faden hat eine homogene Struktur und völlig glatte Oberfläche. Er ist an sich sterilen Ursprungs und von einer physikalischen und chemischen Beschaffenheit, die einer bakteriellen Verunreinigung ungünstig sind. Die Sterilisierung gelingt nach denselben Verfahren wie bei Verbandstoffen vollkommen einwandfrei.

Einheilungsversuche an Tieren ergaben bei einer Einheilungsdauer von 14—127 Tagen *(Roith)*, daß die Fäden selbst stets unverändert waren. Das umgebende Gewebe zeigt zunächst geringe Leukozytenanhäufungen. Schon nach 14 Tagen kann man eine ausgesprochene Bindegewebsproliferation um jeden Faden feststellen, die in wenigen Wochen zu einer starken Bindegewebshülle wird. Wechselbeziehungen zwischen dem Faden und dem umgebenden Körpergewebe finden anscheinend nicht statt. Er wird als unresorbierbarer reizloser Körper abgekapselt. Die ihn umgebende Bindegewebshülle ist verhältnismäßig stark. Vielleicht spielt der Kieselsäuregehalt des Fadens dabei eine Rolle. *Roith* hat das klinische Einheilungsergebnis an Hand von 200 Operationen bekanntgegeben. Bei Nachoperationen und Sektionen bis zu einem Jahr nach der Implantation konnte eine Übereinstimmung der histologischen Befunde mit denen des Tierexperiments festgestellt werden. Es wurde eine reaktionslose Einheilung und ein Unangegriffensein des Fadens festgestellt.

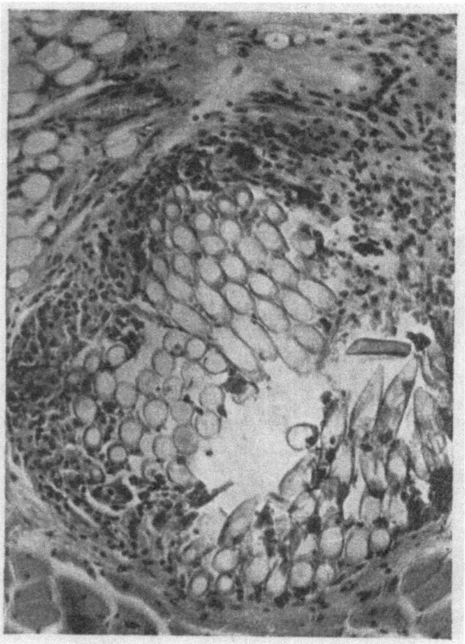

Abb. 10. Einheilung von Perlon nach 4 Wochen (nach *Beyer*)

Andererseits konnte *Roith* aber auch beobachten, daß die Haut anscheinend in der Lage ist, Kunstseide zu resorbieren. Es ist noch nicht ganz klargestellt, warum sie sich in ihrem Verhalten von anderen Geweben unterscheidet. Denkbar ist, daß unter Mitwirkung von Bakterien es zu einer Gärung kommt, welche die Kunstseide in einen zuckerähnlichen Stoff aufspaltet.

Der als Perlon bekannte äußerst zugfeste Kunststoff (er erreicht in der Achsenrichtung etwa die Festigkeit des Baustahls), welcher in Amerika Nylon heißt, wird auch als chirurgisches Nahtmaterial eine Rolle spielen. *Simon* hat über ihn berichtet. Histologische Untersuchungen über sein Einheilen in das Gewebe sind von *Beyer* angestellt worden. Bei dem völlig glatten Faden besteht die Schwierigkeit, daß die Knoten wegen der mangelnden Reibung an der glatten Oberfläche zum Aufgehen neigen. Man muß daher stets den sogenannten „chirurgischen Knoten" verwenden und bei ihm den zweiten Teil ebenfalls mit doppelter Umschlingung und mit gewechselter Richtung ausführen. Die Knotensicherheit ist bei geflochtenen und gezwirnten Fäden etwas größer. Wichtig ist auch noch die Eigenschaft des Perlonfadens, daß er eine elastische Dehnbarkeit von 15—30 % besitzt.

Ein kürzlich von *Keitel* beschriebener Todesfall durch Nachblutung infolge abgeglittener Supramidfäden im Bereich einer Magenresektion demonstriert die für chirurgische Zwecke oft unerwünschte Glattheit dieses Fadens.

Bei einer neuen, verbesserten Form des Fadens (kabelförmige Aufteilung des Querschnitts bei erhaltener glatter Oberfläche) ist dieser Nachteil vermieden, sodaß dieser Faden wohl zur Zeit als das beste nicht resorbierbare Nahtmaterial angesehen werden kann.

Über die Einheilung des amerikanischen Kunststoffes Nylon (welcher dem deutschen Perlon identisch ist) liegen tierexperimentelle Untersuchungen von *Nichols* und *Diack* vor. Die bei der Katguteinheilung auftretende Leukozytenreaktion ist beim Nylon (ebenso wie auch beim Silk) sehr schwach. Die Fäden heilen reizlos ein und sind als chirurgisches Nahtmaterial sehr geeignet. Wiederholtes Kochen verändert ihre Eigenschaften nicht.

m) Silkworm

Es ist ein aus Fibrin bestehender Faden, der aus den Spinngefäßen der Seidenraupe kurz vor der Verpuppung gewonnen wird und dann schnell an der Luft erstarrt. Die in verschiedenen Stärken im Handel befindlichen Fäden haben eine kompakte Struktur mit glatter Oberfläche, sind also für eine sekundäre Keimbeladung wenig empfindlich. Die Zugfestigkeit entspricht etwa der der Seide. Silk ist nicht resorbierbar, es ist auch nicht quellbar und nicht durchdringungsfähig. Der Faden ist auskochbar und kommt einwandfrei sterilisiert in zugeschmolzenen Glasröhren in den Handel. An und für sich ist Silk farblos, wird aber meist blau, grün, gelb oder schwarz gefärbt. Geringe Nachteile sind seine nicht sehr günstige Knüpfbarkeit und sein relativ

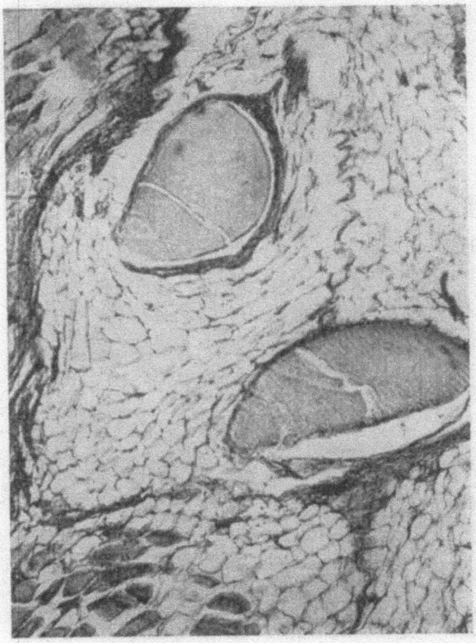

Abb. 11. Einheilung von Silkworm nach $2^1/_2$ Monaten (nach *Beyer*)

hoher Preis. Bei der Operation von Keloiden pflege ich den Silkwormfaden jedem anderen Material zur Hautnaht vorzuziehen.

Whipple berechnete, daß eine Wundinfektion bei Katgut in 4 %, bei Silk nur in 2,4 % auftrete.

n) Synthofil

Das von der Firma Braun, Melsungen, hergestellte Präparat wird aus dem Polyvinylalkohol mittels Spritzen durch feine Düsen in einem Härtebad gewonnen. Es stellt einen homogenen Faden glatter Oberfläche dar. Er ist bei richtiger Aufbewahrung glasklar, ohne daß jedoch Trübungen in irgendeiner Weise schaden. Er ist weich und geschmeidig, die Zugfestigkeit und Knüpffestigkeit ist besser als die der üblichen Katgutsorten. *(König, v. Brandis.)* Da das Ausgangsmaterial während der Verarbeitung niemals mit Bakterien in Berührung kommt, und da sie außerdem bei Temperaturen von 130—140° erfolgt, so ist er auch keimfrei.

In der chirurgischen Praxis hat er sich vielfach bewährt, wie ich auch aus eigener Erfahrung bestätigen kann. In der *Rehn*schen Klinik wurden Fadeneiterungen nicht beobachtet *(v. Brandis)*. In der Gießener Klinik *(Stalf)* werden alle versenkten Nähte mit ihm ausgeführt mit Ausnahme derjenigen, die sich in Harnblase und Gallenblase abstoßen können und somit den Anlaß einer Steinbildung abgeben können.

Obwohl das Ausgangsmaterial des Fadens im Körper resorbierbar ist (es wird beispielsweise zu Plomben verwendet), ist der Faden doch nicht resorbierbar. Er liegt jedoch völlig reizlos im Gewebe, wie die von *König* durchgeführten mikroskopischen Untersuchungen ergeben haben. Die Abkapselung erfolgt durch eine nur sehr schmale Bindegewebsschicht, ein weiteres Zeichen für seine Reizlosigkeit. Zur Zeit wird das Präparat nicht mehr hergestellt.

Das in den Vereinigten Staaten von Amerika in Gebrauch befindliche synthetische Nahtmaterial Plastigut *(Bellas)* scheint dem deutschen Synthofil ähnlich zu sein. Es besteht aus „Polymeren aliphatischer und aromatischer Alkohole mit einer kurzen Kette aliphatischer Aldehyde".

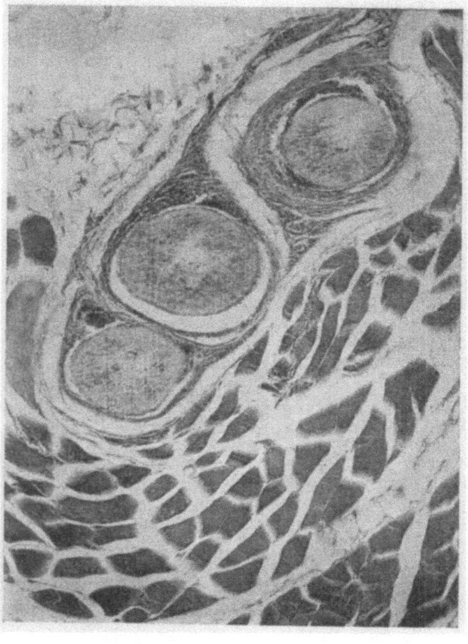

Abb. 12. Einheilung von Pferdehaaren nach $2^1/_2$ Monaten (nach *Beyer*)

o) Pferdehaare

Bereits vor 4500 Jahren wurden sie zur Wundnaht angewandt. Verwendet werden die langen Schweifhaare von Rappen, aber auch von Schimmeln. Die Haare quellen nicht auf und sind nicht resorbierungsfähig. Sterilisiert werden sie durch Auskochen. Zweckmäßig ist es, die steril in Ampullen in den Handel kommenden Präparate zu verwenden. Die Zugfestigkeit ist nicht besonders groß.

Siebner hat diese Nahtmethode erneut empfohlen und rühmt die geringe Gewebsstörung des Pferdehaars. Er hat genaue Sterilisierungsvorschriften ausgearbeitet. Nach *Schinzinger* erzeugt das Pferdehaar eine geringe Gewebsreaktion, besitzt eine ausreichende Zugfestigkeit (= etwa 300 g) und weist eine ausreichend große Elastizität auf. Zweckmäßiger als die Selbststerilisation ist es, die von anerkannten Firmen steril in Ampullen käuflichen Pferdehaare zu verwenden.

p) Menschenhaare

Die Menschenhaare sind von verschiedenen Seiten als Nahtmaterial verwendet worden, besonders auch zu Plastiken, zu Gefäßnähten, zur Hautnaht nach Rezidivoperationen wegen Keloiden u. a. m. Im letzten Falle kann man unter Umständen sogar individuumeigene Haare verwenden. Neuerdings hat *Platareanu* sie erneut zu Nervennähten besonders empfohlen mit aus dem Grunde, weil sie eine „geradezu ideale Gewebstoleranz" aufweisen und dadurch „die Wahrscheinlichkeit einer Gewebsreaktion bis auf Null herabgesetzt" wird. Der Durchmesser pflegt etwa 0,06 bis 0,07 mm zu betragen.

Platareanu gibt für die Sterilisierung folgende Anweisungen: Die ausgewählten Haarlocken werden zunächst glattgekämmt, dann verteilt auf einer Glastube aufgespult. Die Sterilisierung wird mittels Kochen ausgeführt und dann die Rollen in Alkohol bis zum Gebrauch aufbewahrt. Die Geschmeidigkeit der Haare wird durch diese Prozesse nicht beeinflußt. Anwendung feiner Nadeln und Vorsicht beim Knüpfen sind notwendig.

3. Resorbierbare Nahtmaterialien

Alle bisher beschriebenen Stoffe können vollkommen reizlos im Körper einheilen. Aber stets bilden sie in ihm einen Fremdkörper. Daher hat man schon sehr frühzeitig nach resorbierbaren Nahtmaterialien gesucht und auch eine große Menge von ihnen in Benutzung genommen. Leider sind sie alle nicht absolut sicher keimfrei zu machen, so daß das Ziel, das sicher sterile, resorbierbare, vielleicht synthetische Nahtmaterial zu besitzen, noch nicht erreicht ist.

Das wichtigste resorbierbare Nahtmaterial ist zweifellos das

a) Katgut.

Das umfassendste modernste Werk über das Katgut von *A. Fandre* (Paris, 1944) enthält auf seinen 650 Seiten wohl alles, was über diesen Stoff wissenswert ist. Das Studium dieses Buches ist in jeder Beziehung äußerst interessant. Eine kürzere Zusammenfassung unserer wichtigsten Kenntnisse über das Katgut stammt von *Ritter*.

Es wird aus der Muskularis des Darms von Schlachttieren, meist Schafen, hergestellt und in Spezialfabriken auf besondere Weise präpariert und keimfrei gemacht. Nach den Untersuchungen von *Reil* besteht das Katgut aus folgenden Teilen des Schafdarmes: 1. Längs- und Quermuskelschicht oder mehr oder weniger großen Teilen derselben; 2. den Gefäß- und Nervenverzweigungen der beiden Plexus; 3. aus mehr oder weniger großen Resten von subserösem und submukösem, lockerem Bindegewebe.

Mit diesem Nahtmaterial haben sich zahlreiche Untersuchungen befaßt, welche zu den widersprechendsten Ergebnissen gekommen sind. Sie betreffen die Einheilung in das Gewebe, die Zugfestigkeit, die Knüpffestigkeit und andere Eigenschaften. Obwohl die Ausgangsbedingungen der Versuche anscheinend gleich waren, so sind mitunter doch einige Eigenschaften außer acht gelassen worden, welche vielleicht die verschiedenen Ergebnisse zu erklären in der Lage sind. *(Horine.)* Bei der Knüpffestigkeit spielt die Zugkraft, mit welcher das Knüpfen erfolgt ist, eine erhebliche Rolle, ob der Knoten später im Gewebe hält oder nicht. Weiterhin ist zu berücksichtigen, daß die Katgutfäden im allgemeinen im Uhrzeigersinne versponnen werden. Je nachdem nun die Knotung erfolgt, wird die Verzwirnung des Fadens vermehrt oder aufgehoben. Auch dies muß naturgemäß eine Rolle spielen. Dies gilt nicht nur für die Knüpffestigkeit, sondern auch für die Resorptionsgeschwindigkeit. Denn je mehr die Verzwirnung des Fadens aufgehoben ist, um so schneller geht die Resorption vor sich, da bei aufgehobener Verzwirnung eine größere Oberfläche den resorbierenden Körpersäften und den Leukozyten ausgesetzt ist.

Eine relativ leicht anzuwendende Methode der Prüfung der Knüpffestigkeit und der Resorption des in Gewebe verlagerten Katguts hat *Jenkins* angewandt. Er verwendete zu versenkten Nähten verschiedene Katgutarten, knüpfte sie in der Tiefe und leitete einen Faden durch die Hautwunde heraus. Von Zeit zu Zeit versuchte er, die Fäden herauszuziehen. Er fand, daß sich Fäden verschiedenen Nahtmaterials in einer Zeit von 2—20 Tagen lösten, und zwar immer nahe dem Knoten. Eiterungen wurden bei den Kranken nicht beobachtet.

Paléologue und *Rabinowitsch* stellten Versuche über die Zugfestigkeit in den Körper versenkter Stücke an Jodkatgut an und erhielten folgende Zahlen:

Jodkatgut bleibt im Gewebe 30 Tage lang erhalten. Es verlieren an Zugfestigkeit wie folgt:

	Nr. 1	Nr. 3
1. Woche	21,7%	47,1%
2. Woche	43,7%	66,1%
3. Woche	91,2%	75,6%
4. Woche	98,7%	84,2%

Katgut hält sich am längsten im Muskelgewebe, an zweiter Stelle in den Faszien, am kürzesten in der Haut. Die Elastizität sinkt nicht in den ersten Wochen, sondern steigt 3,6—4,7% für Nr. 1 und 4,8—6% für Nr. 3. Die Zugfestigkeit ist immer am größten an der Stelle des Knotens. Es reißt immer außerhalb desselben. Das Eitern der Wunde beschleunigt die Resorption. Wegen des ziemlich schnellen Sinkens der Zugfestigkeit während der ersten Woche sollte das Katgut für Nähte, welche einer größeren Belastung ausgesetzt sind, seltener angewendet werden.

Die Reißfestigkeit des Katguts an sich wechselt naturgemäß sehr stark, je nach der gerade geprüften Sorte. Auch innerhalb desselben Fadens können in seinen verschiedenen Teilen sehr differente Werte gemessen werden.

Konrich ermittelte einmal nachstehende Zahlen:

Reißfestigkeit des Katguts (Zahlenangaben in kg)

	Sorte		
	Fein	Mittel	Stark
Ungeknotet	0,9—1,9	2,5—3,7	2,9—5,4
Geknotet	0,9—1,3	1,7—2,2	2,8—3,7

Die Frage, ob durch die Versenkung von Katgut in den menschlichen Körper eine Überempfindlichkeitsreaktion irgendwelcher Art hervorgerufen werden kann, ist hin und wieder diskutiert worden. Das mitunter zu beobachtende eigentlich unmotivierte Aufplatzen von Laparotomiewunden ist hiermit in Zusammenhang gebracht worden. *Frugoni, Howes, Gilberti* bestreiten dies und glauben, daß man dem Katgut jede Antigeneigenschaft absprechen müsse. Es handele sich nicht um eine Anaphylaxie, sondern lediglich um Reaktionen unspezifischer Art auf die Einführung des Katguts. So ganz ist meiner Ansicht nach die Frage jedoch nicht von der Hand zu weisen, obwohl unsere Kenntnisse hierüber noch zu lückenhaft sind.

Kraissl, Kesten und *Ciniotti* haben in naher Vergangenheit versucht, die Frage auch experimentell zu klären. Sie haben Meerschweinchen gegen verschiedene Katgutarten sensibilisiert, indem sie ihnen pulverisiertes Katgut in die Bauchhöhle einführten, Katgutextrakt intraperitoneal, intradermal und intrakardial einspritzten und Laparotomiewunden mit Katgut nähten. Wenn bei den Tieren dasselbe Katgut benutzt wurde, entstand eine örtliche Reaktion, überschnelle Resorption der Fäden und ein Aufplatzen der Wunden.

Ferner wurden auch 132 Kranke auf ihre Katgutsensibilität geprüft. 14,15% reagierten positiv. Von den Kranken mit allergischer und operativer Vorgeschichte reagierten 15% positiv, während bei den Kranken mit nur operativer Vorgeschichte die Reaktion in 9,5% positiv war. Von den Kranken mit nur allergischer Vorgeschichte reagierten 17,3% positiv, während von den Kranken ohne jede diesbezügliche Vorgeschichte nur 2,3% positiv reagierten. Alle 5 Kranken, bei denen eine Operationswunde aufplatzte und die eine allergische Vorgeschichte hatten, reagierten positiv, während von den 30 Kranken mit aufgeplatzten Operationswunden ohne allergische Vorgeschichte 52% positiv reagierten. Die Autoren knüpfen hieran die Forderung, daß die Kranken mit einer allergischen oder operativen Vorgeschichte deshalb vor einer erneuten Operation auf ihre Katgutsensibilität durch intradermale Einspritzung eines Katgutextrakts untersucht werden sollten.

Ritter hat 1938 eine Umfrage bei verschiedenen Chirurgen der Schweiz angestellt, welche interessante Ergebnisse zeitigte. Sie ließ erkennen, daß das Vertrauen zum Handelskatgut doch recht groß ist. Es sei „besser als sein Ruf". Das jodhaltige Katgut wird in überwiegendem Umfang verwendet, andere Katgutarten sehr viel seltener. Hervorgehoben wurde, daß je feiner der Katgutfaden, desto besser die Wundheilung sei. *Ritter* gibt folgende Richtlinien: Es sollen im allgemeinen verwendet werden

Katgutstärke 0000	für feinste Nervennähte.
000	für feinste Ligaturen, für Naht des Platysma bei Kropfoperationen.
00	für feine Ligaturen, Muskel, Faszien- und Subkutannähte ohne Spannung. Hautnaht bei Kleinkindern.
0	für mittlere Ligaturen, Faszien- und Muskelnähte mit mäßiger Spannung.
1	für die üblichen Nähte mit stärkerer Spannung, größere Ligaturen.
2	für große Ligaturen, Nähte mit starker Spannung.
3—5	ausnahmsweise für stärkste Spannungen z. B., bei Laparotomien.

Die Resorption des Katguts hängt einmal von seiner Dicke, dann aber auch von dem Herstellungsverfahren selbst sehr wesentlich ab. Genaue Zahlen sind daher schwer anzugeben. Man sagt im allgemeinen, daß das Katgut „nach einigen Tagen“ resorbiert sei.

Aber man hat auch noch nach 2—3 Wochen unresorbierte Katgut Knopfnähte in wieder eröffneten Wunden angetroffen (*Fritzsche*). Besonders bei oberflächlich gelagerten Nähten im Subkutangewebe und im Fettgewebe scheint die Resorption verzögert zu sein. Leichte Infektionen sollen gelegentlich auch die Katgutresorption verzögern können. Von anderen Autoren wurde die gegenteilige Beobachtung gemacht.

Die Auflösungszeiten des Katguts, unterschieden nach Fadenstärken, geben *Davis* und *Geck* folgendermaßen an:

Fadenstärke	000	2	Tage
„	00	3½	„
„	0	3½	„
„	1	4	„
„	2	5	„

Dabei war die Zeit verstanden, nach welcher das Katgut nicht etwa völlig resorbiert war, sondern nach welcher es nicht mehr in der Lage war, die genähten Gewebsschichten aneinander zu halten.

Die Resorption eines in das Gewebe versenkten Katgutfadens geht im histologischen Bilde etwa folgendermaßen vor sich. Der Faden wird in eine röhrenförmige Wunde versenkt, die von einer Schicht von Gewebsnekrosen, hervorgerufen durch die Verwundung bei der Naht, ausgekleidet ist. Nach 24 Stunden wird der Katgutfaden von einem Saum von für eine Wunde typischen Zellen umgeben, welche zusammen mit Gewebsflüssigkeit den Spaltraum zwischen den Körperzellen und dem Katgutfaden ausfüllen, ohne mit letzterem im Zusammenhang zu stehen. Im Laufe der beiden nächsten Tage schiebt sich das Granulationsgewebe dichter an den Faden heran, so daß größere Lücken um denselben nach diesem Zeitraum nicht mehr zu bestehen pflegen. In dem Granulationsgewebe überwiegen die polymorphkernigen Leukozyten. Die Blutkapillaren in der Umgebung des Katguts sind strotzend gefüllt (*v. Haefen*). Vom 3. Tage ab schieben sich Zellstränge in das Innere des Katgutfadens vor. Die durch die Herstellung des Fadens präformierten Hohlräume werden von Kapillaren durchwuchert. Vom 7.—9. Tage ab ist die Invasion der Kapillaren, Fibroblasten und polymorphkernigen Leukozyten schon weit fortgeschritten. Es lassen sich am Faden resorptive Vorgänge nachweisen. Der Katgutfaden wird meist in mehrere zusammenhanglose Stücke zerlegt, welche ziemlich weit auseinandergedrängt werden können. Damit parallel verlaufen etwa vom 4. Tage ab auch regenerative Gewebsvorgänge. Etwa vom 14. Tage ab ist ein geschlossener bindegewebiger Ring um den Katgutfaden vorhanden. Zu dieser Zeit macht die reaktive Gewebsmasse meist ein Mehrfaches des Katgutfadens aus. Es ist also klar, daß die makroskopisch feststellbare Volumenzunahme eines in das Gewebe versenkten Katgutfadens nicht auf eine Quellung allein, sondern auf einer Imprägnierung mit Körperzellen beruht.

Der restlose Abbau des Katguts, welches jetzt seine Eigenschaft als Haltefaden verloren hat, zieht sich über Wochen und Monate hin. *v. Haefen* fand, daß sie erst nach 120 Tagen abgeschlossen war.

Besonders klare und instruktive Bilder über die Einheilung von Katgutfäden hat *Ritter* veröffentlicht, welche alle Stadien vom ersten Tage an bis zur völligen Resorption und Ersatz durch Bindegewebe veranschaulichen.

Beim Jodkatgut sind die Gewebsreaktionen am stärksten, beim Formalin behandelten Katgut am geringsten (*Christensen* und *Marcussen*). *Farris* hat die Gewebsreaktion durch die einzelnen Nahtmaterialien dadurch geprüft, daß er sie in die vordere Augenkammer von Versuchstieren implantierte, sie dort beobachten konnte und den Zellgehalt des Humor aqueus untersuchte. Am schlechtesten schnitt bei dieser Versuchsanordnung das Katgut ab.

Die Imprägnation des Katgutfadens mit Chromsalzen oder mit Silber resp. Kupferverbindungen verlängert die Resorption deutlich. Man kann im allgemeinen annehmen, um das Doppelte. *Baumann* hat ermittelt, daß die Resorption des Chromkatgut erst nach 3 Wochen beginnt und nach etwa 6 Wochen abgeschlossen ist. Die von *Faudre* veröffentlichte Kurve (Abb. 16 S. 181) veranschaulicht sehr gut die zeitlichen Zusammenhänge der Katgutresorption und der Wundfestigung.

Die Störungen des aseptischen Wundverlaufes durch die Katgutimplantation haben einen breiten Raum in den ärztlichen Diskussionen angenommen. Aus den folgenden Ausführungen wird hervorgehen, daß die Sterilität eines gebrauchsfähigen und zugfesten Katguts nicht stets absolut sein kann. Gelegentlich sind auch schwere Wundinfektionen einschließlich Gasbrand und Tetanus dem Katgut zur Last gelegt worden. Aber bei der Verwendung der Präparate anerkannter Fabriken sind dies doch nur seltene Ausnahmen, denen eine ungleich größere Zahl von sicheren Sterilitätsprüfungen gegenüberstehen. *Propping* glaubt, daß längeres, trockenes Lagern des Katguts für die gelegentlich auftretenden Wundheilungsstörungen verantwortlich sei.

Über die Häufigkeit der nach Katgut auftretenden Wundinfektionen seien zwei amerikanische Statistiken angeführt. *Elkin* errechnete an 1192 Fällen, daß bei Katgut in 9,4%, bei Silk in 2,1% Infektionen auftreten. *Whipple* gibt Zahlen von 4% resp. 2,4% an. Nach ihm soll bei Verwendung von Katgut die Wundnaht in 2,76% aufgehen, bei Verwendung von Seide in 0,31%.

Die Frage des Auftretens eines Tetanus nach aseptischen Operationen hat die Chirurgen immer schon sehr intensiv beschäftigt. *Wainwright* hat im Jahre 1926 eine Zusammenstellung über den postoperativen Tetanus gemacht, dessen Zahlenangaben interessant sind. Dabei ist aber zu beachten, daß keineswegs gesagt sein soll, daß alle diese Tetanusfälle durch das Katgut hervorgerufen sein müssen.

Der postoperative Tetanus trat auf nach:

Abdominal-Operationen		103
Davon: Appendektomie	37	
Gastroenterostomie	1	
Cholezystotomie	13	
Splenektomie	1	
Pankreatitis	1	
Peritoneal Tbc	1	
Hernia ing	38	
Verschiedenes	11	

Urogenital-Operationen		13
Davon: Variocele	5	
Hydrocele	3	
Ablatio testis	2	
Prostatektomie	2	
Phimosen-Op.	1	
Gynäkolyische Operationen		158
Davon: abdominale Uterusexst.	29	
vaginale Uterusexst.	5	
Myomexstirpation	2	
Kaiserschnitt	3	
Radiumapplikation	1	
Ovariotomie	78	
Alexander-Adams	7	
Adnex Exstirpation	6	
Curettagen	7	
Verschiedenes	20	
Rektal-Operationen		31
Davon: Hämorrhoiden-Op.	23	
Verschiedenes	8	
Thorax-Operationen		17
Amputationen		9
Sequestrotomien		5
Verschiedene Extremitäten-Op.		2
Verschiedenes		27

b) Carnofil

Zeitweise ist ein resorbierbarer Faden aus Pferdefleisch hergestellt worden und unter dem Namen Carnofil in den Handel gebracht worden, aus dem er dann wieder verschwand. Wenn dies Präparat trotzdem hier aufgeführt wird, so geschieht es aus dem Grunde, weil der Gedanke meiner Auffassung nach durchaus vernünftig war und vielleicht doch noch einmal auch industriell ausgenutzt werden wird. Der seinerzeit erhobene Einwand, daß mit dem Rohmaterial die Pferdeseuchen übertragen werden können ist wohl mehr theoretisch, denn eine sorgfältige Überwachung des Gesundheitszustandes der den Rohstoff liefernden Pferde durch einen Veterinär kann die Gefahr beseitigen. Auf jeden Fall ist im Gegensatz zum Rohmaterial des Katguts der Ausgangsstoff des Carnofils als fast keimfrei zu betrachten. Bakterien können nur durch Hände und Maschinen während des Herstellungsverfahrens herangebracht werden. Praktisch gelingt die Entkeimung „fast vollständig“ (*v. Drigalski*). In der Göttinger chirurgischen Klinik konnte ermittelt werden, daß die Resorptionsdauer doppelt bis dreimal so lang ist wie beim Katgut. Die praktischen Erfahrungen dieser Klinik lauten im allgemeinen günstig (*v. Häften*). Leider war der Faden in seinen physikalischen Eigenschaften sehr ungleichmäßig, was seine praktische Verwendung beeinträchtigte. Zur Zeit wird das Carnofil nicht mehr hergestellt.

c) Renntiersehne

Schiller hat eingehende Untersuchungen über ihre Eigenschaften einschließlich der Resorptionsfestigkeit angestellt. Obwohl sie nach Ansicht dieses Autors einen Fortschritt gegenüber dem Katgut darstellen sollen, hat sich das Material doch nicht in die chirurgische Praxis einbürgern können. Russische und französische Chirurgen verwendeten dieses Material (*Fandre*).

d) Känguruhschwanzsehne

Sie wurden 1880 von dem australischen Chirurgen *Girdletone* in die operative Praxis eingeführt. Besonderer Beliebtheit erfreuen sie sich in den Vereinigten Staaten von Nordamerika, wo sie auch in den Handel kommen. Sie werden dort auch zur Osteosynthese verwendet (*Faudre*).

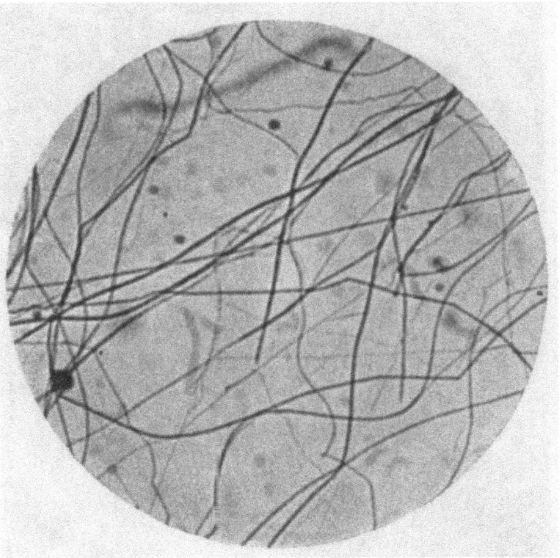

Abb. 13. Sehnenauffaserung des Brocaphils (nach *Beyer*)

e) Rinderfaszien

Sie stellt eine wie Katgut konserviertes Präparat dar, das in verschiedenen Größen steril in Ampullen in den Handel kam und für Zwecke der Defektdeckung verschiedenster Art Anwendung fand. Besonders große Verbreitung hat sie nicht gefunden, so daß sie zur Zeit nicht mehr hergestellt wird. Im Bedarfsfalle wird man heutzutage das Brocaderm oder tierische Amnionhaut (siehe nächsten Absatz!) zur Anwendung bringen.

f) Tierische Amnionhaut

Sie wurde von *Peiper* zur Deckung von Duradefekten empfohlen und kommt fertig konserviert in Stücken zu 3×3, 4×6, 7×10 und 12×15 cm in den Handel (Braun, Melsungen). Sie besitzt eine gewisse Durchsichtigkeit und soll die Ausbildung von Verwachsungen verhindern. Die Amnionmembran ist auf zwei Silkstäbchen aufgezogen, wird unter sterilen Kautelen an ihnen aus dem Filtrierpapier herausgenommen, in physiologischer Kochsalzlösung abgespült. Dann wird sie auf den zu deckenden Defekt gelegt, mittels der Silkfäden angespannt und mit feinen Nähten und drehrunden Nadeln an den Durarändern befestigt. Nun erst werden die Silkstäbchen entfernt. Auch zur Deckung von Defekten an Sehnenscheiden ist die Amnionhaut zu verwenden.

g) Brocafil und Flexofil

Das Brocafil ist ein in den Niederlanden aus Tiersehnen (Pferd und Rind) hergestelltes Nahtmaterial, welches nicht als Fremdkörper wirken soll *(Feriz)*. Durch Aufbereiten und Zerkleinern werden die Sehnen bis zu den Bindegewebsfibrillen aufgespalten und in einen Brei verwandelt, aus welchem dann der Faden geformt wird.

Nach den Äußerungen von *Goris* und *Liot* soll der Faden im Körper teilweise aufgelöst, teilweise umgebaut werden. Die dabei auftretende Reaktionszone soll nach den Untersuchungen von *Feriz* auffallend schmal sein. Dies bestätigen eingehende Untersuchungen von *Gerd Beyer*, von dem die nachstehenden Bilder stammen.

Man ersieht aus den Abbildungen, daß der Faden sehr viel länger im Gewebe nachweisbar ist, als gemeinhin angenommen wird. Andererseits kann man auf der zweiten Abbildung sehr schön das Eindringen des neugebildeten Bindegewebes in die präformierten Spalten des Nahtfadens erkennen.

Auch in Form von Tampons (Brocatamp) und Membranen (Brocaderm) kann dies Präparat zur Anwendung gelangen.

Auf derselben Basis beruht das von der Firma Braun-Meldungen hergestellte Flexofil.

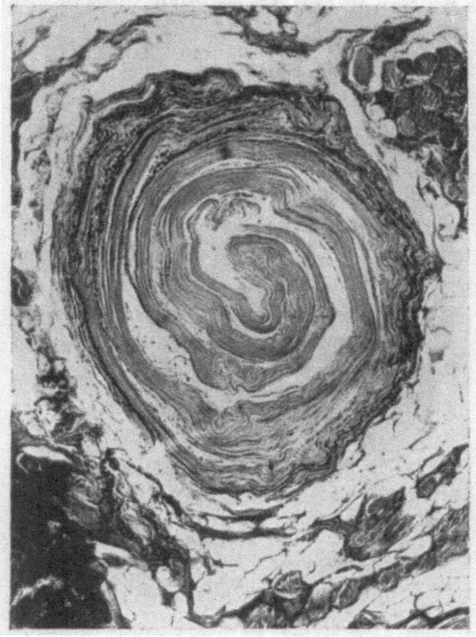

Abb. 14. Einheilung des Brocafils nach 12 Tagen (nach *Beyer*)

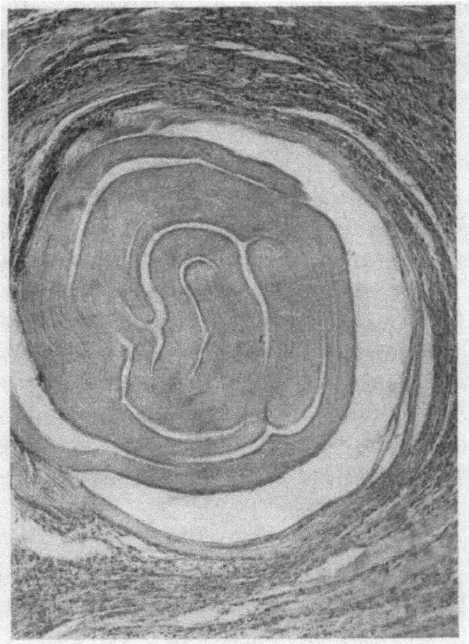

Abb. 15. Einheilung des Brocafils nach 7 Monaten (nach *Beyer*)

4. Die Sterilisationsmethoden der gebräuchlichen Nahtmaterialien

Die Sterilisierung der Drähte aller Art erfolgt in derselben Weise, wie die der chirurgischen Metallinstrumente und bedarf daher keiner besonderen Schilderung. Alle übrigen Nahtmaterialien werden für die chirurgische Praxis fertig sterilisiert geliefert, in der kompensiösesten Art gebrauchsfertig in Glasampullen eingeschmolzen, so daß sie kurz vor Gebrauch ihnen nur entnommen zu werden brauchen. Trotzdem sollen schon zum Verständnis die bei den Hauptrepräsentanten der Nahtmaterialien, nämlich der Seide und dem Katgut, üblichen Sterilisationsmethoden geschildert werden. Um Wiederholungen zu vermeiden, sei aber auf die Besprechung aller erfolgversprechenden Methoden bei den verschiedenen Materialien verzichtet, sondern die Seide als Beispiel für nicht metallische, nicht resorbierbare und das Katgut als Beispiel für resorbierbare Nahtmaterialien gewählt.

a) Keimfreimachung der Seide

Die von *Lister* angewendete Imprägnierung mit geschmolzenem Karbolwachs ist lange verlassen. Vor 70 Jahren hat *Czerny* das Kochen in 5% Karbolwasser für 10 Minuten und Aufbewahren in 2½% Karbollösung empfohlen, *Kümmell* benutzte statt dessen 1:1000 Sublimatlösung. Seit dieser Zeit ist die Kombination der physikalisch-thermischen Sterilisation in einer antiseptischen Lösung vorherrschend geblieben. Die Überlegenheit dieser Kombinationsmethode liegt wohl darin, daß ein nur physikalisch sterilisierter Faden beim Durchziehen über die ja nicht ganz sicher sterilisierbare Haut der Hand des Operateurs sich mit Hautkeimen belädt, die bei Anwesenheit eines Desinfektionsmittels im Faden am Auskeimen verhindert werden. Die Praxis hat ergeben, daß eine Fadenausstoßung bei kombiniert behandelten Seidenfäden deutlich seltener ist als bei nur physikalisch sterilisierten Fäden.

Im Speziellen sind verschiedene Methoden angegeben worden, welche in ihren Einzelvorschriften differieren, im Prinzip aber übereinstimmend sind. Die Rohseide wird zunächst entfettet durch Aufenthalt (6—12 Stunden) im Äther, dann in absolutem Alkohol. Dann wird sie in 1‰ ungefärbter, säurefreier Sublimatlösung gekocht und bis zum Gebrauch in dieser Lösung oder in Alkohol aufbewahrt oder unter aseptischen Kautelen getrocknet, steril aufbewahrt und erst kurz vor dem Gebrauch wieder in 1‰ Sublimatlösung gelegt. Statt der Sublimatlösung ist auch eine Sublaminlösung 1:300 empfohlen worden. Stärkere Konzentrationen des Desinfektionsmittels erhöhen die Gefahr der Gewebsschädigung des durch die Ligatur schon gequetschten Gewebes bis zur Nekrose. Das Kochen in Sublimatlösung hat den Nachteil, daß es die Seide brüchig macht. Jeder beschäftigte Chirurg weiß, daß diese Tatsache die Quelle eines häufigen Ärgernisses zwischen Operationsschwester und Operateur ist.

Bei längerer Aufbewahrung sublimathaltiger Seide färbt sich dieselbe braun bis schwarz durch die langsam eintretende Reduktion des Sublimats. Auch hierdurch leidet die Zugfestigkeit weiterhin (bis zu 30%). Statt des Quecksilbers ist Silber als Imprägnierungsmittel empfohlen worden, hat sich aber nicht allgemein durchsetzen können. Eben so wichtig wie eine peinlich genaue Behandlung der Seide bis zur Operation selbst sind aber auch die Vorgänge zwischen der Entnahme aus dem Vorratsgefäß bis zur Versenkung als Ligatur oder Naht. Die Seide soll nicht mit der Hand in Berührung kommen. Wenn nicht in Gummihandschuhen operiert wird, dann soll der Faden von Schwester, Operateur und Assistenten nicht mit den Händen, sondern mit der Pinzette berührt und eingefädelt usw. werden. Zahlreiche Apparate wie Fadenhalter, Einfädelpinzetten, Ligaturkugeln und anderes mehr sind angegeben worden und werden gemäß der persönlichen Geschmacksrichtung der einzelnen Operateure auch verwendet.

Weiterhin ist aber auch zu bedenken, daß der sicher keimfreie Faden sich in der Wunde selbst mit Keimen beladen kann. Dies hat zur Folge, daß viele Chirurgen in der infizierten Gelegenheitswunde die Seide als Naht- und Unterbindungsmaterial vermeiden und lieber Katgut anwenden.

b) Keimfreimachung des Katguts

1. Allgemeines

Das Schrifttum über Katgutsterilisation ist ungeheuer groß, auch wenn man Zweckpublikationen für bestimmte Präparate nicht berücksichtigt. Das Werk von *Fandre* enthält das Wichtigste über die einzelnen Sterilisationsmethoden. Von englischer Seite liegt eine zusammenfassende Veröffentlichung von *Bulloch, Campett* und *Bushile* vor. Da es sich um ein organisches Material (Darmwand von Schlachttieren) handelt, so ist naturgemäß seine Behandlung vom Standpunkt der Aseptik aus schwierig. Sicher ist, daß bei bakteriologischer Prüfung sich mitunter Kleinlebewesen auch pathogener Art in ihren Ruheformen im Katgut finden; sicher ist auch, daß durch das Katgut es mitunter zu Störungen der Wundheilung bis zur sicheren Wundinfektion kommen kann. Aber ebenso sicher ist es auch, daß so manche Fehler im Maschennetz der Asepsis bewußt oder unbewußt fälschlicherweise dem Katgut zugeschrieben werden.

Während früher die Milzbrandinfektion gefürchtet wurde, ist es heute mehr die Gefahr des Tetanus. Wesentlich häufiger sind jedoch die leichten Störungen der Wundheilung, die sich durch Absonderung eines trüben Wundsekrets in geringen Mengen ohne eigentliche klinisch bemerkbare Entzündungserscheinungen dokumentieren. Hierzu kann man auch den Zustand rechnen, der von *Orlandi, Poppert* und anderen als „infektiöse oder chemische Katguteiterung" beschrieben worden ist. Es ist viel um diese Begriffe gestritten worden. Andere Autoren haben sich teils zustimmend, teils ablehnend geäußert. *Braun* hält es für sicher, daß es lebender Keime nicht bedarf zur Entstehung eines „gelblichen, dickflüssigen, klebrigen Sekrets in Tropfen oder auch bis zur Menge eines Teelöffels" in einer Wunde. Eine genaue physiologisch-chemische Analyse dieses Sekrets dürfte die Streitfrage, ob es sich tatsächlich um das Produkt einer chemischen Entzündung handelt, weiter klären.

Auf der anderen Seite muß man aber die ungeheuer große Zahl von vollkommen reizlos verlaufenden operativen Eingriffen berücksichtigen, bei denen Katgut manchmal in großem Umfang verwendet wird. Und so kann man heute noch den Ausspruch *Haeglers:* „Katgut ist besser als sein Ruf" als zu Recht bestehend betrachten.

Es erübrigt sich, hier eine Übersicht über die einschlägige Kasuistik zu geben. Es kann als sicher angesehen werden, daß auch bei der neuzeitlichen Behandlungsmethode des Katgut gelegentlich einmal sich Sporen pathogener Bakterien in ihm befinden, die auch dann in der Wunde auskeimen können. Diese Tatsache muß uns ein Ansporn sein, das Ziel zu erreichen, ein sicher keimfreies, möglichst synthetisches Nahtmaterial zu finden.

Neuerdings ist von *Hammer* die Katgutsterilisierung mit alkoholischem Äthylbromid bei 120° bei 1 atü während einer Stunde empfohlen worden. Durch dies Verfahren sollen auch alle Sporen abgetötet werden. Reißfestigkeit und Resorbierbarkeit sollen durch dies Verfahren nicht leiden.

2. Chemische Methoden.

Jod-Katgut

Am weitesten verbreitet ist wohl die Sterilisation mittels Jod, für die es zahlreiche Behandlungsvorschriften gibt, auf die im einzelnen nicht näher eingegangen werden kann. Die verbreitetste Methode ist die von *Kuhn*, nach welcher in der bekannten Fabrik Braun, Melsungen, gearbeitet wird. Wesentlich ist bei diesem Verfahren, daß die Imprägnierung mit der Jodlösung vor dem Drehen des Fadens selbst erfolgt, also in flächenhaftem Zustand des Rohmaterials und daß dadurch das Eindringen leichter vor sich gehen kann. Als Rohmaterial werden nur gesunde Därme von amtlich kontrollierten Schlachttieren verwendet. Sachkundige Entnahme im Schlachthaus soll grobe Verunreinigungen und Infektionen besonders mit Milzbranderregern ausschließen. Die erste mechanische Reinigung erfolgt durch Spülen mit Pottaschelösung. Dann wird der Darm aufgeschlitzt und in dem Arbeitsgang des „Schleimens" von Serosa und Mukosa befreit. Es folgt nun die Durchtränkung in einem Jodbade und in demselben, unter möglichst weitgehender Verwendung von Maschinen und Ausschaltung der menschlichen Hand, das Drehen zu einem Faden.

Das Katgut selbst kommt dann entweder als Rohkatgut oder als gebrauchsfertiges Katgut in den Handel. Am gebräuchlichsten ist es, daß die Fäden auf Glaszylindern aufgewickelt oder in Form der „Sternpackung" vertrieben werden. Jede Fabrik gibt den von ihr gelieferten Präparaten eine genaue Behandlungsvorschrift und auch die für die Schlußsterilisation kurz vor dem Gebrauch notwendigen Chemikalien bei. Meist handelt es sich um alkoholische Lösungen von Jod und Jodkali. In dieselben werden die Fäden je nach Dicke verschieden lange Zeit (2—6 Tage) vor dem Gebrauch eingelegt und aus zweckmäßigen Verbrauchsgefäßen verwendet. Es ist unzweifelhaft, daß durch das „Nachsterilisieren" die Festigkeit des Katgutfadens nicht unerheblich herabgesetzt wird *(Konrich)*. Trotzdem ist sie aber unbedingt notwendig. Um dünne, trockene Fäden zu gewinnen, erfolgt die Schlußdesinfektion mit Jodbenzin 1:1000.

Über den Verlauf und das Wesen der Jodbehandlung ist sehr viel geschrieben worden. Jede Firma hat ihr besonderes Verfahren, welches als Fabrikationsgeheimnis gewahrt wird. Mehrfach ist behauptet worden, daß im Katgutfaden Jodeiweißverbindungen entstehen. Unsere Kenntnisse über die chemischen Vorgänge, ihre Zwischen- und Endprodukte sind aber noch sehr gering. Es erhebt sich für die Praxis die Frage, ob das so in den Handel gebrachte Katgut als steril anzusehen ist. Zahlreiche Untersuchungen liegen hierüber vor, welche nicht im einzelnen aufgeführt werden sollen. Alle hatten das gleiche Ergebnis, daß die Fäden des Handelskatguts oft bakteriologisch nicht keimfrei sind. Die Zahlenangaben über die Verunreinigungen schwanken erheblich. *Konrich* und *Zeißler* kamen auf Grund ihrer umfangreichen Untersuchungen zu dem Ergebnis, daß es „grundsätzlich keimfreies Katgut nicht gibt". Von 11773 untersuchten Packungen mit insgesamt 44000 Metern waren mehr als 58% nicht steril. Von 729 Knäuel-Packungen waren 80,7% nicht steril.

In dem Buche von *Faudre* werden Untersuchungen über Sterilitätsprüfungen von Handelskatgut mitgeteilt. Die Gesamtergebnisse habe ich in nachstehender Tabelle zusammengestellt:

	Geprüfte Proben	Davon nicht steril	%
Französisches Katgut	15	2	13,3
Englisches „	44	13	29,5
Spanisches „	19	12	63,1
Deutsches „	21	18	85,7
Japanisches „	2	2	100

Die von *Konrich* und *Zeißler* angestellten umfangreichen Untersuchungen über die Sterilität des Katgut ergaben andere Zahlen. Es seien folgende mitgeteilt. Untersucht wurden:

	Stück Klein-Packungen	Stück Groß-Packungen	Anzahl der Meter	Unsteril Klein-Packungen	Unsteril Groß-Packungen
Deutsches Katgut	2670	723	34 533	54,3 %	80,7 %
Ausländisches Katgut ...	8379	—	10 132	57,2 %	
			Durchschnitt	57,9 %	

Von Interesse sind vielleicht noch die gefundenen Erreger.

	Deutsches Katgut	Ausländ. Katgut
Mikrokokken	20 %	14 %
davon pathogen	2 %	3 %
Streptokokken	2,5 %	0,66 %
davon pathogen	0,5 %	—
Anaerobe Gram neg. Bakt.......	1,0 %	1,0 %
Diphtheroide Stäbchen	11,0 %	9,0 %
Aktinomyketen	2,5 %	1,0 %
Grampositive aerobe Stäbchen ..	7,0 %	4,0 %
Aerobe Sporenbildner	50,0 %	51,0 %
Anaerobe Sporenbildner	6,0 %	19,0 %
davon pathogen	2,5 %	8,0 %

Bei der Technik der Prüfung des Keimgehalts von Katgutfäden müssen besondere Methoden angewendet werden *(Hahn* und *Walter)*, wenn man zu richtigen Ergebnissen kommen will.

Die Zugfestigkeit des Jodkatguts ist im allgemeinen als ausreichend zu betrachten. In bezug auf die Resorbierbarkeit sind wir nicht genau über alle Vorgänge unterrichtet. Klinische Erfahrungen bei der Wiedereröffnung von Operationswunden haben gezeigt, daß trotz angeblich vorhandener „Schwerlöslichkeit" des Katguts die Fäden doch schon nach 4—6 Tagen gequollen, gelblich und in Auflösung begriffen angetroffen werden. Besonders das frühzeitige Aufgehen technisch richtig angelegter Knoten ist oft beobachtet worden. Ob die Joddampfsterilisation *(Storp* und *Abel)* Besseres leistet, ist nicht sicher.

Sublimat-Katgut

Die Desinfektion mit Sublimat, welche an sich älter ist als die mit Jod, wird heute fast gar nicht mehr verwendet. Sie ist seinerzeit von *Schimmelbusch* angegeben worden und besteht darin, daß die auf Glasplatten aufgewickelten Fäden 24 Stunden lang in Äther entfettet werden. Dann werden sie in Sublimatalkohol (Sublimat 10,0, Alkohol 800,0, Aq. dest. 200,0) gelegt, der nach je 24 Stunden mindestens zweimal zu wechseln ist. Die Eindringungsfähigkeit der alkoholischen Sublimatlösung ist geringer als die der wäßrigen Sublimatlösung, und diese wieder geringer als die der meist verwendeten Jodlösungen.

Kupfer-Katgut

Kupfersalze sind zur Katgutsterilisierung verwendet worden. Die Verfahren haben sich nicht besonders einbürgern können. In der Praxis gelangen derartige Präparate kaum noch zur Anwendung.

Chrom-Katgut

Auch Chromsalze sind zur Keimfreimachung des Katgut benutzt worden. Dem so gewonnenen Präparat wird nachgesagt, daß es nicht so rasch resorbiert wird wie das gewöhnliche Jodkatgut. *Baumann* hat mitgeteilt, daß Fäden der Stärke 0 im menschlichen Körper in 3—6 Wochen resorbiert würden. Von anderer Seite werden Resorptionszeitspannen von etwa 14 Tagen angegeben gegenüber 6—8 Tagen bei gewöhnlichen Katgutsorten. Die Resorptionsdauer ist abhängig von der Einwirkungszeit der Chromsalze auf die Katgutfäden, naturgemäß auch von der Dicke derselben. Nach *Faudre* kann man das nebenstehende vereinfachte Diagramm über die Resorption gewöhnlichen und chromierten Katguts in einer nicht infizierten Wunde aufstellen.

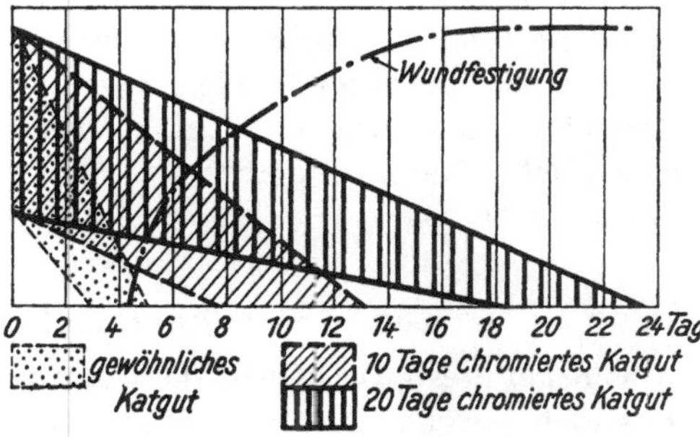

Abb. 16. Resorption des gewöhnlichen und chromierten Katguts

Die Zeichnung zeigt innerhalb der markierten Zeiträume die Resorptionsdauer verschieden dicker Fäden an.

Silber-Katgut

Das mit Silbersalzen hergestellte Katgut ist von *Lieb* empfohlen worden. Der Silbergehalt der Fäden schwankt zwischen 2,5 und 3,1 %. Man muß bei der Prüfung berücksichtigen, daß aktives Silber durch verschiedene Chemikalien wieder inaktiviert werden kann *(Bührmann)*.

Von *Clock* wurde es einer genaueren Nachprüfung unterzogen. Er konnte ermitteln, daß es nicht wesentlich keimärmer ist als andere Katgutsorten. Der von ihnen ausgeübte Reiz auf das Gewebe ist ebenfalls vorhanden. Auch seine Resorbierbarkeit ist nicht wesentlich verschieden von anderen Präparaten. Im Tierversuch sollten Fäden bereits nach 5 Tagen resorbiert sein.

3. Physikalische Methoden

Fast alle Methoden, welche durch Erhitzung eine Sterilisierung des Katgutfadens erzielen wollen, sind wieder verlassen worden. Allen haftet der sehr große Nachteil an, daß die Verleimung der organischen Substanz in der Hitze den Faden brüchig und leicht zerreißlich macht. In bakteriologischer Hinsicht kann erst eine Erhitzung für 3 Stunden auf 140° als einwandfrei angesehen werden.

Man hat dann die Erhitzung in höher siedenden Flüssigkeiten versucht. Praktisch wichtig ist nur eine Methode geworden, das

Cumol-Verfahren.

Die in einem Trockenschrank bei 70—100° 6—12 Stunden lang getrockneten Fäden werden in Cumol eine Stunde lang bei 165° erhitzt, dann in Petrolbenzin übertragen und trocken steril aufbewahrt. Das Verfahren ist tatsächlich umständlicher, als man aus der vorstehenden Schilderung schließen könnte. Die Gefahr der sekundären Infektion während der Aufbewahrung ist groß, wenn man nicht die in einer guten Fabrik mit diesem Verfahren hergestellten Originalpackungen verwendet. Das Verfahren ist nicht geeignet, Tetanussporen zu vernichten. Tatsächlich sind auch derartige Erkrankungen nach seiner Anwendung vorgekommen.

Zum Verständnis des Sterilisationsvorganges sei noch bemerkt, daß es sich beim Cumolverfahren, das eine „nicht netzende" Flüssigkeit verwendet, nur um eine intensive Wärmezufuhr handelt. Die Flüssigkeit an sich dringt nicht in die Fäden selbst ein. Durch Erhitzung unter Druck und durch Anwendung von Toluol kann dieser Nachteil geringer gemacht werden, was jedoch eine weitere Komplizierung des Verfahrens bedingt.

4. Kombiniert chemisch-physikalische Methoden

Das bekannteste Beispiel ist die Formalin-Methode, angegeben von *Hofmeister*. Die Fäden, welche nicht unbedingt entfettet zu sein brauchen, aber es sein können, werden in einer einzigen Schicht auf Glasplatten aufgewickelt und 24—48 Stunden in eine 2—4 % Formalinlösung gestellt, dann mindestens 12 Stunden lang in fließendem Wasser ausgewaschen, 10—30 Minuten in Wasser gekocht und nachgehärtet sowie aufbewahrt in einer Alkohol-Glyzerin-Sublimatlösung. Die Zugfestigkeit des Fadens soll nach Angabe des Autors äußerst wenig gegenüber dem Rohkatgut leiden. Andere Nachprüfer konnten dies nicht bestätigen, dagegen finden, daß die Resorbierbarkeit schlechter geworden sei, ja sogar „eingebüßt" worden sei, eine Angabe, die von *Hofmeister* bestritten worden ist.

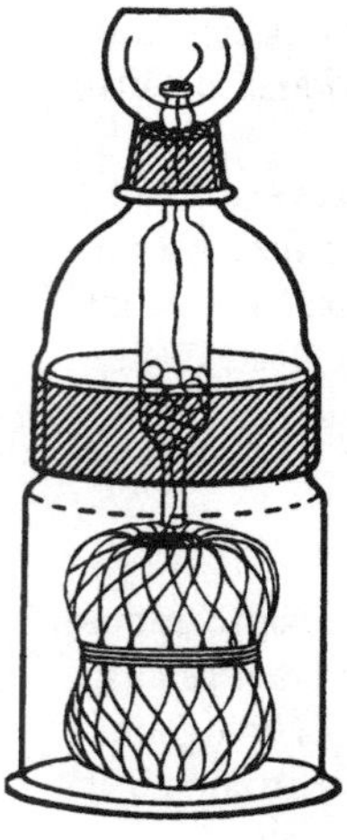

Abb. 17. Knäuel-Katgut in Enghalsflasche

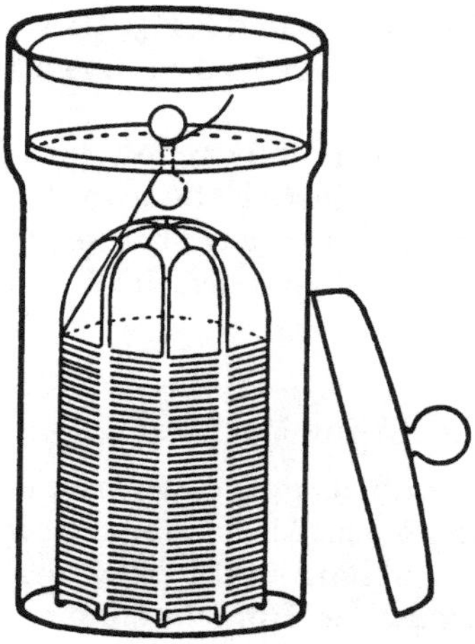

Abb. 18. Katgutfaden auf Glaszylinder

Die Karbol-Alkohol-Methode (nach *Saul*) bedient sich eines bei etwa 80° siedenden Gemisches von Alkohol. abs. 850,0, Acid. carbol. liquefact. 50,0, Aq. dest. 100,0, das in einem besonderen Apparat etwa 15 Minuten bei Siedetemperatur einwirken muß. Die Fäden werden hierdurch ziemlich hart. Zur Erweichung legt man sie in 90 % Alkohol.

Ähnlich ist die Sublimat-Alkohol-Methode, welche eine Mischung von Alkohol. abs. 85,0, Aq. dest. 15,0, Sublimat 0,5 verwendet.

Alle diese Methoden spielen zur Zeit keine besondere Rolle mehr.

Jedes Verfahren hat begeisterte Anhänger und krasse Ablehner mit allen dazwischen liegenden Abstufungen gefunden. Der Streit im Schrifttum nach dem besten Verfahren ist unentschieden geblieben. In der Praxis sind eine Reihe von guten Handelspräparaten einwandfreier Firmen ausreichend erprobt, so daß der Chirurg gut tut, auf die Selbststerilisierung seines Katguts zu verzichten und eine erprobte Handelsware unter peinlicher Anwendung der mitgegebenen Gebrauchsvorschriften zu verwenden.

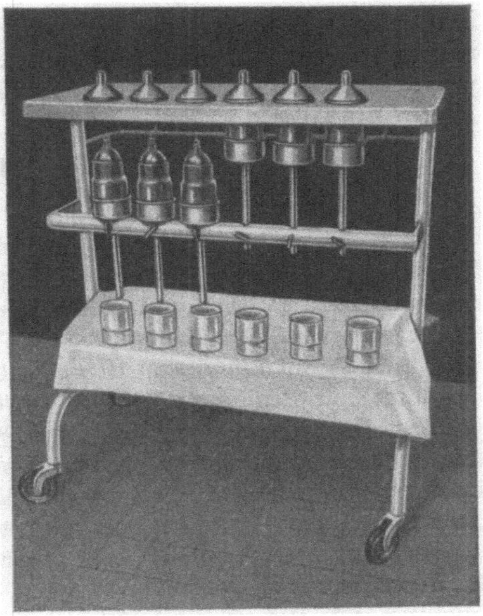

Abb. 19. Nahtmaterialtisch

Die renomierten Katgutfabriken bringen sowohl Rohkatgut zum Selbststerilisieren als auch fertigsterilisierte Katgutfäden in den verschiedensten Aufmachungen in den Handel. Ich rate dringend, nur letztere zu verwenden und das Selbststerilisieren nicht zu versuchen. Ob man dann das Katgut in Knäuelform oder aufgespult auf Glasplatten, Rollen, Glassternen oder Glaszylindern anwendet, ist von sekundärer Bedeutung. In chirurgischen Kliniken wird das Nahtmaterial in einem besonderen Tisch aufbewahrt und aus ihm entnommen.

Für geringen Bedarf, zumal des praktischen Arztes, kommt es auch in verschieden großen Ampullen, teilweise bereits armiert mit einer chirurgischen Nadel oder in Einzelfäden in den Handel.

Sie sind für diese Zwecke und für ärztliche Notbereitschaftstaschen sehr zu empfehlen.

M. Experimentelle Grundlagen der Behandlung der Wundinfektion

Im Jahre 1867 hat *Lister* zwei Kardinalforderungen für die Wundbehandlung aufgestellt: 1. Vernichtung der septischen Keime, welche im Augenblick des Unfalls oder später in die Wunde gelangt sind; 2. darüber zu wachen, daß nicht in den ersten Tagen nach der Verletzung durch das aussickernde Blut und Serum Anlaß zur Zersetzung gegeben werde.

Wenn man die Fülle der Arbeit überdenkt, welche in den seither vergangenen 80 Jahren auf klinischem und experimentellem Gebiet hierüber geleistet worden ist, so kann man nur feststellen, daß die Grundgedanken in erstaunlicher Reichhaltigkeit modifiziert worden sind, aber daß es doch immer die Grundgedanken geblieben sind.

Obwohl man sich zunächst mit dem Keimgehalt der Operationswunde befaßte, wohl weil die Keimbesiedelung der Gelegenheitswunde als naturgegeben und unvermeidbar hingenommen wurde, hat man sich schon verhältnismäßig bald mit dem

Problem befaßt, die Infektionserreger aus der Wunde zu entfernen. In 60 Jahren ist auch in Experimenten das Problem von den verschiedensten Seiten angefaßt worden, ohne daß wir bis heute mit ihm fertig geworden sind. Das Ziel ist immer noch unerreicht; die Wege haben oft gewechselt. Neben der Auswertung klinischer Beobachtungen ist das Tierexperiment oft und gern in den Dienst der Prüfung unserer Heilmaßnahmen gestellt worden. Die wichtigsten Ergebnisse unzähliger Experimente mögen im wesentlichen hier kurz zusammengestellt werden. Nicht alles konnte Erwähnung finden.

1. Versuche über Oberflächendesinfektion

a) Grundlegende Versuche von *Schimmelbusch* und *Friedrich*

In den Jahren bis 1890 hatten mehrere Arbeiten darüber berichtet, daß durch Überimpfung von aus animalischen Infektionsherden oder aus Bakterienreinkulturen entnommenem Material rasch eine Allgemeininfektion zu entstehen pflege. Auf dem Chirurgenkongreß des Jahres 1893 hielt *Schimmelbusch* seinen klassischen Vortrag über „die Desinfektion septisch infizierter Wunden". Eine an der Schwanzspitze der Maus künstlich gesetzte Wunde wurde mit Milzbrandbazillen aus einer Kultur infiziert. Nach verschiedener Zeit wurde an der Schwanzwurzel mit dem Thermokauter der Schwanz abgebrannt. Es zeigte sich dabei, daß „schon nach einer überraschend kurzen Zeit die Amputation des infizierten Mäuseschwanzes den Tod an Anthrax bei dem Tier nicht fernzuhalten vermag. Verstreichen nach der Infektion 10 Minuten, so ist das Tier nicht mehr zu retten". Versuche an Kaninchen mit hochvirulenten Streptokokken ergaben, daß eine unmittelbar nachfolgende Desinfektion mit starken Antiseptizis ohne Erfolg blieb. In tiefe Gewebswunden eingebrachte Bakterien ließen sich schon nach 5—10 Minuten in den inneren Organen nachweisen (Versuche von *Schimmelbusch* und *Ritter*).

Diese Untersuchungen machten auf die Chirurgen einen tiefen Eindruck, denn sie hätten der Anlaß zu einem weitgehenden therapeutischen Pessimismus sein müssen. Und damit konnten sich die Chirurgen nicht befreunden. So kam es denn zu einer erheblichen Opposition gegen *Schimmelbusch*. Als Beispiel seien Versuche von *Messner* erwähnt, der Kaninchen tiefe Wunden beibrachte und sie mit Staphylokokken infizierte. In Parallelversuchen wurde die Wunde mit aseptischer Gaze und in einer weiteren Reihe mit in 3% Karbollösung getauchten Gaze ausgestopft. Der Erfolg war, „daß von denjenigen Kaninchen, welche aseptisch behandelt worden waren, alle mit Ausnahme eines einzigen an progredienter, phlegmonöser Eiterung innerhalb von 8—14 Tagen zugrunde gingen, während diejenigen Kaninchen, welche antiseptisch behandelt waren, alle mit Ausnahme eines einzigen am Leben blieben". Versuche mit dem Ziel der Ermittlung, ob durch die 3% Karbollösung das Gewebe so geschädigt wurde, daß es zur Eiterung prädisponiert sei, führten zur Verneinung dieser Annahme. Weiter seien Versuche von *Henle* erwähnt, welcher Wunden am Kaninchenohr mit Staphylokokkeneiter infizierte und nach verschieden langer Zeit durch zwei Minuten langes Aufdrücken eines mit Sublimatlösung 1 : 1000 getränkten Wattebäuschchens desinfizierte. Er kam zu dem Schluß, daß eine lokale Desinfektion der Wunden innerhalb der ersten Stunden durchaus erfolgreich sei.

Reichel hat sich mit dem Fragenkomplex eingehender befaßt. Er konnte die Experimente von *Schimmelbusch* insofern bestätigen, daß bei Kaninchen und Hunden es nicht gelingt, eine septische Wunde durch Desinfektion mit Sublimat in eine aseptische zu verwandeln, auch wenn man zur Wundinfektion den Staphylococcus aureus verwendete. „Ausgedehnte phlegmonöse Prozesse, bedingt durch Infektion mit Staphylococcus pyogenes aureus lassen sich beim Kaninchen durch genügend ausgiebige Spaltungen und Exzision des eitrig infiltrierten Bindegewebes mit nachfolgender Tamponade der Wundhöhle zum Stillstand bringen. Eine Desinfektion der Wundhöhle ist hierbei absolut entbehrlich. Das wirksame Moment liegt in der Verwandlung der geschlossenen Eiterung in eine völlig offene." Er kam auf Grund seiner Versuche aber weiterhin zu dem Ergebnis, daß der dauernde Kontakt der Wunde mit einem desinfizierenden Mittel die Eiterung mindert, die Virulenz des sich an der Oberfläche ansammelnden Eiters wesentlich herabsetzt und einen günstigen Einfluß auf die Wunde selbst ausübt. Auf die ärztliche Praxis angewendet sagt er: „Diese Vorteile einer rationell geübten Antisepsis dürfen wir demnach, solange sich dies ohne Schädigung ausführen läßt, unseren Patienten nicht vorenthalten."

Weitere Untersuchungen befaßten sich mit dem Unterschied zwischen trockener und feuchter Antisepsis, wobei beiden Verfahren je nach dem Untersucher (z. B. *Händel* und *Steinmetz*) die größere Wirkung gegenüber dem anderen zugeschrieben wurde.

Bei der Auswertung der Experimente kamen die Untersucher schon auf den Gedanken, daß es Wesensunterschiede zwischen den Laboratoriumsinfektionen und der Umweltinfektion geben müsse. *Henle* erwähnt, daß die Infektion bei zufälligen Verwundungen „kaum je mit so großen Mengen und mit so hochgradig virulenten pathogenen Bakterien erfolge" und daß die meisten Bakterien erst durch „Akklimatisation" an das Gewebe einen höheren Virulenzgrad erreichen.

Es ist das Verdienst von *Friedrich*, daß er im Jahre 1898 zu seinen Infektionsversuchen nicht Bakterienreinkulturen, sondern die Keime der Umwelt einschließlich derer des malignen Ödems in Form von Treppenstaub und Gartenerde verwandte und damit den Hergang des Entstehens einer Gelegenheitswunde naturgetreu nachahmte. „Mit geradezu mathematischer Regelmäßigkeit zeigte sich, daß diese Bakterien einer größeren Zahl von Wunden nie unter 6 Stunden, meist länger, benötigten, um aus ihrer Außenweltsform zu infizierendem Virus auszukeimen." Es war selbstverständlich, daß sich *Friedrich* die Frage stellte, ob es gelänge, das Tier gegen Wundinfektion zu schützen. Und er beantwortete diese Frage mit folgenden Worten: „Ja; aber nur durch grobmechanische Mittel der allseitigen exakten Anfrischung des Wundgebietes 1—2 mm im Gesunden."

Friedrich hat schon die Bedeutung des Gewebsinnendrucks für das Zustandekommen der Infektion gekannt. Auch über andere Möglichkeiten der Behandlung der Wundinfektion hat er mannigfaltige Versuche angestellt, deren Ergebnisse er folgendermaßen zusammenfaßte: „Die Anwendung antiseptischer Stoffe hat nur Sinn, wenn das Wundgebiet für das Anbringen derselben hinreichend zugänglich ist, oder nach der vom Organismus und nicht von chemischen Substanzen geleisteten Demarkation des Infektionsprozesses erfolgt."

Von anderen Überlegungen ausgehend hat *v. Eicken* 1898 nochmals sich mit der Desinfizierbarkeit infizierter Wunden befaßt und kam zu dem Ergebnis, daß der Hauptnachdruck auf die Anwendung physikalischer Maßnahmen zu legen sei. Die

Entfernung des in der Wunde sich ansammelnden Eiters, die Spaltung von Abszessen und Eitergängen ist von überwiegender Bedeutung und so überragend, daß demgegenüber „Nutzen oder Schaden einer antiseptischen oder aseptischen Wundbehandlung nicht mehr zu kontrollieren sind". Das Tierexperiment habe also keine klare Antwort darauf gegeben, ob man bei eiternden Wunden Desinfizientien anwenden solle.

Nötzel hat in einer 1903 erschienenen Arbeit im Tierexperiment zu klären versucht, ob Bakterien aus der Wunde durch Verbandstoffe abgesaugt werden können, „derart, daß sie nicht mehr zur Wirkung gelangen". Er ermittelte, daß es sowohl durch trockenen, als auch durch feucht angelegten, dann austrocknenden Verband gelingt, die auf eine Muskelwunde vom Kaninchen gebrachten virulenten Milzbrandbazillen so weit abzusaugen, daß eine Erkrankung des Versuchstieres nicht zustande kommt. Einen Unterschied der feuchten gegen die trockene Gaze hinsichtlich ihrer Saugkraft gegenüber Bakterien auf Wunden war nicht festzustellen. Vielleicht reichte hierzu auch die Art der gewählten Versuchsanordnung nicht aus. Bei Verwendung des zunächst feucht angelegten und dann austrocknenden Gazeverbandes konnte eine stärkere kapilläre Drainage dadurch nachgewiesen werden, daß die aus der Wunde abgesaugten Bakterien bis in die äußersten Schichten des Verbandes gelangten, während sie beim trockenen Verband sich nur in seinen untersten Schichten fanden. In dem mit Sublimat durchtränkten Verband blieben weder die Milzbrandkeime noch die aus der umgebenden Haut hineingelangten Keime entwicklungsfähig.

Wichtige Tierexperimente stellte *Suter* mit dem zu Beginn dieses Jahrhunderts bei der Wundbehandlung in Aufnahme gekommenen Perubalsam an, indem er in Parallelversuchen geschlossene Wunden sowohl mit Gartenerde oder mit Gartenerde und Perubalsam beschickte. Das Ergebnis dieser Versuche faßt er in folgenden Worten zusammen:

„Der Perubalsam vermag die beim Meerschweinchen nach Infektion von Erde auftretende septische Gasphlegmone zu verhüten. Die mit Balsam behandelten Tiere bleiben entweder am Leben, oder sie sterben nach einiger Zeit am Tetanus (der natürlich auch durch die eingeführte Erde verursacht wurde)." In einer weiteren Versuchsreihe prüfte *Suter* die Wirksamkeit des einige Zeit nach der Erdinfektion applizierten Perubalsams, also eine Versuchsanordnung, welche der Wirklichkeit der Unfallchirurgie nahe kam. Das Ergebnis war: „Der Perubalsam vermag auch dann, wenn er nicht gleichzeitig mit dem Infektionsmaterial (Erde), sondern erst eine gewisse Zeit später (bis 6 Stunden) an gleicher Stelle eingeführt wird, das Auftreten einer septischen Gasphlegmone, die ohne Balsam immer entsteht, zu verhindern." Mit geringer Abänderung durchgeführte Kontrollversuche von *Jander* schränkten zwar das Ergebnis etwas ein, ohne es grundsätzlich zu ändern. Er fand, daß der Perubalsam mit Eiterbakterien infizierte Tiere vor der tödlichen Wundinfektion zu schützen vermag, auch wenn er erst 2 Stunden nach der Infektion zur Wirkung gelangte. Bei Tieren, die mit widerstandsfähigen Keimen infiziert sind, schiebt er wenigstens den tödlichen Ausgang einige Zeit hinaus.

Alle mitgeteilten Versuche haben einen recht klaren Einblick in den Vorgang der Wundinfektion gegeben. Sie zeigen deutlich das Vorhandensein einer wenn auch kurzen „Inkubationszeit" bei den natürlichen Umweltsbakterien und die Möglichkeit, sie für die Therapie zweckmäßig auszunützen. Bei an den Tierkörper angepaßten

Bakterien (z. B. Reinkulturen) ist diese Inkubationszeit praktisch kaum vorhanden. Mechanische Momente, besonders der Gewebsinnendruck, spielen bei der Verbreitung der Bakterien im Gewebe und bei dem Eingepreßtwerden in die Gewebslücken eine große Rolle. Daraus ergibt sich die Erkenntnis, daß es schwer sein muß, mit chemischen Mitteln allein der Infektion wirksam zu begegnen. Andererseits hat die operative Wundherrichtung sowie ihre Bedeutung für die mechanische Keimverminderung der Wunde bis zum heutigen Tage eine oft verkannte, oft überschätzte Bedeutung behalten. Eine absolute Keimfreimachung wird sich auf diesem Wege vielleicht einmal im Experiment und in seltenen Fällen bei oberflächlichen Wunden günstig gebauter Körpergegenden ermöglichen lassen, in der weitaus größten Zahl der Fälle jedoch nicht.

Die Auffassung, ob eine „chemische Antiseptik" oder eine „physikalische Antiseptik" vorzuziehen sei, hat die Gemüter seit diesen grundlegenden Experimenten beherrscht und ist praktisch nicht zur Ruhe gekommen. Immer wieder beschäftigt dieser Gedanke in mannigfach abgewandelter Form die Überlegungen der Chirurgen. Von der krassen Ablehnung bis zur fast kritiklosen Verherrlichung etwa der chemischen Antisepsis finden sich alle Zwischenstufen. Es erübrigt sich, im einzelnen Stimmen für und wider zu registrieren. Die antiseptischen Mittel Sublimat, Phenol, essigsaure Tonerde, Perubalsam, Jodoform wurden besonders oft in ihrer Wirkung geprüft.

In den Jahren vor dem zweiten Weltkrieg war die Wundausschneidung nach *Friedrich* das Ziel der Behandlung, welches in der Praxis aber nicht erreicht wurde. *Magnus* und viele andere forderten die möglichst frühzeitige operative Wundbehandlung, gegebenenfalls mit chemischer Antisepsis *(Magnus)*, während *Böhler* diese scharf ablehnte („Keine Chemie und keine Serologie"). Er verzichtete damit auf mächtige Hilfsmittel im Kampf gegen die stets drohende Wundinfektion.

Die Ergebnisse der Behandlungsart sind oft in kasuistischen Mitteilungen und in zusammenfassenden Übersichten veröffentlicht worden.

Am einheitlichen Krankengut des Bergmannsheil in Bochum hat *Hansen* das Ergebnis bei der primären Exzision von 1000 Gelegenheitswunden mitgeteilt und sie geordnet sowohl nach der Körpergegend als auch nach dem Zeitpunkt der Wundversorgung nach der Verletzung. (Siehe Tabelle auf S. 188).

Auffallend ist, daß vom Kopf zu den Zehen die Heilneigung abnimmt. Bei der Bewertung der absoluten Prozentzahlen muß man berücksichtigen, daß es sich vorwiegend um Verletzungen im Kohlenbergbau handelt.

Schüle errechnete an einem Krankengut von 6154 Fällen von primärer Wundversorgung nach *Friedrich* mit Exzision und primärer Naht, daß eine primäre Wundheilung in 97,04% eintrat, daß in 2,81% es zu sekundärer Heilung kam und daß nur bei 0,15% ernstliche Komplikationen (Amputationen und Exitus) eintraten. Für einen gleichgroßen Zeitraum mit konservativer Wundbehandlung war das Resultat hinsichtlich der Zwischenfälle dreimal häufiger.

Siemeister kam an Hand des einheitlichen Verletzungsgutes an 760 Wunden eines Blechwalzwerkes zu dem Schluß, daß die nach *Friedrich* behandelten Wunden besser heilen und weniger zu Komplikationen neigen als konservativ behandelte Wunden.

Schon in Friedenszeiten wurde aber das Schlagwort „Wundausschneidung nach *Friedrich*" oft falsch verstanden und das Verfahren falsch angewendet. *Noetzel* hat 1938 hierauf hingewiesen. Die in der Praxis oft geübte Wundrandausschneidung

Wundversorgung Stunden nach der Verletzung	Zahl der Wunden	davon heilten primär	
		Zahl	%
Wunden an Kopf und Hals			
1	22	21	95,4
2	87	85	97,7
3	131	127	96,9
4	75	71	94,6
5—6	39	37	94,8
7—12	5	5	100
13—24	4	4	100
Rumpf			
1—6	23	18	78,2
Obere Extremität ohne Finger			
1—2	47	40	85,4
3	62	50	80,6
4	26	22	84,6
5—6	9	8	88,8
7—12	2	1	50
Untere Extremität ohne Zehen			
1—2	30	24	80
3—4	52	38	73
5—6	17	11	64,7
7—12	5	2	40
Fingerwunden ohne und mit Exartikulationen			
1	13	9	69,2
2	105	86	81,9
3	129	103	79,8
4	40	31	77,5
5—6	11	8	72,7
7—12	10	6	60
13—24	11	8	72
Zehenwunden ohne und mit Exartikulationen			
1—3	22	13	59
4—6	9	3	33,3

in der Ebene der Haut ohne Eingriff in der Tiefe der Wunde habe mit der *Friedrich*schen Methode nichts zu tun. *Noetzel* wurde nicht gehört.

So kam es, daß auch nach Beginn des zweiten Weltkrieges die *Friedrich*schen Lehren von zahlreichen Ärzten in falscher Weise bei der Behandlung von Kriegswunden in Anwendung gebracht wurden. *Heller*, der noch Assistent bei *Friedrich* gewesen war, schilderte genau das von diesem geübte Verfahren und wies darauf hin, daß die wirkliche Wundanfrischung nach *Friedrich* niemand mehr mache und schlug daher vor, die Bezeichnung „nach *Friedrich*" fortzulassen. In demselben Sinne äußerte sich mehrfach *Oehlecker*.

Während des Krieges hat dann *Hellner* in mustergültigen systematischen Versuchen das ganze Fragenproblem noch einmal bearbeitet. Dabei versuchte er folgende Fragen zu klären: Ist ein Unterschied in den Erfolgen zu verzeichnen, wenn im Versuch eine Wunde im ganzen oder schichtweise ausgeschnitten wird? Sind die Erfolge der operativen Wundversorgung bei den verschiedenen Graden der akzidentellen Wunden von der einfachen Schnittwunde bis zur schwer infizierten Muskelquetschwunde mit komplizierter Fraktur die gleichen? Ermöglicht bei Wunden, die durch Ausdehnung und Lage eine vollkommene Ausschneidung nicht zuließen, eine zusätzliche Chemotherapie eine Verbesserung des Heilungsergebnisses?

Die auf diese Fragen von *Hellner* gegebenen Antworten lauten: 1. Bei sorgfältiger, wirklich anatomisch durchgeführter Ausschneidung sind die Erfolge im *Friedrich*schen Experiment auch bei Muskelquetschwunden genau so gut, wenn man die Wunde schicht- und schrittweise, als wenn man sie im ganzen ausschneidet. Erdverschmutzte Muskelquetschwunden lassen sich wegen der Verschmierung der Erde gar nicht mehr in einem Stück ausschneiden. 2. Die Ergebnisse mit Quetschwunden werden schlechter, wenn die Gewebsschädigung stärker zunimmt oder wenn sich die Infektiosität der eingebrachten Erde verändert. Es besteht ein Unterschied zwischen den verschiedenen Erdarten. Es gibt Erdinfektionen, welche das Meerschweinchen ohne Behandlung übersteht und es gibt andere Infektionen, die nur wenige Versuchstiere bei sorgfältiger Behandlung überleben. 3. Die Ergebnisse einer chirurgischen Wundbehandlung werden bei komplizierten Frakturen, sowie man infektiöse Erde nimmt, gegenüber der Muskelquetschwunde noch ungünstiger. Es läßt sich auch im Meerschweinchenversuch beweisen, daß es anatomische Grenzen der Ausschneidbarkeit gibt. In derartigen Fällen sterben die Tiere also unter allen Umständen, oft nach längerer Zeit, wenn die Ausschneidung nicht restlos gelingt. 4. Die chirurgischen Erfolge werden immer schlechter, je infektiöser (keimhaltiger, oder gefährlichere Keime enthaltend) die eingebrachte Erde ist. Immerhin ist es erstaunlich, daß man auch mit einer Infektion, die bei Kontrolltieren schnell tödlich verläuft, chirurgisch noch günstige Erfolge erzielen kann, wenn man innerhalb der 6-Stunden-Grenze ausschneidet. Die nach 6 Stunden ausgeschnittenen Muskelstückchen zeigten histologisch schon deutliche und oft erhebliche entzündliche Veränderungen. Andere mit ihnen beimpfte Tiere sterben. 5. Wenn man an und für sich schon infektiöse Erde 24 Stunden im Brutschrank vorbehandelt (*Magnus*scher Versuch), so verläuft die Infektion noch schwerer. Trotzdem lassen sich durch eine sorgfältige chirurgische Behandlung immer noch einige Tiere retten. Die chirurgische Wundbehandlung ist der chemo-serotherapeutischen ganz erheblich überlegen. Die Ergebnisse der rein chirurgischen Wundversorgung lege artis waren bei allen Versuchen, wo Erdinfektionen gesetzt und die Wunden innerhalb der 6-Stunden-Grenze ausgeschnitten wurden, immer die besten. Die Ergebnisse ließen sich in keinem dieser Versuche durch zusätzliche Chemo- und Serotherapie sichtlich verbessern. 7. Die Chemo- und Serotherapie nutzt bei Erdinfektionen gar nichts, wenn nicht sorgfältig chirurgisch ausgeschnitten werden kann. 8. Wenn man von vornherein mit virulenten Keimen (ohne Inkubationszeit) arbeitet, also Kulturen mittels Tuchfetzen in Quetschwunden einbringt, dann wird der Wert der chirurgischen Wundbehandlung selbst innerhalb 2 Stunden, wie das bereits *Friedrich* bewiesen hat, aufgehoben. In derartigen Fällen läßt sich eine gewisse chemo- und serotherapeutische Wirksamkeit gegenüber der Infektion auch im Tierversuch zweifelsohne nachweisen. Diese findet ihren Ausdruck darin, daß 1. die Lebensdauer meist länger ist als bei nur ausgeschnittenen Wunden, und daß 2. bei örtlich mit Mesudin-Prontalbin-Pulver behandelten Wunden mit allgemeiner Mesudinbehandlung nur sehr selten Gasödem auftrat. Einige Male konnte aber auch bei Kaninchen und Meerschweinchen trotz örtlicher Mesudin-Prontalbin- und allgemeiner kombinierter Mesudin-Serum-Behandlung eine ausgesprochene Myelose histologisch festgestellt werden. Die überwiegende Mehrzahl der so behandelten Tiere starb aber auch, wenn nicht an Gasödem, so an mehr oder weniger starken Phlegmonen. Bei so schweren Phlegmonen muß schon die Verlängerung des Lebens einen Erfolg bedeuten, ebenso wie das seltenere Auftreten des Gasödems und die geringeren histologischen Veränderungen gegenüber den Kontrolltieren. Weiterhin ist zu bedenken, daß sich beim Menschen nach einer günstigen Anfangswirkung durch weitere chirurgische Eingriffe und chemotherapeutische sowie serotherapeutische Maßnahmen Erfolge erzielen lassen. 9. Die Ergebnisse der chirurgischen Wundversorgung sind am besten bei einer möglichen Ganzausschneidung in einem Stück und je weniger infektiöses Material beim Einbringen verschmiert wurde. In derartigen Fällen muß man aber das Infektionsmaterial steril einbringen und durch die Naht abschließen. Dieses geschlossene Infektionsgebiet muß dann durch eine ganz großzügige Ausschneidung im ganzen beseitigt werden. Gerade in diesen Versuchen schnitt aber die rein chirurgische Behandlung nicht schlechter als die chirurgische Wundversorgung mit zusätzlicher Chemo- und Serotherapie ab. 10. Bei Versuchen mit virulenten Tetanusbazillen kann es trotz sorgfältiger Ausschneidung und trotz frühzeitiger Serumgaben auch zum Tetanus kommen, was ja beim Einbringen virulenter Bakterien auch zu erwarten war. Ein Einfluß der Chemotherapie auf die Tetanusinfektion konnte nicht festgestellt werden.

Diese Ergebnisse waren im wesentlichen an Wunden gewonnen worden, die ihrer Erzeugungsart den Friedensverletzungen gleichzusetzen sind. Die wahllose Übertragung der im Frieden üblich gewesenen Wundbehandlung auf die unendlich viel schwereren Rauhgeschoßverletzungen des Krieges, die möglichst weitgehende operative Entfernung aller der Nekrose verfallenden Gewebe und das Offenhalten der Wunden, Ruhigstellung mit geeigneten Maßnahmen und zusätzliche Anwendung von Sulfonamiden sowie spezifischen Seren bei verdächtigen Wunden (jedoch nach sorgfältig ausgeführter operativer Wundversorgung) sind die Maßnahmen, welche dem modernen Standpunkt der Wundbehandlung entsprechen.

b) Versuche mit Jodtinktur

Die Jodtinktur ist mindestens seit den siebziger Jahren des vorigen Jahrhunderts zur Desinfektion infizierter Verletzungen verwendet worden, lange bevor sich die experimentelle Chirurgie mit diesem Mittel befaßte. Im griechisch-türkischen Kriege (1898) ist sie mit Erfolg bei der Versorgung von Schußwunden angewendet worden. Ein Grund hierfür war die von *Behring* und *Kitasato* und anderen gefundene Tatsache, daß Jod das Tetanustoxin zerstört oder seine Wirkung abschwächt. Es wurde ja auch mit Jodtrichlorid abgeschwächtes Tetanustoxin zur Immunisierung der Serumpferde verwendet. Auch *Lugol*sche Lösung ist zu diesem Zwecke brauchbar *(Roux* und *Martin.)* Daher forderte *Sahli* (1895) zur lokalen Behandlung der tetanusinfizierten Wunde eine „energische Auspinselung" mit Jodtinktur oder stärkeren 1—2% Jodtrichloridlösungen. Er hielt Jod für ein intensiv nachwirkendes und tief in die Gewebe eindringendes Desinfektionsmittel, welches nicht nur antiseptisch, sondern auch antitoxisch wirke.

Experimente zur Erforschung der Jodwirkung am Tier hat *Lebsche* im Jahre 1911 in seiner Dissertation veröffentlicht. Er beschickte nach der *Friedrich*schen Methodik Hautmuskelwunden des Meerschweinchens mit Gartenerde, desinfizierte innerhalb der 6-Stunden-Grenze mit Jodtinktur unter Belassung der Erde in der geschlossenen Wunde und konnte damit die Tiere am Leben erhalten. Er schloß daraus: „Die Methode leistet demnach gleich gute Dienste wie die *Friedrich*sche Anfrischung oder *Suters* Perubalsam und verhütet sogar noch eine spätere Erkrankung der Tiere an Tetanus." Die Jodtinktur erzeugt schon vor den Bakterien im Wundgewebe eine Abwehrentzündung umschriebener Art, welche wohl den ersten Widerstandswall gegen die Keimentwicklung darstellt. Erfolgte die Jodanwendung erst 7 Stunden nach der Infektion, so gingen die Tiere „ausnahmslos am malignem Ödem zugrunde".

Während des ersten Weltkrieges und angeregt durch ihn hat *Brunner* mit *Gonzenbach* und *Ritter* umfangreiche „Experimentelle Untersuchungen über Erdinfektion und Antiseptik" angestellt. Er wies erneut darauf hin, daß „Erde und Erde verschieden ist. Es gibt enorm virulente, relativ wenig virulente, ausgesprochen tetanogene, wenig tetanogene usw. je nach Provenienz". Das Massenexperiment des Krieges hat dies bestätigt.

Zunächst einmal konnte *Brunner* nachweisen, daß es während der Auskeimungszeit der Bakterien (3—5 Stunden) „durch geeignete mechanische Reinigung, d. h. nicht nur durch Anfrischung, gelingt, Tiere vor dem Infektionstod durch die Erdkeime zu retten. Vorzüglich bewährt sich dabei die lösende Wirkung des Wasserstoffsuperoxyds". Bei der Anwendung von 10% Jodtinktur und einer mengenmäßig geringen Infektion (0,05 g Erde) konnte die Hälfte der Tiere gerettet werden. Besser war das Ergebnis bei (vielfach variierter) Ausräumung der infizierenden Erde und Anwendung der Jodtinktur. Die schützende Kraft des Jods gegen Infektionen am besten in Kombination mit mechanischer Reinigung der Wunde war sogar „weit über das *Friedrich*sche Inkubationsstadium lebensrettend". Neben dem schon von *Lebsche* festgestellten Einfluß des Jods auf die Gewebe der Wundumgebung mußte zur Erklrärung der Wirkung auch eine direkte antimykotische Kraft gegenüber den eingebrachten Erdkeimen angenommen werden.

c) Versuche mit Wundpudern (Jodoform und Ersatzpräparate)

Während die meisten wundantiseptischen Mittel in Form von Flüssigkeiten zur Anwendung kamen, legte man zeitweise auf die austrocknende Wirkung von Pudern einen großen Wert, gegebenenfalls in Kombination mit einer antiseptischen Komponente. Der Begriff der „Adsorption" der Bakterien und ihrer Toxine an die Pulver ist erst sehr viel später hinzugekommen.

Brunner, Gonzenbach, Hägler haben auch die Wundpuder in ihre Untersuchungen einbezogen und kamen dabei zu folgenden Ergebnissen: „Die jodhaltigen Pulverantiseptika Jodoform, Airol, Ibit, Vioform, Isoform sind imstande, in Dosen, die den Tieren nicht schaden, Meerschweinchen gegen Wundinfektion durch ein tödliches Erdquantum, enthaltend Sporen von malignem Ödem und Tetanus, zu schützen, unter Versuchsbedingungen, welche die in der Wunde belassene Erde dem Antiseptikum zugänglich machen. Bei diesen Erfolgen haben keine physikalischen Maßnahmen mitgeholfen. Dieselben sind bei geschlossener Wunde erreicht worden, somit unter für die Entwicklung der beteiligten Anaeroben günstigen Bedingungen. Beim Isoform erstreckte sich der Effekt dieser chemischen Präventivdesinfektion nicht nur auf das *Friedrich*sche Inkubationsstadium, sondern es gelang Rettung weit über diese Zeit hinaus, d. h. bis auf 18 Stunden." Die Chlorverbindungen erwiesen sich als weniger wirksam als die Jodverbindungen.

Da es sich bei den Jodverbindungen um unlösliche Substanzen handelt, so müssen sie wohl in Gegenwart und durch das Wundgewebe und seine Absonderungen zu löslichen und antiseptisch wirksamen Verbindungen umgewandelt werden, deren Natur und Zusammensetzung keineswegs ausreichend bekannt ist. Daneben haben diese Mittel eine spezifische Wirkung auf das Tetanustoxin im Sinne seiner Neutralisierung und auch eine Reizwirkung auf die Gewebe, die sich unter anderem in einer Steigerung der Phagozytose auswirkt. Nach *Fränkel* erzeugt das Jodoform eine Exsudation in die Gewebe, hat aber auch eine fibroblastische, gewebsproduktive Wirkung.

Fränkel machte auch die an und für sich sehr wichtige Entdeckung, daß auch steriles Kohlepulver ebenso wie das Jodoform die Fähigkeit hat, die Wunden auszutrocknen und die fixen Bindegewebszellen zu Proliferationsvorgängen anzuregen. Der Anstoß zur Erforschung der „Adsorptionswirkung" war damit gegeben.

Bei seinen Versuchen konnte *Brunner* die bedeutsame Beobachtung machen, daß die Desinfektionswirkung durch die Gegenwart von Gewebsnekrosen (z. B. Kauterisationsschorf) bedeutend verringert wird. Diese Erkenntnis ist in sehr vieler Beziehung von großer theoretischer und praktischer Bedeutung.

Alle diese Untersuchungen haben klar gezeigt, daß es nicht angängig ist, den chemischen antiseptischen Mitteln jede nennenswerte Wirkung abzusprechen. Nicht nur mit der *Friedrich*schen Wundausschneidung, sondern auch mit sachgemäß ausgewählten und rechtzeitig angewendeten chemischen Präparaten kann man den Ausbruch der Wundinfektion verhindern. Durch Kombination von Ausräumung des Infektionsmaterials und Anwendung eines Antiseptikums läßt sich eine gesteigerte Wirkung erzielen.

(Genau dieselben gegensätzlichen Anschauungen, Streitfragen, Versuche und schließlich auch Versuchsergebnisse finden wir fast ein halbes Jahrhundert später bei der Prüfung der Sulfonamide in der Wundbehandlung wieder.)

d) Versuche mit Chinin-, Akridin-Verbindungen, neuen Chlor- und Jodpräparaten

Die große Epidemie von Wundkrankheiten im ersten Weltkrieg war Anstoß und Ursache, daß zahlreiche neue Desinfektionsmittel hergestellt wurden. Nicht alle waren notwendig und zweckmäßig, auch wenn sie unter ungewöhnlicher Reklame, einschließlich Übersendung von Sonderabdrucken sogenannter wissenschaftlicher Arbeiten, angepriesen wurden. Und die Chirurgen blickten „mit Kopfschütteln auf die im merkantilen Wettbewerb immer höher steigende Flut neu empfohlener Desinfizientien; und nur zu berechtigt war ihr Verlangen nach scharfer Sichtung und Prüfung durch maßgebende Organe vor der klinischen Anwendung". Die Wertbestimmung im Tierversuch war neben bakteriologischer und pharmakologischer Prüfung eine unabdingbare Forderung.

Aus der großen Zahl der neuen Mittel, welche wohl eingehend geprüft, aber das Laboratorium großer verantwortungsbewußter chemischer Werke nicht verlassen haben, und auch der Präparate, die in die Praxis gelangten, haben doch nur relativ wenige eine Bedeutung gewonnen. Die Methode der Prüfung ihrer Wirksamkeit bei der Erdinfektion der Wunde wurde wiederum ergänzt durch die Prüfung gegenüber Bakterienkulturen (*Neufeld, Braun, Feiler* u. a.). Auch toxinproduzierende Bakterienarten, wie z. B. der Diphtheriebazillus, wurden in die Prüfungen einbezogen (*Braun, Feiler*).

Es sei auf eine auch noch so summarische Schilderung der zahlreichen Einzelergebnisse hier verzichtet, teilweise sind sie schon in einem früheren Abschnitt gestreift. Nur das Gesamtergebnis der Prüfung aller damals modernen, teilweise kompliziert zusammengesetzten organischen Desinfektionsmittel sei hier kurz umrissen.

Es war klar, daß mit ihnen die Möglichkeit besteht, auf glatten Schnitt- und Flächenwunden vorhandene virulente Infektionserreger durch chemische Antiseptik unschädlich zu machen. Als besonders wirksam haben sich die Akridinabkömmlinge Trypaflavin und Rivanol in Pulverform und als Lösung erwiesen. Beiden Stoffen kommt auch insofern eine „pantherapeutische Wirkung" zu, als sie sich gegen Erdanaerobier, Staphylokokken, Streptokokken und Diphtheriebazillen als wirksam erwiesen. Die verschiedenen Jodpräparate (Jodtinktur, Jodoform, *Pregl*-Lösung, Yatren) besaßen eine mehr elektive Wirkung gegen Pneumokokken, Tetanuserreger, weniger gegen Streptokokken. Die Chlorverbindungen waren weniger wirksam als die Jodpräparate und die Akridinderivate.

Bei den Überlegungen über den Wirkungsmechanismus der Chemikalien kommen mehrere Autoren zu der begründeten Ansicht, daß neben der direkten Einwirkung des Mittels auf die auf der Wundoberfläche sich befindenden Bakterien auch in der Weise eine Wirkung auf die tiefer liegenden Keime statthat, daß das Antiseptikum zunächst von den Körperzellen aufgenommen und dann später wieder abgegeben wird. Besonders beim Jod, aber auch bei anderen Mitteln, ist diese „Depotwirkung" näher studiert worden. *Neufeld* hält diese Eigenschaft geradezu für ausschlaggebend dafür, „inwieweit sich ein Mittel gerade zur Wunddesinfektion eigne".

2. Einfluß von eiweißhaltigen Stoffen und totem Gewebe auf die Wirkung antiseptischer Mittel

Die bisher beschriebenen Versuche haben sich meist mit experimentell erzeugten Wunden mit glatter Oberfläche beschäftigt, welche ohne besondere Gewebszertrümmerungen gesetzt worden waren. Somit entsprechen sie nur einem Teil der Wunden des täglichen Lebens, welche oft doch mit erheblichen Gewebsschädigungen aller Art einhergehen. Bei der Erwähnung der Forschungsergebnisse einiger Autoren ist schon gesagt worden, daß sowohl die Wundsekrete als auch Gewebsnekrosen einen Einfluß auf den Verlauf der Wundinfektion haben. Mit den Wechselbeziehungen zwischen Wundcharakter, Bakterien und Desinfektionsmitteln haben sich stets schon die Ärzte befaßt, sowohl in systematischen Versuchen als auch bei klinischer Beobachtung.

Im Jahre 1888 hat *Senger* geäußert, daß sich in der Wunde „die Pilze mit einem Panzer von Serum umhüllen". Mit dem Wundsekret, das eine eiweißhaltige, kolloidale Flüssigkeit darstellt, gehen die zu Desinfektionszwecken eingebrachten Chemikalien die verschiedenartigsten Reaktionen ein, werden in ihrem Charakter geändert und fallen teilweise für den Desinfektionsvorgang aus. Andere dagegen (z. B. sei an die Jodoformwirkung erinnert) erlangen überhaupt erst durch die Reaktion mit Wundsekreten ihre antiseptische Wirksamkeit. Als Beispiel entgegengesetzter Wirkung sei das Sublimat erwähnt, das von *v. Behring, Brunner, Egli* u. a. auf seine Wirkung in Gegenwart von Serum untersucht worden ist. Es war sicher nachzuweisen, daß im Serum eine langsamere Desinfektionswirkung des Sublimats vorhanden war als ohne dieses, daß aber die Wirkung keineswegs ganz aufgehoben war. Ähnliches gilt auch für Phenollösungen. Auch die Silberpräparate verhalten sich ebenso. *Hensell* hat 3% Wasserstoffsuperoxyd, 1‰ Sublimatlösung und 2% essigsaure Tonerdelösung in Hydrozelenflüssigkeit, fibrinösem Exsudat und Eiter auf Bakterien einwirken lassen und kam zu dem Ergebnis, „daß in eiweißreichen aber zellarmen organischen Flüssigkeiten das Wasserstoffsuperoxyd den anderen Lösungen entschieden überlegen ist, während in eiweißreichen und zugleich zellreichen Medien alle drei Agentien wenigstens für die Dauer der angewandten Versuchszeit wirkungslos seien". Von den modernen Desinfektionsmitteln erfahren Vuzin, Rivanol und Trypaflavin keine wesentliche Abschwächung durch Wundflüssigkeiten.

Auch Erythrozyten und Leukozyten wirken auf die Desinfektionsmittel sehr erheblich ein. Ebenso ist dies für den Eiter der Fall. Beispielsweise konnte *Keysser* für Vuzin und Trypaflavin nachweisen, daß „bei Gegenwart von Eiter die Desinfektionskraft von Sublimat der des Vuzins um das Fünf- bis Zehnfache überlegen ist". Nach anderen Untersuchungen (z. B. *Gonzenbach*) soll eine „praktisch völlige Wirkungslosigkeit" bestehen. Eiweißhaltige Flüssigkeiten und Eiter müssen geradezu als ein Schutz der Bakterien angesehen werden. Aber man kann die Desinfektionswirkung ja nicht nur auf die Bakterien selbst, sondern auch auf die Bindung ihrer Toxine abstellen. So hat z. B. *Lumiere* Eiter mit und ohne Zusatz von *Dakin*scher Lösung bakteriendicht filtriert und dann Tieren eingespritzt. Nur die Filtrate des nichtbehandelten Eiters bewirkten Fiebererscheinungen und Abmagerung bei den Versuchstieren. Auch ein Einfluß auf die Phagozytose war nachweisbar. *Lumiere* nimmt an, daß durch die *Dakin*sche Lösung eine Vernichtung der Toxine durch Oxydation stattfindet.

Weiterhin hat man sich mit dem Einfluß der Anwesenheit toten Gewebes auf den Desinfektionsvorgang befaßt. Es waren meist Untersuchungen über die Eindringungsfähigkeit, welche als Maßstab für die „Tiefenwirkung" eines Mittels angestellt wurden. Als Versuchsobjekte nahm man Stücke von Milzen von Mäusen, die mit Milzbrand oder Tetragenes infiziert waren, also mit Bakterien reich durchsetztes Gewebe darstellten. Auf dünne Schnitte oder halbe Milzen ließ man verschiedene Desinfektionsflüssigkeiten einwirken. Die Silberpräparate waren dem Sublimat in bezug auf Eindringungstiefe überlegen. Die Phenole behielten auch in organischem Gewebe eine sehr hohe Desinfektionskraft. Sie waren hier der Jodtinktur überlegen. *Keyßer* prüfte Vuzin und Trypaflavin an Gewebsstückchen, in welche Staphylokokken und Streptokokken eingespritzt waren. In der Konzentration von 1 : 400 bewirkte Vuzin keine Sterilisation, wohl aber Trypaflavin. Sublimat wirkte etwas besser.

Übereinstimmend haben alle Versuche ergeben, daß das Resultat von Reagenzglasversuchen nicht ohne weiteres auf die Vorgänge in der Wunde selbst übertragen werden kann. In ihr spielen sich Vorgänge hemmender und fördernder Art ab, welche wir im Brutschrank nicht nachzuahmen in der Lage sind. Aber mit dem Modellversuch kann man immerhin, besonders unter Berücksichtigung klinischer Erfahrungen, Schlüsse ziehen. Weder das Experiment, noch Erfahrung läßt sich für die Erkennung der Wirkungsweise chemischer Stoffe in Wunden entbehren.

3. Wirkung antiseptischer Mittel auf das Wundgewebe

Die Zellen der Auskleidung einer Wunde sind schon durch den Verwundungshergang selbst gewissen Schädigungen ausgesetzt, welche bei der glatten Schnittverletzung minimal, bei der schweren Quetschwunde sehr stark sind. Klinische Erfahrung hat vielfältig gelehrt, daß dieser Charakter der Wunde, oder mit anderen Worten ausgedrückt, der Gehalt einer Wundfläche an nekrotischen Gewebszellen, für Angehen und Verlauf einer Wundinfektion von größter Bedeutung ist. Es ist jedoch sehr schwer, diese Bedingungen im Experiment zu prüfen und bei den nun einmal notwendigen Reihenversuchen stets auch nur annähernd denselben Vorzustand herzustellen.

Untersuchungen über die Lebensfähigkeit des Wundgewebes sind nicht sehr zahlreich angestellt worden. *Wachsmuth* hat in meiner Klinik in Berlin mit der von *Keyßer* und *Weise* angegebenen Tellurmethode bei 60 Gelegenheitswunden das Wundrandgewebe untersucht. Die Methode ermöglicht es, im Gefrierschnitt, aber auch nach üblicher mikroskopischer Einbettung und Färbung, das sicher nekrotische, das in seiner Lebensfähigkeit geschädigte und das sicher lebende Gewebe zu unterscheiden. Die gelegentlich der üblichen operativen Wundbehandlung gewonnenen Gewebeteile wurden auf diese Weise untersucht. Nur in neun Fällen, die unterhalb der Einstundengrenze und in sechs Fällen, die unterhalb der Zweistundengrenze lagen und die außerdem glatte Schnittwunden betrafen, ließen sich keine nennenswerten Schädigungen ermitteln. Bei allen anderen Fällen waren solche teilweise bereits nach 15 Minuten nachweisbar. Platz- und Quetschwunden wiesen eine breitere und tiefere Gewebsschädigungszone auf als die übrigen Wundarten. Als Vergleich zu diesen Untersuchungen an menschlichen Wunden wurden solche auch an experimentell erzeugten Wunden beim Kaninchen angestellt. Geringfügige Schädigungen waren bei nicht zu starker Gewalteinwirkung nach 50 Minuten, deutliche nach 4 Stunden vorhanden. Das nach 7 bis 8 Stunden nur noch wenig Lebensfähigkeit zeigende Wundrandgewebe war nach 9 Stunden nekrotisch.

Vom Standpunkt der Wundantiseptik hat *Groß* aus der *Magnus*schen Klinik in München ähnliche Versuche angestellt, indem er Schnittwunden in die Rückenmuskulatur von Meerschweinchen mit Bakterienaufschwemmungen versetzte, und nach 45 Minuten mit Kochsalzlösung, *Chlumsky*scher Lösung, 5% Jodtinktur und Rivanollösung 1 : 3000 spülte. Er kam zu folgenden Ergebnissen: Zwischen unbehandelten Wunden bestand kein Unterschied. Einfaches Ausspülen ruft keine wesentliche Veränderung des Keimbestandes hervor. Das Gewebsverhalten gegenüber den Desinfektionsmitteln ist im Charakter gleich und auch im Grade nicht wesentlich bei der Anwendung der genannten Mittel verschieden. Alle bilden eine oberflächliche nekrotische Zone, die schon *v. Eicken* beschrieben hat, in welcher die Bakterien nicht abgetötet werden, sondern sich sogar recht zahlreich entwickeln können. Unter dieser Zone bildet sich ein schmaler, scharf begrenzter dichtzelliger leukolymphozytärer

Abwehrwall, der von Kokken frei bleibt. Die darunter liegende Schicht bleibt bis auf gelegentlich auftretende geringe Infiltrationsherde reaktionslos. Dieser Zustand bleibt 2 bis 3 Tage, in welcher sich nur die einzelnen Zonen etwas verbreitern können. Am 4. Tage bildet sich vom gesunden Gewebe aus ein Saum jungen Granulationsgewebes, der das nekrotisch-infizierte und auch das infiltrierte Gewebe von dem gesunden abgrenzt.

Die Wundchemikalien rufen eine Entzündung hervor, welche der durch die Bakterien erzeugten Entzündung zuvorkommt. Diese treffen also schon auf ein abwehrbereites Gewebe und vermögen nicht in seine Tiefe vorzudringen. Die antiseptische Frühbehandlung hat also bei einer frischen Wunde Erfolg, der bei einer alten Wunde nicht einzutreten braucht.

Frühzeitig wurde bereits erkannt, daß ein Desinfektionsmittel, welches ein Bakterium abzutöten in der Lage ist, auch geeignet sein muß, Körperzellen zu schädigen und zu töten. Der Grad der eintretenden Schädigung muß naturgemäß abhängen einerseits von der Anfälligkeit des Gewebes an sich, seinem jeweiligen Durchblutungszustand als Ausdruck des lokalen Zustandes und der Gesamtvitalität des Individuums, andererseits von der Art des verwendeten Mittels, seiner Konzentration und seiner Einwirkungsdauer.

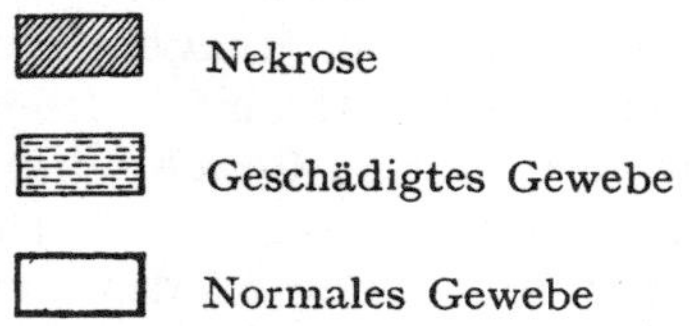

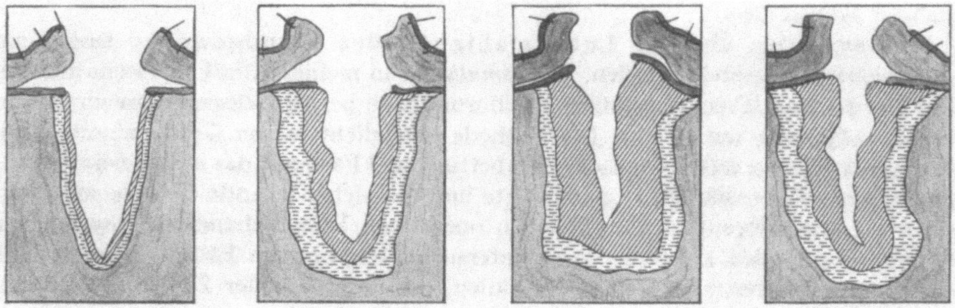

0,6% NaCl-Lösung — 2% essigsaure Tonerde — 3% Karbollösung — 1‰ Sublimatlösung

Abb. 20. Wundrandschädigung (nach *v. Eicken*)

v. Eicken hat wohl als erster systematisch in Gewebsschnitten die Veränderungen studiert, welche das lebende Gewebe durch die üblichen Desinfektionsmittel erleidet. Hautmuskelwunden des Kaninchens wurden beschickt mit Gazestreifen, welche mit den verschiedenen zu prüfenden Flüssigkeiten getränkt waren. Nach 24 Stunden wurden diese Wunden histologisch untersucht. Er gibt eine sehr instruktive Abbildung der Ergebnisse.

Heutzutage können wir mit Hilfe der Vitalfärbung die nekrotischen Wundränder direkt sichtbar machen. *Krotunovic* hat vorgeschlagen, sich bei der Exzision des Wundrandgewebes einer 0,1 % alkoholischen Lösung des Bromthymolblaus zu bedienen. Es färbt im lebenden Gewebe nur Faszien und Aponeurosen leicht bläulich, alle übrigen lebenden Gewebe werden nicht gefärbt. Wohl aber wird das nicht mehr ernährte, geschädigte Wundgewebe grün bis blaugrün verfärbt. Diese Gewebsfärbung tritt sofort nach der Berührung mit dem Indikator auf, auch wenn die Wundränder mit Novocain infiltriert wurden.

In der unmittelbaren Umgebung von Wunden waren die stärksten Veränderungen festzustellen. Die Muskelfasern waren glasig gequollen, ihre Querstreifung war fast ganz verlorengegangen oder stellenweise nur noch schwach angedeutet. Zwischen diesen veränderten Muskelbündeln fanden sich an einigen Stellen Leukozytenanhäufungen. Auf diese Schicht starker Gewebsdegeneration folgte eine andere Schicht mit deutlicher Zelltrübung, jedoch geringer Quellung und noch vorhandener Querstreifung. Die stärksten Veränderungen fanden sich bei 3% Phenol, dann folgten in abfallender Reihe: 1% Sublimat, 2% essigsaure Tonerde und 0,6% Kochsalzlösung. Wenn statt der austrocknenden Verbände solche mit wasserdichtem Abschluß angewendet wurden, dann war die Gewebsschädigung sehr viel intensiver, eine Tatsache, welche für die Praxis des sogenannten feuchten Verbandes (siehe S. 236) von erheblicher Bedeutung ist.

Mit diesen Versuchen ist aber die Frage, wie diese durch das Heilmittel bedingte Gewebsschädigung sich auf den Wundverlauf selbst auswirkt, noch nicht eindeutig oder gar zahlenmäßig genau beantwortet. Immerhin ist sicher, daß zu dem mechanisch durch die Verwundung gesetzten Gewebsschaden ein solcher durch das Heilmittel selbst gekommen ist.

Es ist aber auch bemerkbar, daß das durch die Verwundung erzeugte tote Gewebe von dem Desinfektionsmittel durchtränkt wird und auf diese Weise als Nährmaterial für die Wundbakterien ausgeschaltet wird. Sichere Beweise für die Auffassung, besonders solche experimenteller Art haben wir aber noch nicht.

4. Wirkung antiseptischer Mittel auf Blutkörperchen, Phagozytose und Chemotaxis

Die Wirkung der Antiseptik auf die Zellbestandteile des Blutes ist mehrfach studiert worden. Im Reagenzglas werden die roten und weißen Blutkörperchen durch die antiseptischen Flüssigkeiten in gebräuchlichen Konzentrationen durchweg alteriert. Aber auch hier muß man sich klarmachen, daß die Verhältnisse im Glas keineswegs denen im Organismus gleichzusetzen sind. Die Prüfung der Verdünnungen, welche zur Hämolyse führen, fiel sehr different aus. Als Beispiel seien einige Zahlen hier mitgeteilt:

*Dakin*lösung	1:10	*(Keysser)*
Chloramin.................	1:1000	*(Dold)*
Pantosept	0,001—0,02	*(Ritter)*
Trypaflavin .. noch nicht bei	1:100	*(Keysser)*
Septacrol	1:50000	*(Ritter)*

Andererseits sollen aber die Antiseptika in der Lage sein, die Phagozytose zu steigern und auf die Gewebe hyperämisierend und reizend zu wirken.

Bei der Besprechung der Wirkung des Jods ist dies schon zur Sprache gekommen. Seine „chemotaktischen" Eigenschaften stellen eine sehr erhebliche Komponente seiner

Wirkung dar. Auch der Perubalsam erzeugt, wie schon *Suter* nachgewiesen hat, einen starken Leukozytenwall um die Wunde und hat auch eine die Phagozytose fördernde Eigenschaft (*Hamburger*). *Muggli* hat in dieser Hinsicht einige Wundpulver geprüft und fand:

Jodoform:	„deutlich phagozytosebefördernd"
Vioform:	„vollkommen inaktiv"
Airol:	„starke Beeinflussung der Leukozyten"
Isoform:	„indifferent"
Terpentin:	„recht aktiv" (*Hamburger*).

Es ist im Experiment sehr schwer, den Einfluß eines Mittels auf eine Teilkomponente richtig zu ermitteln. Und es ist noch sehr viel schwerer, das Zusammenspiel der einzelnen schädigenden und günstigen Wirkungen richtig abzuschätzen. Auf jeden Fall hat das Suchen nach Mitteln, welche nicht nur bakterienfeindlich, sondern auch „gewebsstimulierend" sind, immer mehr an Umfang zugenommen. Während früher die Bakterienwirkung zu sehr in den Vordergrund geschoben und über ihr alles andere bagatellisiert wurde, hat sich im Laufe der Zeit eine Verschiebung nach der Seite des Gewebes und des Gesamtkörpers hin mit Recht eingestellt. Unter diesem Gesichtspunkt sind denn auch erhebliche Fortschritte erzielt worden.

5. Versuche über Desinfektion von Gelenkhöhlen

Die große „traumatische Epidemie" des ersten Weltkrieges mit ihren zahlreichen Gelenkverletzungen hat diese Art der Einwirkungsmöglichkeit von antiseptischen Mitteln in den Vordergrund der Betrachtung gestellt und ist auch Anlaß zu experimenteller Untersuchung des Fragenkomplexes gewesen.

Schon 1911 hatte *Dreyer* das Kniegelenk von Kaninchen infiziert und dann mit verschiedenen Mitteln desinfiziert. Der Erfolg war gering bei Sublimat und Kollargol, besser bei Phenol und Salvarsan, „geradezu erstaunlich" bei der Jodtinktur. „Nennenswerte schädigende Wirkung" soll hierbei nicht beobachtet worden sein. Später (1922) hat *Axhausen* eine Reihe von Mitteln bei derselben Anwendungsart einer Prüfung unterzogen. 3% Karbollösung bewirkte Knorpelschädigungen in „geringem Umfang", Phenolkampfer, welcher von *Chlumsky* für die Behandlung von Gelenkeiterungen angegeben und von *Payr* hierfür besonders warm empfohlen worden war, sollte nach *Axhausens* Untersuchungen schwere Knorpelschädigungen hervorrufen. *Hedri* hat dies bestritten und die *Axhausen*schen abweichenden Befunde auf eine falsch zubereitete Lösung zurückgeführt. Noch verschiedene andere Arbeiten liegen über diesen Fragenkomplex vor.

Auf Grund eigener klinischer Erfahrungen (die Materialsammlung ist im Kriege vernichtet worden) glaube ich, daß der Phenolkampfer schwere Degenerationen des Gelenkknorpels hervorruft. Am Krankenhaus Bergmannsheil in Bochum war es üblich, bei den nicht allzu seltenen Hiebverletzungen des Kniegelenks Phenolkampfer in das Gelenk zu injizieren und es dann durch Naht zu verschließen. In 6 Fällen habe ich Gelegenheit gehabt, später das Gelenk meist wegen des Verdachtes auf Bestehen einer Meniskusdegeneration wieder operativ zu eröffnen. Dabei fand ich stets ungeheuer große Ulzerationen im Gelenkknorpel, wie ich sie sonst auch bei dem mechanisch stark beanspruchten Bergarbeiterknie nie zu sehen gewohnt war. Ich führe diese

„Arthritis deformans" auf die Wirkung des richtig zusammengesetzten Phenolkampfers zurück, wie ich mich auch in später daraufhin angesetzten Tierversuchen überzeugen konnte.

6. Versuche über Tiefenantisepsis

Die in einem vorstehenden Abschnitt erwähnten Versuche über die Tiefenwirkung von Desinfektionslösungen auf Gewebe befaßten sich eigentlich schon mit der Tiefenantisepsis. Und doch muß das Problem anders gesehen und aufgefaßt werden. Denn nicht die sozusagen normale Diffusion von Flüssigkeiten ins Gewebe, sondern die durch den Arzt vorgenommene Injektion von antiseptischen Flüssigkeiten mit Spritze und Kanüle in die Körpergewebe wird als „Tiefenantisepsis" oder auch Tiefenantiseptik oder „Tiefendesinfektion" bezeichnet.

a) Problemstellung der prophylaktischen und kurativen Tiefenantisepsis

Eigentlich hat *v. Behring* 1890 schon Tiefenantisepsis versucht, als er Meerschweinchen, denen er Diphtheriekulturen eingespritzt hatte, verschiedene Mittel nach einiger Zeit an dieselbe Stelle spritzte, oder *Suter* (1907), als er durch Perubalsaminjektionen die Erdinfektion unschädlich machen wollte. Aber man kann als eigentlichen Begründer der Tiefenantisepsis *Klapp* ansehen, der sie bei den zahlreichen Granatsplitterverletzungen des ersten Weltkrieges zunächst mit dem damals von *Morgenroth* angegebenen Mittel Vuzin (benannt nach der Kriegschirurgentagung in Vuziers) anwendete. Die Not des Krieges war der Anlaß, daß die Prüfung am Krankenbett vor einer systematischen experimentellen Erprobung kam, für deren Durchführung sich besonders *Stich* auf der Kriegschirurgentagung in Brüssel (1918) einsetzte.

Zunächst hat *Klapp* die Tiefenantisepsis als prophylaktische Behandlung von Verletzungen angewendet, indem er baldmöglichst nach der Verwundung noch während der Wundinkubationszeit das Mittel einspritzte. Er erstrebte eine Unschädlichmachung der durch ein Geschoß in die Tiefe des Gewebes verpflanzten Infektionserreger unter möglichst geringer Gewebsläsion und unter größtmöglicher Schonung des Gesamtorganismus. Nicht von allen Chirurgen ist dabei richtig erkannt worden, daß ein chemisches Mittel, welches die Bakterien zum Absterben bringt, auch die benachbart liegenden wesentlich höher differenzierten Körperzellen zwangsmäßig schädigen muß. Einen „Bakterientod ohne Tod von Organzellen" wird es also bei dieser Behandlungsart nicht geben. Wenn demnach eine Abtötung der Bakterien nicht erreichbar schien, so war doch wenigstens eine Entwicklungshemmung und Resistenzverminderung ebenso denkbar, wie vielleicht eine Bindung der Bakteriengifte, so daß mit den auf diese Weise geschwächten Infektionserregern der Körper mit seinen Abwehrmitteln leichter fertig werden könnte, zumal wenn es gelang, Tiefenantiseptika zu finden, welche nicht nur desinfizierend, sondern Abwehrkräfte mobilisierend und gewebsstimulierend wirken.

Im Jahre 1940 hat *Klapp* sich noch einmal für die Tiefenantisepsis, besonders in prophylaktischer Hinsicht, verwendet. Er verlangte zunächst eine operative Wundherrichtung und dann eine Tiefenantisepsis der Wundumgebung. *Klapp* prägte damals das Wort: „Andere haben das Verfahren mit dem Kriegsbeil begraben." Und mit dem Kriegsbeil des zweiten Weltkrieges ist die Tiefenantisepsis in der Praxis nicht wieder ausgegraben worden.

Über die prophylaktische Anwendung der Tiefenantisepsis hinaus hat sich dann ebenfalls unter den praktischen Notwendigkeiten der Kriegschirurgie die kurative Tiefenantisepsis entwickelt, welche bereits bei der klinisch manifesten Wundentzündung einsetzte und eine Heilung der Entzündung erstrebte. Die Voraussetzungen sind hierbei natürlich sehr viel ungünstiger, denn die Wirkung der angewandten Chemikalien beginnt ja erst, nachdem die Bakterien die Inkubationszeit überwunden haben und sich bereits dem Körpergewebe angepaßt haben. Die Forderung der Gewebsunschädlichkeit des angewandten Mittels ist hierbei noch schwerer zu erfüllen. Denn das Mittel wird ja mit Körpergeweben in Berührung gebracht, welche schon durch die Bakterientoxine eine Schädigung erlitten haben und somit gegen weitere Noxen sehr anfällig sein werden.

b) Die experimentelle Prüfungsmethodik

Neben den zahlreichen Reagenzglasmethoden zur Prüfung der Wirksamkeit von Chemikalien auf Bakterien und überlebendes Gewebe ist dann von *Morgenroth* eine Prüfungsmethodik im Tierversuch angegeben worden, welche trotz mancher Kritik immer wieder verwendet worden ist. Eine bestimmte Menge einer Bakterienkultur der zu prüfenden Bakterien wird Mäusen, Meerschweinchen oder Kaninchen subkutan oder intramuskulär injiziert. Nach wechselnden Zeiten werden die einzelnen antiseptischen Mittel in wechselnden Konzentrationen an dieselbe Stelle eingespritzt. Nach verschiedenen Intervallen werden die Tiere getötet, autoptisch untersucht und der aus dem behandelten Gewebe unter aseptischen Kautelen mit einem Spatel herausgepreßte Gewebssaft bakteriologisch auf Blutagarplatten oder anderen geeigneten Nährböden geprüft. Durchaus berechtigte Einwände gegen diese Methodik richten sich einmal gegen die Wahl des Subkutangewebes als Einspritzungsstelle. Das lockere subkutane Gewebe ist für eine innige Durchmischung von Bakterienkultur und desinfizierender Flüssigkeit sehr geeignet und täuscht daher bessere Ergebnisse vor, als sie bei naturgetreuer Versuchsanordnung zu erwarten wären. Tatsächlich sind auch die Heilungsergebnisse bei intramuskulärer Applikation wesentlich schlechter. Die in das Subkutangewebe injizierbare Menge des Antiseptikums ist wesentlich größer, als es den bei Verwundungen vorliegenden Verhältnissen entspricht. Die Einbringung von Bakterienkulturen und Tiefenantiseptikum in die Muskulatur stellt also eine naturgetreuere Versuchsanordnung dar. Statt der bakteriologischen Untersuchung des Gewebssaftes ist die von aseptisch entnommenen Muskelstückchen vorzuziehen.

Die Wirkungsdauer des Antiseptikums im Gewebe kann nur relativ kurz sein, da der Abtransport der injizierten Flüssigkeit ziemlich rasch vor sich geht und die Konzentrationsminderung im Gewebe sehr bald groß wird. Durch die sofort einsetzende Exsudation tritt eine weitere, sehr wirksame Konzentrationsänderung ein. Auch mit der Bildung von Albuminaten des verwendeten Antiseptikums muß gerechnet werden. Aus diesen Gründen müßte eigentlich im Gewebe die wirkame Konzentration des Mittels höher gewählt werden, als man nach dem Reagenzglasversuch errechnet hat.

Andererseits ist nur schwer größenmäßig abzuschätzen, inwieweit eine Nachwirkung des Antiseptikums in Erscheinung tritt. Daß sie als vorhanden angenommen werden kann, ist schon in anderem Zusammenhang ausgeführt worden. Es erschöpft sich also die Tiefenantisepsis nicht in der Frage, ob an irgendeiner Körperstelle sozusagen ein „Reagenzglasversuch im Gewebe" ausgeführt wird, sondern wir müssen den Wechselbeziehungen des Körpers mit chemischem Mittel und Bakterientoxinen sehr viel mehr Beachtung schenken.

Neben der Prüfungsmethodik, bei welcher die Versuchstiere nach bestimmten Zeitintervallen getötet werden, wird man auch die Beobachtung des Gesamtverlaufs bis zur Genesung oder bis zum eintretenden Tode des Tieres mit Registrierung des Zustandes, der Körpertemperatur und sonstiger Untersuchungen mit großem Erfolg anstreben können und dabei vielleicht für die ärztliche Behandlung wichtige Aufschlüsse erhalten. Dasselbe gilt für die Abänderung der Versuchsanordnung insofern, als keine Bakterienkulturen injiziert werden, sondern möglichst naturgetreu Wunden gesetzt und nach verschiedenen Zeiten in verschiedener Weise behandelt werden.

c) Gewebsläsionen durch Tiefenantisepsis

Es ist selbstverständlich, daß die Aufquellung des Gewebes durch die Injektion des Tiefenantiseptikums zu Gewebsläsionen führen muß, die jedoch nicht so schwer zu sein brauchen, daß sie im Körper zu irreparablen Schäden führen. Zur Feststellung derartiger Gewebsschäden kann man die auch sonst übliche histologische Untersuchung durchführen. *Schöne* hat einen anderen Weg eingeschlagen, indem er Hautläppchen (aus dem Kaninchenohr) entnahm, auf sie verschieden lange Zeit Desinfektionslösungen einwirken ließ und sie dann wieder replantierte. *Keysser* hat seine „bioskopische Methode" angegeben, welche bisher leider viel zu wenig zur Prüfung von Gewebsschädigungen angewendet worden ist.

d) Abwehr des Organismus und Antiseptikum

Bei seinen ersten Veröffentlichungen über die Tiefenantisepsis hat *Klapp* darauf hingewiesen, daß gleichberechtigt neben der Schädigung der Bakterien die Stimulierung der Abwehrvorrichtungen des Organismus sei. Und daher hat er einen „abgestuften" Reiz auf die natürlichen Abwehrkräfte angestrebt, damit durch die Kombination der beiden Wirkungen der größtmögliche Erfolg erzielt würde. Die Schädigung der Bakterien muß dabei das Primäre sein, welches eine gewisse relativ hohe Konzentration des Antiseptikums erfordert. Wenn dann diese Wirkung erzielt worden ist, können die Abwehrkräfte des Körpers zum Tragen kommen. Zu ihrer Anfachung sind geringe Konzentrationen des Tiefenantiseptikums ausreichend. Nur im Experiment kann man die notwendige Dosierung für die verschiedenen Bakterienarten und Medikamente feststellen. Dabei ist die Ermittlung der optimalen Zusammensetzung zur Erzielung der gewünschten Gewebsreaktion ungleich schwerer.

Man kann sich die Frage vorlegen, ob überhaupt Wundinfektionen allein durch „reizerzeugende Mittel" zur Abheilung gebracht werden können. Diese Frage hat *Schiemann* unter Verwendung des Yatrens und Terpentin experimentell geprüft. Eine solche Schutzwirkung konnte nicht festgestellt werden und *Schiemann* kommt zu der Überzeugung, daß die „beobachteten günstigen Wirkungen von Antisepticis bei frisch infizierten Wunden auf eine direkte Keimtötung zurückzuführen seien".

e) Die Mittel der Tiefenantisepsis

Es ist selbstverständlich, daß eine große Anzahl von chemischen Stoffen auf ihre Verwendbarkeit als Tiefenantiseptikum geprüft worden sind. Völlig verlassen wurden Präparate von Optochin. Aber auch das Vuzin, welches eine Zeitlang das Mittel der

Wahl darstellte, ist inzwischen so gut wie ganz aufgegeben worden, da es sowohl in bakterizider als auch gewebsreizender und toxikologischer Beziehung nicht befriedigte. Das Trypaflavin ist ebenfalls oft in bezug auf seine tiefenantiseptische Wirkung untersucht worden. Es seien hier die Ergebnisse der Studien von *Ritter* angeführt. Er konnte nach der Injektion eine beträchtliche Anregung des Wundzell-Lebens feststellen und besonders eine stimulierende Wirkung auf die Bindegewebszellen. Die Gefahr, daß es bei der tiefenantiseptischen Anwendung Gewebsnekrosen erzeugt, ist aber erheblich.

Hedri bemühte sich, ein Tiefenantiseptikum zu finden, welches, statt Eiweiß zu fällen, die Schutzhüllen der Bakterien auflöst. Das Mittel mußte also zwei Komponenten, eine eiweißauflösende und eine bakterizide enthalten. In der Pepsin-*Pregl*-Lösung glaubte er sie gefunden zu haben und wandte sie in 20 Fällen ausgebrochener Entzündung an. Dabei kam er zu folgendem Schluß: „Die Resultate sind mehr als befriedigend und bezeugen, daß die Pepsin-*Pregl*-Lösung in der Entwicklung der modernen Antisepsis einen wesentlichen Fortschritt bedeutet, da ihre Anwendung den Angriff gegen die Bakterien innerhalb der Eiweiß-Schutzhülle ermöglicht." Einen Widerhall haben diese optimistischen Worte in der Praxis und im Schrifttum jedoch nicht gefunden. Da die Grundidee viel Richtiges in sich birgt, so sollte man sie meiner Auffassung nach doch noch einmal prüfen.

So ist denn eigentlich nur das Rivanol übriggeblieben, über welches ein besonders umfangreiches Schrifttum vorliegt. Im Abschnitt über chemische Desinfektionsmittel sind seine Eigenschaften bereits geschildert. Gegen Streptokokken scheint es besonders wirksam zu sein, konnten doch *Morgenroth* und Mitarbeiter schon mit Lösungen 1 : 40000 therapeutische Effekte erzielen, die allerdings nicht immer reproduzierbar waren. Für gewöhnlich werden in der klinischen Therapie Lösungen von 1 : 4000 verwendet. Sie waren bei den Versuchen *Brunners* gegen Staphylokokken wirkungslos und erst bei einer Konzentration von 1 : 500 war ein Erfolg zu konstatieren, bei besonders virulenten Stämmen auch dann noch nicht. Ähnlich waren die Ergebnisse bei einer Infektion mit Erde und dem Diphtheriebazillus. Teilweise erzeugten die starken Lösungen Nekrosen des infiltrierten Muskelgewebes, die begleitet waren von einer sehr starken entzündlichen Abwehrreaktion des umgebenden Gewebes. Nach *Ritter* leistet das Rivanol bei beginnender Monoinfektion besonders mit Staphylokokken gute Dienste (Lösung 1 : 500). Lösungen 1 : 1000 haben bei anderen Erregern und besonders bei Mischinfektionen keine besondere Wirkung. Bestenfalls erzielt es eine Herabsetzung der Virulenz für gewisse Zeit. Bei Anaerobiern und Gasbildnern ist die Wirkung unzuverlässig. Die Konzentrationen (1 : 400), welche gegen den Ausbruch von Tetanus schützen, erzeugen mit sehr großer Wahrscheinlichkeit Gewebsnekrosen. *Mühsam* und *Hillejan* konnten sichere Beweise für die von *Klapp* für das Rivanol angenommene gewebsstimulierende Wirkung nicht finden.

f) Die Ergebnisse der Experimente über Tiefenantisepsis

Aus den zahlreichen experimentellen Untersuchungen kann man entnehmen, daß das Ziel der prophylaktischen Tiefenantisepsis sowohl in bezug auf Keimschädigung als auch in bezug auf Vermeidung von Gewebsschädigungen nicht voll erreichbar ist, auch wenn man das zur Zeit beste Mittel, das Rivanol, zur Anwendung bringt. Die optimistischen Hoffnungen von *Morgenroth, Klapp* und vielen anderen sind leider nicht in Erfüllung gegangen. Die klinisch leidlich gut verträgliche Lösung von 1 : 4000 ist in ihrer keimtötenden Wirkung zu schwach. Die Staphylokokken sind sehr viel widerstandsfähiger als die Streptokokken, welche von Anhängern des Verfahrens besonders gern als Testobjekte gewählt wurden. „Von dem Ideal starker mikrozider Wirkung bei minimaler Gewebsläsion sehen wir uns somit weit entfernt." Auch bei Anwendung schwacher Konzentrationen kann man bei histologischer Untersuchung besonders im Muskelgewebe Zellnekrosen nachweisen.

7. Schlußfolgerungen aus den Experimenten für die chirurgische Praxis

Die Aussichten physikalischer und chemischer Methoden und Mittel, infektionsvorbeugend in der Wundbehandlung zu wirken, sind zeitlich auf eine Spanne von wenigen (höchstens 6—8) Stunden nach der Verletzung begrenzt, während der die Umweltsformen der Bakterien ihre Inkubationszeit noch nicht überwunden haben.

Das Hauptgewicht ist auf die physikalische Antiseptik zu legen, d. h. die operative Herrichtung der Wunde (auch Wundtoilette, Gewebsanfrischen, Wundexzision usw. genannt), bei welcher der Großteil der eingedrungenen Bakterien und außerdem die dem Tode verfallenen nekrotischen Gewebsteile fortgeschafft werden, die einen guten Nährboden für das Angehen der Wundinfektion abgeben würden.

Der Desinfektion durch chemische Mittel steht der Hinderungsgrund entgegen, daß alle uns bekannten Präparate in wirksamer Konzentration eher die Wundgewebe schädigen als die eingedrungenen Bakterien abtöten. Außerdem verlieren die Desinfektionsmittel gegenüber dem Reagenzglasversuch in Gegenwart von Eiweiß und organischen Flüssigkeiten weiterhin an Wirksamkeit. Trotzdem kann eine günstige Wirkung bei nicht zu hoch geschraubten Erwartungen durchaus konstatiert werden. Nicht die völlige Sterilisierung der Wunde ist das Ziel, sondern die Unterstützung des Körpers bei seinen Maßnahmen zur Wundheilung einschließlich des Herrwerdens über die Infektion. Eine zweckmäßige Wunddesinfektion ist also ratsam.

Den besten Erfolg verspricht eine sinnvolle Kombination der operativen Wundherrichtung mit chemischer Antisepsis.

Die prophylaktische Tiefenantisepsis hat bisher nicht gehalten, was man sich von ihr versprach. Gegenüber virulenter Keiminvasion sind die ohne Erzeugung größerer Gewebsnekrosen anwendbaren Konzentrationen des Tiefenantiseptikums unwirksam.

Durch die als Oberflächen- oder Tiefenantiseptika angewandten chemischen Mittel wird eine in ihrem Ausmaß im Einzelfall schwer zu beurteilende Gewebsstimulation und Anregung der Abwehrkräfte des Organismus bewirkt, welche eine wesentliche Teilkomponente der Wunddesinfektion darstellt.

Abschließend sollen noch beispielhaft einige Statistiken mitgeteilt werden als Maßstab dafür, was denn nun tatsächlich in der Praxis der Wundheilung erreicht wird.

Brögli hat das Schicksal an 20000 Wunden des Jahres 1930 aus dem Bereich der schweizerischen Unfallversicherungsanstalt Zürich ermittelt. Von 9829 Fällen kamen 2% in Krankenhausbehandlung, die übrigen 98% wurden von praktischen Ärzten behandelt. Innerhalb der ersten 6 Stunden kamen 40% zum Arzt, der Rest nach 6 Stunden bis 15 Tagen. Die Wunden saßen in 63% an Händen und Fingern, 17% am Unterschenkel, 10% am Kopf, der Rest an den übrigen Körperteilen. Eine Wundexzision wurde sehr selten angewendet, von einem praktischen Arzt überhaupt nur fünfmal. Eine Wundnaht ohne Exzision wurde in 14% ausgeführt. In 40% wurden Jodtinktur und trockene Verbände, in 27% wurde ein Salbenverband angewendet.

Als Resultat der Behandlung traten leichte Entzündungen in 40%, totale Eiterungen in 20%, Lymphangitis in 11%, Phlegmonen in 11,5%, Allgemeininfektionen in 0,2% ein. Eine ungestörte Wundheilung wurde nur in 8% beobachtet. Die Behandlung der Wundinfektion bestand in 30% in feuchten Verbänden, in 14,4% in Inzisionen. Diese Zahlen beweisen eindeutig, daß in der allgemeinen Praxis vieles an der Wundbehandlung noch verbesserungsfähig ist.

Schüle hat an der 2. Unfallstation Wien 6154 Wunden mit Exzision behandelt und erzielte 97,04% primäre Heilungen, 2,81% sekundäre Heilungen und in 0,15% „ernste Zwischenfälle" (Amputationen oder Exitus). In den Jahren vorher bei konservativer Wundbehandlung waren die meisten Zwischenfälle dreimal häufiger.

Vassitsch teilt die Erfahrungen einer Unfallstation an 19287 Verletzungen mit. Von ihnen wurden 29% primär genäht. Das Schicksal von etwa zwei Drittel der Kranken konnte weiter verfolgt werden. Von den Riß-Quetschwunden heilten 51% in weniger als 10 Tagen, 12% in mehr als 10 Tagen. Von den nicht genähten Rißquetschwunden heilten nur 17% in weniger als 10 Tagen, 14% in mehr als 10 Tagen, 36% konnten nicht verfolgt werden. Von den genähten Schnittwunden konnten 36% nicht verfolgt werden, 55% heilten in weniger als 10 Tagen, 8% in mehr als 10 Tagen. Von nicht genähten Schnittwunden konnten 69% verfolgt werden. 19% heilten in weniger als 10 Tagen, 11% in mehr als 10 Tagen. Die bei der Behandlung erlebten Eiterungen waren begrenzt und hörten nach teilweiser Entfernung der Nähte bald auf.

Wenden wir uns nunmehr den operativ gesetzten Wunden zu. Über sie existieren eine Reihe allgemeiner und spezieller Statistiken, von denen als Auswahl folgende hier kurz mitgeteilt werden sollen.

Teichert veröffentlichte aus der *Kirschner*schen Klinik in Königsberg eine Übersicht über die Jahre 1922 und 1923.

1922: 1347 asept. Operationen mit 42 Infekten = 3,13%
1923: 1349 asept. Operationen mit 18 Infekten = 1,34%
Durchschnitt 2,23%.

Die meisten Infektionen traten im März ein. Vielleicht war die Grippe dieser Jahre oder auch das Einstellen der Famuli bei Semesterschluß der Grund dafür, denn auch im August wurde ein Ansteigen der Infektionen beobachtet.

Die Art des verwendeten Nahtmaterials (Seide oder Katgut) war ohne Bedeutung, ebenso die verschiedenen Betäubungsverfahren. Von Einfluß war aber, an welcher Stelle des Operationsprogramms eines Tages die Operation ausgeführt worden war. Die Operationsdauer war von geringem Einfluß. Öfter vereiterten an einem oder an aufeinander folgenden Tagen mehrere Fälle. Meist war dann einer der beteiligten Ärzte der Träger der Infektion (z. B. nach Operationen eitriger Fälle ohne Handschuhe). Bei Operateuren, die viel operieren (Chef und Oberarzt), stieg die Zahl der Infektionen nicht über den Durchschnitt an. Auf Männerstationen kamen mehr Infektionen als auf Frauenstationen vor. Meist trat die Infektion am 6. bis 8. Tage auf, selten am Ende der zweiten Woche, einmal erst am 30. Tage. Die Erreger waren stets Staphylokokken.

Eine ähnliche Statistik über 3000 Fälle stammt von *Morian* aus der Leipziger Klinik. Dort wurden in den Wintermonaten eine größere Zahl von Heilungsstörungen als im Sommer beobachtet. Primäre Heilung konnte in 90% erzielt werden, Eiterungen in 1,8%, Hämatomeröffnungen in 0,7%, oberflächliche Nahtdehiszenzen in 1%, nichteitrige Gewebsnekrosen in 0,2%, Fadenfisteln in 0,3%. Dabei wurde bei aseptischen Operationen grundsätzlich kein Katgut, sondern Seide unter Vermeidung dicker Seidensorten angewendet.

Eine neuere Statistik liegt aus der Bonner chirurgischen Klinik von *Ollinger* vor. Auf alle Eingriffe aus den Jahren 1928—1937 berechnet, wurden in 6,91% Störungen der Wundheilungen beobachtet. Auffallend war, daß die „rein" aseptischen Eingriffe mit 6,07% nur etwas weniger belastet waren als die „bedingt" aseptischen Eingriffe mit 7,99%. Um die Ursachen der gestörten Wundheilung finden zu können, ist es notwendig, das Ergebnis getrennt nach gleichartigen Eingriffen zu beurteilen. Im anderen Fall werden bestimmte Krankheitsgruppen unnötig belastet oder bestimmte Eingriffe, die in einem großen Prozentsatz Wundheilungsstörungen nach sich ziehen, verschwinden in der Gesamtzahl.

Von den „rein" aseptischen Operationen waren große Nabel- und Narben-Hernien, Kryptorchismus, Milz-Exstirpationen, Strumektomien, Mamma-Amputationen und Thorakoplastiken mit etwa 12% am meisten durch Wundheilungsstörungen gefährdet. Es handelt sich also meist um Eingriffe, die mit großem Gewebszerfall oder verstärkter Blutungsneigung einhergehen. Auf das Alter verteilt nehmen die Wundheilungsstörungen nach dem dritten Lebensjahrzehnt ständig zu. Bei den „bedingt" aseptischen Operationen kam es nach Gallenblasen- und Magenoperationen (vor allem wegen Magenkrebs) am häufigsten zu Störungen der Wundheilung. Die verschiedentlich angeschuldigten jahreszeitlichen Einflüsse der Wundinfektion sollen sehr uneinheitlich und wahrscheinlich nur von untergeordneter Bedeutung sein. Der an der Bonner Klinik beobachtete erhebliche Anstieg im August wird ebenfalls durch das Auftreten der Famuli zu dieser Zeit wahrscheinlich mit erklärt.

Eine andere Zusammenstellung, ebenfalls unter Verwertung des Bonner Materials, stammt von *König*. Er führt auch die Zahlen einiger anderer Kliniken an, und zwar erzielten primäre Wundheilungen:

Böhler	in 98%
Denk	in 97%
Felsenreich	in 96%
Klinik Bonn	in 92,5%

Und schließlich sei noch eine amerikanische Statistik von *Eliasen* und *Langhlin* mitgeteilt: Bei 9155 blieb in 3,81% die primäre Heilung aus. Geringe Störungen, wie Hämatome und Serome kamen in 70,6% vor, eine Wundinfektion, die zum Öffnen der Wunde führte, in 18,7% und schwere Wundinfektionen in 10,8%. Die häufigste Ursache der Infektion war die Beschmutzung der Wunde während der Operation mit infektiösem Material. Die Reduktion des Katgut zu Subkutannähten soll das Auftreten von Seromen vermindern.

8. Wundversorgung mit dem Diathermiemesser

Im Jahre 1923 hat *Eloesser* Lymphgefäßuntersuchungen an experimentell gesetzten Wunden angestellt und fand, daß bei der Heilung die betroffenen benachbarten Gefäße fast ganz verschlossen werden. Ihre Regeneration soll sehr mangelhaft sein. Zusätzlich erfolgte Infektion mit Streptokokken bringt dann die Lymphbahnen vollständig zur Obliteration. Als dann der elektrische Schmelzschnitt in die Chirurgie eingeführt wurde, fand er auch gelegentlich bei der Wundbehandlung Anwendung.

Zunächst einmal haben *Ketsura* und *Itoh* den Einfluß der verschiedenen Wellenlängen untersucht und ermittelten, daß der Schnitt bei der Ultrakurzwelle schmerzloser und schärfer ist als bei Wellen von etwa 400 m, die Blutung war aber größer als bei diesen. Andererseits ist die Nekrosezone bei den Kurzwellen weit geringer, aber die darunterliegende Übergangszone zum gesunden Gewebe dicker. Im ganzen genommen ist die sekundäre Nekrose reichlicher und verzögert demgemäß die Wundheilung. *Heymann* fand, daß hohe Spannungen und technisch richtiges Handhaben des elektrischen Messers von erheblichem Einfluß auf die Ausdehnung der Koagulationsnekrosen sind. Schnitte parallel zur Hautoberfläche müssen vermieden werden. In infiltrierten Geweben sind die Randnekrosen mächtiger als in normalen.

Gegen bakterielle Infektionen ist die Hochfrequenzwunde wenig widerstandsfähig. Eine antiseptische Wirkung des Diathermieschnittes besteht nicht *(Heymann)*.

Die Heilung der durch Hochfrequenz gesetzten Wunden ist gegenüber der sonstigen Wundheilung verlängert *(Haubenreisser)*. Wenn etwa ab 5. Tag die nekrotischen Wundränder sich abgestoßen haben, dann erfolgt die Heilung ungestört, ein Vorgang, welcher in zahlreichen Tierexperimenten von *v. Magyary* studiert worden ist. Die Narben pflegen röter zu sein, als es sonst üblich ist.

Von besonderem Interesse sind die Untersuchungen von *Zschau*, welcher an Tieren Resorptionsversuche in Wunden mit Curare anstellte. Die in einer normalen Wunde selektiv schnelle Resorption dieses Stoffes wird durch die Koagulation der Wundfläche aufgehoben. Dasselbe kann man auch mit dem Glüheisen erreichen. Der koagulationsarme Schmelzschnitt unterscheidet sich von den übrigen Formen einschließlich der Hitzeanwendung, daß schon sehr frühzeitig ein Sekret- und Lymphabfluß auftritt. Als Ursache der Aufhebung der Resorption ließ sich der Verschluß der Lymphbahnen und Blutkapillaren nachweisen.

Mit derselben Methodik konnte *Zschau* nachweisen, daß in der gewöhnlichen, nicht koagulierten Wunde nach zwei Tagen eine Resorption von Giftstoffen nicht mehr stattfindet.

Bürkle de la Camp hat Gelegenheitswunden mit dem Schmelzschnitt exzidiert, die Haut aber mit dem Messer. Er konnte keine Verzögerung der Wundheilung beobachten. Mit der *Schimmelbusch*schen Versuchsanordnung hat er die infektionshemmende Wirkung dieser Methode im Tierversuch erprobt.

Ehalt lehnt die Anwendung des Diathermiemessers bei Wundversorgungen ab. Bei der Verwendung des Gasbrandes wurde mitunter Gutes von seiner Anwendung gesehen *(Bernhard, Toth)*.

Während des zweiten Weltkrieges wurden die Probleme der Versorgung der Gelegenheitswunde mit dem Schmelzschnitt auch auf französischer Seite diskutiert. *Heitz-Boyer* hat der Wundversorgung mit dem elektrischen Messer bei Kriegswunden das Wort geredet, weil auf diesem Wege eine sofortige, tiefgreifende Sterilisation wie mit keinem anderen Mittel zu erreichen sei. Außerdem würde die Resorption toxisch-infektiöser Stoffe wenigstens in den ersten Tagen verhindert. Es erfolge eine „Kalfaterung" der Blut- und Lymphbahnen, die mit dem gewöhnlichen Messer nicht zu erreichen ist.

N. Besondere Behandlungsarten der infizierten Gelegenheitswunde

Aus der großen Zahl spezieller Wundbehandlungsmethoden seien ohne Anspruch auf Vollständigkeit noch einige kurz besprochen, entweder weil sie in den letzten Jahren praktisch eine Rolle gespielt haben, oder weil sie aus irgendeinem Grunde interessant, vielleicht sogar aussichtsreich für die Zukunft erscheinen. Eine zu detaillierte Schilderung ist jedoch bewußt vermieden worden.

1. Wundbehandlung mit pflanzlichen und tierischen Stoffen

Pflanzenfarbstoffe spielen hier zunächst einmal eine Rolle. *Bügi* hat in Experimenten an Kaninchen Chlorophyll, Karotin, Xantophyll, Laktoflavin mit dem Unguentolan verglichen und konnte ermitteln, daß das Chlorophyll allen anderen Stoffen einschließlich Unguentolan als granulationsanregendes und epithelisierendes Mittel deutlich überlegen ist. Dieser Befund konnte in Amerika von *Bowers* bestätigt werden. Das Chlorophyll kann sowohl in Form von feuchten Umschlägen als auch von Salben verwendet werden. Der Stoff ist nicht bakterizid und nur in geringem Grade bakteriostatisch. Wahrscheinlich beruht seine Wirkung auf einer Anregung und Stimulierung der Zellen des verwundeten Körpers. Das Chlorophyll besitzt aber auch sehr beachtliche Allgemeinwirkungen auf verschiedene menschliche Organe (*Gordonoff*). Nach Untersuchungen von *Boehringer* beschleunigt Chlorophyll (in Salbenform) das Wachstum der Granulationen, nicht aber die Epithelisierung. Das Mittel ist vorzugsweise angezeigt bei der Behandlung torpider Wunden und großer, tiefer Gewebsdefekte.

Russische Chirurgen haben zur Behandlung infizierter Wunden und Geschwüre Fruchtpreßsäfte verwendet. Und zwar: Tomatensaft (*Skoulsky*), Apfelsinensaft (*Brower*), Gemüsesäfte (*Aronow*), Zitronensaft (*Hühnerschulte*). Durch Filtrate von Knoblauch, Zwiebeln, Karotten, Kartoffeln soll das Wachstum von Staphylokokken verhindert worden sein (*Läwen*).

Ein Frischpflanzenextrakt aus Echinacea augustifolia var pellida und Aristolochia clematis in Verbindung mit Thioharnstoff stellt das Mittel Echiplant dar, welches von *Zschache* (dort weiteres Schrifttum) zur Behandlung eiternder Wunden empfohlen worden ist. Es wird ihm nachgerühmt eine schnelle Reinigung der Wunden und Anregung der Granulationsbildung. Dabei soll Echinacea auf das Lymphgefäßsystem wirken und die Gewebszellen aktivieren und Aristolochia clematis entzündungshemmend wirken. Die beiden Pflanzen sind aus dem Heilschatz der Indianer bekannt, eine der Aristolochia clematis ähnliche, nämlich die Osterluzei, wurde schon von *Hippokrates* und *Paracelsus* angewendet. Der wäßrige Aussaug der frischen, blühenden Echinacea, versetzt mit 9 % Harnstoff und 6 % Alkohol, wirkt bei granulierenden Wunden nekroselösend und epithelisierend (*Albus* und *Hering*).

Der Infus der Algerita Wenzel wird von den Einwohnern von Texas als Heilmittel bei Hautentzündungen angewandt. *Dick* konnte seine antibakterielle Wirkung gegen Streptokokken und Diphtheriebazillen bestätigen. Eine Konzentration von 0,2 % genügt zur Keimabtötung. Im Tierversuch wurde geprüft, daß der Infus sehr gering toxisch ist.

Infuse und Extrakte aus der Kamille sind ein altes Volksheilmittel auch bei entzündeten Wunden und werden auch seit vielen Jahren in der Schulmedizin angewandt. Die pharmazeutische Industrie bringt haltbare Präparate in den Handel, z.B. Kamillenazulen (Chamazulen). Die Schafgarbe (Achillea millefolium L) enthält ätherische Öle mit entzündungswidriger Wirkung. Sie kommen als Achillosan liquidum in den Handel.

Die Verwendung frischer Pflanzensäfte und Pflanzenextrakte gewinnt in der modernen Medizin immer mehr an Bedeutung, warum nicht auch in der Wundbehandlung? Wir erinnern uns daran, daß die Volksmedizin aller Gegenden immer schon Pflanzenblätter oder aus ihnen frisch bereitete Aufschläge verwendet hat. Es kann nichts schaden, wenn wir diesen Gebräuchen mit den Mitteln moderner Medizin nachgehen.

Zur inneren Darreichung ist das Echinacea-Präparat „Echinagutt" geeignet, welches die innerorganischen Abwehrkräfte aktivieren soll, eine Erkenntnis, die der amerikanischen Volksmedizin entstammt.

Der Volksmedizin entstammt die Wundbehandlung mit Lärchenharz (Therebinthina laricina). In einem römischen Werke vor Christi Geburt wurde das Mittel bereits erwähnt. Das Lärchenharz ist reich an Terpenen, welche eine Hyperaemie des Gewebes hervorrufen. *Müller-Meernach* hat das Mittel in dem deutschen Heilschatz wiedereingeführt. Eine entsprechende Salbe kommt unter dem Namen Provulnolan in den Handel. *König*, *Lange*, *Memling*, *Rau* und *Heinemann* berichteten über gute Erfahrungen mit ihr.

Bei den tierischen Stoffen zur Beeinflussung der Wundheilung sei zunächst des Embryonalextraktes gedacht. *Kiaer* benutzte Hühnerembryonalsaft und widmete den mit diesem Stoff unter Anwendung der *Carrel*schen Methode zur Untersuchung der Wundheilungsgeschwindigkeit angestellten Versuchen und ihrer mathematischen Auswertung durch *du Nony* eine längere Arbeit mit genauen graphischen Analysen, welche zu dem Schluß kommt, daß der Hühnerembryonalsaft die Wundheilung beschleunigt. Die Ausbildung eines Abszesses auch fern der Wunde hemmt die Heilung derselben. *Hakon* und *Björkeston* haben an ihren Versuchen an weißen Mäusen die Beschleunigung der Wundheilung durch Injektion von Extrakten aus Embryonalgewebe auf 20 % errechnet, *Nielsen* eine solche von 25—40 %, *Wangh* von 30 %. *Nielsen* hat Kälberembryonalgewebsextrakte durch *Berkefeld*kerzen filtriert, an Bolus alba adsorbiert und so haltbar gemacht. Er erzeugte mit ihnen in der Wundbehandlung eine lebhafte Granulationsbildung mit einem leukozytenreichen Sekret. Nur in 14 % der Fälle war die Wirkung nicht besser als bei gewöhnlicher Behandlung. Embryonalextrakte, Pepton und Proteosen besitzen eine wachstumssteigernde Wirkung auf Wundgewebe, ebenso Maden und deren Ausscheidungen und ihr Preßsaft (Thomsen). Aber nicht nur embryonales Gewebe und seine Extrakte sollen beschleunigend auf die Wundheilung einwirken, sondern auch andere Gewebeextrakte, wie *Doljanski* zeigen konnte.

Haberland hatte im Jahre 1938 den Vorschlag gemacht, Wunden mit den abgetragenen Häuten von Cantharidenblasen zu bedecken. *Jensen* hat sich gegen diese Methode gewendet, dabei aber sein Augenmerk anscheinend nur auf das Anheilen oder Nichtanheilen dieser Blasen gerichtet. *Lampe* hat die Innenhaut des Hühnereies als Wundbehandlungsmittel empfohlen.

Von russischer Seite ist in den letzten Jahren die „Gewebetherapie" propagiert worden. Sie ist eine wenig erforschte biologische Heilweise, die wegen ihrer guten Erfolge von *Medwedew* der allgemeinen Anwendung empfohlen wird. Die örtliche Applikation des chemisch vorbereiteten Gewebes soll eine ausgesprochen schmerzlindernde Wirkung ausüben und den Regenerationsprozeß bei der Wundheilung beschleunigen. Sie soll zur Auflösung von Narben und zur Wiederherstellung der Gelenkfunktionen bei Kontrakturen beitragen. Plombierung osteomyelitischer Knochenhöhlen mit chemisch präpariertem Gewebe verbessert den Regenerationsprozeß des Knochengewebes. Als Gewebe wurde Amnionhaut verwandt, die 7 Tage lang mit 2% Chloraminlösung vorbehandelt wurde, anschließend subkutane Implantation bzw. Plombierung einer Knochenhöhle.

Die zahlreichen Arbeiten *Filatows* und seiner Schüler haben die gute Wirkung der Behandlung mit konserviertem Gewebe gezeigt. Dies veranlaßte *Goligorskij*, bei 30 Verwundeten mit schlecht heilenden Hautwunden einen Versuch mit dieser Methode zu machen. Die Technik des operativen Vorgehens war folgendermaßen: Aus der Bauchhaut wird ein Lappen elliptischer Form von 4 bis 7 cm Länge und 1,5 bis 2 cm Breite ohne Unterhautzellgewebe entnommen. Zur Konservierung wird der so gewonnene Lappen in einem sterilen, hermetisch verschlossenen Gefäß für 8—10 Tage auf Eis gelegt. Anschließend wird in unmittelbarer Nachbarschaft der schlecht heilenden Wunde ein Hautschnitt angelegt, dessen Länge der Größe des entnommenen Hautlappens entspricht. Mobilisieren der Schnittränder und Einlegen des konservierten Lappens, 2 Situationsnähte. In 88% der Fälle erfolgt primäres Einheilen, in 12% Nekrose und Abstoßung. Im Falle eines Einheilens trat eine Epithelisierung der primären, schlecht heilenden Wunde in 7 bis spätestens 40 Tagen ein. Man wird weitere Erfolgsbestätigungen dieser Behandlungsarten abwarten müssen. Bestätigende Beobachtungen wurden von *Chavkin* und *Garin* mitgeteilt.

Von *Fabrikant* sind verschiedene Arten der Konservierung des Gewebes zur Implantation studiert worden. Die von *Filatow* angewandte Unterkühlung setzt das Vorhandensein größerer technischer Anlagen voraus und ist daher nur selten praktisch durchführbar. *Chartschenko* hat es nur „dehydriert", indem er warme Luft unter geringem Druck durch das Gewebe preßte. Dabei sollen Hormongehalt und biologische Struktur unverändert bleiben. Besonders wirksam zur hormonalen Beeinflussung der Wundheilung soll Plazentagewebe sein, welches sterilisiert in Mengen von 0,1 g trocken aufbewahrt wird, vor dem Gebrauch 20 Minuten lang in steriler physiologischer Kochsalzlösung aufgeweicht und dann unter die Haut in der Nähe der Wunde transplantiert wird.

Bregadse hat den Vernix caseosa des Neugeborenen wegen seines schlechten Nährbodens für Bakterien, seines Cholesteringehalts und seiner Eigenschaft, nicht zu verseifen, als Wundbehandlungsmittel verwendet. Er wird mit einem sterilen Spatel vom Neugeborenen entfernt und im Verhältnis 1 : 50 mit Vaseline vermischt. An 20 damit behandelten Wunden will der Autor die Beobachtung gemacht haben, daß dieselben dreimal so schnell wie sonst heilten. Seit der Veröffentlichung vor nunmehr 16 Jahren hat man aber über dieses Mittel nichts mehr gehört.

Schließlich sei noch auf die Wundbehandlung mit Proteosen hingewiesen, über welche einige Beobachtungen vorliegen. *Hanssen* und *Schmidt* haben flächenhafte Wunden mit Proteose-Pulver bestreut, dann mit Guttapercha und Gaze bedeckt. Infizierte Wunden wurden mit einer 23% wäßrigen Lösung unter Zusatz von 5% Pyoktanin behandelt. Das Resultat soll bei reinen Wunden gut gewesen sein, weniger bei infizierten. Auch *Kiaer* konnte durch örtliche Anwendung von Proteosen die Wundheilung beschleunigen. *Zolonda* und Mitarbeiter haben Versuche über die Wirkung von Gewebsautolysaten auf Wunden in verschiedenen Stadien gemacht. Die Ergebnisse waren nicht eindeutig.

2. Örtliche Digitalisbehandlung der Wunde

Die Behandlung der Wunde mit Pflanzenextrakten ist so alt wie die Menschheit überhaupt. Unendlich viele Mittel sind aufgetaucht und wieder verschwunden. Aus der *Hochenegg*schen Klinik berichtete *Kazda* 1924, daß bei Transplantationen in bezug auf ihre Ernährung suspekte Lappen nach Injektion von Digitalispräparaten sich auffallend besserten. Die Hautpartien wurden rosa, erholten sich und wurden nicht nekrotisch. Daher wurde 3 Tage vor derartigen Operationen Digipurat injiziert. Bei der Erörterung der Wirkungsweise führte *Kazda* aus, daß das Mittel entweder am Herzen direkt angreift oder an dem unter geänderten Verhältnissen stehenden örtlichen Gefäßapparat der Wunde. Eindeutig entschieden konnte die Frage von ihm nicht werden. Auf jeden Fall empfiehlt er zur Verbesserung der Wundheilung die Digitalisgabe.

Aber auch örtlich ist das Digitalis zur Wundbehandlung verwendet worden. *Krantz* hat darauf hingewiesen, daß die äußerliche Anwendung von Digitalis schon im 17. Jahrhundert von dem englischen Arzt *Bate* empfohlen wurde, dann aber wieder in Vergessenheit geriet. 1843 wurde es von *Rademacher* wiederentdeckt, kam wieder in Vergessenheit, um in neuester Zeit erneut in Aufnahme zu gelangen.

Baron wandte es in Form von feuchten Kompressen mit Abdeckung der umgebenden gesunden Haut mit Zinkpaste oder in Form von Salben an. Er berichtet über sehr gute Erfahrungen bei 48 Fällen. Die Digitaliswirkung soll sich in einer Besserung der Durchblutung und Wundreinigung, in einer Entzündungshemmung mit Granulationsanregung und Beschleunigung der Epithelisierung äußern. Schädliche Nebenwirkungen sind nicht beobachtet worden.

Baron (persönliche Mitteilung) konnte bei Ätzwunden mit digitalishaltigen Salben eine bis zu 40% bessere Entgiftungswirkung erzielen.

Die zunächst nicht sehr wahrscheinlich anmutende Beobachtung der guten Einwirkung des Digitalis auf das Wundgewebe sollte einmal ernstlich mit den Mitteln des Experiments geprüft werden. Wissen wir doch, daß der Gärtner es gern sieht, wenn auf seinem Komposthaufen viel Digitalis wächst, so daß die Blätter dieser Pflanze ihm beigemischt werden. Man kann sich die Wirkung so vorstellen, daß die Digitalisblätter, wenn sie mit dem Kompost den Gartenbeeten zugeführt werden, durch ihren Gehalt an der wirksamen Droge wachstumsanreizend auf die frisch gesäten Pflanzen wirken. Warum sollte eine solche Wirkung nicht auch auf das frisch wachsende Wundgewebe vorhanden sein?

3. Behandlung mit Bienengift

Es ist seit Jahrtausenden den Ärzten bekannt, daß die Stiche verschiedener Insekten vergiftende, aber auch therapeutische Wirkungen auf den Menschen ausüben können. Vielseitig bekannt und auch heilmäßig ausgenutzt ist das Bienengift, welches vorwiegend als Mittel gegen Rheumatismus zur Anwendung gelangt. Es enthält nach *Langer* und *Flury* eine organische Base und Stoffe lipoider Natur. Nachgewiesen werden konnten: Tryptophan, Cholin, Glyzerin, Phosphorsäure, Palmitinsäure und verschiedene andere Fettsäuren. In neutraler Verbindung wirkt das Bienengift entzündungserregend, in öliger Lösung blasenziehend. Es hat die Eigenschaften von Saponinsubstanzen und die Fähigkeit zur Hämolyseerzeugung etwa in derselben Stärke wie diese. Im Gegensatz zum Saponin, welches Bakterien üppig wuchern läßt, hemmt das Bienengift in Form des Forapin nach den Untersuchungen von *Schmidt-Lange* das Wachstum von Staphylokokken und Streptokokken, weniger von Kolibazillen (1 %ige Lösungen bewirken Absterben der Bakterien innerhalb von 2 Stunden). Zusatz von Seife und Kohle hemmt die Wirkung etwas, hebt sie aber nicht vollständig auf.

Bei diesen geschilderten Eigenschaften des Bienengifts ist es möglich, daß es einmal in der Wundbehandlung eine Rolle spielen wird.

Vielleicht kann man in diese Rubrik auch die sich abzeichnenden Bestrebungen rechnen, ameisensaure Salze zur Wundbehandlung zu verwenden.

4. Behandlung mit Fliegenmaden

Aus der in Kriegszeiten gelegentlich zu machenden Beobachtung, daß Wunden, auf denen lange Zeit ein Verband gelegen hat, in welchem sich Fliegenmaden entwickeln konnten, ganz besonders gut und frisch aussehen, hat sich eine spezielle Behandlungsart, nämlich die mit absichtlich in die Wunden gebrachten Fliegenmaden entwickelt.

Man hat sich bemüht, entsprechende Fliegenmaden „steril" zu züchten. Es eignen sich Lucilia caesar, Lucilia sericata, Lucilia cuprina, Lucilia Phormia regina, Calliphola erythrocephala. Die Fliegen werden in besonderen Käfigen und Brutkästen aufbewahrt und gefüttert. Die abgelegten Eier werden auf folgende Weise sterilisiert: 30 Minuten lang sorgfältiges Umschütteln in 1 : 2000 Sublimatlösung mit Zusatz von 25 % Äthylalkohol und ½ % konzentrierter Salzsäure oder einer Natriumhypochloritlösung und 4 % neutraler Formaldehydlösung für 5 Minuten. Nachwaschen mit steriler physiologischer Kochsalzlösung. Die so wenigstens keimarm gemachten Eier werden in sterilem Gefäß mit sterilisiertem Futter bis zur Entwicklung der Maden aufbewahrt. Das Futter besteht aus gekochter Schweineleber mit Agar. Die ausgeschlüpften Maden sollen vor ihrer Anwendung nochmal auf Sterilität aerob und anaerob geprüft werden.

Die 2—3 Tage alten Maden werden in die Wunden, besonders solche mit stinkender Absonderung und mit nekrotischen Gewebsfetzen eingebracht. Das Entweichen der Maden und das Auskriechen in die Umgebung müssen durch Bestreichen der Haut mit dicken Schichten von Paste und durch Anbringen von Gazenetzen verhindert werden. Auf der ungeschützten Haut erzeugen die Maden eine akute Dermatitis mit deutlicher Schwellung und erysipelartiger Rötung. Der Beginn der Madenbehandlung kann von einem Temperaturanstieg bis zu 39° und dem Auftreten einer Eosinophilie gefolgt sein (*Nakamura*). Während der Madenbehandlung nimmt die Wundabsonderung zunächst zu, verliert aber bald ihren eitrigen Charakter und wandelt sich in einen serösen um. Der pH-Wert verschiebt sich nach der alkalischen Seite. Diese Reaktion übt an und für sich schon eine bakteriostatische Wirkung aus und beschleunigt die Heilung. Der Kalzium-Gehalt des Wundsekrets nimmt zu, während gleichzeitig der Kaliumgehalt sinkt. Die Nekrosen stoßen sich schnell ab.

Die Wirkung der Behandlung wird darauf zurückgeführt, daß die Maden ein milde wirkendes proteolytisches Ferment absondern, welches die Nekrosen löst. Außerdem stellte *Robinson* fest, daß durch die Maden Allantoin abgeschieden wird, aus welchem durch Hydrolyse Harnstoff entsteht (*Lange-Sundermann*).

Während einige Autoren glauben, daß man die beschriebene günstige Wirkung nur durch die lebenden Larven erzielen kann, sind andere der Ansicht, daß man auch durch Extrakte, welche aus den lebenden Larven gewonnen wurden, Erfolge erzielen kann, *Simons* hat eine solche bakterizide Substanz aus Larven der Fliege Lucilia sericata hergestellt. Dichte Aufschwemmungen pyogener Bakterien, in physiologischer Kochsalzlösung oder Bouillon aufgeschwemmt, waren 5—10 Minuten nach Zugabe dieser Substanz getötet. Eine Zugabe organischer Stoffe beeinträchtigte die Wirkung weniger, als wir es sonst bei anderen antiseptisch wirkenden Mitteln zu beobachten gewohnt sind. Die Substanz ließ sich in einem Autoklaven 20 Minuten lang unter Druck sterilisieren, ohne ihre Wirksamkeit zu verlieren. Diese Thermostabilität spricht dagegen, daß es sich um Bakteriophagen handelt. Bei Aufbewahrung in Substanz bleibt die Wirkung länger erhalten als in wäßriger Lösung. Die bakterizide Wirkung entfaltet sich besonders gegen Staphylococcus aureus, Streptococcus hämolyticus und Clostridium Welchii.

Ausgehend von der Überlegung, daß ein Teil der Madenwirkung auf die Wunde dem Harnstoff zuzuschreiben ist, sind mehrere Präparate auf dieser Basis entwickelt worden. Das Provocin (*Degewob*) enthält Harnstoff, Lactose und Harnstoffperoxyd, aus welchem in der Wunde durch fermentative Wirkung naszierender Sauerstoff frei gemacht wird. *Lange-Sundermann* hat es in 50% Lösungen verwendet und sehr gelobt.

Das Reoxyl-Tosse enthält neben dem Harnstoff noch Rhodan und wird in 5 bis 10% Salbe oder in 10% Lösung verwendet. Nach *Jung* ist seine rasch wirkende gründliche Reinigung der Wunden mit Desodorierung auffallend. Cutren enthält Harnstoff und Thioharnstoff (*Liebold*) und hat eine besonders gute, eiweißlösende Wirkung auf Nekrosen in der Wunde. Auch bei gangräneszierendem Erysipel ist die Fliegenmadenbehandlung von *Tschopp* und *Bernhard* mit gutem Erfolg angewendet worden.

Trotz der vielleicht sachlichen und wissenschaftlichen Berechtigung der Fliegenmadenbehandlung der Wunde, und wenn es auch gelingt, durch die steril oder doch keimarm gezogenen Maden keine pathogenen Bakterien in die Wunden zu bringen, darf man gewichtige Gegengründe gegen diese Behandlungsart nicht außer acht lassen. Sie liegen auf psychologischem und ästhetischem Gebiete. Sehr vielen Menschen wird es unsympatisch sein, daß man die normalerweise Ekel erregenden Maden in eine Wunde einbringt. Die Verletzten klagen auch über das sehr lästige Gefühl des Krabbelns durch die Maden. Wir können durch diese Behandlung sehr leicht mehr seelisch schaden und das Vertrauen zum Arzt untergraben, als wir durch das Verfahren nützen, zumal uns zur Erreichung des gesteckten Zieles auch andere erprobte Mittel zur Verfügung stehen. Ich persönlich habe die Fliegenmaden nie angewendet. Vielleicht gelingt es doch, wie es schon beim Wirkstoff der Bienen der Fall ist, die wirksame Substanz der Fliegenmaden in sachgemäßer Weise zu isolieren und dann in den Heilschatz einzuführen.

5. Gasbehandlung der Wunde

Die Einwirkung von Gasen auf Wunden ist oft vorgeschlagen worden. Vor 100 Jahren wurde sie in Frankreich angewendet (*Hediger*). Aber stets ist es bisher so gegangen, daß nach einigen empfehlenden Arbeiten die Angelegenheit in Vergessenheit geriet. In der Praxis hat sich diese Behandlungsart in nennenswertem Umfang bisher nicht durchsetzen können.

Vielleicht macht eine gewisse Ausnahme die Behandlung mit Wasserstoffsuperoxyd, bei der ja Sauerstoff in statu nascendi zur Anwendung gelangt. Neben der rein mechanischen Wirkung des Entfernens von Fremdkörpern, nekrotischem Gewebe, Bakterien usw. von der Wundoberfläche durch das Aufschäumen mag auch eine chemische Wirkung des Gases selbst eine Rolle spielen. In der Wundbehandlung hat auf jeden Fall das Wasserstoffsuperoxyd sich einen Platz behaupten können (*Schmied*).

Eine besondere Wirkung ist dem Ozon zugeschrieben worden. *Payr* hat sich für seine Anwendung sehr eingesetzt. Die Anwendbarkeit dieses Gases wurde früher behindert durch die bei seiner Darstellung sich entwickelnden Nitro-Verbindungen, welche eine Reizwirkung auf Gewebe ausüben. Mittels des „Cytozon-Apparats" gelang es, reines Ozon ohne schädliche Beimengungen zu erhalten. Das Ozon soll nach den Angaben von *Payr* keimtötend, geruchbeseitigend, austrocknend, hyperämisierend und granulationsanregend sowie schließlich epithelisierend wirken. Daher empfiehlt *Payr* es hauptsächlich bei schlecht heilenden Wunden, torpiden Ulzera u. dgl. *Aubourg* rühmt der Ozonbehandlung eine besonders bakterizide antitoxische und vernarbende Kraft nach. Die Behandlung muß jedoch ununterbrochen 20 Tage lang ausgeführt werden. Die gute Wirkung soll der durch das Ozon bedingten „Ansäuerung" zuzuschreiben sein.

Eine Kombination von Ozon mit ionisiertem Wasserdampf, die in dem von *Ronzi* angegebenen Apparat hergestellt werden kann, hat *Neff* empfohlen. Bei offener Wundbehandlung wird mehrere Stunden am Tage und in der Nacht das Gas zur Einwirkung auf die Wunde gebracht. Auch andere Apparate sind angegeben und erprobt worden (*Giebler*). *Allemann* benutzte einen Apparat, welcher den in den üblichen Stahlflaschen käuflichen Sauerstoff in Ozon verwandelt. ¼ bis ½ Stunde lang läßt man das Gas durch eine sterilisierte Glaskanüle auf die Wunde einwirken.

Weiterhin wurde die Kohlensäure zur Wundbehandlung herangezogen, zunächst einmal in der Form der üblichen Kohlensäurebäder, die in Badeanstalten jedes Ortes, aber auch in speziellen Heilbädern verabfolgt werden können (*Schnelle*). Mit einem von der Firma Sanitas hergestellten Apparat haben *Scholtz* und *Feustel* gearbeitet und mit ihm bei 26 Wunden, 40 Gangränen, 20 Dekubitalulzera, 22 Ulcera cruris, 4 Phlegmonen, 12 verschiedenen Erkrankungen 99mal Heilungen, 20mal Besserungen und 5mal Mißerfolge erzielt. *Cobet* hat einen Apparat beschrieben, den sich jeder selbst zur Kohlensäurebehandlung von Wunden herstellen kann.

Schubert hat die Kohlensäurebehandlung so modifiziert, daß er das Gas in statu nascendi langsam, im Verlauf von Stunden, auf die Wunde einwirken läßt. Er hat einen aus Natrium bicarbonicum, Borsäure, Saponin und einem Bremskörper bestehenden Wundpuder angegeben, mit welchem bei schlecht granulierenden Wunden in der chirurgischen Klinik Breslau gute Erfahrungen gemacht sein sollen. *Hediger* hat auf Grund der Erfahrungen mit der Diättherapie der Wunden vorgeschlagen, zweimal täglich 1 bis 2 Stunden einen Kohlensäurestrom über die Wunden zu leiten. Es soll daraufhin eine Hyperämisierung und stärkere Sekretion einsetzen, denen vom 4. Tage ab das Aufschießen von Granulationen und rasche Epithelisierung vom Rande her folgt.

Auch Schwefeldioxyd ist angewendet worden. *Scanzoni* und *Kufferath* haben es empfohlen. Mittels des Präparats Sulfoliquid (Chem. Fabrik Marienfelde G. m. b. H.,

Hamburg 36) kann man es leicht herstellen, denn bei seiner Berührung mit der Wunde wird das Schwefeldioxyd frei. *Haas* hat es bei hartnäckigen Fällen von Wunddiphtherie mit schnell eintretendem Erfolg verwendet. Die Abstoßung nekrotischer Gewebsteile soll bei dieser Behandlungsart besonders rasch vor sich gehen (*Rottsahl*).

Die schweflige Säure eignet sich zur Reinigung eitriger Wunden, nicht jedoch zur Anregung der Granulationsbildung oder zur Epithelisierung, obwohl auch dies behauptet worden ist (*Senge*).

Es hat den Anschein, als wenn die Aerosole in ihren verschiedensten Formen, welche in der Raumdesinfektion schon stets eine große Rolle gespielt haben, auch in die Wundbehandlung Eingang gewinnen werden, und daß man statt des strömenden Wasserdampfs ein anderes Suspensionsgas, einschließlich der bereits erwähnten wählen wird.

6. Das Brennen der Wunde

Diese Behandlungsart ist uralt. Der nachstehende Stich, den ich der Firma Lohmann K. G., Fahr am Rhein, verdanke, bezeugt dies. Er zeigt in seinem oberen Teil die früher zum Brennen der Wunden verwendeten Gerätschaften, deren Glühkörper in einem Holzkohlenfeuer zur Rotglut gebracht wurden. Während meiner Assistentenzeit fanden sich diese Geräte noch in der Sammlung der chirurgischen Universitätsklinik Jena. Angewendet wurde das Verfahren sowohl zur Blutstillung als auch zur Wundbehandlung an sich. Zu allen Zeiten und bei fast allen Völkern ist die Glühhitze zu den verschiedensten Heilbehandlungen angewendet worden. Das darüber vorliegende wesentliche Schrifttum ist von *Hoppe* zusammengestellt worden.

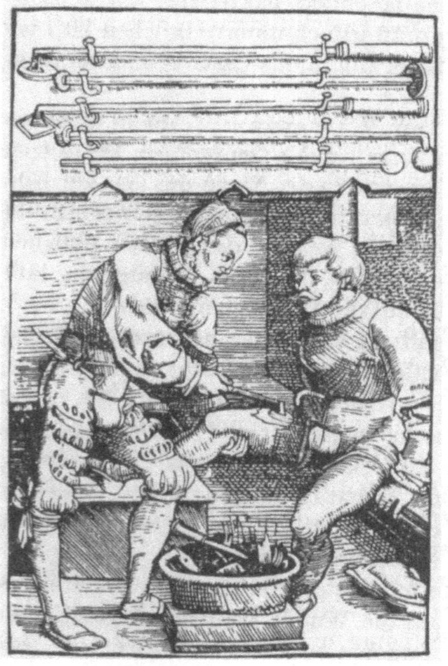

Abb. 21. Brennen der Wunde (Stich aus dem Mittelalter)

In Deutschland hat *August Bier* im Jahre 1928 die Glüheisenbehandlung wieder angewendet, und zwar im wesentlichen zur Bekämpfung der ausgebrochenen Wundinfektionen, zur Behandlung von Phlegmonen, aber auch zu unspezifisch ableitender Behandlung. Aus seiner Klinik ist mehrfach über Erfolge berichtet worden (Literatur siehe bei *Beyer*). Aber das Verfahren hat sich keine ausgedehnte Anhängerschaft erwerben können. *v. Bramann* hat bei Eiterungen eine Verkürzung der Behandlungszeit etwa um die Hälfte errechnet. Zu Beginn des zweiten Weltkrieges hat *Poeck* diese Methode zur Wundbehandlung vorgeschlagen und auch angewendet. Zu derselben Zeit hat *Vogeler* sie erneut zur Versorgung von Abszessen, Phlegmonen und schwer infizierten Wunden mit geringer Heilneigung vorgeschlagen. In groß angelegten Tierversuchen und in klinischer Erprobung in Lazaretten eines Kriegsschauplatzes hat *Beyer* das Verfahren geprüft und in einem

Buch darüber berichtet. Er kommt zu dem Schluß, daß das Glüheisen als zusätzliches Wundbehandlungsmittel abzulehnen sei. Bei der Behandlung von chronischen Eiterungen, Abszessen, Phlegmonen, Ulzerationen mit geringer Heilneigung kann es mit günstigem Erfolg zur Anwendung gelangen. Unabhängig hiervon hat auch *Hellner* das Brennen der Wunde in seine schon mehrfach erwähnten Wundbehandlungsuntersuchungen einbezogen. Nach seinen Erfahrungen hat es sich nicht wesentlich besser bewährt als die sorgfältige chirurgische Ausschneidung, ganz gleichgültig, ob es zusätzlich nach chirurgischer Wundversorgung ohne dieselbe als alleinige Behandlungsmethode zur Anwendung gelangte.

Den Einfluß des Verfahrens auf die Erzeugung einer Immunität hat *Erb* eingehend experimentell geprüft, und zwar nicht bei der Anwendung des Verfahrens bei der Wundbehandlung an sich, sondern beim sogenannten „subkutanen Brennen". Eine Immunitätssteigerung mit einem Gipfelpunkt des Effekts nach 14 Tagen und Abklingen im Laufe von 10 Wochen konnte er feststellen, jedoch nicht bei der „offenen Brennung".

So wird man also zu dem Schluß kommen, daß ein wesentlicher Vorteil in der Behandlung frischer Wunden mit dem Glüheisen nicht zu erwarten ist.

7. Die primäre Wundnaht

Die möglichst frühzeitig ausgeführte Naht einer Wunde ist keineswegs eine Errungenschaft der Neuzeit. Oft ist sie empfohlen und ebensooft wieder verlassen worden. Die Erkenntnisse der bakteriologischen Ära haben Gelegenheit gegeben, diese Frage von einem neuen Blickwinkel aus zu betrachten. Es soll hier nicht noch einmal der wortreiche Streit für und wider die Wundnaht skizziert werden.

Unbestritten ist, daß ein primärer, wenigstens teilweiser Verschluß der Wunde durch eine Naht von großem Vorteil ist und daher angestrebt werden soll. Die Vorteile liegen im wesentlichen in der Verkleinerung der Wundfläche und somit der resultierenden Narbe und der oft erheblichen Abkürzung der Behandlungsdauer. Bei der Vielzahl der denkbaren und auch alltäglich vorkommenden Verletzungen ist es nicht möglich, ins einzelne gehende Indikationsregeln für Ausführung oder Unterlassung einer solchen Naht aufzustellen. Nur einige Hauptgrundsätze seien kurz gestreift. Die Berücksichtigung der Entstehungsweise und die Art der voraussichtlich möglichen Nachbehandlung (Unterschied zwischen Friedens- und Kriegswunden!) sind von entscheidendem Einfluß. Die unter aseptischen Kautelen gesetzte Operationswunde kann naturgemäß genäht werden, wenn dies im Rahmen des ausgeführten operativen Eingriffs liegt. Von den Gelegenheitswunden sind unter Umständen zur Naht geeignet die glatten Hieb- und Schnittwunden, welche von einem keimarmen Gegenstand gesetzt wurden und in Körpergegenden mit keimarmer Haut gelegen sind. Hierzu gehören auch die Wunden, welche durch Wundexzision mit oder ohne chemische oder andere Antisepsis keimarm gemacht worden sind. Wenn in der Tiefe der Wunde tote Räume zurückgeblieben sind, so sind dieselben entweder zu drainieren oder die Naht ist zum mindesten teilweise zu unterlassen. Niemals sollen Wunden genäht werden, in deren Tiefe größere oder unbekannte Mengen von Infektionserregern zurückgeblieben sind. Hierzu rechnen besonders auch Stichwunden, deren Öffnung statt der Naht im Gegenteil mitunter zweckmäßigerweise erweitert werden soll. Die zu erwartende Ausbildung von größeren Mengen von Wundsekreten, besonders unter Druck, ist eine gewisse Gegenanzeige gegen die totale Wundnaht, zum mindesten ist sie ein Grund zur teilweisen Naht unter Hinzufügung der Drainage.

Es ist hier nicht der Ort, die Technik der zahlreichen Wundnahtmethoden zu schildern. Inwieweit die Hinzufügung einer chemischen Antisepsis die Indikationen zur Ausführung der Wundnaht weiterstecken kann, muß der Erfahrung und dem klinischen Blick der ausführenden Ärzte überlassen bleiben.

8. Die verzögerte Wundnaht

Es ist unzweifelhaft, daß man eine infizierte Gelegenheitswunde nicht durch Naht verschließen soll, weil man dadurch die Infektion verschlimmert und ihre Ausbreitung in die Umgebung propagiert. Man muß dadurch in Kauf nehmen, daß die nicht von Epithel bedeckte Wundfläche sehr erheblich vergrößert, die Heilung ungebührlich verzögert wird und eine flächenhafte, anfällige Narbe entstehen kann. Daher ist es verständlich, daß man nach Verfahren gesucht hat, diese Nachteile zu vermeiden. Wenn die „Sofortnaht" nicht anwendbar ist, so kann man doch die „Frühnaht" oder auch die „verzögerte Naht" zur Anwendung bringen.

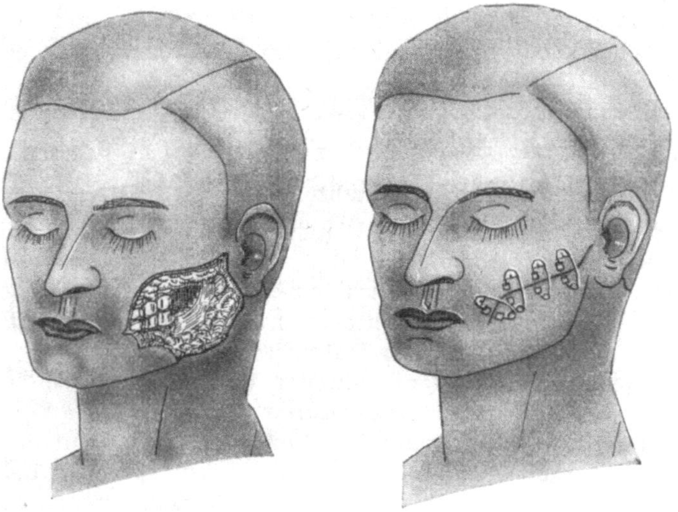

Abb. 22. Sicherheitsnadeln als vorläufige Wundnaht (nach *Henschen*)

Der Gedanke der Methode besteht darin, daß man nach einigen Tagen (etwa 3 bis 5), wenn sich übersehen läßt, wie die Wundinfektion verlaufen ist und wie sie sich wohl in der Zukunft entwickeln wird, noch nachträglich eine Nahtvereinigung, gegebenenfalls abschnittsweise, ausführt. Man soll dann aber nicht nur die Hautränder einander nähern, sondern auch das gesamte Wundgebiet einschließen.

Payr ist im ersten Weltkrieg sehr für dies Verfahren eingetreten und hat es auch im zweiten Weltkrieg wieder empfohlen. *Franz* hat es ganz besonders für die Kriegschirurgie empfohlen und sagte in einer Veröffentlichung aus dem Jahre 1940: „Die verzögerte Naht ist berufen, die im Kriege verpönte primäre Naht abzulösen. Sie ist diejenige Maßnahme, welche jeder Chirurg und jeder Arzt an der Front in den ersten Tagen der Wundheilung beim ersten Verbandwechsel auf das ernsteste erwägen muß."

Es gibt eine ganze Reihe technischer Verfahren, wie man die Naht selbst ausführt. *Payr* hat vorgeschlagen, bereits bei der ersten operativen Wundversorgung die notwendigen Vorbereitungen zur verzögerten Naht insofern zu treffen, als man durch den Wundgrund dünne Silbernähte führt und sie zunächst nicht knüpft, sondern auf der umgebenden Haut liegenläßt. Ich habe dies auch mehrfach mit dicken Seidennähten getan, wenngleich Metalldrähte jeder Art oder Silkworm oder Synthofil ihrer Struktur wegen dem Seidenfaden sicher überlegen sind. Wenn nun nach einigen Tagen der Wundverlauf derartig ist, daß man eine Verkleinerung der Wundfläche erzielen kann, ohne eine ernstere Wundinfektion riskieren zu müssen, dann werden die Fäden gegebenenfalls etappenweise angezogen, bis sich die Hautränder berühren.

Henschen hat die gewöhnliche, handelsübliche Sicherheitsnadel zu Nahtzwecken empfohlen. Mit ihr läßt sich auch eine verzögerte Wundnaht ausführen.

Es kann zweckmäßig sein, je nach dem Einzelfall über den Nadelteil der Sicherheitsnadel Schwammgummistücke, Stückchen von Gummidrains, Mullpäckchen, Stenzmasse und anderes zu schieben, um eine bessere Fixierungsmöglichkeit zu schaffen.

Durch Heftpflasterzüge oder den *Klapp*schen Miederverband evtl. in *Rathsmann*scher Modifikation kann man einen ähnlichen Effekt erzielen. Aber doch nur einen „ähnlichen", denn diese beiden letzteren Verbandarten greifen nur an der Haut an, während die vorsorglich gelegten Fäden auch die tieferen Wundschichten einander nähern und somit eine richtigere Heilung der Gesamtwunde von der Tiefe her erzielen. Dadurch wird auch am besten die Ausbildung eines Restabszesses bei bereits verheilter Haut vermieden. Und außerdem verdecken Heftpflasterzüge und Miederverband einen größeren Hautbezirk und erschweren die Beobachtung der Wundumgebung während der Heilung.

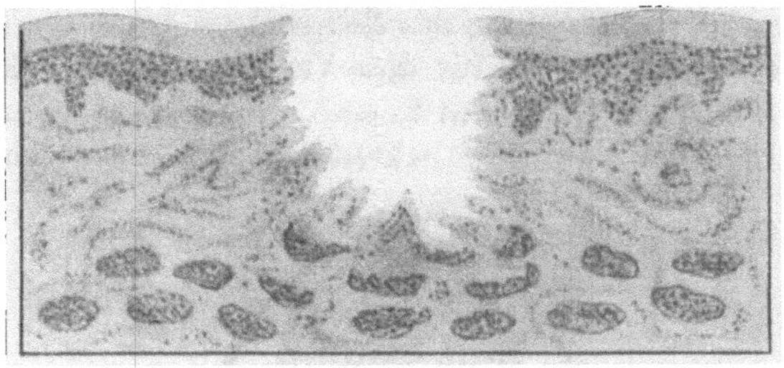

Defektwunde

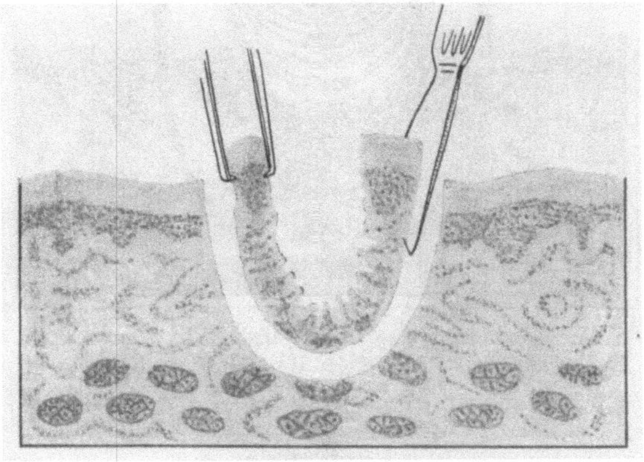

Wundrandexzision

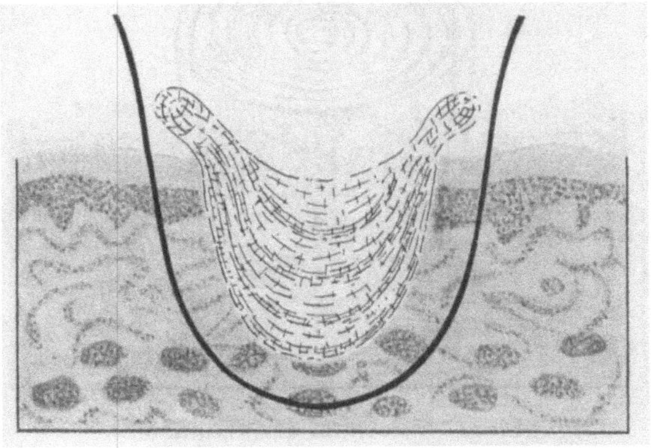

Nichtgeknüpfte Drahtschlinge um die Wundhöhle

Abb. 23a. Schema der verzögerten Wundnaht

Die verzögerte Naht ist in allen Ländern (Frankreich — *Leriche*, Amerika — *Coller* und *Valk*, Rumänien — *Gilorteanu* usw.) auch in der Friedenschirurgie ausgeführt worden.

Die Bestimmung des Zeitpunktes, wann die Fäden angezogen werden sollen, und die Auswahl der für dies Verfahren geeigneten Wunden erfordert einen gewissen klinischen Blick und Erfahrung. Die Franzosen haben vor der Ausführung der verzögerten Naht eine bakteriologische Untersuchung des Wundsekrets verlangt und haben die Naht nicht ausgeführt, wenn sich hämolytische Streptokokken und Gasödembazillen fanden. Aber schon *Leriche* hat geltend gemacht, daß der Erfahrene auch ohne diese Untersuchung auskomme.

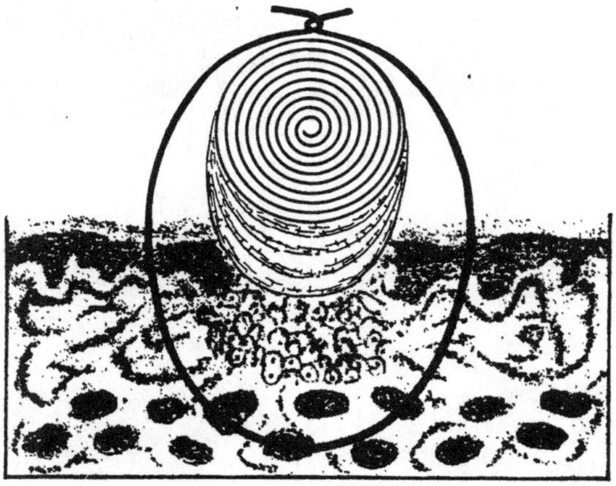

Verkleinerung der Wundhöhle durch teilweises Anziehen der Drahtschlinge

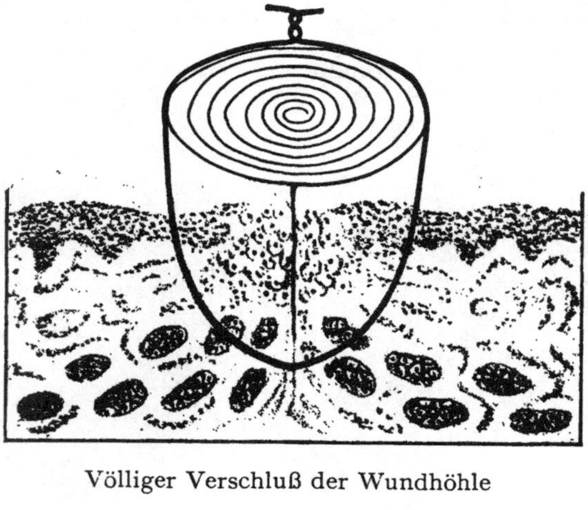

Völliger Verschluß der Wundhöhle

Abb. 23b. Schema der verzögerten Wundnaht

Das geschilderte *Payr*sche Verfahren hat gegenüber der schon früher gelegentlich geübten „Sekundärnaht" oder „Spätnaht" (*Volkmann*) den Vorteil, daß keine neuen Wundflächen bei dem zweiten Eingriff gesetzt zu werden brauchen und daß das Anziehen der Nähte keine Betäubung des Verletzten irgendwelcher Art notwendig macht.

Der Engländer *Edwards* hat auf Grund seiner Erfahrungen auf dem italienischen Kriegsschauplatz des zweiten Weltkrieges das von den dort tätigen Militärärzten geübte Verfahren wie folgt geschildert: Möglichst frühzeitig nach der Verwundung wurde die operative Wundversorgung ausgeführt. Die Wunde blieb offen. In einem Basislazarett wurde 3 bis 5 Tage später, falls sich keine Infektion ausgebildet hatte, die Sekundärnaht ausgeführt, und zwar ohne vorherige bakteriologische Untersuchung. Ein Transport des Verwundeten nach Ausführung der Sekundärnaht wird als nicht statthaft bezeichnet. Kontraindikationen bestehen nur bei Ausbildung einer Infektion oder bei starkem Blutverlust.

Edwards bezeichnet sein Verfahren als „verzögerte Primärnaht", wenn sie innerhalb der ersten 10 Tage nach der Verwundung ausgeführt wird; nach diesem Zeitpunkt als „Sekundärnaht".

Im ganzen sollen 17000 bis 18000 Verwundungen auf diese Weise behandelt worden sein, davon 10% Schußfrakturen mit verzögerter Primärnaht, 20% mit Sekundärnaht. Von 640 derartig behandelten Verwundeten werden genauere Ergebnisse mitgeteilt. 84% waren innerhalb der ersten 12 Tage primär geheilt. In einer anderen Serie von 951 Verletzungen heilten 91% primär oder mit milder Infektion. In einer Reihe von 234 Wunden, welche auf dieselbe Weise, aber zusätzlich noch mit Penicillin behandelt worden waren, heilten um 89% primär.

Von amerikanischer Seite wurde von *Farry* und *Jones* mitgeteilt, daß im Bereich eines in England gelegenen amerikanischen Lazaretts von 6000 nach der Invasion eingelieferten Verwundeten 2500 mit sekundärer Wundnaht behandelt worden sind, wenn sich innerhalb von 72 Stunden nach der ersten Wundversorgung keine Infektion entwickelt hatte. Vom Tage der Sekundärnaht ab, nicht vorher, wurde 6 bis 7 Tage

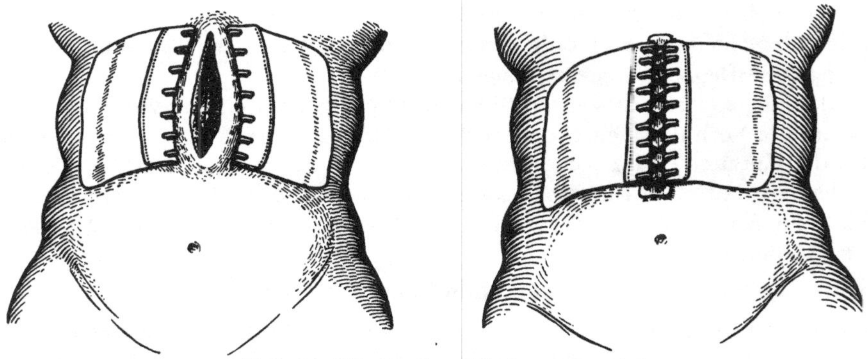

Abb. 24. *Klapp*scher Miederverband

lang täglich 6,0 g Sulfadiazon per os gegeben. Bei 600 so behandelten Verwundeten heilten 67% „trocken" innerhalb von 7 Tagen, 29,3% heilten „feucht", d. h. mit serös blutiger Absonderung und mit Reizerscheinungen um die Nähte innerhalb von 14 bis 16 Tagen. Nur bei 3,7% war das Ergebnis „unbefriedigend". In einer weiteren Gruppe von 125 Verwundeten wurde neben Sulfonamiden auch Penicillin gegeben. Die Heilungsergebnisse waren keineswegs besser, eher im Gegenteil, denn der Prozentsatz der „feuchten" Heilungen betrug 35,6% und der der Versager 4,4%.

9. Stauungsbehandlung der Wunde

Die von *Bier* inaugurierte Stauungsbehandlung richtet sich gegen eine manifeste oder drohende Entzündung. Es ist also verständlich, daß, besonders in der Zeitperiode, in welcher diese Behandlungsart große Mode war, sie auch auf die Behandlung der Wunde, und besonders der nicht primär genähten Wunde, angewendet worden ist, nachdem *Joseph* aus der *Bier*schen Klinik 1911 dieselbe für diesen Zweck empfohlen hatte. Er hatte über die „Steigerung der physiologischen Autoantiseptik" bei drohender Infektion frischer Verletzungen berichtet. Der Transsudationsstrom schwemme die Verunreinigungen aus den Wunden hinaus und „besorge mit seiner bakteriziden, aus dem Blutserum stammenden Kraft die Desinfektion gründlicher und schneller, als wir sie je auf mechanische und chemische Weise durchführen könnten". Nicht alle Ärzte haben sich dieser Auffassung anschließen können. Bald darauf hat *Frangenheim* ausgeführt, daß die Stauungshyperämie nicht bakterizid wirke und daß durch frühzeitige Stauung es nicht gelinge, Infektionen zu verhüten. Die von *Joseph* behauptete Überlegenheit der Stauung über die chemische Desinfektion bestehe nicht. *Ritter* hat mitgeteilt, daß Wundrandexzision, verbunden mit Stauung, Gutes zu leisten vermöge, daß aber ohne die erstere, d. h. bei Belassung des optimalen Nährbodens der Nekrosen, der Erfolg sicher nicht so gut sei. Man muß auch berücksichtigen, daß die mit der Stauungsbehandlung verbundene Ruhigstellung und günstige Lagerung des Wundgebietes an sich schon sehr wirkungsvolle infektionshemmende Momente darstellen.

Die objektive Beurteilung der erzielten Erfolge ist äußerst schwer. Im Stadium der Infiltration wird sie wohl öfter zum gewünschten Ziele führen als bei fortgeschrittener Phlegmone, beginnender Einschmelzung, ausgebildetem Abszess oder Sekretretention in einer oder mehreren Wundtaschen. So sind denn auch die mitgeteilten Erfolge unterschiedlich. Es würde zu weit führen, im einzelnen auf die im Schrifttum niedergelegten Beobachtungen einzugehen.

Die damaligen Erfahrungen lauteten im allgemeinen günstig, ganz besonders in bezug auf die Verhütung einer drohenden Infektion. In der Folgezeit ist es aber um die bei der Entzündung an sich gegebenenfalls sehr gute Behandlungsart recht still geworden, so daß man annehmen kann, daß sie zur Zeit nicht in nennenswertem Ausmaß zur Anwendung gelangt. In Einzelfällen kann man sich einmal dieses Verfahrens bedienen.

10. Saugbehandlung der Wunde

Das Einwirkenlassen von Saugkräften auf eine entzündete Wunde erzeugt in ihr einen Saftstrom von der Wunde nach außen und ist daher in der Lage, Bakterien und vor allem ihre schon in den Gewebssäften enthaltenen Giftstoffe aus der Wunde zu entfernen und damit dem Körper eine erhebliche Mehrarbeit abzunehmen. Es kann also zweckmäßig sein, auf Wunden die *Bier*schen Saugglocken verschiedener Form aufzusetzen und auf die Wundoberfläche einen Saugdruck auszuüben. Man wird erstaunt sein, welche Mengen von Eiter und eitriger Gewebsflüssigkeit man aus ihnen entfernen kann.

Eine besonders schonende und permanente, daher auch sehr wirksame Form der Saugbehandlung ist die

Sandbehandlung.

Die Araber bedeckten verwundete Extremitäten mit Wüstensand. Der Afrikareisende *Rohlfs* wandte ihn zu diesem Zwecke an *(Läwen)*. *Neuber* und *Kümmell* haben ihn auf dem Chirurgenkongreß 1882 schon erwähnt.

Von *Thies* wurde im Jahre 1921 die Sandbehandlung infizierter Wunden angegeben, *v. Brunn* und *Magnus* haben sie sehr gern verwendet und *v. Golz* hat sie im Jahre 1939 erneut beschrieben. Die Methode besteht darin, daß feinkörniger See- oder Flußsand zunächst durch Sieben mechanisch gereinigt wird. Dann wird er im Heißluftsterilisator sterilisiert. Wenn größere Mengen benötigt werden, wie seinerzeit im Krankenhaus Bergmannsheil in Bochum, so lohnt es sich, für diesen Zweck einen besonderen Apparat mit Rührvorrichtung bauen zu lassen. Der sterilisierte Sand wird in Kästen gefüllt, in welche die zu behandelnden Extremitäten so gelagert werden, daß sie vollkommen von dem Sand umgeben sind. Hierdurch wird zunächst einmal eine sehr schonende Ruhigstellung des verletzten und entzündeten

Gebietes gewährleistet. Das Wesentliche ist aber, daß ein erheblicher kapillarer Sog auf die Wunde ausgeübt wird, welcher einen Saftstrom von der Wunde in den Sand ausübt. Dieses Saugen wird von den Verletzten als angenehm empfunden. Nach 24 Stunden wird das Glied aus dem Sand genommen. Der über der Wunde feucht gewordene Sand wird mit einer leicht desinfizierenden Flüssigkeit abgespült, so daß die Wundfläche besichtigt werden kann. Dann läßt sich die Wunde erneut für 24 Stunden in eine neue Sandschicht lagern. Der alte Sand wird fortgeworfen.

Diese von mir häufig angewandte Verbandform eignet sich ganz besonders für derartige Wunden, bei denen es zunächst nur zu einem Ödem der Umgebung und noch nicht zu einer eigentlichen Eiterabsonderung gekommen ist. Das Absaugen des entzündlichen Ödems gelingt in ganz besonders schonender Weise. Die im Gewebe vorhandenen schädlichen Entzündungs- und Giftstoffe werden unschädlich gemacht und die Infektion wirksam bekämpft. Naturgemäß hat die Sandbehandlung nur dann einen Zweck, wenn eine Wunde vorhanden ist; bei unverletzter Haut ist sie unwirksam.

In den letzten Jahren ist die Sandbehandlung von mehreren Seiten propagiert worden. *Birnbaum* empfahl sie in der Wundbehandlung. *Hertzar* verwandte sie zur Säuberung von Knochenresthöhlen, *Grundmann* bei chronisch exogener Osteomyelitis. *Läwen* untersuchte seine Wirkung auch in bakteriostatischer Beziehung und die Kombination von Seesandbehandlung mit Penicillin.

11. Wundbäder

Das Baden von Wunden, besonders infizierter Wunden, ist seit undenklichen Zeiten angewendet worden. Auch im Tierreich soll es instinktiv ausgeübt werden. (Vgl. die Geschichte von der Entdeckung der Heilquelle von Wildbad.)

Einmal kann ein solches Bad den Zweck haben, angetrocknete Verbandstoffe schonend von der Wundfläche abzulösen. In diesem Falle ist ein Zusatz von Wasserstoffsuperoxyd ratsam. Die Wirkung antiseptischer Zusätze ist geringer, als man anzunehmen gewillt ist. Auf jeden Fall müssen zu starke Konzentrationen vermieden werden. Meist ist das warme Bad an sich mit indifferentem geringen Zusatz von Kochsalz, Kamillenabkochung oder dgl. zum mindesten ebenso wirksam wie eine antiseptische Flüssigkeit. Die Verwendung eines warmen Bades von 37 bis 40° ist aber notwendig, da es eine Hyperämie im Wundgebiet erzeugt. Durch das Bad werden, besonders wenn eine geringe Salzkonzentration in ihm vorhanden ist, der Saftstrom aus der Wunde nach der Badflüssigkeit zu gelenkt, die Sekretion gefördert und die Sekrete gelöst. Da weiterhin die Gewebsspannung vermindert und damit auch der Schmerz gelindert wird und schließlich die Abstoßung der Gewebsnekrosen beschleunigt wird, so werden derartige Bäder von den Verletzten meist sehr angenehm empfunden und sind ratsam, wenn sie nicht zu oft angewendet werden und damit der Wunde die notwendige Ruhe geraubt wird.

Die Behandlung der Wunden mit hypertonischen Salzlösungen ist ebenfalls sehr alt. Es sei nur an das historisch bekannte Beispiel erinnert, daß *Larrey* nach der Schlacht bei Abukir die Wunden mit Seewasserumschlägen behandeln ließ. *Markuse* hat in Kaninchenexperimenten die Wirkung geprüft. Er verwendete 25 % Lösungen von Magnesium sulfuricum und 5 bis 10 % Lösungen von Natriumchlorid. Er konnte erneut die schon bekannte Tatsache ermitteln, daß hypertonische Lösungen im Stadium der Eiterung und Wundreinigung letztere befördern und die Wundsekretion vermehren. Bei granulierenden Wunden ist diese Behandlung nicht angezeigt. *Lyth* verwendete bei 1096 Kranken fast gesättigte Lösungen von Natriumsulfat und erzielte gute Erfolge, besonders wenn ein kollaterales Ödem oder eine Lymphangitis bestanden.

Prolongierte oder Dauerbäder sind jedoch nicht zweckmäßig. Sie bewirken eine starke Quellung nicht nur der Haut, sondern auch des Granulationsgewebes, welches blaßrot und glasig wird und ein ungesundes Aussehen annimmt.

Wundbäder mit heißer Luft sind von *Iselin* empfohlen worden. Er verwandte einen gewöhnlichen Heißluftkasten mit einer Innentemperatur bis zu 90° und ließ die Wärme zweimal täglich 2 bis 3 Stunden einwirken. Auch in Form der Föndusche ist sie anwendbar. Der Wert dieser Behandlung liegt wohl auch in der Erzeugung einer Hyperämie. Nach auch von anderer Seite zunächst mitgeteilten günstigen Ergebnissen hat sich das Verfahren aber keinen größeren Anhängerkreis verschaffen können. Dies ist auch zweifellos berechtigt, da wir den gewünschten Effekt auf anderem, das Wundgewebe mehr schonendem Wege (beispielsweise durch ein richtig zusammengesetztes warmes Flüssigkeitsbad) erreichen. Die Heißluftbehandlung hat noch den nur unter bestimmten Umständen erwünschten Erfolg, daß sie die Wundsekrete zusammen mit den obersten Wundschichten zu einem Schorf eintrocknen kann. Wenn man also eine „Heilung unter dem Schorfe" erzielen will, so ist zur Einleitung derselben ein Heißluftbad angezeigt.

12. Röntgenbestrahlung der entzündeten Wunde

Die Untersuchung des Einflusses von Röntgenbestrahlungen auf die Immunitätslage des Körpers und damit auf den Ablauf eines Entzündungsvorganges sind nicht besonders aufschlußreich gewesen. Es konnte ermittelt werden, daß die Antikörperbildung gehemmt werden kann. Bereits im Körper vorhandene Antikörper werden nicht mehr durch die Bestrahlung beeinflußt. *Linser* und *Helber* fanden, daß nach Bestrahlungen ein Zerfall der Leukozyten zu einem „Leukotoxin" eintritt. Nachuntersucher konnten dies nicht bestätigen. Bei allen diesen Studien ist es von ausschlaggebender Bedeutung, welche Dosierung angewendet wurde. *Fränkel* und *Badde* fanden bei Anwendung großer Dosen eine Verminderung des Komplementgehalts, *Laewen* beobachtete keinen wesentlichen Einfluß auf das bakterizide Komplement, *Quadrone* dagegen will eine Verstärkung des hämolytischen Komplements erreicht haben.

Eine Beeinflussung der Präzipitinwirkung tritt ein (*Benjamin* und *Sluka, Leidenfrost*), hat aber keine ausschlaggebende Bedeutung.

Nach den Vorträgen von *Heidenheim* und *Fried* auf dem Chirurgenkongreß 1924 nahm die klinische Anwendung der Röntgenbestrahlung von Entzündungen, weniger von entzündeten Wunden, einen sehr großen Aufschwung. *Heidenheim* glaubte, daß die dabei auftretenden bakteriziden Stoffe aus dem bestrahlten Entzündungsherd stammten. Die guten Erfolge sollen sich zu den zweifelhaften und negativen bei nicht inzidierten Entzündungen wie 4 : 1, bei gleichzeitiger oder vorhergegangener Spaltung (dies würde also etwa der entzündeten Wunde entsprechen) wie 1 : 1 verhalten. Allein aus dieser Zahl erkennt man die relativ geringe Bedeutung dieser Behandlungsart für die Wundbehandlung.

Nach *Heidenheim* sollen die bakteriolytischen und proteolytischen Vorgänge über die Bestrahlung hinweg andauern. Ohne exakte Beweisführung äußerte er die Ansicht, daß „im Herde ein Umbau und Abbau der genannten Toxine und giftigen Abbauprodukte des Körpereiweiß stattfindet, durch welchen sie in ungiftige Stoffe umgewandelt werden".

Nach den Ausführungen von *Fried* sind Erfolge nur bei niederer Dosierung (10 bis 20% der H E D) zu erwarten, größere Dosen verschlechtern die Ergebnisse. Zu denselben Ergebnissen in bezug auf die Dosierung kamen *Glanner* und *Holland*, welche ausführen, daß die Dosierungsbreite äußerst gering ist und nach klinischen Erfahrungen jedem Einzelfall angepaßt werden muß.

In der Wundbehandlung hat sich die Röntgenbestrahlung kein nennenswertes Anwendungsgebiet schaffen können. *Freund* hat die Röntgenbehandlung der Wunde systematisch untersucht. Er führte sofort nach der Blutstillung eine Röntgenbestrahlung aus und wiederholte sie in 6 bis 7 Sitzungen mit dreitägigem Abstand. Auf diese Weise will er besonders gute Narben erzielt haben. Wenn zu große Dosen zur Anwendung gelangten, trat eine Verlangsamung der Heilung ein. Er verwendete unfiltrierte Strahlen in der Menge etwas mehr als die Epilationsdosis.

Dolls untersuchte an Ratten die Zugfestigkeit der nach Bestrahlung septischer Wunden erhaltenen Narben. Wenn unmittelbar nach der Operation mit 300 R bestrahlt wurde, trat ohne einen anatomisch nachweisbaren Unterschied eine Steigerung der Zugfestigkeit auf. Bei Bestrahlung mit 1020 bis 1800 R resultierte eine erhebliche Verminderung der Zugfestigkeit mit mikroskopisch und makroskopisch nachweisbarer Verzögerung der Wundheilung. Wenn 24 Stunden nach der Wundsetzung mit 1020 R bestrahlt wurde, dann konnte histologisch eine deutliche Hemmung der reparativen Vorgänge ohne Beeinträchtigung der Zugfestigkeit nachgewiesen werden.

Den Einfluß der Gamma-Strahlen des Radiums auf die Wundheilung hat *Nathanson* untersucht. Die Versuche wurden an Hunden angestellt, denen an den Bauchdecken vernähte Wunden beigebracht wurden, welche nach verschiedenen Zeiten unter wechselnden Bedingungen mit Radium bestrahlt wurden. Kleine Dosen (5 mg-Stunden) unmittelbar nach der Operation bewirkten eine Beschleunigung der Heilung, höhere Dosen (100 bis 1000 mg-Stunden) verzögerten dieselbe. Bestrahlungen zu einem späteren Zeitpunkt, nach 24 bis 48 Stunden, bewirkten entsprechend der Dosierungsintensität eine Verzögerung, aber dennoch glatte Narben.

13. Anwendung des elektrischen Stroms

Karp hat vorgeschlagen, Wunden mittels sterilisierbarer Elektroden 1 bis 2 Minuten mit einem Induktionsstrom zu behandeln. Angeblich soll der Strom desinfizierend, hyperämisierend und granulationsfördernd wirken. Der sterile Silberpol eines Induktionsapparats wurde unter Verwendung einer Spannung von 3 bis 5 Volt auf und ab bewegt und diese Behandlung 3 bis 5 Tage fortgesetzt. *Karp* ging dabei von dem Gedanken aus, daß Wunden, welche der elektrische Strom gesetzt hat, schneller heilen als andere. Obwohl diese Grundlage anfechtbar ist, kann die Wundsekretion, welche man durch diese Behandlung erreichen soll, mitunter vielleicht von Nutzen sein.

Chevier bildete in der Wunde für eine Stunde einen See mit *Ringer-Loke*-Lösung von 37°. Unter elektrischer Isolierung des Kranken wurde dieselbe elektrolysiert. Handelt es sich um stark zerfetzte Wunden, so wendet man in den ersten 2 bis 3 Sitzungen besser eine hypertonische Lösung an. Hierdurch sollen die Wunden entkeimt werden.

Der von *Parodi* konstruierte Apparat, mit welchem der Gesamtkörper eines Verletzten, besonders eines Kriegsverletzten, mit „Milliarden negativer Elektronen bombardiert“ werden kann, hat wohl keine Anhänger gefunden.

14. Wunddiätetik

Die diätetische Behandlung eines verwundeten Menschen ist wohl so alt wie die Heilkunde. Im ältesten medizinischen Dokument, dem Papyrus *Smith*, ist ihrer bereits Erwähnung getan. In den seitdem vergangenen 4500 Jahren ist diesem Verfahren teils mehr, teils weniger Bedeutung beigemessen worden. Noch vor etwa 100 Jahren wurde der Ernährung Verletzter und Operierter sehr viel Aufmerksamkeit geschenkt. Dann geriet es wohl unter der Einwirkung der bakteriologischen Erkenntnisse mehr und mehr in Vergessenheit. Wir befinden uns aber meiner Auffassung nach in einer Periode ansteigender Bewertung diätetischer Maßnahmen, obwohl das Schrifttum bisher noch nicht sehr umfangreich ist. Wir wissen, daß reichliche Zufuhr von Eiweiß, Fett und Lipoidstoffen gegen Infektionen schützt, Kohlehydrate dagegen ihre Ausbreitung fördern. Auch ein hoher Wassergehalt der Gewebe begünstigt die Infektionsausdehnung.

Bevor wir uns mit den Gedankengängen von *Hermannsdorfer*, dem modernen Vorkämpfer auf diesem Gebiet, befassen, werfen wir zunächst einen kurzen Blick auf das Wesentlichste, was von anderer Seite veröffentlicht worden ist.

Schade hat sich mit der Erforschung der Wirkungsart der Säurekomponente beschäftigt. Er fand, daß bei alkalischer Kost das Kohlensäurebindungsvermögen des Wundsekrets gegenüber dem bei saurer Kost anstieg. Auf dem Wege über den Druck im Kapillarsystem bewirkte die saure Kost ein Austrocknen der Wunden, während bei alkalischer Kost die Sekretion anstieg. Falls es angezeigt ist, kann diese Erkenntnis therapeutisch ausgenutzt werden. *Lapp* und *Neuffer* haben dies ausgenutzt zur Vorbereitung zu Transplantation nach *Thiersch*. Als Grundkost wurde eine salzfreie gemischte Kost von geringem Kaloriengehalt verabfolgt. Sechs Tage vor der Plastik wurden zwei Kostperioden mit je zwei Obsttagen und einem Grundkosttag verordnet. Nach der Plastik wurde eine Woche lang Grundkost gegeben, welche durch zwei voneinander getrennte Obstentwässerungstage unterbrochen wurde. Durch dieses Vorgehen wurde eine Austrocknung der Wunde erreicht.

Eingehende Untersuchungen über die Wirkung saurer Kost mit einer Würdigung der vorliegenden Literatur haben *Reimers* und *Winkler* angestellt. Sie fanden, daß steril gesetzte Wunden in den ersten Tagen alkalischer als das Blut sind. Dann erfolgt der Umschlag in die saure Reaktion. Auch bei infizierten Wunden ist dasselbe Verhalten festzustellen, nur ist quantitativ der Säuerungsgrad immer etwas höher als bei einer gleich alten sterilen Wunde. Auch diese Autoren fanden, daß durch eine Umstellung des Organismus auf Azidose sich eine glattere und schnellere Heilung erreichen läßt.

Wagner hat in 153 Fällen Entzündungen, Wunden und Geschwüre durch saure Kost oder säuernde Medikamente behandelt. Er gab 3—5 mal 8—10 Tage lang täglich 1—2 g Ammonchlorid in Milch, oder Salzsäure oder Phosphorsäure in Tropfenform. Gleichzeitig wurden zur örtlichen Wundbehandlung 1,8 % Ammoniumchloridlösung oder 4 % Lösung von Calcaria hypochlorosa verwendet. Die Erfolge dieser Behandlung sollen sehr gut gewesen sein.

Siegfried empfahl zur Behandlung des Erysipels eine eiweiß- und fettarme Kost, die hauptsächlich aus Fruchtsäften sowie Gemüse und Schleimsuppen ohne Eier und Milch bestand. Die Kranken werden nicht zur Nahrungsaufnahme genötigt, sondern es wird ihnen davon abgeraten. Die Erfahrungen mit dieser Behandlung an 40 Kranken waren günstig.

Über die wunddiätetischen Erfahrungen in Großbritannien in den letzten Jahren wurde im Leitartikel von Brit. med. Journ. 4499, 418, 1947 berichtet. Besonders wurde darauf hingewiesen, daß beim Verwundeten zugeführtes Eiweiß zur Kalorienerzeugung verbrannt werden kann und somit als Eiweißersatz ausfällt. Auch dem Salz- und Wasserhaushalt muß Aufmerksamkeit geschenkt werden. Der Serumeiweißspiegel muß laufend kontrolliert werden. Plasma- und Blutinfusionen haben sehr große Bedeutung.

Hermannsdorfer hat sich in mehreren Veröffentlichungen eingehend mit der ,,Wunddiätetik" befaßt und gibt in einem 1929 erschienenen Buche auch einen sehr lesenswerten geschichtlichen Überblick über dies interessante Gebiet, auf welchen hier ausdrücklich verwiesen werden soll.

Die Ergebnisse seiner Untersuchungen hat *Hermannsdorfer* in nachstehendem Speisezettel zusammengefaßt, der für die Praxis wichtig ist. Auch in der Geburtshilfe wurden mit der Wunddiätetik günstige Erfahrungen gemacht *(Bardenheuer)*.

Speisezettel für saure Kost (nach *Hermannsdorfer*)

Erlaubte Speisen: Fleisch: Besonders Rindslende, Kalbfleisch, Hammelfleisch, Huhn, Reh, Kalbsleber, Kalbsbries, Hirn, Nieren, roher Fleischsaft, geschabtes rohes Fleisch.

Fisch: Hering (ungesalzen oder entsalzt), Karpfen, Schellfisch, Kabeljau, Zander.

Eier: Rohes Eigelb, Eierkognak, Eidotter mit Zitronensaft.

Fette: Salzlose Molkereibutter, Schweineschmalz, Palmin, Margarine, Lebertran.

Käse: Handkäse, Quark, Schweizer Käse, Parmesan.

Süßmittel: Bienenhonig, Zucker.

Zusätze: Zitronensaft, Essig, Cenovis-Vitaminextrakt (salzlos), salzlose Cenovis-Nährhefe (Cenovis-Werke, München), Fleischextrakt.

Mäßig zu verwenden: Mehle und andere kohlehydrathaltige Nahrungsmittel: Weizengrieß, Graupen, Roggen- und Weizenmehl, Grießmehl, Hafergrütze, Haferflocken, Gerstenschleim, Nudeln, Makkaroni, Reis, Brot, Zwieback, Keks, Maismehl, Mondamin, Paprika.

Pflanzen: Weiße Bohnen, Linsen, Erbsen, Preiselbeeren, Rosenkohl, Zwiebeln, Erdnüsse, Haselnüsse, Walnüsse, Paranüsse, Mandeln.

Getränke: Limonaden, Bier, Rotwein, Malaga, Tokaier, Sherry, saure Milch, Kefir, Yoghurt.

Die gesamte Kost ist kochsalzfrei zuzubereiten.

Zu vermeidende Speisen: Wurst, Konserven, Kartoffeln, Obst, Salat, Gemüse, süße Milch.

Ansäuerungsmittel: Phosphorsäure: 5 × täglich bis zu 5 ccm Phosphorsäure nach folgender Vorschrift: 3—4 Teelöffel Zucker in 1—2 Eßlöffel Wasser lösen und die

Phosphorsäure dazugeben. Die doppelte Menge Himbeersaft oder herben Rotwein zusetzen. Gut verrühren. Nach dem Essen trinken lassen. Zur Beseitigung des kratzenden Geschmacks etwas Wein hinterhergeben. Oder

Saures phosphorsaures Ammonium: 18 g auf 1 l Himbeerlimonade. Oder

Chlorammonium: In wäßriger Lösung bis 0,1 g pro kg Körpergewicht. Oder

Salzsäure: In Tropfen, Lösung oder in Form der *Scheer*schen Salzsäuremilch (auf 1 l Milch 260 ccm $\frac{n}{10}$ Salzsäure). Oder:

Chlorkalzium: 2 % Lösung eßlöffelweise.

Diese Ansäuerungsmittel werden neben der Diät als Arzneimittel verabfolgt. Es ist ratsam, mehrfach mit den verschiedenen Mitteln abzuwechseln.

Die Wirksamkeit einer derartigen Diät konnte *Hermannsdorfer* sowohl im Tierexperiment als auch bei klinischer Anwendung zeigen. Sauer ernährte Tiere besaßen Wunden mit frischroten, körnigen Granulationen, alkalisch ernährte Tiere solche mit torpidem, grauweißem Aussehen. Auch der verschiedene Wassergehalt der Gewebe bei den beiden Ernährungsformen konnte nachgewiesen werden.

In gewissem Sinne kann auch die in moderner Zeit immer mehr an Bedeutung gewinnende intravenöse Therapie mit Aminosäuren zur „Ernährungstherapie" gerechnet werden, wenngleich die Prüfung von einzelnen Aminosäuren, wie sie *Puccinelli* beispielsweise mit dem Histamin und anderen durchgeführt hat, sein Augenmerk vorwiegend auf die hierdurch erzielten Gewebsveränderungen gerichtet und den Eiweißersatz nicht in seine Betrachtungen einbezogen hat. *Davis* konnte an 203 mit Aminosäuregemischen behandelten Kranken eine schnellere und bessere Wundheilung erreichen.

In den Vereinigten Staaten von Amerika ist die Aminosäuretherapie wesentlich weiter verbreitet als in Europa. Aus der chirurgischen Universitätsklinik Bern erschien kürzlich eine Arbeit von *Roost*, welche sich mit der präoperativen und postoperativen Aminosäuretherapie befaßt. Besonders wegen der augenblicklich ungemein verbreiteten Hypoproteinämie. Bei ihr können auch kleinere Blutverluste verhängnisvoll sein.

In diesem Zusammenhang sind Zahlen interessant, welche *Coller* und *Crook* mitteilten, die sich bemüht haben, die durchschnittlich bei typischen Operationen auftretenden Blutverluste mengenmäßig zu erfassen. Die nachstehend aufgeführten Werte sind Durchschnittszahlen, welche im Einzelfall sowohl nach oben als auch nach unten erheblich schwanken können.

Durchschnittliche Blutverluste nach

Appendektomie	26	ccm
Hernienoperation	82	„
Dickdarmoperation	121	„
Gallenblasenoperation	180	„
Strumaoperation	405	„
Magenresektion wegen Ca	455	„
Magenresektion wegen Ulcus	500	„
Pneumonektomie	1400	„
Lobektomie	1600	„

Der Ersatz des hierdurch bedingten Eiweißverlustes ist vordringlich. Die entweder präoperativ bereits vorhandene oder durch den operativen Blutverlust bewirkte Hypoproteinämie bewirken eine deutliche Verzögerung der Wundheilung und eine Herabsetzung der Widerstandskraft gegenüber postoperativen Infektionen.

Wenn die Aufnahme von Protein auf normalem Wege gestört ist, dann steht uns heute der parenterale Weg zur Verfügung. Das in Deutschland erhältliche „Aminotrat" der Nordmarkwerke ist durch Hydrolyse aus tierischem Eiweiß gewonnen. Es kann als Dauertropfinfusion gegeben werden, indem man eine Ampulle von 100 ccm mit 600 ccm einer 5 %igen Glukoselösung verdünnt. Schnelle Infusionen sind zu vermeiden. Es sollen nicht mehr als 10 g Aminosäuren in der Stunde verabfolgt werden, welches einer Menge von etwa 400 ccm der obenerwähnten Mischung entspricht. Aber auch zur oralen Verabreichung kann das Aminotrat in Körnerform Verwendung finden.

Bei beiden Darreichungsarten muß darauf geachtet werden, daß eine ausreichende Menge Kohlehydrate in der Nahrung verabfolgt wird, damit der Körper die zugeführten Aminosäuren auch tatsächlich zum Eiweißaufbau verwendet und nicht etwa als Brennmaterial für den Stoffwechsel. Um das Protein vor einem Abbau zu Energiezwecken zu schützen, ist eine tägliche Nahrungszufuhr von 3000 Kalorien notwendig. Es ist weiterhin so viel Flüssigkeit zu verabfolgen, daß die Urinausscheidung täglich mindestens 1500 ccm erreicht.

Ein brauchdares, oral zu verabfolgendes Präparat ist „Soluga", welches neben aufgespaltenen Proteinen auch Lipoide, Traubenzucker, Maltose, wichtige Mineralsalze und Wirkstoffe enthält.

Immerhin ist eine rein intravenöse Ernährung auch über beschränkte Zeit noch nicht möglich. Dazu reichen die injizierbaren Aminosäure- und Kohlehydratmengen nicht aus. Wegen der Thrombosegefahr kann man nicht mehr als 4 l pro Tag infundieren. Dies entspräche nur 1600 Kal. (*Maga*). Erst wenn es möglich wäre, diesen Lösungen ein verträgliches Fett beizufügen, ließen sich die Brennwerte solcher Lösungen in nennenswertem Umfang verbessern. Der amerikanische Physiologe *Joy* soll eine derartige stabile Emulsion angegeben haben und mit ihr Hunde 42 Tage lang im Nahrungsgleichgewicht erhalten haben.

Der Ernährungstherapie nach schweren Verletzungen sowohl durch eine mengenmäßig und qualitativ zweckmäßig ausgewählte Nahrung als auch in Verbindung mit den verschiedensten Nährpräparaten muß in Zukunft viel mehr Aufmerksamkeit geschenkt werden, als das in der Vergangenheit gemeinhin der Fall war.

O. Verschiedene Verbandarten

Die Zahl der möglichen Verbandarten unter Anwendung der verschiedensten Verbandstoffe ist sehr groß. Hier ist nicht der Ort, Einzelheiten der Technik zu beschreiben. Es sei auf die Werke der Operationslehre und der Verbandlehre verwiesen. Nur einige grundsätzlich wichtige Ausführungen zu verschiedenen Verbandmethoden seien gemacht.

1. Verband mit sterilem Mull mit und ohne chemische Zusätze

In der überwiegenden Mehrzahl der Fälle wird die genähte oder ganz, resp. teilweise offen gelassene Wunde mit steriler Gaze bedeckt, die ihrerseits auf die verschiedenste Weise befestigt wird. Erwähnt seien der Tuchverband, Bindenverband, das Ankleben mit Heftpflaster, Mastisol o. dgl. Die Verwendung von Kapseln, welche über der Wunde eine Luftschicht frei lassen, ist nach vorübergehendem Gebrauch wieder ziemlich in Vergessenheit geraten. Statt des teureren Mulls ist der Zellstoff sehr in Aufnahme gekommen. Da er stark fasert, ist es ratsam, ihn mit einer bis zwei Lagen Mull zu umkleiden und so zu verhindern, daß Zellstoffteile auf der Wundfläche zurückbleiben.

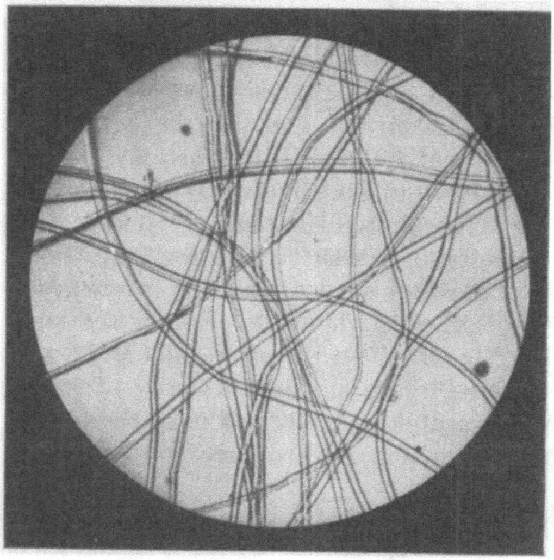

Abb. 25. Mikroskopisches Bild. Zellwollfaser

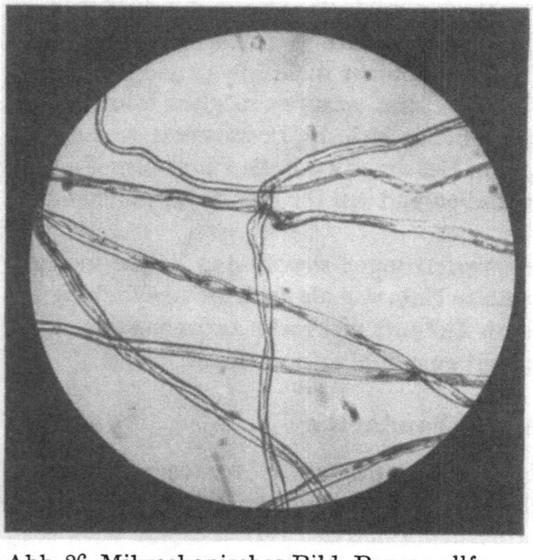

Abb. 26. Mikroskopisches Bild. Baumwollfaser

Der Zellstoff ist ein durchaus vollwertiger Verbandstoff, welcher etwas andere Eigenschaften als die Baumwollfasern besitzt. Die Zellwolle ist im mikroskopischen Bild stabartig und glatt, während die Baumwollfaser flach, gewunden und bandartig ist.

Die zu Verbandstoffzwecken verwendete Zellwolle wird heute meist aus Buchen-, Kiefern- oder Fichtenholz mittels des „Viskose-Verfahrens" gewonnen. Der in feinen Düsen gesponnene Faden wird in kleine Stücke zerschnitten, welche ungefähr der Länge der natürlichen Baumwollfaser entsprechen, einem Verfahren zur leichten Kräuselung ausgesetzt, welche in ihrem Ausmaß aber nicht die der Baumwolle zu erreichen pflegt. Außerdem ist die Baumwollfaser rauher als die Zellwolle.

Die Zellwolle läßt sich sowohl als Watte als auch als Mull verarbeiten.

Der Frage der Wundschädigung durch den Verband hat *Gelinsky* Aufmerksamkeit geschenkt. Er schlägt vor, direkt auf die Wunde ein durchlöchertes Cellophanblatt zu legen und auf dieses erst den eigentlichen aufsaugenden Verbandstoff zu placieren.

Behelfsverbandstoffe aus Notzeiten, wie Papierbinden, Torfmull als Gazeersatz und ähnliches, haben immer nur eine beschränkte Anwendungsdauer gehabt und sind wieder verlassen worden, wenn die Not überwunden war.

Eine wichtige Eigenschaft, welche wir von den Verbandstoffen verlangen müssen, ist, daß sie eine gute Aufsaugefähigkeit besitzen und den wäßrigen Anteil der aufgenommenen Flüssigkeiten rasch verdunsten lassen. *Rönnberg* hat sich sehr eingehend mit allen diesen Fragen befaßt. Er bestimmte zunächst das Gewicht von 10 g der verschiedensten Stoffe, nachdem sie sich mit Wasser vollgesogen hatten, und fand:

entfettete Watte	250,0 g	Moostorf	82,0 g
Zellstoffwatte	230,0 g	Pappelsägespäne	73,0 g
Holzstoffwatte	150,0 g	Jute	70,0 g
Holzwolle	106,0 g	Fichtenholzsägespäne	53,0 g
Gaze (Mull)	96,0 g	Steinkohlenasche	21,0 g

Immerhin sind die auf dieser Tabelle obenanstehenden Stoffe nicht unbedingt die besten Verbandmittel. Das wird schon dadurch klar, daß die Watte, welche obenan steht, sich bekanntlich zum Aufsaugen von Wundsekreten sehr wenig eignet, denn sie erzeugt auf der Wunde oft eine „stagnierende Pfütze gefüllt mit Wundsekret".

Die Prüfung der Saugkraft und der Aufsaugungsgeschwindigkeit wurde dadurch durchgeführt, daß der Verbandstoff in einen Glaszylinder getan, mit Gewichten gleichmäßig beschwert und dann mit dem unteren Ende in Wasser oder Blut getaucht wurde. Die Inbibitionsfähigkeit setzte sich also zusammen aus der eigenen Kapillarität, vermindert um den Gegendruck der bereits aufgesaugten Flüssigkeitssäule. Es wurde nachstehende Reihenfolge gefunden: Zellstoffwatte, feuchter Moostorf, Holzstoffwatte, Steinkohlenasche, Holzwolle, Verbandwatte, Asbest, Scharpie, Sägespäne, Seesand. So gut wie nicht saugten auf: Jute, Häcksel, Werg.

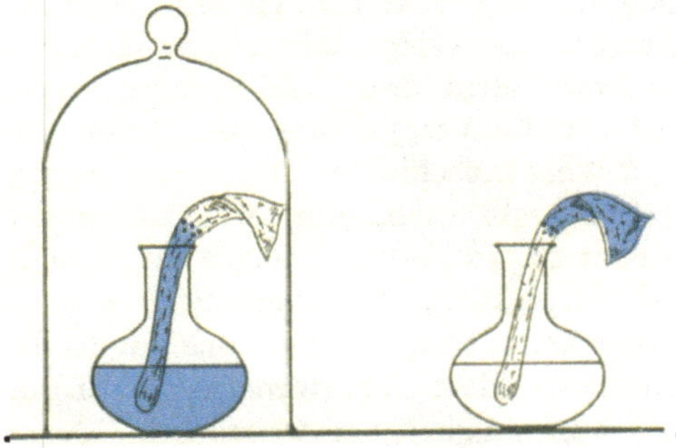

Abb. 27. Verdunstungsversuch von *Preobrajensky*

Aber auch die Verdunstungsfähigkeit aus dem Verband ist von großer Bedeutung. *Preobrajensky* hat sich mit dieser Eigenschaft besonders befaßt. Naturgemäß spielt die Außenluft in ihren physikalischen Eigenschaften, besonders der Luftfeuchtigkeit, eine ausschlaggebende Rolle. Der von *Preobrajensky* angestellte Versuch illustriert dies sehr gut. „Läßt man einen Streifen hydrophiler Gaze mit einem Ende in Wasser tauchen, das andere Ende frei in die Luft bzw. auf eine trockene Unterlage hängen, so saugt die Gaze vermöge ihrer Kapillarität das Wasser auf. Legt man nun auf die Mitte des Gazestreifens einige Körnchen Anilinfarbstoff, der sich leicht löst und die Lösung intensiv färbt, so kann man sich überzeugen, daß das Wasser ausschließlich in der Richtung vom feuchten zum trockenen Gazestreifen diffundiert. Wird aber die Verdunstung gehindert, sei es dadurch, daß das trockene Ende mit einem wasserdichten Stoff umhüllt oder das Ganze mit einer Glasglocke bedeckt wird, so hört der Strom vom feuchten zum trockenen Ende auf, ja kehrt in entgegengesetztem Sinne um, so daß die Flüssigkeit im Glas sich färbt."

Für die Verbandtechnik geht hieraus klar hervor, daß man einen Verband, der absaugen soll, nicht mit einem wasserdichten Stoff bedecken darf.

Aber auch den Einfluß der Absaugefähigkeit der Verbandstoffe in bezug auf Bakterien und Bakteriengifte hat *Preobrajensky* studiert. Auf Wunden von Versuchstieren brachte er Strychnin, und es gelang ihm, die Vergiftung zu verhindern, wenn er gut absorbierende und austrocknende Verbände anbrachte, während bei Verhinderung der Aufsaugung und Austrocknung die Vergiftung nicht ausblieb. Durch Aufbringen von Milzbrandbakterien und Streptokokken auf Wunden konnte er durch Anwendung eines zweckmäßigen Verbandes den Tod der Tiere verhindern.

Weiter verdient die Tatsache hervorgehoben zu werden, daß angefeuchtete und ausgedrückte Gaze schneller aufsaugt als ganz trockene und daß es zweckmäßig ist, wenn das freie Gaze-Ende außerhalb der Wunde fächerförmig ausgebreitet ist, also der Luft gegenüber eine möglichst große Fläche einnimmt. Und schließlich ist zu sagen, daß festes Zusammenpressen der Gaze wegen der dadurch hervorgerufenen schlechteren Aufsaugefähigkeit zu verwerfen ist. Lockere Gaze erfüllt ihren Zweck sehr viel besser. Feste Tamponade bewirkt eine Sekretretention und vielleicht sogar eine Drucksteigerung im Wundgewebe, welche ja gerdae verhindert werden muß.

Andererseits muß besonders bei Experimenten immer berücksichtigt werden, daß die Wundsekrete je nach ihrem Charakter als seröse oder dicke, eitrige Flüssigkeiten sich in den Verbandstoffen verschieden verhalten. Denn sie können zu einer Kruste eintrocknen, welche dann ein weiteres Absaugen und Verdunsten verhindert. In derartigen Fällen sind die Verbände so anzulegen, daß die oberflächliche Lage, in welcher die Verdunstung stattfindet, leicht ausgewechselt werden kann, ohne daß tiefe Verbandschichten berührt werden müssen.

Das beste Verbandmaterial ist zweifellos entfettete und gebleichte Baumwolle, welche uns in Form von Gaze zur Verfügung steht. Ihre Wirkung beruht einmal auf der Kapillarität, hervorgerufen sowohl durch die Lagerung der einzelnen Fasern nebeneinander, dann aber auch auf der Kapillarität der Hohlräume der Faser selbst. Hieraus erklärt sich zwanglos die Erfahrung, daß künstliche Faserstoffe nicht die Aufsaugefähigkeit der natürlichen Baumwolle erreichen.

Die moderne Verbandstoffindustrie liefert uns die Gaze in zweckmäßiger Form und der praktischen Verwendung angepaßten Abmessungen und Verpackungen. Die Watte, auch in ihrer entfetteten Form, ist zum Aufsaugen der Wundsekrete nicht geeignet, dagegen sehr zu Polsterzwecken. Hervorragend aufsaugefähig sind der Zellstoff und auch die Holzwolle. Bei sehr starker Wundsekretion sind sie, mit Mull zu Kissen und Vorlagen verschiedener Größe, Form und Dicke verarbeitet, ein sehr beliebtes Verbandmittel.

Es erhebt sich nun die Frage, ob es nicht zweckmäßig ist, den zur Sekretaufsaugung verwendeten *Mull mit antiseptischen Mitteln zu imprägnieren.* Man ging bei der Herstellung derartiger Verbandstoffe von der Auffassung aus, daß durch das Antiseptikum die von der Wunde abgesaugten Bakterien abgetötet werden sollten. Wie schon früher ausgeführt, ist aber dieser Hergang nicht zu erreichen, denn hierfür würden die antiseptischen Mittel in der Gaze eine Konzentration erreichen müssen, welche das Wundgewebe schädigen würde. Man muß sich also mit einer geringeren Konzentration begnügen.

Andererseits haben wir aber gesehen, daß die Aufsaugefähigkeit des Verbandstoffes seine wichtigste Eigenschaft darstellt. Die Aufsaugefähigkeit einer imprägnierten Gaze hängt, abgesehen von der entsprechenden Eigenschaft des verwendeten Gazemusters selbst, von der Art des angewandten Mittels sowie von dem Imprägnierungsverfahren ab. Wenn die Imprägnierungsflüssigkeit irgendwelche fettigen Substanzen enthält, dann wird die Aufsaugefähigkeit stark vermindert bis ganz aufgehoben.

Die Noviformgaze besitzt ein sehr schlechtes Aufsaugevermögen. Aber auch die anderen Mittel beeinträchtigen diese Fähigkeit in wechselndem Grade. Über diesen Fragenkomplex haben die Gynäkologen mehrfach gearbeitet. Aus der *Döderlein*schen Klinik ist mitgeteilt worden, daß bei Utero-Vaginal-Tamponade, gleichgültig, welche antiseptische Gaze (Jodoform, Dermatol, Novojodin, Vioform, Xeroform) verwendet wurde, dieselbe sich im Durchschnitt nicht länger als 7 Stunden keimfrei erhält. Trotzdem sind „die Resultate mit antiseptischer Gaze gar nicht zu vergleichen mit denen einer lediglich aseptisch-sterilen". Diese weist schon nach mehreren Stunden einen ganz enormen Keimgehalt auf. Somit muß man anerkennen, daß die antiseptischen Mittel zum mindesten eine entwicklungshemmende Wirkung auf die mit dem Wundsekret in die Gaze aufgesaugten Bakterien haben. Dieser Vorteil, welchen die physikalisch und chemisch wirkende Gaze vor der nur physikalisch wirkenden sterilen Gaze hat, wird auch von der überwiegenden Zahl der Chirurgen und Praktiker ausgenutzt, indem in sicher infiziertem Gebiet (beispielsweise Rektum, weibliche Genitalien, Mundhöhle u. a.) zum Auslegen von Wunden antiseptische Gaze Anwendung findet. Welches Mittel, vom Jodoform angefangen, tatsächlich benutzt wird, ist von den persönlichen Erfahrungen und der Geschmacksrichtung des einzelnen Arztes abhängig. Das in letzter Zeit hauptsächlich wegen seines durchdringenden Geruchs fast völlig verpönt gewesene Jodoform scheint jetzt wieder häufiger verwendet zu werden, ganz besonders bei jauchenden Wunden.

Weiterhin muß darauf hingewiesen werden, daß es sehr oft von Nutzen ist, wenn im Laufe der Behandlung desselben Kranken mitunter anders imprägnierte Gaze als bisher zur Anwendung gelangt. Es lassen sich kaum allgemeingültige Indikationsregeln aufstellen. Man muß sich im Einzelfalle nach dem Aussehen der Granulationen und dem Charakter der Wundsekretion richten und gegebenenfalls Versuche mit den einzelnen zur Verfügung stehenden Gazearten anstellen.

Auch auf die Kostenfrage muß kurz hingewiesen werden. Für den Großverbrauch spielt diese Seite eine beachtliche Rolle, denn die Imprägnation mit Antisepticis verteuert die Verbandstoffe nicht unbeträchtlich. Vor dem ersten Weltkrieg ermittelte die Medizinalabteilung des preußischen Kriegsministeriums folgende ansteigende Reihe in bezug auf die Preishöhe: Jodoform, Xeroform, Isoform, Vioform, Silbersalze. Dann dürften die anderen modernen Silberpräparate oligodynamischer Wirkung folgen, welche sich durch einen ganz besonders hohen Preis auszeichnen.

Es ist mehrfach darauf hingewiesen worden (*Gelinsky* u. a.), daß die Bedeckung der Wunde und der Granulationen mit dem relativ rauhen Mull bei jedem Verbandwechsel zahlreiche Mikrowunden schafft, welche vermieden werden können. Das ist an sich zuzugeben. Aber die millionenfache praktische Erfahrung hat ergeben, daß diese Gefahr nicht sehr hochgradig ist.

Man hat versucht, zwischen Wunde und Verband einen glatten Stoff, etwa Cellophan, einzuschalten. Das hat den Nachteil, daß Cellophan nicht durchlässig ist und das Wundsekret nicht abgesaugt wird. Eine Durchlöcherung des Cellophans macht wenigstens teilweise den Vorteil des Wundschutzes hinfällig.

In dieser Hinsicht bedeutet es einen Fortschritt im Stoff, welcher glatt und wasserdurchlässig ist. Die Firma Lohmann K. G., Fahr a. Rh., bringt ihn unter dem Namen „Frigiderm" (früher Naturin genannt) in den Handel. Es ist eine glatte, bräunlichgelbe Membran, welche wasserdurchlässig ist. Nach Aufquellen (1 Stunde in lauwarmem oder 12 Stunden in kaltem Wasser) kann sie durch Auskochen sterilisiert werden. Auch Keimfreimachen durch 2 stündiges Einlegen in 0,5% Zephirollösung oder andere Chemikalien ist möglich. Ein entsprechend großes angefeuchtetes Stück Frigiderm wird auf die Wunde gelegt und darüber erst der übliche aufsaugende Verbandstoff (*v. Baeyer*). Beim Verbandwechsel wird nur der Verbandmull, nicht die Frigidermmembran entfernt.

2. Verbände mit Metallfolien und anderen Abschlußstoffen

In einem früheren Abschnitt ist bereits darauf einmal eingegangen worden (S. 27). Ursprünglich wurde die Silberfolie dazu verwendet (*Lexer*). *Springer* sah in dieser besonderen Verbandart nur eine Verbesserung des Protektiv-Verbandes *Listers*. Besonders bei Verbrennungen ist das Blattsilber angewendet worden (*Pfab, Sauerland*). Auffallend ist, daß das Bedecken sehr schmerzhafter Brandwunden mit Blattsilber sehr schnell schmerzlindernd wirkt. Auch bei dem notwendig werdenden Verbandwechsel tritt dies in Erscheinung. *Moritsch* rühmte nach seiner Erfahrung an 300 Fällen die sekretionshemmende und bakterizide Wirkung der Silberfolie.

Die Wirkung der Silberfolie auf die Wunde ist umstritten. Teilweise wird ihr nur eine rein physikalische Rolle zugebilligt. Ich glaube nicht, daß dies berechtigt ist. Zweifellos wird von den Wundsekreten das Silber chemisch verändert und resorbiert, vielleicht nur im Sinne der „Spurenelemente".

Wenn man nur eine indifferente Trennschicht zwischen Wundoberfläche und Verbandmull einschalten will, so bedient man sich zweckmäßigerweise nicht der äußerst verletzlichen Metallfolien, sondern legt, wie *Gersuny* es tat, ausgekochte Lappen im Guttaperchapapier oder Billrothbatist zwischen Wunde und Verbandstoff oder verwendet das modernere Cellophan. *Howes* hat empfohlen, im Autoklaven sterilisiertes Cellophan auf trockene, primär heilende Wunden zu legen und ringsherum durch Heftpflaster zu fixieren. Man kann auf diese Weise die Wunde jederzeit wie durch ein Fenster betrachten.

Vielleicht ist es sogar zweckmäßiger, das halbdurchlässige „Frigiderm" (der Lohmann K. G., Fahr a. Rh.) zu diesem Zwecke anzuwenden. Es ist allerdings nicht durchsichtig.

Tenopyr gab eine Petroleumgallerte an, die auf die Wunde gespritzt und mit Cellophan bedeckt wird. Eine aus Kollodium, Arnica, Eisenchlorid und anderen Stoffen bestehende Abschlußmembran ist das Mittel „Olha", welches auf primär genähte Wunden, bei denen eine glatte Heilung erwartet wird, aufgepinselt wird. Es erhärtet schnell zu einer elastischen, bräunlichen, fast durchsichtigen Folie, welche etwa vom 10. bis 12. Tage ab langsam abblättert. *Herfarth* hat Günstiges über sie berichtet.

Die Silberfolien, welche als hauchdünne Blättchen zwischen zwei Blättern Seidenpapier in den Handel kommen (z. B. „Argentafol" der Paul Hartmann A. G., Heidenheim-Brenz), werden vor dem Gebrauch mit Heißluft sterilisiert. Man faßt ohne Berühren der Folien das als Unterlage dienende Papierblatt mit den Fingerspitzen an und legt mit ihm zusammen die Silberfolie auf die Wunde. Erstere klebt dort sofort fest, so daß man das Papier mühelos entfernen kann.

Da *Makai* an eine spezifische Metallwirkung des Silbers nicht glaubte, sondern der Verbandart ausschließlich eine physikalische Rolle zuwies, ging er zur Verwendung wesentlich billigerer dünner Aluminiumblättchen von 6—10 μ über. Er konnte an ihnen auf der Agarplatte auch eine oligodynamische Wirkung beobachten und erzielte auch klinisch gute Heilungsergebnisse.

Die chemische Untersuchung der im Handel befindlichen Metallfolien zu Wundverbandzwecken hat dann auch ergeben, daß es keineswegs stets reine Silberfolien waren, sondern daß sie alle möglichen anderen Metallbeimengungen enthielten. Dies möchte ich keineswegs als einen Nachteil gewertet wissen. *Gretzel* hat Folien aus Aluminium oder Zinn in Vorschlag gebracht.

Es erscheint mir aussichtsreich, auch verschiedene andere spezifische Metalle, z. B. Eisen, Kupfer u. a. in Folienform in der Wundbehandlung zu verwenden. Dies ist besonders dann angezeigt, wenn man sich vorstellt, daß von ihnen spezifische Reizwirkungen kleinster Mengen ausgehen.

So kann man in diesem Zusammenhang noch nennen eine Kombination von Metall und Gaze, nämlich den „Zinkmull" (der Firma Paul Hartman A. G., Heidenheim-Brenz), bei welchem reinstes, metallisches Zink mit dem sogenannten *Schoop*-Verfahren durch Spritzpistolen auf den Verbandstoff aufgespritzt wird und ihn gleichmäßig bedeckt. Es kann dann sowohl das Metall selbst als auch sein Oxyd mit den Wundsekreten reagieren, im wesentlichen in oligodynamischer Beziehung. Auffallend ist die schweißsekretionshemmende Wirkung des Zinkmetalls (*Schreuss*).

3. Salbenverbände mit und ohne chemische Zusätze

Die Behandlung der Wunden mit Salben ist uralt. Wir finden sie ebenso in den Dichtungen der Griechen wie in den ältesten Papyri (*Smith*) der alten Ägypter erwähnt. Wenngleich heutzutage die Salbenbehandlung der frischen Wunde etwas in den Hintergrund getreten ist, so wird die Salbe aber bei der Behandlung der alten Wunde und der Granulationen immer ihre Bedeutung behalten.

Die Wirkung des Salbenverbandes ist zunächst einmal rein mechanisch. Bedeckt man die Wundfläche oder Granulationsfläche mit Verbandmull und läßt ihn mehrere Tage liegen, dann können die Granulationen in die Maschen des Mulls hineinwachsen. Beim Verbandwechsel kommt es somit zu einer Verletzung mit Blutung. Wird aber der Mull mit einer Salbe irgendwelcher Art bestrichen, dann kann der eben beschriebene Vorgang nicht statthaben. Es bildet sich zwischen Wundoberfläche und Verband eine Schicht von Wundsekreten, welche, wie schon auseinandergesetzt wurde, die Heilung begünstigt.

Eine erhebliche Bedeutung, die zeitweise unterschätzt worden ist, aber sich in letzter Zeit einer zunehmenden Beachtung erfreut, hat die Salbengrundlage. Wir sind noch keineswegs genau genug über die dabei spielenden Wechselwirkungen zwischen Wunde und ihren Sekreten einerseits und den Bestandteilen der Salbe andererseits unterrichtet. Es erscheint mir sehr wahrscheinlich, daß eine Art Verseifung der wohl meist fetthaltigen Salbengrundlage stattfindet und daß die hierbei gebildeten Stoffe ihre Wirkung auf das Wundgewebe entfalten. *Schulz* hat beispielsweise mehrere Salben, darunter Vaseline, Unguentolan, Lärchenharzsalbe u. a. untersucht. Er fand, daß die Salben in verschiedenem Grade atraktiv auf Leukozyten wirken. Diese Eigenschaft soll bei der Lärchenharzsalbe sehr ausgesprochen sein (*Momburg* empfiehlt sie daher für alle Salben der Unfallchirurgie), während Lebertran keine derartige Wirkung besitzen soll. Auch eine Anregung der Phagozytose durch die Salben konnte festgestellt werden.

Das Adeps Lanae ist das gereinigte Fett der Schafwolle. Es stellt den wichtigsten Emulgator dar und enthält verschiedene Ester des Cholesterins und höherer Alkohole. Es ist sehr haltbar, wird nicht ranzig und besitzt eine Wasseraufnahmefähigkeit in Höhe des 2—3fachen seines Eigengewichts (*Sittenauer*). *Lobatschew* empfahl das im Herbst vor dem Winterschlaf gewonnene Fett des braunen Bären (Ursus aretis tr.), *Savojsky* besonders bei Infektionen mit Staphylokokken und Pyozyaneus das Fett von Schellfisch oder Delphin. Ersteres ist wirksamer als letzteres, außerdem spielen Gewinnung und Aufbewahrung eine Rolle.

Normen über die ,,Salbentestierung" hat *Baron* aufgestellt, indem er den zu prüfenden Stoff, sei es aus der Salbengrundlage oder einem Salbenzusatz gleichzeitig mit einer säuremäßig genau definierten Wunde zusammenbrachte und den Heilungsfortschritt derselben mittels der Cellophanblattmethode nach *Carrel* genau verfolgte. Er selbst führte die Untersuchungen nur an wenigen Stoffen durch. Systematische Untersuchungen dieser Art an den zahlreichen Salben in ausreichend großen Reihen würden sicher sehr interessante Ergebnisse zeitigen. Eine wesentliche Rolle spielt auch die Mischungsform von Medikamenten, Wasser und Salbengrundlage, deren physikalische Grundlagen *Strauch* untersucht hat.

Oft schon ist behauptet worden, daß künstliche Fette als Salbengrundlagen den natürlichen Fetten unterlegen sind. Generell kann man dies wohl nicht sagen, wenngleich exakte Vergleichsuntersuchungen mit einwandfreier Methodik fehlen. *Haberland* hat darauf hingewiesen, daß Vaseline die Wundheilung verzögert; da dieser Kohlenwasserstoff nicht im Körper vorkomme, sei seine Verwendung ,,unbiologisch". Natürlich erzeugte Tier- und Pflanzenfette sollen durch ihren Gehalt an ungesättigten Fettsäuren die Wundheilung beschleunigen (der Lebertran wird von ihm wegen seines unangenehmen Geruches abgelehnt).

Die beim Lebertran bestehende verzögernde Wirkung auf die Blutgerinnung (*Jensen* und *Wiese*) besitzt Hamelogran nicht (*Sittenauer*). Es hat eine günstige Wirkung auf das venöse Blutgefäßsystem, entlastet den örtlichen Kreislauf und regelt den Gewebstonus.

Das wichtigste künstliche Fett für Salbengrundlage ist die Vaseline, welche ein Nebenprodukt der Petroleumindustrie darstellt. Sie besitzt eine praktisch unbegrenzte Haltbarkeit. Als alleinige Salbengrundlage ist sie nicht geeignet. Die weiße Vaseline reizt etwas mehr als die gelbe Vaseline. Dies wird begründet durch den Gehalt an Rückständen aus dem Bleichvorgang. Die Reizerscheinungen können durch Mischung mit anderen Salbengrundlagen vermieden werden. Vaseline besitzt nur eine ganz geringe Fähigkeit der Wasseraufnahme. Die Salbe verstopft die Poren und bewirkt eine Wärmestauung.

Die Bakterizidie der Fettsäuren hat *Seiring* bei seinen Studien über das Multival untersucht. Sie läßt sich auf verschiedene Art nachweisen. Für die Fettsäurebehandlung der Wunden gelten dieselben Indikationen wie für die Lebertranbehandlung, ,,zumal die Fettsäuren wesentlichen Anteil an den Behandlungserfolgen mit Lebertran haben. Eine gewisse Bakterizidie ist unverkennbar vorhanden". Auch von *Koch* und *Engels* stammen Untersuchungen über das Multival, die etwa 1500 Wunden mit ihm behandelten. Die ungesättigten Fettsäuren, die auch im Lebertran vorhanden sind, sollen das wirksame Prinzip darstellen, das nicht allein als keimtötend angesehen werden kann. ,,Wichtiger erscheint der chemische Umbau der ungesättigten Fettsäuren, die sogenannte Autooxydation. Sie setzt an den Doppelbindungen der zweifach gesättigten C-Atome an, wobei die längere Kette derart aufgespalten wird, daß Säuren mit kürzerer C-Reihe neben Aldehyden (und Ketonen) entstehen. Bei der Anwesenheit von wasserhaltigem Wundsekret kommt es zur Bildung von Fettsäureozoniden, bzw. Peroxyd und Ozon." ... „Diese ständige Einwirkung von ganz geringen Mengen in pharmakologischem Sinne differenter Stoffe in statu nascendi auf die Wundfläche verursacht unseres Erachtens eine dauernde leichte Entzündung (Heilentzündung im Sinne *Biers*). Unter ihrem Einfluß wird zum Untergang verurteiltes Gewebe in mikroskopischen Verhältnissen abgestoßen und später verflüssigt. Der Wundgrund säubert sich und bedeckt sich mit gesunden Granulationen. Zwischendurch Kochsalzverbände oder Borsalbenverbände einschalten, um so den Heilungsverlauf zu beeinflussen und die ‚Reaktionsmüdigkeit', wie sie bei zu langer, schematischer Einwirkung der differenten Salbe auftreten kann, zu vermeiden." Der Reiz auf das Wundgewebe führt zu ausgesprochen proliferativen Reaktionen, das gebildete Granulationsgewebe ist sehr stark vaskularisiert.

Auf dem Gehalt an ungesättigten Fettsäuren des Trans beruht die Wirkung der Hamelogransalbe, welche außerdem noch Vaseline, Wollfett, Ceresin und einen „Hametum-Extrakt" enthält, welcher infolge der Gefäßwirkung des glykosidischen Gerbstoffes entzündungshemmend und epithelisierend wirkt.

Zacher hat die Wirkung der Komponenten des Lebertrans an 700 Kaninchen einer Untersuchung unterzogen. Die unverseifbaren Teile des Lebertrans (etwa 1% des Gehalts, meist Cholesterin) beschleunigen deutlich die Wundheilung. Ein unverseifbarer, hochmolekularer Kohlenwasserstoff, das Squalen, hemmt die Wundheilung. Vitamine A und D wirken beide beschleunigend. In hohen Dosen wirkt Vitamin A deutlich verzögernd. Die verseifbaren Teile des Lebertrans, bestehend aus Clupanodonsäure, gesättigten und ungesättigten Fettsäuren (z. B. dreifach ungesättigte Linolensäure), beeinflussen die Wundheilung günstig. „Für den Grad der Beschleunigung konnten wir einmal den Grad der Ungesättigtheit und dann auch zum Teil die Stellung der Doppelbindungen im Molekül verantwortlich machen." „Aus unseren Untersuchungen über die Wundheilungswirkung des Lebertrans, insbesondere bei der Untersuchung der ungesättigten Fettsäuren, handelt es sich bei dem Effekt wohl sicher um eine Steuerung der Reduktions- und Oxydationsprozesse im Wundstoffwechsel und nicht um eine alleinige und spezifische Vitaminwirkung, da ja besonders das Vitamin A und dessen Provitamine sowie die ungesättigten Fettsäuren Oxydationen katalytisch beschleunigen. Bei der Wundheilungsbeschleunigung des Lebertrans wirken also mehrere zum Teil chemisch sehr einfach gebaute Verbindungen mit, die ihrerseits wieder mit zelligen Komponenten aus dem Wundstoffwechsel, etwa den gleichfalls oxydationskatalytisch wirkenden Blutfarbstoffen zusammen, Effekte hervorrufen können."

Notzeiten haben die Bestrebungen, fettfreie Salbengrundlagen herzustellen, sehr gefördert. Im zweiten Weltkrieg hat beispielsweise die Firma Kalle einen Methylzelluloseäther fabriziert, welcher in 4%iger Lösung pflanzenschleimähnliche Eigenschaften besitzt. Mit ihm läßt sich der Fettverbrauch der Salben um 50% herabsetzen *(Stöhr)*. Bei 25%iger Streckung war kein Unterschied der Salbenwirkung festzustellen. Eine Mischung des Präparats mit Schwermetallsalzen und Tannin war nicht möglich.

Die desinfizierende Kraft der Salben ist sehr verschieden beurteilt worden. Zunächst einmal hängt sie von der Natur der zugesetzten Desinfektionsmittel und ihrer Konzentration ab. Aber Untersuchungen haben auch ergeben, daß verschiedene Öle und Fette sich bezüglich der Fähigkeit, gelöstes Desinfiziens an ein wäßriges Medium, also auch an die Wundsekrete abzugeben, verschieden verhalten *(Breslauer)*. Lanolin und Unguentum leniens besitzen in Verbindung mit Desinfizientien den weitaus größten Desinfektionswert, während Vaseline und andere chemische Öle die Desinfektionskraft einer Salbe auf ein Minimum reduzieren.

Es ist gänzlich unmöglich, die Zusammensetzung der wichtigsten Wundsalben hier im einzelnen aufzuführen. Das würde ein Buch für sich beanspruchen. Eine ungeheuer große Zahl verschiedenartigst zusammengesetzter Salben wird von großen und kleinen chemischen Fabriken in den Handel gebracht. So manche altbewährte Rezepte sind den Ärzten bekannt. Zweifellos geht die Entwicklung dahin, fertige Handelspräparate anzuwenden. Demgegenüber sollte man aber nicht ganz die Rezeptur, abgestellt auf den Einzelfall, außer acht lassen. Durch Variationen sowohl der Salbengrundlage als auch der Zusätze können beachtliche Heilerfolge hervorgerufen werden.

Die Russen *(Vishnevsky)* haben auf frische Wunden Ölimmersionen aufgebracht (ein Verfahren, welches an und für sich keineswegs neu ist), und rühmen dieser Behandlung nach, daß bei ihr besonders selten Wundinfektionen auftreten. Auch experimentell konnte die bakterizide Wirkung einer Ölimmersion nachgewiesen werden.

4. Feuchte Verbände

Der Meinungsstreit über die Zweckmäßigkeit oder Schädlichkeit des sogenannten „feuchten Verbandes“ hat nie aufgehört zu bestehen. Manchmal tobte er heftig, zeitweise war es fast still um ihn. *Lexer* hat sich sehr scharf gegen den feuchten Verband ausgesprochen. Und doch wird er tagtäglich von Ärzten und Laien angewendet. Die Frage nach dem Wert des feuchten Verbandes läßt sich nicht mit Anerkennung oder Ablehnung beantworten, denn man muß verschiedene feuchte Verbände mit der Möglichkeit oder mit der Behinderung der Verdunstung unterscheiden, welche ganz verschiedene, teilweise entgegengesetzte Wirkungen haben. Das ist bei den Diskussionen der Vergangenheit nicht immer mit wünschenswerter Klarheit berücksichtigt worden und erklärt einen Teil der Mißverständnisse und differenten Beurteilungen.

Der feuchte, abdunstende und austrocknende Verband, der auf eine Wunde aufgebracht wird (und nur diese Verwendungsart sei zunächst hier besprochen, und alle anderen Indikationen des feuchten Verbandes bleiben unberücksichtigt), zeichnet sich durch eine vermehrte Absaugewirkung aus. Denn wir sahen schon, daß die feuchte und wieder ausgepreßte Gaze an sich stärker absaugt als trockene. Dazu kommt, daß die Verdunstung an der Oberfläche zusätzlich einen Flüssigkeitsstrom von der Wunde fort erzeugen muß, der sich von der Wundfläche aus auf das Wundgewebe selbst fortsetzt.

Dabei ist es von zweitrangiger Bedeutung, womit der Verband angefeuchtet wird. Steriles Wasser genügt an sich. Häufiger wird man jedoch manchmal schon im Hinblick auf die Psyche des Verletzten Pflanzenabkochungen (z. B. Kamillentee) oder schwach antiseptische Flüssigkeiten wählen. Hierbei kann die große Zahl der in früheren Kapiteln besprochenen Mittel zur Anwendung gelangen. Die bei Ärzten und Laien heute noch so besonders beliebte essigsaure Tonerde ist aber keinesfalls das optimale Mittel, da sie die Granulationen leicht livide macht und außerdem die Baumwollfasern wasserundurchlässig werden läßt *(Schläfli)*. Ganz verlassen werden zu diesem Zweck sollten das Sublimat und das Phenol. Letzteres kann ebenso wie die versehentlich unverdünnt angewendete essigsaure Tonerde sehr unangenehme Hautnekrosen erzeugen.

Um die mazerierende Wirkung der Feuchtigkeit auf die umgebende Haut auszuschalten, ist es ratsam, die Haut mit einer fetthaltigen Salbe zu bedecken. Durch regelmäßigen Wechsel der obersten Schichten des feuchten Verbandes nach Eintrocknung derselben kann man einmal die Saugwirkung immer wieder erneuern und außerdem die bereits abgesaugten schädlichen Wundabsonderungen beseitigen. Das Liegenlassen der die Wunde unmittelbar bedeckenden Mullschichten verhindert eine unerwünschte zu häufige Reizung der Wundfläche selbst und garantiert ihre unbedingt notwendige Ruhe.

Der Verband mit verlangsamter Abdunstung wird in der Weise hergestellt, daß auf die angefeuchteten Verbandschichten eine durchlochte, wasserundurchlässige Schicht (Billroth-Batist, Mosetig-Batist, Cellophan o. dergl.) oder eine ähnlich wirkende dicke Watteschicht gelegt wird. Besonders beliebt ist der *Graser*sche Alkoholverband unter Anwendung von 60 % Spiritus, der etwa 2—3 mal innerhalb 24 Stunden gewechselt werden soll. Er ist besonders angezeigt zur Reinigung schmierig belegter Wundflächen und zur beschleunigten Abstoßung von Gewebsnekrosen.

Manninger hat bei Wunden, welche wegen der Überschreitung der 6—8-Stunden-Grenze nicht mehr exzidiert werden konnten, einen „Mikrodunstverband" mit einem Heftpflaster hergestellt und lobt diese Behandlung.

Aus der *Lexer*schen Schule hat *Glaser* hervorgehoben, daß feuchte Verbände die Asepsis stören. Sie sollen durch Vortäuschung einer Schmerzlinderung gefährlich sein. Der Allgemeinpraktiker wird sich wohl kaum dieser Ansicht anschließen.

Schönbauer und *Demel* haben beim Hund auf experimentell gesetzte Wunden Pyozyaneuskulturen gebracht, die Wunden auf verschiedene Weise drainiert und mit trockenen oder feuchten Verbänden bedeckt. Bei der Gummidrainage waren die Bakterien in 24 Stunden 12 mm tief in die Wunde eingedrungen. Dochtdrainage setzt dem Bakterienvormarsch etwas mehr Widerstand entgegen. Durch die Anwendung von feuchten, abdunstenden Verbänden wird dies noch weiter verzögert.

Der feuchte, abschließende Verband ist wegen der durch ihn hervorgerufenen Verbreitung der Keime auf die stets sehr schnell mazerierte, umgebende gesunde Haut, wenn dieselbe nicht durch eine sehr dicke Schicht fetter Salbe geschützt ist, bei frischen Wunden nicht ratsam. Da er außerdem die Wundsekrete nicht absaugt, so bleiben sie in der Wunde zurück und bieten den Bakterien bei dem vorhandenen günstigen Nährboden und optimalen Umweltbedingungen (feuchte Wärme!) eine vorzügliche Möglichkeit der Vermehrung.

Der Verband hat eine gewisse Bedeutung bei der Behandlung von entzündlichen Infiltrationen in der Wundumgebung, deren Rückgang oder schnellere Einschmelzung durch den feuchten Verband beschleunigt werden kann. Denn er erzeugt eine deutliche Hyperämie im Gewebe. Durch gleichzeitige Anwendung eines Thermophors kann seine Wirkung noch verstärkt werden. Weiterhin wirkt diese Verbandart sicher schmerzlindernd und wird daher von den Kranken geschätzt.

Der richtige Zeitpunkt einer notwendig werdenden Inzision bei fortschreitender Phlegmone oder bei erfolgter Einschmelzung darf jedoch unter seiner Anwendung nicht versäumt werden. Und außerdem soll man sich stets vor Augen halten, daß er nur eine relativ kurze Zeit zur Anwendung gelangen darf, schon um der umgebenden Haut Gelegenheit zur Erholung zu geben. Wenn der Verband gewechselt wird, dann soll man 1—2 Stunden lang die Wunde mit sterilem, evtl. antiseptischem Mull bedecken und die mazerierte Haut frei der Luft aussetzen.

5. Offene Wundbehandlung

Im wesentlichen hervorgerufen durch einen immer stärker werdenden Mangel an Verbandstoffen im ersten Weltkrieg, ist die „offene Wundbehandlung" schnell zu einem gewissen Ansehen gelangt, nachdem sie in den Jahren vorher fast völlig in Vergessenheit geraten war. Gelegentlich der Besprechung der Freiluftbehandlung der Wunden (siehe S. 65) ist schon einmal unter anderem Blickwinkel die Methode besprochen worden. Vorwiegend angezeigt ist das Verfahren bei Wunden mit sehr starker Sekretion, wie sie im Kriege oft vorzukommen pflegen *(Scheede, Braun, Seefisch)*. Dabei wird meist so vorgegangen, daß in fixierende Verbände, welche durch die Verletzungsart notwendig gemacht werden, und welche sowohl Gipsverbände als auch jedwede Art von Schienenverbänden sein können, Fenster für die eiternden Wunden frei gelassen werden. Über ihnen werden Bügel angebracht, auf welche locker Mullschleier gelegt werden, um Fliegen o. dgl. von den Wunden fernzuhalten. Die technischen Möglichkeiten, die hier nicht im einzelnen erörtert werden sollen, sind ungeheuer groß. In irgend einer Weise muß Vorsorge getroffen werden, daß die Wundsekrete in einem geeigneten Gefäß (Eiterbecken o. dgl.) aufgefangen werden.

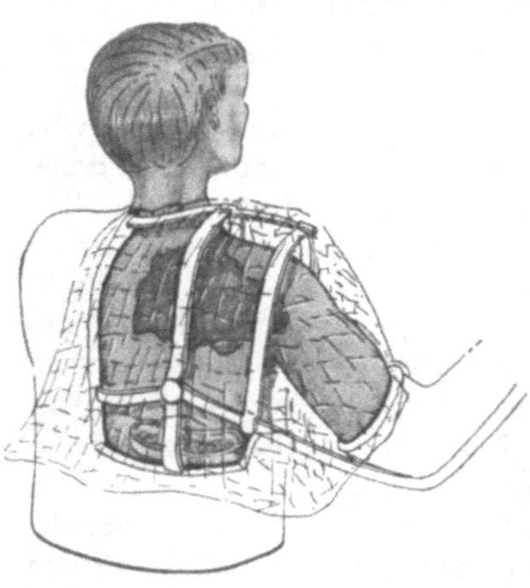

Abb. 28. Offene Wundbehandlung

Nicht jede Wunde ist geeignet für die offene Wundbehandlung. Frische und gar nicht oder wenig sezernierende werden besser mit dem üblichen Okklusivverband behandelt. Die Vorteile der offenen Wundbehandlung liegen in der Ersparnis von Verbandstoffen, der Vermeidung von oft zu wiederholenden schmerzhaften Verbandwechseln, leichter Kontrollmöglichkeit der Wunde durch das Auge des behandelnden Arztes. *Stich* schrieb einmal über die Indikation folgendes: „Keinesfalls darf die offene Wundbehandlung kritik- und wahllos für alle Granatverletzungen und für die ganze Dauer der Behandlung angewandt werden, wie dies von einem Teil ihrer Anhänger geschehen ist. Sie hat meines Erachtens nur ihre Berechtigung, solange es im Stadium der Infektion unsere Hauptaufgabe ist, den Wundsekreten freien Abfluß zu verschaffen, ohne den Kranken durch häufige Verbandwechsel schädigen zu müssen."

Als weitere Indikation für die offene Wundbehandlung seien die plastischen Operationen mit gestielt verpflanzten Hautlappen erwähnt, bei denen in den ersten

Tagen das völlige Freilassen des Hautlappens (oder sein Bedecken mit einem Cellophanblatt) es dem Arzt und Pflegepersonal jederzeit ermöglicht, Komplikationen in Form von Stauungen im Lappen oder sein Anämischwerden jederzeit zu erkennen und die notwendigen Abhilfemaßnahmen unverzüglich einzuleiten. Die theoretischen Grundlagen der offenen Wundbehandlung und ihre praktische Verwertbarkeit hat *Grunert* auf Grund der Erfahrungen des ersten Weltkrieges zusammengestellt.

Naturgemäß hat auch der zweite Weltkrieg zahlreiche technische Vorschläge zur Ausführung dieses Verfahrens gebracht. Sie berühren das Prinzip nicht wesentlich und sollen daher hier übergangen werden.

Zweifellos hat die offene Wundbehandlung eine austrocknende Wirkung auf die Wunden. Wo dies unerwünscht erscheint, kann man sich der „halboffenen physikalischen Wundbehandlung" bedienen, ein Verfahren, welches seit *Lister* schon als „feuchte Antiseptik" angewendet worden ist. Es besteht darin, daß unter den Bügeln des Verbandes einige Lagen Mull gelegt werden, welche mit einer geeigneten, leicht antiseptischen Flüssigkeit angefeuchtet und feucht gehalten werden.

Außerdem kann man auch die offene Wundbehandlung kombinieren mit einer Dauerirrigation der Wundfläche, indem man aus einem Irrigator in langsamem Strom oder tropfenweise antiseptische Flüssigkeiten (die *Dakin*sche Lösung, später auch Rivanol und auch das Wasserstoffsuperoxyd waren einst sehr beliebt) über die Wundfläche fließen läßt. Durch wasserdichten Stoff und reichliche Anwendung von Salbe müssen der übrige Verband und die gesunde Haut vor der Flüssigkeit geschützt werden. Das Auftreffen des Flüssigkeitsstrahls oder der Tropfen muß so geregelt werden, daß es von dem Kranken nicht direkt wahrgenommen wird.

Der Irrigation einer infizierten Wunde kann im wesentlichen nur eine mechanische Wirkung zuerkannt werden, indem toxinhaltiges und mit virulenten Bakterien besiedeltes Wundsekret fortgespült wird und somit an einer Rückwirkung auf eine Wunde gehindert wird. Bei richtiger Anwendung, besonders bei Vermeidung jedes Druckes sind Schädigungen durch das Verfahren eigentlich nicht denkbar.

Aus Höhlenwunden, in denen sich Eiter ansammelt, kann man mit Erfolg die Sekrete durch Aspirationsdrainage absaugen. Man verwendet hierfür entweder eine Wasserstrahlpumpe oder bei allseitig geschlossenen Höhlen (z. B. Pleuraempyem) den *Perthes*schen Saugapparat, zusammengesetzt aus mehreren Flaschen. In der gewöhnlichen Wundbehandlung wird man jedoch ohne diese Apparate auskommen, wenn man die Saugkraft der verschiedenen Verbandstoffe zweckmäßig ausnutzt.

6. Adsorption durch Wundpuder

Die Verwendung austrocknender Pulver indifferenter oder differenter Natur ist sehr alt. Beispielsweise benutzte *Ambroise Paré* zu diesem Zweck folgende Mittel: Bolus armena, terra sigillata, cineres, osteorum dilicis, ossa usta et siccata, Mittel, welche auch heute noch im Gebrauch sind. Immer wieder haben diese und andere Mittel Zeiten bevorzugter Anwendung und dann wieder Perioden relativer Vergessenheit erlebt. In den vergangenen Jahrzehnten hat eine rührige chemische Industrie eine fast unübersehbare Zahl von antiseptischen Wundpudern, denen mitunter geradezu fabelhafte Eigenschaften zugeschrieben wurden, in den Handel gebracht. Nicht immer haben sie gehalten, was die beiliegenden Beschreibungen versprachen. Aber wenn man sich ganz objektiv mit der Wirkung befaßt, dann muß man doch anerkennen, daß (ebenso wie bei der Gaze) der Kombination der physikalisch bedingten Aufsaugung des Sekrets mit dem chemischen Faktor der antiseptischen Wirkung des Mittels auf die Bakterien eine durchaus positive Rolle zuzuerkennen ist. Unmögliches darf man aber auch von den Wundpudern nicht verlangen. Denn beispielsweise in die Tiefe des Wundgewebes vermögen auch sie nicht einzuwirken. Sie haben eine ausgesprochene „Oberflächenwirkung". Und in dieser Beziehung spielt bei ihnen die Adsorption eine besonders große Rolle. Die große Oberfläche der vielen kleinen Pulverkörner bindet besonders Toxine der Bakterien an sich und verhindert auf diese Weise, daß sie mit dem Wundgewebe in Reaktion treten. Am Beispiel des von *Hägler* eingehender studierten Airols kann man die einzelnen Komponenten der Wirksamkeit eines Wundpuders aufzeigen. Die indifferente Wismutverbindung saugt einerseits das Wundsekret ab, trocknet also die Wunde aus und adsorbiert die Giftstoffe. Durch Zersetzung des chemisch aktiven Anteils wird Jod frei und entfaltet eine antiseptische Wirkung auf die abgesaugten Bakterien. Eine Kombination zwischen einem guten Adsorbens und einem wirksamen Antiseptikum ist also anzustreben. *Eisenberg* glaubt die bemerkenswerte Tatsache gefunden zu haben, daß die Adsorption stärker auf grampositive Bakterien wirkt als auf gramnegative.

Läwen hat die Adsorptionsbehandlung der Wunden auch im Zeitalter der Sulfonamide und des Penicillins einer Bearbeitung unterzogen und hat gerade auf Stoffe wie Torf, Kohle und anderes hingewiesen. Die Kombination von Penicillinbehandlung und Adsorptionswirkung ist von ihm besonders studiert worden.

Man kann die Wundpuder gemäß ihren Eigenschaften als vorwiegend „austrocknende" und „vorwiegend bakterizide" einteilen, obwohl, wie das vorstehend mitgeteilte Beispiel des Airols zeigt, eine scharfe Trennung nicht möglich ist.

Zur Gruppe der vorwiegend austrocknenden Wundpuder gehören Xeroform, Dermatol, Zinkoxyd, Wismutsubnitrat, Kaolin, Bolus alba *(Liermann, Stumpf)*, Kohlepulver (als Holzkohle, Blutkohle, Knochenkohle usw.). Im Hinblick auf die besonders starke Adsorptionsfähigkeit der Kohle und der damit verbundenen chemischen Aktivität gegen Toxine ist die Kohle zur Behandlung bakterieller Infektionen auch in der Wunde sehr geeignet *(Orator Lang)*. Dazu kommt noch, daß die Kohle eine proliferationsanregende Wirkung auf das Wundgewebe ausübt *(A. Fraenkel)*. Vielleicht können auch die Sandbehandlung (siehe S. 220) und die Zuckerbehandlung (siehe S. 127) hierher gerechnet werden.

Die Albartanpräparate, die als Grundlage ein alkyliertes Aluminiumpolyphenylat haben, dem verschiedenes anderes zugesetzt ist, sind in letzter Zeit gelobt worden *(Bachem, Wohlgemuth, Wirz)*. Als beste Zusätze sind wohl Brom- und Chlorsalze anzusehen. Ihre sekretionshemmende Wirkung ist ausgesprochen. Zusatz von Kupfersalzen wirkt weniger sekretionshemmend, aber vorwiegend reizend auf das Wundgewebe. In der Adsorptionsfähigkeit liegen die Albertanpräparate zwischen Bolus und Tierkohle.

Ein besonderes Interesse beanspruchen wohl die auf pflanzlicher Basis entstandenen Kohlepräparate von Torfmull bis zu den verschiedenartigsten Kohlepulvern.

Getrockneter Torfmull ist im ersten Weltkrieg, und wohl auch schon früher, als Behelfsmittel zur Wundbehandlung und zur Sekretaufsaugung verwendet worden. Neuerdings haben die Russen *(Gurewitsch)* den Torf mechanisch zerkleinert, gereinigt, getrocknet, gesiebt, im Trockenschrank auf 100° erwärmt und auf diese Weise ein weiches, dunkelbraunes Pulver erhalten, welches nach Erde und nach starker

Erhitzung nach Kaffee schmeckt. Das „Sphagin" genannte Präparat kann innerlich bei Darmerkrankungen, aber auch zur Wundbehandlung verwendet werden. Es ist stark hygroskopisch und fäulniswidrig. Im sauren Torf sollen nach den Mitteilungen des Autors keine pathogenen Bakterien enthalten sein.

Physikalisch-chemische und bakteriologische Versuche mit verschiedenen Torf- und Kohlepräparaten hat *Läwen* veröffentlicht. Sie wirkten nicht bakteriostatisch, so daß man im wesentlichen ihnen eine physikalische Adsorptionswirkung zuschreiben muß.

Für die Adsorptionsbehandlung eignen sich auch die verschiedenen Kohlepulver des Handels. Sie sind nicht alle gleich wirksam. Ihre Herkunft spielt eine Rolle. Wir wissen, daß Blutkohle ein größeres Adsorptionsvermögen besitzt als Pflanzenkohle. Auch das zur Verkohlung angewandte Verfahren spielt eine Rolle. Allen Anforderungen genügt Carbo medicinalis „Merck", welche in der Wundbehandlung in Pulverform zur Anwendung gelangen kann *(Orator)*.

Zur Gruppe der vorwiegend bakteriziden Wundpulver gehören z. B. Jodoform, Isoform, Jodol, Airol und viele andere.

Ein Kondensationspräparat aus Gallusgerbsäure und Formaldehyd bestehend ist das „Tannoform Merck", welches ein rötlichbraunes, im Wasser unlösliches, in Alkalien lösliches Pulver darstellt. Es ist auch bei stark sezernierenden Wunden anwendbar, nicht adstringierend. Bei oberflächlichen Wunden, z. B. Schürfwunden, kann es mit dem Wundsekret einen Schorf bilden, unter welchem die Wunde schnell heilt.

Besonders erwähnenswert erscheint mir der bekannte und weitverbreitete „Fissanpuder", welcher für sich allein oder mit anderen Stoffen, wie Schwefel, Lebertran u. a. versetzt zur Anwendung gelangt. Das Fissan an sich enthält drei wirksame Komponenten, zweckmäßig vorbehandelte Diatomeen, welche die starke Aufsaugfähigkeit garantieren, ein Fluor-Kielsesäure-Kolloid, von welchem 1 g eine Oberfläche von mehr als 150 qcm besitzt, und ein gering abgebautes Milcheiweiß, welches jedoch noch nicht den Zertrümmernngszustand der Albumosen erreicht. Diese Stoffe werden durch ein besonderes Verfahren miteinander gemischt und in Kontakt gebracht. Auf zahlreichen Gebieten liegen günstige Erfahrungen vor (*Altenkamp, Papendieck, Jecel, Freund* u. a.).

Es ist ungeheuer schwer, wenn nicht gar unmöglich, die klinische Wirksamkeit der Wundpuder vergleichend gegeneinander abzuwägen. Somit soll auch eine Wertigkeitsskala hier nicht aufgestellt werden. Im praktischen Gebrauch werden sich dem einzelnen Arzt einige Präparate bewähren, die er dann in sinnvollem Wechsel bei den verschiedenen Zustandsformen der Wunden anwendet. Die Nichtbenutzung irgendeines weiteren Präparates ist aber keineswegs gleichbedeutend damit, daß dieses Mittel weniger wirksam sei. Andererseits kann aber mit Fug und Recht ausgesprochen werden, daß ein großer Teil der im Handel befindlichen Mittel ohne Schaden entbehrt werden kann.

Wenn man die Anwendungsbreite der Wundpuder überblickt, so ist es doch wohl so, daß die flüssigen antiseptischen Mittel sich einer ungleich größeren Verbreitung erfreuen. Hierbei spielt vielleicht die Tatsache mit, daß die Puder mit dem Wundsekret einen verklebenden Schorf bilden können oder sich nur schwer von der Wundoberfläche entfernen lassen und somit den Überblick über dieselbe und die Erkennung von Komplikationen erschweren können.

Die moderne Anwendung der Sulfonamide in Pulverform in der Wunde ist in einem späteren Abschnitt abgehandelt.

P. Besondere Wundarten

1. Schußwunden

Unsere Generation, welche zehn Jahre hindurch die beiden Weltkriege erlebt hat, die wohl die größte „traumatische Epidemie“ (um ein Wort *Pirogoffs* wieder zu gebrauchen) darstellen, die es je gegeben hat, besitzt über Schußwunden eine ungeahnt große Erfahrung. Es sei hier aber keine „Kriegschirurgie“ geschrieben, deren Arbeitsmöglichkeiten und Erfolgsaussichten weit mehr von nichtärztlichen als von ärztlichen Momenten abhängen. Nach Beendigung des ersten Weltkrieges hat *Konrad Brunner* die nachstehenden Worte geprägt: „Je nach Kampftaktik und Kriegsphase, Stellungs- und Bewegungskrieg, je nach Jahreszeit, Witterung, Terrain, Distanzen, Kulturzustand des Kriegsschauplatzes sind beste Organisationsprinzipien durchführbar, oder sie werden über den Haufen geworfen. Immer neu zu lösen ist das Evakuierungsproblem! Das Automobil hat hier vieles geändert. Je nach den Verhältnissen kommt man auf einem Punkte des Kriegstheaters dem Ideal nahe und bleibt auf einem anderen himmelweit davon entfernt. An der Ungunst der Verhältnisse scheitert oft all unser fachtechnisches Können, es bleibt eine weitgehende Kluft zwischen Wollen und Vollbringen.“ Und an anderer Stelle heißt es: „Das Schicksal der Verwundeten wird nicht nur durch die erste Wundversorgung, sondern auch durch die Art des Transports entschieden ...“ Mit der Resignation, die Verhältnisse, unter denen diese Kriegswunden entstehen und unter denen wir sie behandeln müssen, vereiteln unser Können, dürfen wir uns aber nicht abfinden. Da wir nun einmal — es muß dem Denkenden wie Hohn klingen — dazu berufen sind, bei diesem wahnsinnigen Zerstörungswerk von Menschentötung und Verstümmelung zu retten und zu heilen, was noch zu heilen ist, so hat unsere Wissenschaft mit Energie weiter nach vorbeugenden Mitteln zu suchen, um unter schwierigsten Umständen mehr noch erreichen zu können.“

Diese Worte kennzeichnen in wünschenswerter Weise die Situation. Möge ein gütiges Geschick die kommende Generation, für welche dieses Buch geschrieben ist, davor bewahren, daß sie die Erfahrungen, welche wir sammeln mußten, aus eigener Anschauung bestätigt findet. Und so soll denn der Schilderung der Schußwunden nur ein verhältnismäßig kleiner Raum zugebilligt werden.

Wichtig ist, daß die Friedensschußverletzungen eine ganz wesentlich günstigere Prognose besitzen als die Kriegsschußverletzungen. Dies liegt einmal in den schon kurz skizzierten besonderen Kriegsverhältnissen begründet, aber auch daran, daß die erzeugenden Waffen im Kriege ganz andere sind als im Frieden. In ihm wird ein Granateinschlag oder die Detonation einer schweren Fliegerbombe wohl kaum, ein Pistolen- oder ein Schrotschuß aber gelegentlich einmal vorkommen. Und daß zwischen den erwähnten Beispielen ein gewaltiger Unterschied besteht, hat die ärztliche Erfahrung in den zahlreichen Kriegen einwandfrei gezeigt.

Die dicken Bleigeschosse des friderizianischen und napoleonischen Zeitalters machten, besonders wenn sie Knochen trafen, ausgedehnte Wundhöhlen, so daß damals beispielsweise das Vorliegen einer Schußfraktur der langen Röhrenknochen als Indikation zur Absetzung der betreffenden Gliedmaßen angesehen wurde. Als dann um die Jahrhundertwende, beispielsweise im Burenkriege, das rasante Gewehrgeschoß kleinen Kalibers überwog, konnte *Küttner* sagen: „Nicht eine Kniegelenkseiterung haben wir gesehen, nicht eine Amputation haben wir wegen Femurfraktur auszuführen brauchen." Beginnend mit dem ersten Weltkrieg überwogen aber die Granatsplitterverletzungen (etwa 80%) die der Gewehrgeschosse und veränderten den Charakter der Wunden und ihre Prognose ganz wesentlich zum Schlechten und zwangen die Ärzte, die bisher gelehrte Schulmeinung über die zweckmäßige Behandlung der Kriegsschußwunden grundlegend zu ändern.

Wilms (Chir. Univ.-Klinik Berlin, Ziegelstraße) hat einen originellen und eigenwilligen Versuch gemacht, die Wechselwirkungen zwischen den Geschoßenergien und den Widerstandsenergien der getroffenen Gewebe zu ermitteln. Die Gewebswiderstände werden unterteilt in „primäre Verschiebewiderstände" und „molekulare Widerstände", welche den Anlaß zu teils bleibenden, teils reversiblen Gewebsveränderungen sind. Vorauseilende Geschoßwirkungen können bewirken, daß das Geschoß selbst schon auf ein in seiner Form verändertes Gewebe trifft. Die Widerstandsreaktionen im Gewebe können durch Interferenz, Reflexion und andere Erscheinungen der Wellenmechanik auch fern vom Geschoßweg zur Überschreitung der Festigkeitsgrenzen und zu Strukturzerrüttungen führen.

Die Geschoßwirkung verläuft in zwei verschiedenen Formen, je nachdem, ob die Zielgeschwindigkeit oberhalb oder unterhalb der Reaktionszeit der molekularen Schwingungen der Gewebswiderstände liegen. Kleine und kleinste Geschosse mit einer Geschwindigkeit von über 1500 m/sec. rufen nicht nur völlig andere Wunden, sondern auch sehr viel größere Schockwirkungen hervor als die langsamen Geschosse. Der Schock ist aber wesentlicher für die Außerkampfsetzung des gegnerischen Soldaten als die örtliche Gewebsverwundung.

Elastische Gewebe können durch die „Druckhaube" vor der Geschoßspitze zum Ausweichen veranlaßt werden. Die Praxis der Kriegschirurgie kennt hierfür zahlreiche Beispiele. Schußversuche an Leichen ergaben dadurch stark verzerrte Ergebnisse, daß die an den vitalen Funktionsablauf gebundenen molekularen Widerstände stark abnehmen oder fast ganz schwinden, während die primären Verschiebewiderstände zunehmen.

Ausgedehnte Infarzierungen um den Schußkanal in parenchymatösen Organen sind durch den Seitenstoß des Geschosses zu erklären. Die mit ihm verbundene Hochdruckspannung ruft einen in größerer Ausdehnung generalisierten Gefäßstupor hervor. Hierdurch wird das zunächst geringe Bluten durchschossener blutreicher Organe sowie die starke Nachblutung beim Lösen des Stupors erklärt.

Wir unterschieden meist zwischen den Glattgeschossen von Gewehr, Maschinengewehr und Pistole, deren Wirkung auf den Körper schon von zahlreichen Ärzten in Friedensversuchen studiert worden war, und den „Rauhgeschossen", wie sie krepierende Granaten, Handgranaten, Fliegerbomben, Minen verschiedenster Art liefern. Die Hoffnung, daß die Erhitzung des Geschosses (möge es aus einem Gewehr oder aus einer Granate stammen) imstande wäre, die anhaftenden Bakterien abzutöten oder auch nur in ihrer Entwicklung zu hemmen, hatte sich schon nach den Untersuchungen von *Meßner* (1892) als trügerisch erwiesen. Und die Praxis hat diese Erkenntnis millionenfach bestätigt. Der Grund liegt darin, daß die Keimbeladung erst unmittelbar vor dem Eindringen in den Körper erfolgt, sei es, daß Splitter der krepierenden Granate sich sekundär mit Erdteilen beladen, oder daß das in den Körper eindringende Geschoß Fetzen der Kleidung und Bakterien der beschmutzten Haut in die Tiefe der Wunde verschleppt.

Die Schußwunde ist wie jede andere Gelegenheitswunde keimbeladen. Dazu kommt aber als Charakteristikum, daß diese Keime, zumal beim Rauhgeschoß, besonders virulent sind, und daß durch die Eigenart der Schußwunde sehr viel der Nekrose verfallenes Gewebe vorhanden ist, welches einen günstigen Nährboden im Zusammenwirken mit dem anatomischen Bau des Schußkanals abgibt. Diese Eiweißzerfallsprodukte sind (zusammen mit nervösen Komponenten) die auslösende Ursache dessen, was wir als den „Wundschock" bezeichnen.

Somit beherrscht die Wundinfektion den Charakter und den Heilungsverlauf der Schußwunde sehr viel mehr als den der gewöhnlichen Gelegenheitswunde.

Der Keimgehalt der Schußwunden ist in den letzten beiden großen Kriegen oft untersucht worden, beispielsweise besonders eingehend 1916 von *Policard* und *Philipp*. Sie konnten über Ausbreitung und Vermehrung der Bakterien im Schußkanal dieselben Erfahrungen machen, die uns schon von den Arbeiten von *Friedrich* und seinen Nachuntersuchern bekannt waren. Mit der 12. Stunde nach der Verletzung setzt eine besonders ausgedehnte Bakterienvermehrung ein. Zunächst keimen nach den genannten Autoren grampositive Bakterien (Vibrion septique, Bac. perfringens) aus, dann die gramnegativen Koli-Bazillen und einige Stunden später die Staphylokokken, Streptokokken, Diplokokken und zahlreiche Saprophyten. Die durch die Gewebszersetzung bakterieller und nichtbakterieller Art entstehenden Eiweißzerfallsprodukte sind sowohl gute Bakteriennährböden als auch schwere Gifte, manchmal sogar beides gleichzeitig.

Die sekundäre Infektion der Kriegsschußwunde spielt je nach den Umweltverhältnissen naturgemäß eine teilweise sehr erhebliche Rolle. Relativ gering wird sie sein bei einem glatten Durchschuß einer Gewehrkugel, ganz ungeheuer groß bei der aufpflügenden Verletzung eines größeren Granatsplitters.

Im Hinblick auf die Tatsache, daß in Friedenszeiten Schußverletzungen mit Gewehr- und Pistolenkugeln (meist Mantelgeschosse) vorkommen werden, seien ganz kurz die Zerstörungen geschildert, welche sie in Körpergeweben hinterlassen. Nahschüsse sowie deformierte Geschosse, wie „Mantelreißer" oder „Querschläger", beeinflussen den Wundcharakter sehr erheblich und können ihn dem der Granatsplitterverletzung ähnlich machen. Es darf auch nicht vergessen werden, daß die Deformierung manchmal erst im Körper (z. B. beim Auftreffen auf Knochen) erfolgt und daß Knochensplitter als „sekundäre Geschosse" von sich aus Zerstörungen setzen können.

Bei senkrechtem Auftreffen des Gewehrgeschosses ist der Einschuß rund, von Kalibergröße oder auch infolge der Elastizität der Haut etwas kleiner. Bei schrägem Auftreffen ist der Hautdefekt größer bis ovalär, mit stärkerer Quetschung des Hautrandes im Bereich des spitzen Einfallwinkels. Findet sich bei Nahschüssen ein „Schmauchsaum" um den Einschuß, so ist in seinem Bereich mitunter die Epidermis oberflächlich verletzt. Wenn beim Auftreffen auf eine harte Knochenunterlage dicht unter der Haut eine Sprengwirkung eintritt, so kann ein Hautdefekt entstehen, welcher das Mehrfache des Geschoßkalibers beträgt. Der Weichteilkanal ist mitunter größer als der Geschoßquerschnitt, mit rauher, zerfetzter Wand. Die Durchschüsse der Faszien sind aber sehr häufig schlitzförmig und verschlossen, eine Tatsache, welche für den Infektionsverlauf und die ärztlicherseits einzuleitenden Heilmaßnahmen von ausschlaggebender Bedeutung ist. Denn hierdurch werden die Entzündungsprodukte am Abfließen nach außen gehindert und in das umgebende Gewebe gepreßt. Für die operative Wundversorgung ergibt sich daraus die Forderung, daß man die Faszienwunde unbedingt erweitern muß, um den sicheren Sekretabfluß zu gewährleisten.

Die Wirkung auf den Knochen hängt von der lebendigen Kraft des Geschosses ab, im wesentlichen also von der Entfernung, aus welcher die Kugel kommt. Bei „Mattschüssen" hemmt der Knochen den Lauf des Projektils. Lochschüsse bei platten Knochen sind häufig, bei Röhrenknochen sehr viel seltener. Sie kommen aber vor (Fernschuß). Die Kugel wird meist eine Sprengwirkung auf den Knochen ausüben, also ihn in mehrere Splitter zerlegen, welche meist in der Nähe ihres normalen Platzes liegenbleiben, aber auch als sekundäre Geschosse in die Umgebung weitergetrieben werden können. Die Splitterung erfolgt mitunter in einer typischen Schmetterlingsform. Der Weichteilkanal des Ausschusses bei einer Schußfraktur ist in seiner Form abhängig von dem Charakter der Splitterung. An Ausdehnung übertrifft er den Einschußkanal um ein Mehrfaches. In der Regel ist er zu einer Höhle erweitert, in welcher sich Knochensplitter, Muskelfetzen, Blutgerinnsel befinden.

Die Ausschußöffnung in der Haut (soweit sie vorhanden ist) ist stets größer als das Kaliber des Geschosses, selten rundlich, meist mehr länglich geschlitzt. Die Größe des Hautschlitzes ist abhängig von der Achsenrichtung des Geschosses beim Verlassen des Körpers. Oft ist das Unterhautzellgewebe prolabiert.

Handelt es sich um reine Weichteilschüsse, so haben bei nicht abgelenktem Geschoß die Schußkanäle einen Durchmesser etwas geringer als das Kaliber bis etwas darüber. Je nach Festigkeit des durchschlagenen Gewebes oder seinem Spannungszustand im Augenblick des Schusses ist die Wand des Schußkanals glatt oder zerfetzt. In der Regel erweitert er sich gegen den Ausschuß zu.

Die Formmöglichkeiten eines Schußkanals in der Praxis sind durch Größe, lebendige Kraft des Geschosses, Achsenrichtung, Auftreffrichtung, Verlauf des Schußkanals durch die verschiedenen Gewebe und Organe des Körpers unvorstellbar groß. Die Ausnahme von der Norm bildet die Regel.

Die Behandlung der Schußverletzungen im Kriege ist nicht Gegenstand dieser Ausführungen. Die Erfahrung jedes Krieges hat gelehrt, daß sie in der Praxis stark schematisiert werden muß. *Von Bergmann* hat im Hinblick hierauf schon gesagt: „Ich wünsche im Felde keine Freiheit, das Individualisieren hat der Schablone zu weichen." Jeder denkende Arzt wird sich mit Recht hiergegen wehren, sind wir doch gewohnt, bei der Krankenbehandlung so weitgehend zu individualisieren, wie es nur eben vertretbar ist. In der Friedensbehandlung der Schußverletzung können wir diesem Grundsatz huldigen, wenn wir uns vor Augen halten, daß die Infektionsbeherrschung vielleicht noch mehr als bei der Gelegenheitswunde das Haupterfordernis der ärztlichen Behandlung darstellt.

Somit treten alle die Maßnahmen, welche wir zur Verhütung und Beherrschung der Wundinfektion kennengelernt haben, auch bei der Schußverletzung in ihr Recht. Sie sind so different wie die Natur und der Sitz der Schußverletzungen selbst. Den Weichteildurchschuß mit einem glatten Geschoß kleinen Kalibers ohne Verletzung differenter Gewebe und Organe wird man nach den alten *v. Bergmann*schen Regeln streng konservativ behandeln können und eine primäre Heilung erzielen. Der Granatsplitterschuß mit großer Wundhöhle wird nach operativer Entfernung nekrosegefährdeten Gewebes der Ruhigstellung und gegebenenfalls chemisch-antiseptischer und antitoxischer Behandlung bedürfen. Die Indikationsstellung in diesen beiden Endfällen ist klar und leicht. In den dazwischenliegenden Fällen erfordert sie das ganze Können und das Einfühlungsvermögen des erfahrenen Arztes.

Die sorgfältige klinische Beobachtung nach der eingeleiteten Behandlung, welche es auch immer sei, ist ein sehr wichtiges Erfordernis, um den Heilungsverlauf zu überwachen und einer sich entwickelnden Wundinfektion frühzeitig begegnen zu können.

2. Bißwunden

Die Bißwunden nehmen besonders in klinischer Beziehung eine gewisse Sonderstellung insofern ein, als sie bösartiger zu verlaufen pflegen, als man eigentlich annehmen könnte.

Aus den letzten Jahren liegen systematische Zusammenstellungen aus den Universitätskliniken Berlin, München und Halle vor. Sie ergeben folgende Zahlen in bezug auf die Entstehungsursache:

	Klinik Berlin—München *(Jäger)*	Klinik Halle *(Berger)*
Gesamtzahl	307	173
Mensch	23	6
Hund	240	128
Katze	23	25
Affe	6	—
Pferd	7	7
Ente	1	—
Kreuzotter	1	—
Schakal	1	—
Eichhörnchen	1	—
Kaninchen	1	—
Löwe	2	1
Papagei	1	—
Schwein	—	3
Versch. Kleintiere	—	3

Komplikationen traten besonders häufig nach Menschenbissen und Katzenbissen auf. Über 60 Menschenbisse bei Negern in den Vereinigten Staaten von Nordamerika berichtet *Boland*. Drei Umstände sind es, welche diese Bißform besonders gefährlich machen: 1. die Virulenz der in die Wunde gelangten Erreger, 2. das Eindringen derselben in die Gewebszwischenräume, und 3. die beim Biß auftretende Quetschung der Gewebe und Zerfetzung der Wundränder. Die Bisse von unzweckmäßig (keine Knochen, weiches Fressen) ernährten Hunden sollen aus dem Grunde besonders gefährlich sein, weil die Tiere Eiterungen am Zahnfleisch haben, deren Erreger den Wunden gefährlich werden. Mitunter werden, zumal bei Katzenbissen *(Lenze)*, eigenartige Verlaufsformen der Entzündung insofern beobachtet, als bösartige Phlegmonen mit starkem Ödem und ohne Eiterbildung entstehen, als deren Erreger kleine, kurze, mit besonderen Eigenschaften ausgestattete, dem Influenzabazillus ähnliche Erreger gefunden wurden, die durchaus menschenpathogen sind und sich häufig in den oberen Luftwegen von Katzen finden. Auch Pasteurellosen als Erreger septikämischer Erkrankungen bei Tieren werden durch den Biß gelegentlich übertragen *(Weber)*.

Seltene Bißverletzungen hat *Berger* zusammengestellt.

Abgesehen von den leichten, oberflächlichen Verletzungen kommt es bei den tiefere Gewebsschichten berührenden Bissen mit Zertrümmerung des Gewebes oft zu schweren Phlegmonen, welche frühzeitig chirurgischer Behandlung (Spaltung möglichst in Blutleere) bedürfen. Entlang der Faszien und in den Gewebszwischenräumen kriecht die Entzündung als gelbgrünlich aufgelockerter Streifen im Gewebe fort. Fieber braucht nicht sehr ausgesprochen zu sein und kann auch ganz fehlen. Fast immer jedoch besteht ein erhebliches Krankheitsgefühl mit schlechtem Allgemeinzustand. Hämolytische Streptokokken in Symbiose mit Anaerobiern pflegen die Erreger zu sein. Breite Spaltung bis in den letzten Winkel der Phlegmonen ist unbedingt notwendig, Anwendung von Desinfektionsmitteln ratsam. *Jäger* hat das Zinkperoxyd empfohlen, welches im Gewebe aktiven Sauerstoff frei macht. In die Wunde wird das in Flüssigkeit gelöste Pulver eingebracht und dann mit der Lösung getränkte Gaze locker in alle Buchten eingelegt. Tetanusantitoxin braucht nur bei besonderer Indikation gegeben zu werden.

Die neueste Veröffentlichung stammt von *Päßler*. Er unterscheidet nach Art des Wundverlaufs zwei Gruppen, von denen die eine durch besonders bösartigen, die zweite durch relativ gutartigen Verlauf gekennzeichnet ist. Zur ersteren werden Bißwunden von Mensch, Affe, Katze, Pferd und Dachs gerechnet. Dieser Auffassung wird jedoch nicht allgemein zugestimmt. In der zweiten Gruppe stehen Hundebisse an erster Stelle. Für die Behandlung ergibt sich, daß mit Ausnahme sicher oberflächlicher Kratzwunden diese grundsätzlich aus- und aufzuschneiden sind, soweit sie innerhalb der ersten 12 Stunden zur Behandlung kommen, noch keine Infektionserscheinungen erkennbar sind und der Ausschneidung nicht durch Nerven, Sehnen usw. anatomische Grenzen gesetzt sind. Hierbei kann die Anwendung des elektrischen Messers zweckmäßig sein. Von einer primären Wundnaht ist grundsätzlich abzuraten. Verletzungen an den Gliedmaßen werden durch Schienenverbände ruhig gestellt. Vorbeugend ist nach der Wundversorgung die Anwendung von Sulfonamiden anzuraten. Bei den ersten Anzeichen einer Wundinfektion sind sofort 0,3 g Neosalvarsan intravenös zu geben, und zwar noch vor dem Auftreten einer fortschreitenden Zellgewebsentzündung. Auch wenn die Infektion anscheinend zum Stillstand nach dieser ersten Spritze kommt, ist bei normal kräftigen Erwachsenen die weitere Verabreichung von wenigstens zweimal 0,45 bzw. einmal 0,6 g Neosalvarsan in Abständen von je 3 Tagen angebracht. Der Grund für diese Indikation liegt in der Tatsache, daß bei Bißverletzungen oft Spirochäten die Ursache bösartiger Infektionen sind.

Die zahlreichen Versteifungen und sogar Gliedverluste nach Bißverletzungen trotz der bisherigen rein chirurgischen Behandlung lassen sich nur dadurch vermeiden, daß wir versuchen, nicht nur der Infektion in bezug auf ihre Entstehung Herr zu werden, sondern sie auch so früh als möglich zu ersticken.

Frische Bißverletzungen sollen nach Wundausschneidung stets offen behandelt werden. Gegebenenfalls ist die verzögerte Naht nach 4—6 Tagen anwendbar. Die von *Lowry* vorgeschlagene Ätzung der Bißwunde mit rauchender Salpetersäure ist nicht notwendig. Man kann *Maier* zustimmen in dem Satze, daß eine Exzision der Wunde weit im Gesunden mit anschließender Salvarsanbehandlung das beste Verfahren ist.

3. Brandwunden

Das Charakteristische der Brandwunde liegt einmal in ihrer oft sehr beträchtlichen Ausdehnung und dem starken Eiweißzerfall durch die Brandwirkung selbst. Hierdurch kommt es zu einer Selbstvergiftung des Körpers, welche das gesamte klinische Bild dieser Verletzungsart beherrscht und ihm einen von der gewöhnlichen Verwundung abweichenden Verlauf gibt. Dasselbe gilt für Verätzungen durch chemische Stoffe. Dies rechtfertigt den Entschluß, den Brandverletzungen eine eigene, gesonderte Darstellung zu geben, welche nicht im Rahmen dieses Buches erfolgen soll, sondern in einem eigenen Werk.

4. Behandlung granulierender Wunden

Es ist gänzlich unmöglich, eine bestimmte, sozusagen typische Behandlungsart für granulierende Wunden anzugeben. Der Hauptgrund liegt in der Verschiedenheit des Charakters dieser Wunden. Sie stellen keineswegs nur ein örtliches Zustandsbild dar, sondern sie wechseln je nach dem Gesamtbefinden des Körpers und auch nach den lokalen Entzündungserscheinungen unter ihnen. In einer Schrift *Hunters* über die „Physiologie der Wunde" ist zu lesen, daß „die Granulationen nicht bloß den Zustand des Teils, auf welchem sie sich entwickelt haben, und den Zustand, in welchem sie sich selbst befinden, zu erkennen geben, sondern daß sie auch anzeigen, wie weit die Konstitution von gewissen Krankheiten affiziert worden ist". Wir können diese Gedanken und Erfahrungen heute kaum besser und prägnanter ausdrücken. So ist also zu verstehen, daß bei krankhaften oder abnormen Granulationen nicht nur örtliche Maßnahmen, sondern auch die verschiedensten Allgemeinbehandlungen am Platze sein können. Es wäre ein reizvolles Ziel, eine Monographie über gesunde und kranke Granulationen zu schreiben. Das Werk müßte aber mit zahlreichen Buntbildern ausgestattet sein, denn mitunter läßt sich nicht mit auch nur annähernder Klarheit in vielen Worten sagen, was ein gutes Bild mit einem Blicke zeigt.

Bei der lokalen Behandlung der Granulationen ist das Haupterfordernis, daß man die Oberflächenschicht vor jedweder unnötigen Verletzung schützen muß. Stellt sie doch den natürlichen Wall gegen die Außenwelt dar, der dicht ist, solange er nicht beschädigt wurde. Jede auch nur leichte Gewebstrennung kann die Eintrittspforte einer neuen Infektion werden.

Die Bedeckung der Granulationen mit einem Verbande ist schon zum Schutze derselben vor äußeren Einflüssen ratsam. Jeder Mullverband, der trockene mehr als der feuchte, kann zu einer oberflächlichen Verwundung des Granulationsgewebes führen. Aus der Tatsache, daß tagtäglich viele tausend Wunden mit Verbandstoffen, die zu leichten Verletzungen der Granulationen führen können, bedeckt werden, und daß trotzdem die bei weitem überwiegende Mehrzahl ohne ernste Entzündungserscheinungen abheilt, kann man ersehen, daß man in bezug auf die Gefahr nicht zu schwarz zu sehen braucht.

Besser erscheint aus diesen Gründen ein Salbenverband. Über ihn ist an anderer Stelle mehr gesagt. Zwischen der Salbenschicht und der Oberfläche des Granulationsgewebes bildet sich ein See von Wundsekret. Dies muß als günstig angesehen werden. Nach den Anschauungen von *Bier* bildet dieses Sekret eine Voraussetzung und eine Notwendigkeit für eine rasche Heilung. Diese Überlegung führt zu der Anschauung, daß seinem Wesen und seiner Wirkung nach der Salbenverband der „Heilung unter dem Schorf“ zum mindesten ähnelt.

Auch die Freiluftbehandlung und Sonnenbestrahlung der Granulationen kann gelegentlich von Nutzen sein. In richtiger Ausführung (nicht zu lange Bestrahlungen und ausreichende Erholungspausen zwischen den einzelnen Sonnen- und Luft-Reizen) ist ihre Anwendung durchaus anzuraten. Als günstige Wirkungen werden ihr nachgerühmt: Schädigung der Mikroorganismen, Erzeugung einer aktiven Wundhyperämie, austrocknende Wirkung, wachstumsfördernder Reiz des Lichtes, schnelle Ephithelisierung. Die Dauerfreiluftbehandlung dürfte der Behandlung unter dem Schorf wesensgleich sein, denn sehr bald kommt es durch die austrocknende Wirkung der Luft zur Ausbildung eines solchen. Die technische Durchführung dieser Behandlungsart ist umständlicher als die unter Anlegung irgendeines Verbandes. Ob die Behauptung von *Widmer*, daß bei der Sonnenbestrahlung der Wunde Keloide nicht auftreten, richtig ist, wurde bisher nicht sicher bestätigt.

Naturgemäß ist auch die Höhensonnenbestrahlung der Granulationsflächen angewendet worden. Die Publizistik hierüber ist ungemein groß. Eine spezifische Wirkung kommt aber wohl kaum in Betracht. Der Anreiz zur Epithelisierung soll stärker sein als bei einer anderen Behandlungsart.

Die sogenannten schlaffen Granulationen sprechen oft auf Reize, welche kurze Zeit und keineswegs dauernd ausgeübt werden, gut an. Das Wechseln der Behandlungsarten ist überhaupt das große Geheimnis, erfordert aber auch in der zweckmäßigen Auswahl der Mittel eine große Kunst und einen geschulten Blick des Arztes. Nichts ist schädlicher als eine manchmal wochen- und monatelang fortgesetzte Bedeckung einer granulierenden Wunde mit irgendeiner Salbe, einem Puder oder einem anderen Behandlungsmittel.

Bei den schlaffen Granulationen soll man zunächst einen kräftigen Reiz ausüben, der sogar bis zur Nekrose der allerobersten Gewebsschichten der Granulationen gehen kann. Alle die chemischen Desinfektionsmittel, die in einem der früheren Kapitel (vgl. S. 108 ff) besprochen worden sind, können dazu benutzt werden. Gute Dienste hat mir die aus Silbernitrat, Perubalsam und Vaseline bestehende *Billroth*sche „Schwarze Salbe“ geleistet. Einen ähnlichen, kürzer dosierten Reiz übt das Bestreichen der Granulationen mit dem Höllensteinstift mit anschließender Sonnenbestrahlung oder Höhensonnenbestrahlung aus. Es bildet sich metallisches Silber in den oberflächlichen Granulationsgewebsschichten, welches zusammen mit der gesetzten Nekrose einen starken Regenerationsreiz darstellt. Weiter seien als viel angewandte Reizmittel genannt: Kampferwein, Perubalsam, Terpentinöl, Granugenol-Knoll (ein gereinigtes Mineralöl), Yatren u. a.

Manchmal begegnen wir auch hyperthrophischen Granulationen, die dadurch gekennzeichnet sind, daß das mengenmäßig stark entwickelte Gewebe von äußerlich gesundem Aussehen die umgebende Hautfläche um ein beträchtliches überragt. Die alten Ärzte nannten diesen Zustand „caro luxurians“. Um die Menge des Gewebes auf das normale Maß zurückzubringen, sind Kompressionsverbände mit Salben und Heftpflaster angewendet worden. Auch das Verätzen der überschüssigen Granulationen mit dem Höllensteinstift, das Verbrennen mit dem Glühbrenner, das Erfrieren im Chloräthylspray oder Kohlensäureschnee, das Entfernen mit der Diathermieschlinge und schließlich das Abkratzen mit dem scharfen Löffel sind gelegentlich mit Erfolg angewendete Maßnahmen. Sie führen dann zum Ziel, wenn es sich tatsächlich um einen lokalen Hypertrophiezustand handelt. Wenn aber beispielsweise an der Mündung von Fistelöffnungen das überschüssige Granulationsgewebe der Ausdruck für einen in der Tiefe noch vorhandenen Fremdkörper (Ligatur, Sequester o. dgl.) ist, welcher das Zuheilen der oberflächlichen Wunde verhindert, dann nützen alle symptomatischen Maßnahmen nichts. Man muß den Fremdkörper entfernen, dann verschwinden die überschüssigen Granulationen, und die Fistel heilt zu.

Schließlich muß jede Granulationsfläche epithelisiert werden. Bei geringer Ausdehnung geschieht dies ohne jede Nachhilfe von seiten des Arztes. Bei mittelgroßen Flächen kann die Anwendung von spezifischen, die Überhäutung fördernden Chemikalien angezeigt sein. Die schon erwähnte Silbernitrat-Perubalsam-Salbe wäre auch hier aufzuführen. Dem Scharlachrot (Amidoazotoluol) in 4—10% Salbe wird mit Recht eine besondere Wirkung in dieser Beziehung zugeschrieben. Die starke Färbekraft des Mittels ist in der Praxis lästig. Das aus ihm entwickelte Pellidol (Diazethyl-Amidoazotoluol) in 2% Salbe hat eine wesentlich geringere Farbstoffwirkung und stellt in therapeutischer Hinsicht einen Fortschritt dar. Nach *v. Gaza* hat es eine Wirkung, welche „spezifisch erregend auf die mesodermalen und auf die epithelialen Elemente der Kutis“ ist.

Aber auch diese Mittel haben eine Anwendungsgrenze in der Größe der zu überhäutenden Granulationsfläche. Es ist nicht möglich anzugeben, wie groß ein Defekt höchstens sein darf, wenn er noch durch Überhäutung vom Rande her epithelisiert werden kann. Denn dies wechselt sehr stark je nach Körpergegend und ist zudem noch individuell verschieden.

Für die Deckung großer Defekte tritt freie oder gestielte Transplantation in ihren zahlreichen Ausführungen in ihr Recht. Auf Grundlagen, Indikation und Technik dieser Behandlungsart kann im Rahmen dieses Werkes nicht eingegangen werden.

Q. Behandlung der Verwundungen chemischer Art

1. Tintenstiftverletzungen

Anilinfarben wirken toxisch auf das lebende Körpergewebe ein, wenn sie mit ihm in Berührung gebracht werden, und zwar um so stärker, je alkalischer sie sind. *Mason* und *Allen* konnten eine steigende Giftigkeit in der Reihenfolge der Farben: Grün, Gelb, Rot, Braun, Blau, Violett, Schwarz feststellen. Die Giftwirkung ist als eine Imbibitions- und Lösungsnekrose aufzufassen, die zwar zunächst aseptisch verläuft, aber dennoch schwere Krankheitserscheinungen verursachen kann. Sie beruht auf einer Störung des Zellstoffwechsels, bedingt durch die chemische Affinität des alkalischen Farbstoffes zu den Kernsäuren der Zellkerne. Ein in die Körpergewebe eingebrachter Tintenstift bewirkt durch Lösung in Körpersäften so lange eine Nekrose, bis die Substanz seiner Farbe durch Ausbreitung eine nicht mehr toxische Verdünnung erlangt. Die Zerstörung erfaßt alle Gewebe wie Haut, Fett, Unterhautzellgewebe, Muskulatur, Nerven, Knorpel, Knochen. Bei der histologischen Untersuchung fällt das Fehlen von Riesenzellen in der Umgebung der Nekrosen und die starke Thromboseneigung der Gefäße auf.

Der Lokalbefund ist häufig recht gering. Der leicht gefärbte punktförmige Einstich und der Stichkanal schmerzen zunächst sehr wenig, sondert dann geringe

Mengen gefärbter Gewebsflüssigkeit ab. Die entzündliche Schwellung in der Umgebung des Gewebes ist ebenfalls nicht sehr stark. Mit Fortschreiten der Nekrose nehmen die Erscheinungen zu. Ohne zweckmäßige Behandlung können sie einen solchen Umfang annehmen, daß, besonders an den Fingern, verstümmelnde Operationen notwendig werden. Mitunter können sich Allgemeinerscheinungen wie Kopfschmerz, Magen-Darm-Störungen, Schwächegefühl ausbilden. Bei schweren Vergiftungen treten Nieren- und Leberschädigungen auf.

Die zweckmäßige Behandlung besteht in der möglichst frühzeitig vorgenommenen Exzision allen mit der Farbe durchtränkten Gewebes und natürlich auch des abgebrochenen Farbstiftes. Kurzdauernde Anwendung der Blutleere während des Eingriffs erleichtert ihn sehr wesentlich und trägt zu seiner schnellen und sicheren Durchführung wesentlich bei. Die primäre Naht ist zweckmäßig zu unterlassen, besonders wenn der Eingriff nicht wenige Stunden nach der Verletzung durchgeführt werden konnte. Wohl aber ist die verzögerte Naht nach etwa 3—4 Tagen ausführbar, wenn der Wundverlauf während dieser Zeit reaktionslos war.

Falsch ist der Versuch, den eingedrungenen Farbstift mit Pinzetten oder zangenähnlichen Instrumenten entfernen zu wollen, da man einmal dadurch die bereits gesetzten Nekrosen nicht beseitigt und andererseits fast stets den Farbstift zersplittert und somit die Gewebsvergiftung nur vergrößert.

2. Leichtmetallverletzungen

Die in den letzten Jahrzehnten besonders durch den Flugzeugbau aufgekommenen Leichtmetall-Legierungen (die im wesentlichen aus Aluminium und Magnesium bestehen) wie z. B. Dural, Elektron, Hydronalium und andere, haben zu neuen, bisher nicht bekannten Wundinfektionen geführt. *Bufe* konnte 1939 über 5000 beobachtete Fälle berichten. Wesentlich ist, daß die Leichtmetallsplitter keinerlei bakterienhemmende Eigenschaften besitzen. Ihre Splitter weisen scharfe, kleine Zacken auf, die sich im Gewebe verhaken und ihre Entfernung erschweren. Außerdem bringt es die Verarbeitungsart mit sich, daß neben größeren Splittern auch eine ungeheuer große Menge kleinster, staubförmiger Partikelchen in die Wunde eindringen, welche auch nach Entfernung des Hauptsplitters die typischen Krankheitserscheinungen hervorrufen. Dazu kommt, daß auch Bakterien leicht an der rauhen Metalloberfläche haften, die in Verbindung mit der Metallwirkung an sich oft heftige und langwierige Eiterungen hervorrufen können. Die Leichtmetalle bewirken nach *Bufe* und *Gissel* eine Störung der Zelloxydation.

Im Tierreich konnten bei magnesiumreichen Metallen deutliche Gewebsschädigungen histologisch nachgewiesen werden *(Gerlach)*, beim Menschen war dies nicht immer der Fall. Ob die Korrosionsschicht der Leichtmetalle eine Rolle spielt, ist noch unentschieden.

Die Gefährlichkeit ist nur auf die Leichtmetalle beschränkt, welche einen größeren Prozentsatz Magnesium enthalten, z. B. Elektron. Durch Bildung von Magnesiumoxyd und gasförmigem Wasserstoff kommt es zu einer Zerstörung und Auflockerung des Gewebes. Dieses zerstörte Gewebe gibt einen guten Nährboden für Infektionserreger ab.

Drei verschiedenartige Krankheitsbilder können sich nach dem Eindringen von Leichtmetallsplittern und Metallstaub in das Gewebe entwickeln.

1. Nach anfänglich fast völliger Reaktionslosigkeit bildet sich am Orte der Verletzung eine deutliche Entzündung aus. Es kommt je nach Art und Virulenz der mit eingedrungenen Keime zu Abszessen, Phlegmonen und Panaritien, welche die übliche Behandlung durch Inzision in Verbindung mit möglichst vollständiger Entfernung des eingedrungenen Metalls erfordern.

2. Örtliche Entzündungserscheinungen mit Eiterung bilden sich nicht aus, sondern an der Verletzungsstelle treten schmerzhafte Schwellungen von Linsen- bis Markstückgröße auf, welche meist in der Haut oder dem Unterhautzellgewebe sitzen und oft wochen- bis monatelang bestehenbleiben. Sie werden erklärt durch den örtlichen Gewebsreiz bei dem Eindringen von gering oder gar nicht infizierten Metallteilen. Manchmal brechen sie sekundär nach außen durch und erzeugen dann längere Zeit bestehenbleibende, torpide Fisteln *(Anton)*.

3. Nach einer Arbeitszeit von 3 bis 6 Monaten klagen Leichtmetallarbeiter mitunter über entzündliche Hauterkrankungen wie Ekzeme, Neigung zu Furunkulose u. dgl. Es ist noch nicht ganz sicher, ob es sich hierbei tatsächlich um eine „Gewerbekrankheit der Leichtmetallverarbeitung" handelt oder nicht.

Zur Behandlung der akuten Verletzungen genügt ein Auswaschen der Wunden mit Wasserstoffsuperoxyd, Rivanol, Alkohol nicht. Nach *Gistl* und *Ehrlich* hat sich zur Erstbehandlung im Werke selbst eine Salbe aus: Liqu. alumin. aceticotartarici 5,0, Balsam peruv. 10,0, Lanolin 10,0, Pasta Zinci salicylat ad 100,0 bewährt. Nach ihrer Einführung sollen schwere Schäden wesentlich geringer geworden sein.

Alle Leichtmetallverletzungen sind operativ zu behandeln und zu exzidieren. Sorgfältige Untersuchung auf Metallsplitter und ihre Entfernung ist notwendig. Offenlassen der Wunde ist an und für sich nicht notwendig. Ob man nähen soll oder nicht, hängt von dem Entzündungszustand oder der zu erwartenden Entzündung ab. Wenn sie eingetreten ist, haben sich Ichthyol-Anwendung sowie warme Bäder bewährt *(Anton)*.

3. Wunden mit differenten Metallen

Gelegentlich kommt es einmal vor, daß in Wunden differente Metalle mit besonderen pharmakologischen und toxikologischen Eigenschaften eindringen und im Gewebe liegenbleiben. Ein typisches Beispiel hierfür sind Verletzungen mit Fieberthermometern, besonders bei Schwestern, Ärzten und sonstigem ärztlichen Pflegepersonal. Mehrere derartige Fälle sind im Schrifttum veröffentlicht worden. Meist sieht man auf dem Röntgenbilde in der Umgebung der Wunde und später der Narbe das Quecksilber in Form fein verteilter Tröpfchen im Gewebe liegen. Die Befürchtung, daß es von hier aus, begünstigt durch die große Oberfläche des fein verteilten Metalls, zu Allgemein-Vergiftungserscheinungen kommen könne, ist nicht berechtigt. Denn *Boden* konnte nachweisen, daß das auf diese Weise gesetzte Quecksilberdepot mengenmäßig innerhalb der Breite der auch sonst üblichen therapeutischen Dosierung dieses Mittels liegt. Tatsächlich sind auch nie Quecksilbervergiftungen beobachtet worden. Trotzdem fordert *Tammann*, daß alles Quecksilber operativ entfernt werden müsse, obwohl dies technisch keineswegs leicht sei. In einem von ihm veröffentlichten Fall waren hierzu vier Operationen notwendig, bis das Ziel erreicht wurde.

Beobachtungen darüber, in welchem Zeitraum ein solches Quecksilber im Gewebe vom Körper resorbiert wird, liegen bisher nicht vor.

4. Wunden mit nichtbakteriellen Giftstoffen

Eine Wunde minimalster Art kann dadurch sehr lästig bis lebensgefährlich werden, weil durch sie starke Allgemeingifte in den Kreislauf gebracht worden sind. Dies ist der Fall bei Stichen von Insekten, Schlangen u. dgl., bei denen der Stich an sich im Sinne einer Wunde gar keine Rolle spielt, wohl aber die bei seinem Eintreten erfolgte Injektion eines Giftstoffes.

Die Stiche der verschiedensten Insekten der gemäßigten Zonen, seien es Mücken oder Schnaken, seien es Flöhe, Läuse oder Wanzen, sind in ihren Auswirkungen keineswegs gefährlich, sondern nur lästig. Gänzlich unberücksichtigt bleibe jedoch in diesem Zusammenhang die Übertragung von Krankheiten wie Fleckfieber, Tularämie, Malaria, Schlafkrankheit und andere mehr auf diesem Wege. Die meisten Insektenstiche heilen ohne besondere Maßnahmen ab. In Laienkreisen ist das Betupfen mit Salmiakgeist üblich und wirkt etwas schmerzlindernd, wenn mitunter auch nur psychisch durch das Bewußtsein, daß etwas geschehen ist. Auch das Ichthyol in reiner Form oder als Salbe wirkt juckreizlindernd und entzündungshemmend. Die nach Insektenstichen vom Menschen selbst erzeugten Kratzeffekte sind, zumal wenn sie sich infizieren, wesentlich gefährlicher als die Insektenstiche an sich.

Die Stiche von Bienen, Wespen und Hornissen sind meist dadurch kompliziert, daß oft der gesamte Stech- und Giftapparat mitsamt der Giftdrüse und Giftblase oder Teile desselben in der Haut zurückbleiben und der Anlaß zur Entzündung wird, bis er im Gefolge einer kleinen Eiterung abgestoßen wird. Das Bienengift ist relativ genau untersucht worden. Es enthält als wirksamen Stoff Ameisensäure und einen Giftstoff aus der Reihe der organischen Basen, der in seiner Konstitution nicht bekannt ist. Die bei einem Stich dem Menschen einverleibte Menge beträgt etwa 0,0002 bis 0,0003 g.

Der Stich erzeugt örtlich einen intensiven Schmerz mit ödematöser Schwellung wechselnder Größe um den Stichkanal. An Lippe und Augenlidern, aber auch an der Zunge kann das Ödem sehr erheblichen Umfang annehmen. Extraktion des Stachels mittels einer feinen Pinzette sowie Betupfen mit Salmiakgeist, evtl. die Anwendung kühlender Umschläge mit leichten Adstringentien ist ratsam. Im Volke und besonders bei Imkern sind zahlreiche Volksmittel wie z. B. Zwiebelsaft, Tabaksaft u. dgl. in Gebrauch. Auch das sog. „Skorpionöl" soll sofort nach dem Stich angewendet innerhalb weniger Minuten den Schmerz nehmen. Es wird nach einem alten Rezept dadurch gewonnen, daß man 30—50 der kleinen Skorpione Norditaliens in 300—500 g reines Olivenöl einlegt, in dem sie sterben und ausgelaugt werden. Das Öl gelangt dann zur örtlichen Anwendung.

Erwähnt sei, daß das Bienengift auch als Heilmittel (Forapin) bei rheumatischen Erkrankungen angewendet wird.

Durch einen einzelnen Hornissen- oder Wespenstich werden in seltenen Fällen nur dann allgemeine Vergiftungserscheinungen hervorgerufen, wenn die Injektion direkt in die Vene oder ein größeres Lymphgefäß besonders in Kopf- und Halsgegend erfolgte. Beim Zusammentreffen mehrerer Stiche, beispielsweise wenn ein Mensch von einem Bienen- oder Hornissenschwarm überfallen wird, können aber bedrohliche Allgemeinerscheinungen, wie Schwindel, Ohnmacht, Krämpfe, auftreten, ja es kann sogar der Tod durch Herzstillstand eintreten. Immerhin sind dies sehr seltene Ereignisse. Bekämpfung des Kreislaufkollapses und Anwendung von Herzmitteln ist notwendig.

Bedeutend gefährlicher sind die in den Mittelmeerländern und in den Subtropen und den Tropen vorkommenden Bisse der Tarantel und Skorpione, die in den mannigfaltigsten Formen in den einzelnen Ländern beheimatet sind. Die Behandlung derartiger Verletzungen gleicht der Therapie der Schlangenbisse.

Die Schlangenbisse haben schon lange das Interesse von Ärzten und Laien beansprucht. Ihre Gefährlichkeit ist in der gemäßigten Zone Europas häufig überschätzt worden. In den Subtropen und Tropen kommen aber tödliche Bißverletzungen nicht allzu selten vor.

Die Schlangen haben teilweise röhrenförmige Bißzähne (z. B. die Viperiden) oder rinnenförmige (z. B. die Kolubriden). Der Inhalt der Giftblasen und der Giftdrüsen der Schlangen wird durch die Kontraktion gewisser Muskeln über die Röhren und Rinnen wie bei einer Injektion unter die Haut des Körpers gespritzt. Die Zusammensetzung der Giftstoffe ist in keiner Weise genügend bekannt, vielleicht sind es lösliche Proteinsubstanzen.

Die Wirkung der Schlangengifte auf den Körper ist verschieden, je nach Art der Giftschlange, der Menge des eingedrungenen Giftes und dem Sitz der Bißstelle. Bisse in das Gesicht und den Kopf sind stets als besonders gefährlich angesehen worden. Die örtlichen Erscheinungen pflegen gering zu sein gegenüber den Allgemeinerscheinungen. Alle Schlangengifte wirken hämolytisch, die meisten schädigen den Kreislauf und das Nervensystem. Das Vipergift macht meist örtlich Hämorrhagien und Nekrosen im Gewebe sowie Thrombosen, während das Kolubridengift vorwiegend neurotoxische Wirkung hat.

Für Deutschland kommt als Giftschlange fast nur die Kreuzotter in Betracht. Die beiden feinen Bißstellen bluten so gut wie gar nicht. Nur manchmal entleert sich aus ihnen ein Tropfen Blut. Rasch bildet sich in ihrer Umgebung ein Ödem mit livider Verfärbung der Haut aus. Auch Ekchymosen können sich einstellen. Eine Thrombophlebitis und manchmal auch Lymphangitis kann von der Bißstelle ausgehen. An Allgemeinerscheinungen entwickeln sich Kopfschmerzen, Erbrechen, Durchfall, Schwindel, Angstgefühl, Atemnot, Dyspnoe, manchmal Krämpfe und Zuckungen der Muskulatur. Trotzdem ist die Prognose günstig, Todesfälle sind bei Erwachsenen äußerst selten, kommen eigentlich nur bei Kindern vor. *Brenning* berechnete die Sterblichkeit bei Giftschlangen in Europa (nicht nur der Kreuzotterbisse in Deutschland) auf 8,5%.

In den südeuropäischen Ländern kommen mehrere Viperarten vor, deren Bisse bereits wesentlich gefährlicher sind. Die überseeischen Giftschlangen, beispielsweise die Klapperschlange Amerikas, die Najas (Brillenschlange Ostindiens) sind sehr gefährlich. Ihr Biß kann in kürzester Zeit unter Krämpfen, Koma, Bewußtlosigkeit, Delirien, Herzschwäche zum Tode führen.

Bei der Behandlung der Schlangenbisse kommt es darauf an, das Gift in der Umgebung der Bißstelle unschädlich zu machen und seinen Transport in den Gesamtkörper zu verhindern. Also sind Umschnürung der Glieder oberhalb der Bißstelle, Eröffnen derselben durch Schnitt, Ausblutenlassen, Aussaugen, Verschorfen zweckmäßige Maßnahmen. Bei Anwendung von Hitze und chemisch wirkenden Ätzmitteln ist aber zu berücksichtigen, daß die durch sie gesetzten Ätzschorfe den Sekretabfluß und damit die Giftbeseitigung behindern. Besser ist also die Anlegung einer klaffenden Inzision mit Erzeugung eines intensiven Saftstromes vom Körpergewebe nach außen (z. B. durch Stauung, Saugen, Sandbehandlung, Beschicken der Wunde mit Zucker und ähnliches).

Bei Klapperschlangenbiß am Daumen, der zu einer ausgebreiteten Schwellung am ganzen Arm mit Zyanose und heftigen Schmerzen geführt hatte, wurden von *Mainzer* 175 kleine Schnitte vom Ellenbogen bis zum Daumen angelegt, aus denen sich massenhaft Gewebsflüssigkeit entleerte. Die Wunden wurden mit heißer Magnesiumsulfatlösung verbunden. Nach wenigen Tagen schwand die Schwellung und eine ungestörte Wundheilung mit Genesung setzte ein.

Bei der Bekämpfung der Allgemeinerscheinungen wird seit alters her das Verabreichen großer Mengen Alkohol empfohlen. Ich kann dies nach Erfahrungen an meinem eigenen Körper bestätigen, obwohl von mehreren Seiten die gute Wirkung des Alkohols in Abrede gestellt wird. Daneben ist eine Stützung von Kreislauf und Atmung notwendig. Auch Injektionen von 1 mg Strychnin in Abständen von 15 bis 30 Minuten, mehrfach wiederholt, werden empfohlen.

Ein wesentliches Mittel zur Bekämpfung der Vergiftungserscheinungen nach Schlangenbissen besteht in der Heilserumbehandlung, die erstmalig von *Calmette* angegeben wurde und inzwischen mehrfach verbessert und wirksamer gestaltet worden ist. Es ist ein polyvalentes Serum, welches im wesentlichen antineurotoxisch wirkt.

Schließlich können noch Pfeilgifte primitiver tropischer Naturvölker in eine Wunde gelangen. Sie enthalten die Säfte im einzelnen unbekannter Giftpflanzen in wechselnder Zusammensetzung und Menge, ebenso auch Schlangengifte. Das uns besser bekannte Curare ist meist nur ein einziger und nicht einmal immer der wichtigste Bestandteil. Erscheinungen und Behandlungsart ähneln denjenigen der Bisse tropischer Schlangen.

In diesen Abschnitt gehört schließlich auch die Besprechung des Blutegelbisses, der nur insofern eine Komplikation des Wundverlaufs hervorruft, als die Blutungszeit der Wunde um ein vielfaches verlängert wird.

Zunächst einmal nimmt der Blutegel auf eine uns noch nicht bekannte Weise eine Anästhesierung der Bißstelle vor, denn der Biß selbst erfolgt völlig schmerzlos. Wenn dies auf humoralem Wege erreicht wird, dann ist der Stoff nicht identisch mit dem aus dem Blutegelkopf extrahierbaren Hirudin. Diese in die Bißstelle selbst gelangende Substanz inaktiviert die Thrombokinase des Gewebssaftes, so daß die Blutgerinnung für mehrere Stunden verhindert wird. Die die Form eines Mercedessterns aufweisende Bißwunde des Blutegels blutet also längere Zeit nach, ohne daß jedoch bedrohliche Blutverluste auftreten.

In therapeutischer Beziehung wird der Blutegelbiß in der Chirurgie zur Verhütung einer unmittelbar drohenden Thrombose und auch zur Behandlung des Stauungsödems einer bestehenden Thrombose in wachsendem Maße mit gutem Erfolg angewendet.

R. Sulfonamidbehandlung der Wunde

1. Einleitung

Mit großen Hoffnungen war man seinerzeit an die verschiedenen Methoden der chemischen Wunddesinfektion herangegangen. Immer neue Mittel und Konzentrationen sowie Kombinationen hatte man im Reagenzglas, in der Bakterienkultur, im Tierversuch und in der klinischen Anwendung erprobt und war doch dem Ziel so fern wie je. Einen neuen Auftrieb brachte dann die sogenannte Tiefenantisepsis und die für sie neu gefundenen Mittel. Auch dieser Traum verflog ziemlich rasch. So war man nahe daran, zu resignieren.

Aber nicht alle taten es; im stillen wurde rastlos weitergearbeitet. Wir verdanken es *Domagk* und seinen Mitarbeitern, daß er mit den Sulfonamiden von neuem das Problem der Chemotherapie bakterieller Infektionen zur Diskussion stellte und mächtig förderte. Die Einführung der Sulfonamide in die Wundbehandlung bedeutete den Beginn einer neuen Epoche auf diesem Gebiet, so daß es gerechtfertigt erscheint, dieses Mittel in einem gesonderten Kapitel für sich zu besprechen. Dies ist um so mehr angezeigt, als ihre Wirkungsweise deutlich von denen der üblichen Antiseptiken sich unterscheidet.

Unser Wissen über die Reaktionsweise der modernen Chemotherapeutika ist noch Stückwerk. Aber sicher stellen auch diese Heilmittel im Grunde genommen nichts anderes dar als Hilfsmittel zur Unterstützung der natürlichen Heilungsvorgänge. „Das Wunder der Heilung liegt auch bei den Chemotherapeutika nicht eigentlich in diesen, sondern in den Abwehrmaßnahmen, die zielstrebig vom Organismus ergriffen werden."

Ungeheuer groß ist bereits das Schrifttum geworden und zahlreiche Präparate wurden empfohlen und in den Handel gebracht.

Für die summarische Schilderung der wichtigsten Ergebnisse bedürfen wir einer gewissen Basis. Und es sei genommen die 1944 erschienene 3. Auflage des bekannten Werkes von *Domagk* und *Hegler* „Chemotherapie bakterieller Infektionen". In den Literaturverzeichnissen dieses Werkes, dessen Manuskript etwa im Herbst 1943 abgeschlossen wurde, sind allein schon 1842 Literaturangaben aufgeführt. In der Folgezeit hat die Schreibfreudigkeit keinesfalls nachgelassen. Es kann hier also nur das Wichtigste aufgeführt werden.

Eine übersichtliche Zusammenfassung über den derzeitigen Stand der Chemotherapie mittels der Sulfonamide hat *Domagk* in den ersten Heften des Jahrgangs 1947 der Deutschen medizinischen Wochenschrift gegeben.

In folgenden Abschnitten seien nebeneinander die Ergebnisse experimenteller Forschung und klinischer Beobachtungen bei den verschiedenen, für die Wundinfektion in Frage kommenden Erregerarten geschildert.

Vorerst müssen wir uns aber damit befassen, wie denn die Sulfonamide auf Wunde und Organismus wirken und resp. wie sie sich von den altbekannten Wunddesinfektionsmitteln unterscheiden.

2. Wirkungsweise

Die Sulfonamide stammen aus der Textilfärberei, in welche sie in Form von Azofarbstoffen von *Hoerlein* und anderen nach dem ersten Weltkrieg eingeführt wurden. Dann gingen *Domagk* sowie die Chemiker *Klarer* und *Mietzsch* „mit bewußter Zielsetzung auf das chemotherapeutische Ziel los" und hatten nach ihren Angaben bis zum Jahre 1943 etwa 3000 sulfonamidhaltige Verbindungen synthetisiert und erprobt. Sie verfolgten nicht das Ziel, neue Wunddesinfektionsmittel im üblichen Sinne herzustellen, sondern sie beschritten einen neuen Weg. Als Beispiel sei erwähnt, daß Prontosil, Prontalbin u. a. in Wasser oder Nährflüssigkeiten in Konzentrationen 1 : 100 im herkömmlichen Desinfektionsversuch selbst bei stundenlanger

Einwirkung Streptokokken nicht abtöteten. Die desinfektorische Kraft dieser und ähnlicher Mittel ist außerordentlich gering. Sie entfalten ihre Wirksamkeit erst in Gegenwart lebenden Gewebes, seien es Körperzellen, seien es auch nur Bakterien, wie zahlreiche „Blutplattenversuche" von *Domagk* ergaben.

Die Sulfonamide üben auf die Bakterien eine „bakteriostatische", also eine Hemmungswirkung aus, aber keine desinfektorische, abtötende, bakterizide in einem nennenswerten Grade. Hierin liegt der grundsätzliche Unterschied gegenüber den Wunddesinfektionsmitteln der verschiedensten Art. Aber über die reine Hemmungswirkung hinaus muß doch noch ein anderer bedeutungsvoller Faktor hinzukommen.

Man hat angenommen, daß die Sulfonamide den Stoffwechsel der Bakterien verändern auf dem Wege über die Einwirkung auf verschiedene Fermentsysteme. Vor allen Dingen schädigen sie die Katalase, die Peroxydasen, die Dehydrogenasen und die Nitrotasen. Auf Einzelheiten dieser an und für sich sehr interessanten Vorgänge kann hier nicht näher eingegangen werden. Die Folgen der Stoffwechselstörungen äußern sich dann in der bakteriostatischen Wirkung, der Virulenzverminderung. *Neufeld* und *Baer* konnten weiter zeigen, daß im Körper die Sulfonamide zu Stoffen umgewandelt werden, welche die Bakterien zur Phagozytose vorbereiten, ohne sie in mikroskopisch sichtbarer Weise zu schädigen.

Auf dem Wege über Untersuchungen über die Aufhebung der Sulfonamidwirkung konnte ein sehr wichtiger Einblick in die feineren Vorgänge gebracht werden. *Woods* stellte fest, daß die Para-Aminobenzoesäure in der Lage war, die Sulfonamidwirkung aufzuheben. *Kuhn* konnte dieselbe aus Hefe isolieren. Man vermutet mit guten Gründen, daß diese Verbindung einen für die Bakterien notwendigen Wuchsstoff darstellt, und daß die Sulfonamide die Fähigkeit besitzen, ihn zu verdrängen und sich an seine Stelle zu setzen, ohne die für die Bakterien notwendigen Stoffwechseleigenschaften zu besitzen. Bei zahlreichen Keimen, nicht nur den üblichen menschenpathogenen, konnte man das antagonistische Verhalten der Para-Aminobenzoesäure — von *Kuhn* als Vitamin H bezeichnet — nachweisen. Dieses Verhalten konnte bisher bei allen therapeutisch wirksamen Sulfonamiden nachgewiesen werden.

Die Theorie der Sulfonamidwirkung, welche auf der Tatsache der Verdrängung der Para-Aminobenzoesäure aus dem Stoffwechsel der Bakterien beruht, ist zwar durchaus plausibel, aber doch noch nicht restlos bewiesen. Das Verhalten der einzelnen Sulfonamide gegenüber den verschiedenen Bakterien ist durch die Verdrängungstheorie nur sehr schwierig zu erklären *(Merkelbach)*.

Man nimmt an, daß die Para-Aminobenzoesäure als Co-Ferment an Enzymreaktionen in den Bakterien beteiligt ist, eine Tatsache, welche theoretisch von höchstem Interesse ist. Für die Praxis könnte sie einen Wert dann haben, wenn etwa durch eine Erkrankung in erhöhtem Maße Para-Aminobenzoesäure vom Körper produziert würde und somit geringe Sulfonamidkonzentrationen paralysiert werden könnten.

Am Beispiel der Sepsislenta konnten *Heilmeyer* und *Keiderling* zeigen, daß ein Gemisch aus Methyldebenal und Marfanil eine sehr deutlich gesteigerte Wirkung besaßen. Sie erklären dies so, daß das Methyldebenal durch Ausschaltung der Para-Aminobenzoesäure den Stoffwechsel der Bakterien angreift und sie in ihrer Vitalität sehr erheblich schwächt und ihre Vermehrungsfähigkeit vermindert. Bei hochvirulenten Stämmen ist die Beschränkung dieses einen Fermentgliedes nicht hinreichend. Jetzt tritt die andersgeartete Wirkung des Marfanils in Erscheinung, denn die Para-Aminobenzoesäure spielt hierbei keine Rolle. Es greift an einem andern noch nicht sicher ermittelten Ferment an.

Auch für die Kombination von Sulfonamiden mit Penicillin spielt diese differente Wirkungsweise sicher eine Rolle.

Für die Verletzungschirurgie ist wichtig zu wissen, daß das Novocain ähnlich wirkt wie die Para-Aminobenzoesäure *(Gibertine)*. In Tierversuchen konnte gezeigt werden, daß durch Lokalanästhetika in infizierten Wunden der Effekt von Sulfathiazol neutralisiert werden konnte.

Charakteristisch ist weiterhin, daß die Wachstumshemmung der Bakterien durch die Sulfonamide erst nach einer gewissen Latenzzeit von 4 bis 6 Stunden beginnt.

Es ist aber auch möglich, daß die Sulfonamide aus dem Blutfarbstoff Substanzen frei machen, welche für die Erklärung ihrer Wirkungsweise eine Rolle spielen. *Kämmerer* hat schon vor über 30 Jahren auf die Hemmungswirkung derartiger Stoffe gegenüber Bakterien hingewiesen. Einer dieser Stoffe ist das „Mesohaematin", welches auch nach den Untersuchungen von *Domagk* im Tierversuch eine gewisse Wirkung auf Streptokokken erkennen läßt. Die Bakterientoxine können durch die genannten Stoffe gebunden werden. Man kann im Plattenversuch zeigen, daß die Hämolysewirkung von Streptokokken in Gegenwart von Uliron aufgehoben wird, obwohl noch lebende Keime nachweisbar sind.

Es ist sehr wahrscheinlich, daß die wirksamen Substanzen der Sulfonamide erst im Tier- oder Menschenkörper entstehen, vielleicht sogar erst in den Entzündungszellen oder den Bakterien, wenn sie sich im Organismus unter optimalen Lebensbedingungen befinden. Hierdurch wird die Tatsache erklärt, daß eine Reihe von Sulfonamiden in vitro so gut wie unwirksam sind und daß mit Sulfonamiden in vitro vorbehandelte Bakterien im lebenden Organismus ihre Wirksamkeit behalten haben.

Ein sehr wesentlicher Unterschied zwischen den Sulfonamiden und den bekannten zahlreichen Wunddesinfektionsmitteln besteht darin, daß die ersteren keine eiweißfällende Wirkung besitzen. Im Reagenzglasversuch und an Gewebekulturen konnte dies einwandfrei nachgewiesen werden. Dies gilt nicht nur für die Konzentrationen, welche nach oralen Gaben oder Injektionen im Organismus auftreten, sondern auch für die bei lokaler Anwendung in Wunden auftretenden ganz enorm hohen Konzentrationen. *Glynn* und *Miles* sahen die Fibroblasten in Gewebekulturen in die Zwischenräume zwischen Sulfapyridinkristallen einwachsen. Die geringe toxische Wirkung von Sulfonamiden auf Gewebskulturen konnte auch von *Jacoby* und Mitarbeitern sowie *Verne* und Mitarbeitern nachgewiesen werden. *Hurteau* prüfte die Wirkung des Prontalbins nach Einbringen in Gehirnwunden bei Katzen und konnte keine gewebsschädigende Wirkung feststellen. *Domagk* konnte dieselben Beobachtungen an infizierten Wunden mit Sulfathiazol, Marfanil und Marfanil B machen. Auch *Turnescu* sowie *Major* sahen keine Störungen der Wundheilung nach lokaler Sulfonamidwirkung, vielleicht eher sogar eine raschere Heilung.

Auch auf überlebende Leukozyten wiesen nach den Versuchen von *Domagk* die wichtigsten Sulfonamide in Konzentrationen von 1 : 10000, ja sogar 1 : 1000 keine schädigenden Wirkungen auf, während Sublimat und Zephirol dies noch in Verdünnungen von 1 : 100000 taten. Auch im Tierversuch läßt sich nachweisen, daß dieselben Sulfonamide keine leukozytenschädigenden Wirkungen ausüben. Pyridinsulfamid oral und intramuskulär gegeben hat nach *Donatelli* und *Papini* in normal und toxisch 5 bis 7 Tage verabfolgten Dosen keinen Einfluß auf die Leukozytenzahl. Das Sulfamid reduziert die nach Colchizin vermehrte Leukozytenzahl zur Norm. In diesem Falle haben Dosen von 0,1 pro 0,5 kg Körpergewicht den Effekt in 5 bis 7 Tagen erreicht, wesentlich höhere Dosen sind hierbei schon in 24 bis 48 Stunden wirksam. Im Gegensatz zu allen Wunddesinfektionsmitteln einschließlich denjenigen, welche zur sogenannten Tiefenantisepsis empfohlen wurden, beeinflussen die Sulfonamide die phagozytären Eigenschaften der Sulfonamide nicht.

Andererseits konnten *Gordonoff* und *Mündel* zeigen, daß mit Sulfonamiden behandelte Bakterien ihre Fähigkeit, Immunitätsreaktionen auszulösen, nicht verlieren. *Coccinis* ist der Ansicht, daß die bakteriostatische Wirkung der Sulfonamide so lange anhält, wie sie verabreicht werden, und daß darüber hinaus ihr therapeutischer Effekt von der Immunität des Kranken abhängig ist. Es ist somit die Mitwirkung des Körpers des Kranken oder Verletzten eine wesentliche Voraussetzung für den Erfolg einer Sulfonamidbehandlung. Nicht nur die Immunitätslage ist es, sondern die Gesamtheit der dem Körper zur Verfügung stehenden natürlichen Abwehrmittel, welche zu Beginn dieses Buches geschildert worden sind. Sie alle werden in die Lage versetzt, die durch die Sulfonamidwirkung geschwächten und in ihrem Wachstum und ihrer Entwicklung gehemmten Bakterien anzugreifen.

Dabei muß als wichtige Tatsache hervorgehoben werden, daß Peptone und Bakterienspaltprodukte wie auch nekrotische Gewebsteile die Wirkung der Sulfonamide paralysieren können. Peptone verschiedener Herkunft besitzen einen verschieden hochgradigen Anti-Sulfonamideffekt. Er war unbeeinflußbar durch Azetylisierung und Hydrolyse. *Brunner* konnte für das Ectasol nachweisen, daß es nicht mehr wirksam ist, wenn eine eitrige Gewebseinschmelzung einsetzt.

Es ist wahrscheinlich, daß es Bakterien gibt, welche stärker als andere Sulfonamidhemmungsstoffe etwa von der Art der Para-Aminobenzoesäure oder noch unbekannter Konstitution produzieren, und daß dies Verhalten den Grund für ihre Resistenz gegenüber den Sulfonamiden darstellt. Es ist ebenso auch vorstellbar, daß besonders in alten Infektionsherden den Sulfonamiden antagonistisch wirkende Substanzen entgegentreten können, welche den therapeutischen Effekt entscheidend beeinflussen können.

Aus allen diesen Tatsachen ergibt sich, daß die Sulfonamide nicht eine Abtötung der Bakterien bewirken, sondern daß sie durch ihre bakteriostatische Wirkung den normalen Abwehrmaßnahmen des Körpers, insbesondere der Phagozytose und den extrazellulären Stoffen den Weg zur Wirkung freimachen. Voraussetzung dafür ist also, daß der Organismus sich noch in einem reaktionsfähigen Zustande befindet. Es bedingt also das Zusammenspiel des Chemotherapeutikums mit dem Organismus den Heilerfolg.

Dabei ist ihr Angriffspunkt verschieden von dem spezifischer Sera. Daraus ergibt sich, daß Sulfonamide und Sera sich in ihrer Wirkung ergänzen können. Dies konnte sowohl experimentell nachgewiesen als auch aus klinischen Erfahrungen geschlossen werden.

Ein häufiger Einwand ist der, daß die mit Sulfonamiden im Experiment bei künstlicher Infektion erzielten Erfolge nicht immer mit den klinischen Beobachtungen übereinstimmen. In gewissem Sinne ist dies ganz sicher richtig, jedoch darf dieser Gesichtspunkt nicht überbewertet werden. Unterschiede der Organismen an sich und ihrer differenten Reaktionslage spielen ebenso eine Rolle wie verschiedene Resorptionsbedingungen und differente Verträglichkeit. Auch der beim Einzelindividuum erzielte Sulfonamidgehalt des Blutes ist an sich keineswegs allein ausschlaggebend für den Heilerfolg, denn von wesentlicher und entscheidender Bedeutung ist, wie bereits erwähnt, die Mitreaktion des Organismus. Die Abkapselung des Infektionsherdes kann andererseits auch in gewissem Sinne hemmend der Sulfonamidwirkung entgegenstehen. Je früher die Sulfonamidbehandlung mit hohen Dosen einsetzt, um so leichter hat der Körper es bei der Vernichtung der eingedrungenen Bakterien. Andererseits können aber auch bei vorhandener starker Reaktionsbereitschaft geringere Sulfonamidgaben eine wesentliche Voraussetzung für den Heilerfolg sein, aber noch keine Garantie.

Die Mitwirkung des retikuloendothelialen Systems beim therapeutischen Sulfonamideffekt ist oft erörtert und in Untersuchungen zu klären versucht worden, zumal wir von einigen Sulfonamiden wissen, daß sie vorzugsweise in den retikuloendothelialen Zellen gespeichert werden. *Domagk* konnte bei den von ihm durchgeführten experimentellen Infektionen keinen Anhalt dafür gewinnen, daß durch Zufuhr von Reizstoffen, wie Milch, Casein u. a., eine Wirkungsverbesserung erzielt werden könnte. Ein Grund hierfür liegt vielleicht darin, daß diese experimentellen Infektionen sehr schwer sind, so daß die Reizwirkung auf das retikuloendotheliale System nicht mit zur Auswirkung gelangt. Bei den leichten Infektionen des Menschen konnten Beobachtungen gemacht werden, z. B. durch gleichzeitige Detoxingaben, die auf eine Steigerung des Sulfonamideffektes schließen lassen.

Manche Autoren sind der Ansicht, daß nicht alle beobachteten Tatsachen sich mit der bakteriostatischen Wirkung der Sulfonamide erklären lassen. Und so sind denn beispielsweise *Marx* und *Brandis* der Ansicht, daß ein wesentlicher Teil der Sulfonamidwirkung auf einer zentral angreifenden Regulation der Infektionsabwehr beruht. Wir wissen darüber jedoch noch sehr wenig. *Marx* glaubt auch, daß die toxischen Zeichen der Sulfonamidwirkung, von denen später (S. 277) gesprochen werden wird, wie Übelkeit, Erbrechen, Schwindel, durch eine Wirkung auf das Zentralnervensystem und die vegetativen Zentren im Zwischenhirn zu erklären sind.

Auch die Beeinflussung der Körpertemperatur, die sehr verschieden ist, wird auf diesem Wege erklärt. Die klinischen Beobachtungen hierüber sind mehrdeutig. *Nikolai* hat die Wirkung von Sulfapyridin auf durch Pyrifer erzeugtes künstliches Fieber untersucht. Bei 15 Fällen fand er 7mal eine dämpfende Wirkung, 5mal eine Verzögerung des Fieberanstiegs und 2mal keine deutliche Einwirkung. Sulfathiazol zeigte keine zentrale fiebersenkende Wirkung.

Auf Grund von Versuchen konnte *Schaefer* ermitteln, daß die Wirkung der Sulfonamide unabhängig von den Organen des menschlichen Körpers eintritt. Es ist lediglich das Blut, das mit dem Chemotherapeutikum seine bakterientötende Wirkung hat.

Der Transport der Sulfonamide im Blut erfolgt durch die Albumine, wie *Bennhold* und später *Schoenholzer* zeigen konnten, nicht etwa durch die Globuline oder die Leukozyten selbst. Die Verteilung auf Blutplasma und rote Blutkörperchen ist nach den Untersuchungen von *Strauß* und Mitarbeitern verschieden. Beispielsweise wird Prontalbin hauptsächlich in den roten Blutkörperchen, Sulfapyridin sowohl im Plasma als auch in den Erythrozyten, Sulfathiazol und Methylthiazol vorwiegend im Plasma transportiert. Auch die Konzentration in den Organen und Körperflüssigkeiten war different. In der Galle war sie höher, in Liquor niedriger als im Blut. Sulfapyridin und Sulfathiazol waren in der Niere höher konzentriert als im Blut und den übrigen Organen.

Braun stellte eine neue Theorie zur Diskussion, nach welcher die Sulfonamide und die Sulfone wirkungsmäßig einem angenommenen körpereigenen Infektionsstoff entsprachen. Er schlägt für diese Wirkstoffe den Namen „Defendine" vor und sieht sie als „Regulatoren der Symbiose" zwischen Körper und Bakterien an. Die Sulfonamidtherapie würde dann die Verwendung von Ersatzkörpern bedeuten, die bei chemisch völlig verschiedenem Aufbau (vgl. die Stilbene im Verhältnis zum Sexualhormon) eine den „Defendinen" ähnliche biologische Wirkung entfalten. Daß die Sulfonamide körpereigenen Abwehrstoffen nahe kommen, erweist sich z. B. auch darin, daß sie bei zunehmender Wirksamkeit nicht verhältnismäßig toxischer sind. Sie sind „gewebsfreundlich", lassen selbst die Leukozyten intakt. Die neue Theorie setzt auch „Antidefendine" (von den Bakterien gebildet) voraus, denen z. B. die Para-Aminobenzoesäure entsprechen könnte.

Auch Versager der Sulfonamidwirkung kommen naturgemäß gelegentlich vor. Sie sind wohl so zu erklären, daß das Mittel überhaupt nicht oder nicht in genügender Konzentration an den Krankheitsherd herankommt, oder weil das verwendete Mittel nicht auf die vorliegenden Erreger wirksam ist. Manche Versager beruhen vielleicht auch auf dem von *Germain* und Mitarbeitern beschriebenen Phänomen der „Sulfonamidblockade", welche wahrscheinlich in der Leber erfolgt. Daß auch die Para-Aminobenzoesäure eine hemmende Wirkung ausübt, ist bereits erwähnt worden. Sie ist besonders stark bei Prontalbin, geringer bei Sulfapyridin und am schwächsten bei Sulfathiazol.

3. Allgemeines über Chemotherapie bakterieller Infektionen

Es kann hier nur auf das Wesentlichste eingegangen werden und im übrigen auf die zusammenfassenden Darstellungen von *Domagk* und *Hegeler, Long* und *Blissy, Kolmer, Bickel, Wurm* verwiesen werden. Nach zwei Richtungen hin ist eine klinische Anwendbarkeit der Sulfonamide möglich. Einmal können sie prophylaktisch vor Operationen oder Entbindungen, unmittelbar nach Verletzungen oder zur Verhütung erwarteter Infekte z. B. zuzeiten herrschender Angina oder Grippe oder dgl. Anwendung finden. Dann aber auch therapeutisch zur Bekämpfung bereits manifest gewordener Infektionen. In diesem Falle muß bei den ersten klinischen Symptomen das entsprechende Mittel sofort und auch in einer ausreichenden Menge gegeben werden. Eine gewisse Höhe der Konzentration des Medikaments im Blute muß durch mehrfach wiederholte Gaben, in ernsten Fällen auch während der Nacht, erreicht und eine gewisse Zeitlang aufrechterhalten werden. Jedoch muß man sich vor Augen halten, daß durchaus nicht immer Sulfonamidgehalt in Blut oder Liquor mit den klinischen Erscheinungen und ihrer Besserung parallel gehen. Spricht die Infektion auf das in genügender Menge einige Tage lang gegebene Sulfonamidpräparat nicht an, so ist es abzusetzen, da voraussichtlich bei längerer Verwendung keineswegs mit einem Nutzen, eher aber mit einem Schaden zu rechnen ist.

Die einfachste Anwendungsart ist die perorale entweder durch Schluckenlassen von Tabletten oder durch Verabreichung der Mittel zerstoßen in Suppen, Milch, Haferschleim, Fruchtsaft. Bei auftretendem Erbrechen kann die Zuführung gelegentlich durch eine Schlundsonde oder als Einlauf erfolgen oder natürlich als Injektion. Die letztere Applikationsart ist besonders dann anzuwenden, wenn möglichst rasch ein hoher Blutspiegel erreicht werden soll. Es lassen sich Prontosil solubile und

Sulfathiazol intramuskulär, Albucid, Sulfapyridin und Tibatin intravenös und intramuskulär einspritzen. Die intralumbale Anwendung hat gänzlich zu unterbleiben, da sie zu bleibenden Lähmungen führen kann. An dieser Forderung ändern die Experimente von *Rinsche* und *Nasemann* nichts.

Auch die örtliche Anwendung auf Wunden kann erfolgen, und mit ihr müssen wir uns hier ganz besonders befassen. *Bosse* und *Jaeger* haben darüber umfassende Erfahrungen veröffentlicht. Die lokale Anwendung in den Wunden bietet insofern einen ungeheuren Vorteil, daß man in dem infektionsgefährdeten Gebiet eine besonders hohe Heilmittelkonzentration erzielen kann, wie sie auf den bisher geschilderten Wegen nie erreichbar ist. Wenn das Wundgebiet durch seine anatomischen Besonderheiten schwer zugänglich ist, so kann man die orale oder Injektionsanwendung so lange durchführen, bis der Chirurg operativ die Wunde freigelegt hat und dann die örtliche Anwendung Platz greifen kann. Eine Kombination mit einer Serumtherapie ist selbstverständlich möglich, wie schon auseinandergesetzt wurde.

Ein besonderes Dosierungsschema läßt sich nur sehr schwer geben. Die Höhe der Gaben wechselt nach Alter, Konstitution, Krankheits- resp. Wundart u. a. Allgemein anerkannt ist jedoch, daß die Sulfonamide in Form der „Stoß-Therapie" Verwendung finden sollen, d. h. kurze Zeit möglichst hohe Dosen in Anwendung zu bringen. Die Nebenwirkungen sind bei den modernen Präparaten selten und gering. Kleine, verzettelte Dosen über einen langen Zeitraum hin sind sicher verwerfclih. Gerade bei dieser Anwendungsform kann es gelegentlich zu Schädigungen des Blutes mit Auftreten von Methaemoglobin oder Verdochromogen oder einer akuten hämolytischen Anämie oder einer Agranulozytose kommen. Eine gewisse Kontrolle des Blutbildes ist daher ratsam, ebenso wie eine Urinüberwachung. Bei Sulfapyridin und Sulfathiazol kommt es gelegentlich zur Hämaturie oder zur Abscheidung von Harnsteinen. Diese Steine sind, wenn ihnen nicht Kalksubstanzen beigemengt sind, für Röntgenstrahlen durchlässig.

Auch eine Photosensibilisierung ist beispielsweise von *Grave* beobachtet worden, eine Eigenschaft, welche wohl allen Sulfonamidpräparaten eigentümlich ist. Vor stärkerer Besonnung oder Ultraviolettbestrahlung während einer Sulfonamidbehandlung ist also zu warnen. Weiterhin sind sulfathaltige Abführmittel und schwefelhaltige Speisen — wie Eier, Zwiebeln — zu meiden. Bluttransfusionen können in Verbindung mit einer Sulfonamidbehandlung eine gute Wirkung haben, Zufuhr von Vitamin B und C ist wünschenswert.

Kombinationen zwischen Sulfonamiden und spezifischer Serumtherapie sind besonders wirksam *(Rosenthal, Schreuß)*.

Selbstverständlich ist, daß eine chirurgische Behandlung, für die eine Anzeige vorliegt, durchgeführt werden muß.

4. Experimentelle Streptokokkeninfektion

Es sind unendlich viele Versuche mit der Heilung künstlich gesetzter Infektionen am Tier durch die verschiedenen Sulfonamidpräparate ausgeführt worden, besonders auch von *Domagk*. Nur ganz weniges sei beispielhaft hier mitgeteilt. *Domagk* konnte zeigen, daß noch $^1/_{500}$ der per os verabreichbaren Dosis, das entspricht etwa $^1/_{2000}$ der vertragbaren Dosis, bei leichter Infektion eine Heilwirkung erzielen kann. Dies ist jedoch nicht die Regel. Besser arbeitet man mit $^1/_{10}$ bis $^1/_{50}$ der vertragbaren

Dosis. Weiter konnte auch im Experiment gezeigt werden, daß nur dann eine endgültige Heilung erreicht werden konnte, wenn die Behandlung über 3 bis 5 Tage nach der Infektion fortgesetzt wurde. Die besten Erfolge konnten im Experiment erzielt werden, wenn man die Medikation in den ersten Tagen nach der Infektion im Abstand von 6 bis 8 Stunden auch während der Nacht wiederholte. Der Prozentsatz der vollkommenen Heilungen schwankte beispielsweise in den von *Lavaditti* mitgeteilten Versuchen zwischen 16 und 75%.

Von den unendlich vielen Versuchsreihen seien nur ganz wenige mitgeteilt:

Vergleichende Infektion mit Streptokokken durch intramuskuläre Injektion am Rücken und lokale Sulfonamidbehandlung (Versuch *Domagk*).

Verwendetes Mittel	Anzahl der Tiere	Es leben 24 Stunden nach der Infektion	Es leben am 7. Tag nach der Infektion	Es bleiben am Leben
Kontrollen	10	4	0	0
Sulfathiazole-Eleudron	6	6	4	4
Marfanil	6	6	5	4
Marfanil und Prontalbin und Eleudron zu gleichen Teilen	6	6	6	5
Sulfapyrimidin-Debenal	6	6	4	3

Im Tibatin (= Eupatin) wurde eine injizierbare Sulfonamidverbindung aufgefunden, die experimentell und klinisch bei besonders schweren Streptokokkeninfektionen den obengenannten Verbindungen noch überlegen ist.

Kaninchenversuch *Domagks* mit hämolysierenden Streptokokken und Behandlung 2, 24 und 48 Stunden nach Infektion und 1 g pro kg.

	Anzahl der Tiere	Es leben 4 Wochen nach der Infektion
Kontrollen	5	0
Prontalbin	4	1
Sulfapyridin	4	0
Tibatin	4	3

Oder Mäuseversuch mit Streptokokkeninfektion

	Anzahl der Tiere	Es leben 24 Stunden nach der Infektion	Es leben 48 Stunden nach der Infektion	Endgültig geheilt
Einmalige Behandlung 3 Stunden nach Infektion				
Kontrollen	14	3	0	0
Prontalbin	20	19	12	1
Sulfapyridin	20	20	16	1
Sulfathiazol	20	20	10	1
Tibatin	20	20	20	10

	Anzahl der Tiere	Es leben 24 Stunden nach der Infektion	Es leben 48 Stunden nach der Infektion	Endgültig geheilt
Dreimalige Behandlung:	1, 6, 24 Stunden nach Infektion			
Kontrollen	14	4	0	0
Prontalbin	20	17	13	0
Sulfapyridin	20	20	19	1
Sulfathiazol	20	17	15	0
Tibatin	20	20	20	15

Domagk hat auch in einer Versuchsreihe die überlebenden Tiere 10 Monate nach dem Versuch autoptisch untersucht, um festzustellen, ob histologisch sichtbare Veränderungen am Orte der intramuskulären Infektion oder an den inneren Organen nachweisbar waren. Das letztere war nicht der Fall. An Infektionsstellen in der Muskulatur wurden geringe Narben gefunden und in zwei Fällen eine kleine, sterile, abgekapselte Gewebsnekrose.

Nicht immer stimmen die Ergebnisse des Tierversuchs mit den Ergebnissen von Reagenzglasexperimenten überein (*Wagner* und *Kimmig*).

Bei der Zusammenstellung, welche *Merkelbach* über die Wirkung verschiedener Sulfonamide auf die experimentelle Streptokokkeninfektion im Tierversuch gibt, führt er aus, daß ungefähr gleichwertig sind: Prontosil solubile, Prontalbin, Uliron, Sulfapyridin, Sulfathiazol. Eindeutig überlegen wirkt Tibatin.

5. Klinische Erfahrungen bei Streptokokkeninfektionen

In diesem Zusammenhange muß ich mich wenigstens in Form einer kurzen Übersicht mit der Erysipelerkrankung beschäftigen, weil die hier erzielten Ergebnisse wichtig auch für die Wundinfektion mit Streptokokken sein können. Seit 1935 ist eine große Zahl von Arbeiten erschienen, welche sich mit diesem Problem befassen. Aus der ganzen Welt wurde über günstige Erfahrungen bei der Anwendung des Prontosils berichtet. Es soll geradezu ein Spezifikum gegenüber dieser Erkrankung darstellen. Oft kann man beobachten, daß schon nach wenigen Gramm Prontosil der Kranke fieberfrei wird und die Erkrankung nicht weiter um sich greift. Man muß dies unbedingt der Medikamentwirkung zuschreiben, wenngleich man sich aber daran erinnern soll, daß auch ohne jede Therapie ein Stillstand der Erkrankung plötzlich aus äußerlich nicht erkennbaren Gründen stattfindet. Aber in vielen Statistiken ist überzeugend nachgewiesen worden, daß dieses Ergebnis unter der Prontosilbehandlung früher und sicherer als sonst zu erreichen ist.

Nur wenige Statistiken seien hier aufgeführt:

Autor	Zahl der Fälle	Letalität ohne Sulfonamide	Letalität mit Sulfonamide
Toomey, Cleveland	1357	15 %	4 %
Anderson, England	824	5 %	2,8 %
Foley und *Yasava*, Boston	160	10 %	2,5 %
Volavsek, Wien		6,5 %	2 %
Hoffheinz	428	12 %	3,6 %
(bei Gesichtserysipel)		14,5 %	1,6 %

Anderson macht noch einige weitere Angaben:

	Letalität ohne Sulfonam.	Letalität mit Prontosil
Keine Ausbreitung nach 24 Stunden Krankenhausaufenthalt	57,2 %	86,2 %
Aufhören des Fiebers in 48 Stunden	50,3 %	75,5 %
Letalität	5 %	2,8 %

Und aus der Statistik *Foley* und *Yasava* ist zu entnehmen:

Zeit von Fiebereintritt bis Fieberabfall	4,74 Tage	2,9 Tage
Durchschnittlicher Krankenhausaufenthalt	12,9 Tage	10,0 Tage
Komplikationen	22,5 %	9 %
Letalität	10,0 %	2,5 %

Und ähnliche Zahlen aus der Arbeit von *Volavsek*, Wien:

Komplikationen	15,5 %	4 %
Zeitdauer erreichter völliger Fieberfreiheit	5,6 Tage	3,2 Tage
Krankenhausaufenthalt	11,9 Tage	8,5 Tage
Letalität	6,5 %	2 %

Jorns äußert sich auf Grund seiner Erfahrungen an schweren Erysipelen des Rumpfes und der Gliedmaßen, daß seit der Sulfonamidanwendung „das Erysipel kein Problem mehr ist, welches Gefahren birgt. So sicher erfolgt die Sulfonamidwirkung auf das Erysipel, daß sie allein zu seiner Behandlung ausreicht". *Tonndorf* geht so weit, daß er Zweifel an der Richtigkeit der Erysipeldiagnose hegt, wenn die Erkrankung auf die Prontosilmedikation nicht reagiert. *Scholl* rühmt bei Gesichtserysipelen die Eleudron-Injektionen. Schon nach der ersten Injektion von 5 ccm = 1 Gramm Eleudron sank das Fieber, und das schwere Krankheitsgefühl und die Benommenheit waren in der Regel beseitigt. Er empfiehlt, fünf Tage lang täglich 5 ccm Eleudron intravenös zu geben.

Aber auch allein perorale Darreichung ist wirksam, wie *Hegler* an 350 ausschließlich mit dreimal täglich 2 Tabletten Prontosil rubrum behandelten Kranken zeigen konnte. Wenn die Resorption des Prontosils Schwierigkeiten macht, dann verabreiche man gleichzeitig 10 Tropfen Salzsäure. Die orale Medikation des Mittels scheint wirksamer zu sein als die parenterale. Daher verwende man intravenöse oder intramuskuläre Injektionen nur in Ausnahmefällen. Die Spätfolgen nach Streptokokkeninfektionen können durch die Sulfonamidbehandlung nicht verhindert werden. Gelegentlich erlebt man auch ein Rezidiv, welches derselben Behandlung zugeführt werden kann.

Wichtig ist die möglichst frühzeitige Behandlung, wie *Scharowsky* dartun konnte. Nebenwirkungen sind in der üblichen Dosierung von dreimal 2 Tabletten täglich, sinkend auf drei- bis viermal täglich eine Tablette, bis zum fünften Tag sehr selten. *Snodgraß* und Mitarbeiter sowie *Polony* konnten die Überlegenheit des Prontosils rubrum gegenüber anderen Sulfonamiden einschließlich des Prontalbins in bezug auf das Erysipel nachweisen. Natürlich ist nicht zu verlangen, daß alle Erysipele sofort und ohne Komplikationen abheilen. Die Tabellen geben aber eindeutig darüber Auskunft, daß der Verlauf unter der Anwendung dieses Mittels ein wesentlich günstigerer geworden ist.

6. Experimentelle Staphylokokkeninfektionen

Auch bei Staphylokokkeninfektionen sind zahlreiche Experimente angestellt worden. Mit Uliron waren die Erfolge deutlicher als mit Prontosil *(Doczy* und *Horvath)*. Bei einem von *Domagk* angestellten Versuch überlebten bei Uleronbehandlung 79% der intraperitoneal mit Staphylokokken infizierten Mäuse. *Rake* und *Mackee* konnten ermitteln, daß bei Staphylokokkeninfektionen Sulfapyridin nur wenig wirksam ist, Sulfathiazol stärker und Sulfamethylthiazol am stärksten. *Jenden*, *Johnsrud* und *Neldon* untersuchten die prophylaktische Wirkung von Prontalbin bei staphylokokkeninfizierten Frakturen von Meerschweinchen. Während sich bei 5 von 7 unbehandelten Kontrolltieren eine schwere Wundinfektion mit Osteomyelitis entwickelte, trat bei 7 von 10 lokal mit Prontalbin behandelten Tieren prompte Heilung ein. Den Tieren war 0,5 g Prontalbin in die Wunden vor Verschluß derselben eingestreut worden.

Eine sehr beachtliche Staphylokokkenwirkung zeigte auch das Gemisch von Marfanil-Prontalbin. Wie ein Versuch von *Domagk* zeigt:

Mit Staphylococcus aureus infizierte Mäuse behandelt 1, 6, 24 Stunden nach Infektion mit einem Gemisch aus gleichen Teilen Marfanil-Prontalbin. 20 Kontrolltiere: Es überlebten 4 = 20%. Mit dem Gemisch wurden behandelt: 20 Tiere, es überlebten 17 = 85%.

Weiterer Versuch: Rückenwunde mit staphylokokkeninfizierter Erde versetzt.

	Zahl der Tiere	Es leben 48 Std. n. Infekt.	Es leben nach 6 Wochen
Kontrollen	6	4	0
Sulfathiazol	6	6	4
MP-Puder 1 : 9	6	6	6
MP-Puder 2209	6	6	6

Letzteres Puder hatte eine Zusammensetzung: 10 Teile Marfanil (HCL-Salz), 15 Teile Marfanil B = naphthalinsulfonsaures Salz, 75 Teile Prontalbin.

Über die Erfahrungen mit dem neuen Sulfonamidpräparat DE-MA bei 212 aseptischen und bedingt aseptischen Operationen, zu denen etwa 120 Laparotomien zählten, berichtet *Kramer*. Alle 212 Fälle heilten primär. *Kramer* bezeichnet dieses Ergebnis als „erstmalig und ungewöhnlich". Er glaubt, „daß der Traum der Chirurgen, im septischen Gebiet mit aseptischen Ergebnissen zu operieren, sich zum Teil zu erfüllen beginnt".

7. Klinische Erfahrungen bei Staphylokokkeninfektionen

Im Zusammenhang mit dem Thema dieses Buches interessieren vorwiegend folgende Arbeiten. *Lenormant* hat 19 Fälle chronischer Osteomyelitis meist nach Kriegsverletzungen neben der chirurgischen operativen Versorgung mit Sulfonamiden behandelt und berichtet über befriedigende Ergebnisse. Nach der Sequestrotomie wurde Prontalbin in die Wunden gestreut, auch peroral verabfolgt, wenn die Wunde vernäht wurde. In drei derartigen Fällen erfolgte Heilung per primam. Es muß aber gesagt werden, daß derartige Erfahrungen auch schon vor der Sulfonamidära gemacht werden konnten.

Stotz hat osteomyelitische Knochenhöhlen durch Hineinschlagen von Muskellappen und sonstige infektionsverdächtige Wunden zusätzlich mit Marfanil-Prontalbinpuder behandelt und glatte Heilungen erreicht.

v. Haberer hat sowohl bei Wundversorgungen als auch bei „bedingt aseptischen Operationen" wie verjauchende Magenkarzinome, Anus präter, Darmfisteln, Gutes gesehen von der Einbringung von Marfanil-Prontalbin in die Wunden.

An 432 Verletzungen des Bergbaus konnte *Maintz* nachweisen, daß die schweren Wundheilungsstörungen bei vorbeugender Anwendung von Supronal gegenüber nicht mit Sulfonamiden behandelten Fällen wesentlich seltener geworden sind. Wenn das Verfahren versagte, handelte es sich um Staphylokokkenerkrankungen. Sie können mit Penicillin beeinflußt werden. Die Chemotherapie kann aber auch zu schleichenden, mitunter übersehenen Entzündungen führen, welche nach Fortlassen dieser Medikation virulent aufflackern.

8. Sufonamidwirkung auf Pyozyaneus-Infektion

Die Untersuchungen über die Sulfonamidwirkungen bei dieser Bakterienart sind nicht sehr zahlreich. *Harold* konnte mit Sulfapyridin an künstlichen Pyozyaneusinfektionen der Kaninchenkornea ein günstiges Heilungsergebnis erzielen. Eine Allgemeininfektion durch Bacillus pyocyaneus konnten *Steward* und *Bates* nach 10-tägiger Sulfonamidbehandlung heilen. In Harn und Stuhl waren Pyozyaneus gewachsen, das Serum agglutinierte entsprechend. Wie bekannt, kann der Pyozyaneus recht bösartige septische Prozesse teils mit Endokarditis, teils unter dem Bild eines Typhus mit Leukopenie und Hauteruptionen auslösen.

9. Sulfonamidwirkung auf Wunddiphtherie

Auch bei dieser Wundkomplikation sind Sulfonamide verwendet worden. *Full* berichtete, daß bei saprophytischer Besiedelung mit Diphtheriebazillen ohne typische Gewebsveränderungen eine Reihe von Mitteln, darunter besonders das Chinosol günstig wirken. Diphtherienegativ werden diese Wunden bisweilen jedoch erst bei vollständiger Epithelisierung.

Bei der echten Wunddiphtherie sah *Full* einen überraschenden Erfolg von der Anwendung von Sulfoliquid, welches die Wunden innerhalb von 4 Tagen bakterienfrei machte und einen normalen Heilverlauf einleitete.

10. Experimentelle Anaerobierinfektion

Gerade auf diesem Gebiete stammen von *Domagk* zahlreiche Versuche, deren charakteristischste hier kurz Erwähnung finden sollen. Für die Pararauschbrandinfektion seien einige Zahlen wiedergegeben.

Verwendetes Mittel	Es überlebten Kontrollen	Es überlebten mit Sulfonamid behandelt
Uliron	25 %	50—75 %
Uliron C	10 %	35 %
Prontalbin	10 %	20 %
Marfanil	10 %	82,5 %

Alle Versuche zeigten übereinstimmend die Überlegenheit des Marfanils gegenüber zahlreichen Handelspräparaten der Sulfonamide und sonstiger geprüfter synthetisch hergestellter Variationen. Marfanil war auch dem polyvalenten Gasbrandserum der Behringwerke in seiner Wirkung stets überlegen. In einem derartigen Versuche waren alle Kontrolltiere nach 24 Stunden der Infektion erlegen, während die mit Marfanil per os behandelten Tiere überlebten, ebenso die mit Serum und Marfanil behandelten. Von den nur mit Serum behandelten lebten nach 24 Stunden nur noch 20%. Die Wirkung des Marfanils ist meistens so gut, daß sie durch eine zusätzliche Serumbehandlung nicht verbessert werden kann.

Auch histologisch hat *Domagk* den Heilungsprozeß verfolgt. Er sagt über die Ergebnisse:

„4 Stunden nach der Infektion fand sich im Bereich des Stichkanals und in der Umgebung ein Ödem, am Rande des Stichkanals einige Leukozyten. Bei einigen nicht behandelten Kontrolltieren sind schon zu dieser Zeit Keime durch den Leukozytenwall in das zellarme Ödem zwischen den angrenzenden Muskelfasern vorgedrungen. 8 Stunden nach der Infektion hat sich bei den nichtbehandelten Kontrolltieren schon ein gewaltiges Ödem entwickelt, in dessen Bereich zwischen nekrotischen Muskelfasern zahlreiche Keime liegen. Nur noch wenige Leukozyten. Bei den mit Marfanil behandelten Mäusen fanden wir 4 und 8 Stunden nach der Infektion weder nekrotische Muskelfasern noch Keime in der Umgebung des Stichkanals. 24 Stunden nach der Infektion haben sich bei den Kontrollen das Ödem und die Nekrose der Muskelfasern noch nicht weiterentwickelt. Überall massenhaft Keime, fast keine Leukozyten mehr. Bei einigen mit Marfanil behandelten Tieren findet man zu dieser Zeit in der Umgebung des Stichkanals einige Keime und einzelne nekrotische Muskelfasern, jedoch ist die Ausbildung des Prozesses unvergleichlich geringer als bei den Kontrollen. Bei anderen mit Marfanil behandelten Tieren fanden sich zwischen den Muskelfasern überhaupt keine Bazillen mehr, vielleicht Bazillentrümmer."

Bei Infektionen mit *Fraenkel*-Gasbrandbazillus war die Wirkung des Marfanils nicht so prompt. Folgende Tabelle gibt darüber Auskunft. Dabei wurden die Mäuse 1, 5½ und 22 Stunden nach der Infektion spezifisch behandelt.

Angewendetes Mittel	Es überlebten	
	Kontrollen	Behandelte Tiere
Monovalentes Serum subkutan	33%	90%
Marfanil per os	33%	85%
Marfanil subkutan	33%	70%
Prontalbin	33%	10—25%

Bei der Infektion mit Novy-Bazillen ist die Marfanil-Wirkung am geringsten. Die histologischen Untersuchungen sprechen für eine ganz besonders hohe Giftbildung dieser Bakterien. Bevor man eine Vermehrung der injizierten Bazillen sieht, zerfallen die Muskelfasern mitunter durch eine eigenartige Querspaltung. Ein Infektionsversuch *Domagks* in Kombination von Novy-Bazillen, polyvalentem Serum und Marfanil hatte folgendes Ergebnis:

	Zahl	Es leben nach 48 Std.	72 Std.	dauernd
Kontrollen	20	5	1	0
Marfanil	40	20	7	6
Serum	10	9	8	6
Marfanil + Serum	20	18	17	17

Aus einer anderen Versuchsreihe *Domagks* ergab sich, daß das Gasödemserum zwar noch imstande war, das Leben der Tiere zu retten, wenn es sofort im Anschluß an die Infektion in großen Dosen verabreicht wurde. 3 Stunden nach der Infektion angewendet war jedoch die intravenöse Gabe selbst hoher Serumdosen meist ohne Erfolg. Wenn die Tiere sofort im Anschluß an die Infektion lokal mit dem Pulver Prontalbin-Marfanil 9 : 1 behandelt worden waren und außerdem noch per os Marfanil erhalten hatten, dann konnte das Serum auch drei Stunden nach der Infektion noch Heilerfolge erzielen. Bei der Infektion mit dem Bacillus histolyticus ist eine Wirkung mit Marfanil und mit Uliron C nachweisbar. Es gelang *Domagk* Meerschweinchen, die intramuskulär mit Bacillus histolyticus infiziert und 1, 7 und 25 Stunden nach der Infektion per os mit Marfanil behandelt waren, wesentlich länger als die Kontrollen am Leben zu erhalten und zum Teil sogar zu heilen.

Domagk konnte weiterhin im Experiment zeigen, daß Prontalbin, Uliron C und besonders Marfanil, in gasbrandinfizierte Wunden eingebracht, einen lokalen Heilungserfolg bedingen können. Besonders gut bewährten sich Gemische von Prontalbin-Marfanil, sie sind zu lokaler Wundbehandlung beim Menschen geeignet.

Gegenüber Tetanusbazillen ist die Wirkung nicht eindeutig. Gelegentlich glaubt man, eine geringe Wirkung feststellen zu können, sie ist aber nicht überzeugend.

Instruktiv sind Versuche *Domagks* bei Infektionen mit pararauschbrandhaltiger Erde. Nachstehende Tabelle zeigt die Ergebnisse:

Mäuseversuch

	Zahl der Tiere	Es leben nach 24 Std.	48 Std.	4 Wochen
Kontrolle	12	0		0
Marfanil	6	6		3
Marfanil B	12	12		12
Marfanil-Prontalbin 1 : 9	6	6		5
Marfanil-Prontalbin 1 : 3	6	6		6
Gasödemserum	12	5		0
Dasselbe: Rattenversuch				
Kontrollen	12	4	2	0
Marfanil B	30	30	30	30
***Novy*-Versuch am Kaninchen**				
Kontrolle	6	1	0	0
Gasödemserum	6	6	3	0
Marfanil-Prontalbin 1 : 3	6	6	6	5

Versuch. Rückenmuskelwunde des Kaninchens mit Erde infiziert, enthaltend Fränkel, Novy, Pararauschbrand und Histolyticus

	Zahl der Tiere	Es leben nach 1	8	14	21 Tagen
Kontrollen	8	0	0	0	0
Serum sofort	4	1	0	0	0
Serum nach 3 Stunden	4	3	0	0	0
Exzis. 6 Stunden + Serum	8	3	0	0	0
Exzis. 3 Stunden + Serum	8	8	4	4	4
Lokalbehandlung mit Marfanilpuder sofort nach der Infektion, Erde bleibt in der Wunde und Gasödemserum i. v.					
M.-P.-Puder	24	24	24	22	21
Lokalbehandlung mit Marfanilpuder 3 Stunden nach Infektion, Erde bleibt in Wunde und Serum i. v.					
M.-P.-Puder	24	24	21	17	13
Lokalbehandlung mit Marfanilpuder 6 Stunden nach Infektion, Erde bleibt in Wunde und Serum i. v.					
M.-P.-Puder	24	24	10	9	7
Sofort nach Verletzung M.-P.-Puder lokal und erneut bei Wundausschneidung 3 Stunden später					
M.-P.-Puder	24	24	24	23	23
Dasselbe Wundausschneidung nach 6 Stunden					
M.-P.-Puder	24	24	24	24	24
Lokal M.-P.-Puder 3 Stunden nach Verwundung und erneut nach Wundexzision 6 Stunden nach Verwundung					
M.-P.-Puder	23	23	23	23	23

Domagk faßt seine Ergebnisse folgendermaßen zusammen: „Bei alleiniger Lokalbehandlung waren die Ergebnisse nicht so gut wie bei der kombinierten Behandlung mit Gasödemserum und Wundausschneidung. In jedem Falle aber war die lokale Behandlung mit den Marfanilpudern besser als die Wundausschneidung resp. Gasödemserumtherapie allein. Wenn irgend möglich wird man alle drei dieser Behandlungsmethoden zusammen anwenden, ist dies aber nicht möglich, so wenigstens eine oder zwei der genannten Methoden. Der Erfolg hängt aber bei allen drei Behandlungsmethoden allein von dem Zeitpunkt ihrer Anwendung ab. Nach 12 und 24 Stunden ist es oft schon selbst für alle drei der an sich bewährten Behandlungsmethoden zu spät, um den Ausbruch einer Gasödeminfektion zu verhindern bzw. eine bereits vorhandene Gasödeminfektion zu heilen."

Im allgemeinen wird angenommen, daß die Sulfonamide gegen Tetanuskeime unwirksam sind, wenngleich *Sharp* angeblich 5 Tetanus-Kranke durch Sulfonamide heilen konnte, während *Mayer* 80% tetanusinfizierter Mäuse durch Sulfapyridin am Leben erhalten konnte. Vielleicht kann man noch dem Marfanil B eine etwas bessere Wirkung auf Tetanuskeime zuschreiben, wenn es örtlich angewendet wird.

11. Wundinfektion einschließlich Anaerobier

Im Jahre 1940 präzisierte *Kirschner* seinen Standpunkt noch folgendermaßen: „Der eindeutige Beweis der heilenden oder vorbeugenden Wirkung der Sulfonamide und ihrer Abkömmlinge in der Praxis der chirurgischen Infektionen ist bisher nicht erbracht." Und demgemäß veröffentlichten seine Assistenten *Zenker* und *Kiffner*, daß Prontosil, Prontalbin, Marfanil und Tibatin keinen erheblichen Wert bei der Bekämpfung der Wundinfektion des Menschen besäßen. Aber dennoch äußerte sich *Kirschner* im Jahre 1941: Vielleicht gelingt es der Chemotherapie noch eines Tages, „das Bollwerk der chirurgischen Infektionskrankheiten zu erobern". Im Jahre 1941 veranstaltete die Zeitschrift „Medizinische Welt" eine Umfrage über die operative Wundversorgung. Damals waren die geäußerten Ansichten über den Wert oder den Unwert äußerer oder innerer Anwendung der Sulfonamide different.

In seinem Referat auf dem Chirurgenkongreß 1943 in Dresden formulierte *Domagk* die Ergebnisse seiner Studien folgendermaßen:

„1. Bei jeder erdverschmutzten Muskelwunde ist mit einer Gasödeminfektion zu rechnen — und zwar nicht nur beim Vorliegen schwerer Trümmerwunden. Bei infektionsverdächtigen Erden kommt die tödliche Infektion auch von glatten Schnittwunden usw. zustande.

2. Die meisten Infektionen, die von natürlichen Erden ausgehen, sind Mehrfachinfektionen. Selbst von dem wirksamsten, nur gegen einen Erreger gerichteten Serum könnte man also keinen durchschlagenden Erfolg erwarten.

3. Nach Erdinfektionen von Muskelwunden sieht man oft schon 6 Stunden nach der Verletzung ein so starkes Vordringen der Keime in die Muskulatur, daß eine erfolgreiche Wundausschneidung gar nicht mehr vorstellbar ist und im Experiment auch zu keinem Erfolg mehr führt.

4. Makroskopisch läßt sich nicht erkennen, wie weit die Keime vorgedrungen sind. Das Ödem, die Nekrosen und die Auflösung der Muskulatur sind die Folgen der Toxinwirkung. Schwere Muskelschädigungen sind also nicht notwendige Voraussetzungen für die Entwicklung von Gasödemen, sondern oft erst die Folge.

5. Die lokale Sulfonamidbehandlung erwies sich im Experiment dem Versuch, mit dem Messer die Keime zu entfernen oder die Gasödeminfektion durch Serum zu bekämpfen, überlegen.

6. Gasödemserum, und zwar polyvalentes, namentlich zusätzlich intravenös gegeben, erwies sich jedoch in der Regel von großem Nutzen.

7. Das gegen Gasödemerreger wirksamste Sulfonamid, das wir bis heute kennen, ist das Marfanil. Das leicht lösliche H-Cl-Salz zeigt gute Tiefenwirkung, wirkt auch bei oraler Verabreichung. Schwer lösliche Sulfonamide, wie das Marfanil B, zeichnen sich bei lokaler Anwendung durch eine Dauerwirkung aus. Sehr zweckmäßig erwiesen sich Mischungen von schwer- und leichtlöslichen Komponenten.

8. Um überzeugende Erfolge zu haben — auch bei Infektionen mit stark infektiösen Erden — darf die Sulfonamidanwendung nicht später als 3 Stunden nach der Infektion erfolgen, am besten im Anschluß an die operative Wundversorgung. Ist diese aber innerhalb von 3 Stunden nicht wahrscheinlich, sollte die lokale Sulfonamidbehandlung möglichst sofort nach der Verletzung durchgeführt werden und erneut bei der sachgemäßen operativen Wundversorgung. Bei Anlehnung an die Erfahrungen des Experimentes wird man wahrscheinlich die gleich guten Erfolge erwarten können.

Sollte infolge der Art der Verletzung, z. B. kleiner Einschuß, große Trümmerhöhle in der Tiefe, eine lokale Sulfonamidbehandlung vor der operativen Wundversorgung nicht möglich sein, und diese innerhalb von 3 oder wenigstens bis zu 6 Stunden nach der Verletzung nicht in Frage kommen, so gibt man Sulfonamide zweckmäßig sofort nach der Verletzung per os (Anfangsdosis 2 g und alle 4 bis 6 Stunden 1 g einige Tage lang). Bei der Einpuderung streut man Puder papierdünn bis messerrückendick auf die Wunde, je nach Größe der Wunde beim Menschen, nach den bisherigen Erfahrungen 5 bis 25 g. In der Bauchhöhle geht man zweckmäßig über Dosen von 5 bis 10 g nicht hinaus.

9. Durch die lokale und allgemeine Sulfonamidtherapie sollen als notwendig oder zweckmäßig erkannte chirurgische Maßnahmen nie verhindert oder ersetzt werden. Nur im Notfall, wenn keine frühzeitige chirurgische Hilfe möglich ist, sollen die Sulfonamide auch allein dazu dienen, die Wundinfektionen zu verhüten und zu bekämpfen und es dem Chirurgen ermöglichen, auch noch zu einem späteren Zeitpunkt notwendige Operationen in einem keimfreien, resp. keimarmen statt in einem bereits mit Keimen überschwemmten Wundgebiet durchzuführen."

In dem Buch von *Domagk* und *Hegler* sind zahlreiche Äußerungen über die Sulfonamidanwendung bei Wunden enthalten, auf welche verwiesen wird. Nur einige seien hier angeführt:

Rieder gab auf der Chirurgentagung 1943 einen Bericht über die Auswirkungen der zusätzlichen Sulfonamidtherapie in der Friedenschirurgie seiner Klinik. Durch zusätzliche S.A.-Anwendung bei gleichzeitiger chirurgischer Versorgung erzielte er bei Phlegmonen eine Senkung der Mortalität von 20,3 % auf 10,1 %, bei gesonderter Betrachtung der Kopf- und Hals-Phlegmonen von 25,3 % auf 13,7 %, der Arm- und Subpektoralphlegmonen von 16,7 % auf 11,8 % und der Beinphlegmonen von 19,5 % auf 8,1 %. Bei komplizierten Frakturen betrug die Mortalität an schweren Eiterungen vor der Sulfonamidära 24,1 %, nach Anwendung der Sulfonamide 0 %. Die Herabsetzung auf 0 % glaubt *Rieder* hierbei jedoch nicht allein auf die S.A.-Wirkung, sondern im wesentlichen auf die veränderte chirurgische Behandlung, insonderheit auf die offene Frakturbehandlung, beziehen zu müssen. Bei der akuten hämatogenen Osteomyelitis betrug die Mortalität ohne S.A.-Anwendung 22,5 % gegenüber 13,3 % bei derselben.

Über die zweckmäßige Anwendung der Sulfonamide in der Unfallchirurgie liegen aus dieser Zeit Aussagen von *v. Haberer, Möhlenbruch, Wüllrich, Rostock* vor.

Über die zweckmäßige Anwendung der Sulfonamide in der Kriegschirurgie berichtete *Killian* auf der deutschen Chirurgentagung 1943.

Hellner hat in seinen ausgezeichneten experimentellen Untersuchungen auch die Sulfonamidtherapie berücksichtigt. Vorwiegend verwendete er das Mesudin. Er konnte bei besonders virulenter Infektion einen günstigen Erfolg nachweisen, als die Lebensdauer der Tiere länger war als bei nur ausgeschnittenen Wunden und daß selten in den mit Mesudin behandelten Wunden ein Gasödem auftrat. Mitunter trat aber doch eine histologisch nachweisbare Myelose auf, der die Tiere meist erlagen.

Krüger hat die Sulfonamide überschwänglich gelobt, *Bartholme* sagt, daß sie viele Verwundete gerettet hätten. Weitere erwähnenswerte Äußerungen liegen vor von *Major, Schukze-Sergius, Franke, Pürckhauer, Klages, Brandt. Müntzel* kombinierte Sulfapyridin mit Harnstoff.

An oberflächlichen Wunden konnte *Mathews* das Absinken der Keimzahlen im Wundsekret nach Sulfonamidpuder-Behandlung aufzeigen. Ähnliche Erfahrungen machten *Konjetzny* und *Eunicke*. Bei Untersuchungen an Kranken mit doppelseitigen Verletzungen konnte gezeigt werden, daß diese Sulfonamidwirkung ganz überwiegend eine lokale ist, denn nur auf der auf diese Weise behandelten Seite trat dieser Effekt ein.

Viel früher als in Deutschland, bereits 1939, hatte das englische War Office die Verwendung von Sulfonamiden versuchsweise empfohlen für Verletzungen, bei denen mit Kokkeninfektionen oder Gasbrand zu rechnen sei. Das betreffende Memorandum empfahl, die Prophylaxe und Therapie so früh und so intensiv wie möglich durchzuführen, dabei aber auf besondere individuelle Empfindlichkeit, z. B. bei Schock, zu achten.

Die amerikanische, recht ausgedehnte Literatur kann in ihren wesentlichsten Arbeiten bei *Domagk* und *Hegler* nachgelesen werden.

Auf französischer Seite stellten kurze Zeit nach Beginn des zweiten Weltkrieges *Levaditi, Brichot, Tournay* und *Gérard-Moissonier* auf einer Sitzung der Akademie de Medicine in Paris die Forderung auf, daß die Sulfonamidtherapie bei den besonders mit Streptokokken infizierten Kriegswunden angewendet werden solle. *Legroux* erbrachte die experimentellen Unterlagen für die Möglichkeit, Wundinfektionen durch die lokale Anwendung von Sulfanilamid zu bekämpfen. *Chorine* teilte äußerst befriedigende Ergebnisse bei der Behandlung einer großen Zahl eitriger und verschmutzter Wunden mit.

Die französische Armee führte nach den Vorschlägen des Pasteur-Instituts Sulfonamide für die Wundbehandlung ein. Französische Chirurgen berichteten 1940 und 1941 günstig über ihre Erfahrungen *(Saint Pierre, Millon, Pierre-Lance* u. a.*)*. *Beyer* hat darauf hingeweisen, daß bei Wunden nach Ablauf der 6-Stunden-Grenze noch der Nahtverschluß ausgeführt werden kann, wenn gleichzeitig eine Sulfonamidanwendung erfolgt. Bei infektiösen Prozessen konnte auch er die Erfahrung machen, daß besonders nach Marfanilanwendung Streptokokken in durchschnittlich 4 Tagen aus dem Wundsekret verschwanden, Staphylokokken und Koli-Bakterien allerdings nicht so schnell. Auch *Möhlenbruch* kam zu ähnlichen Ergebnissen.

Mit einem 20% Cibazol (Sulfathiazol) enthaltenden Wundpuder konnten *Brunner* und *Schläpfer* in der chirurgischen Klinik Zürich bei 109 Quetschwunden und komplizierten Frakturen ausgezeichnete Heilerfolge erzielen. In den Wunden konnten am häufigsten hämolytische Staphylokokken, sodann Streptokokken und 15mal *Fränkel-Welch*sche Gasbranderreger nachgewiesen werden. Dabei war absichtlich in allen Fällen auf die primäre Wundexzision nach *Friedrich* verzichtet und eine Wundnaht auch ohne dieselbe ausgeführt worden. Nur Gewebeentnahmen zur bakteriologischen Untersuchung aus dem Wundgrunde wurden ausgeführt, dann das 20% Cibazol-Zink (resp. Bor)-Puder eingestäubt und dann die Wundnaht ausgeführt. 106 der Kranken zeigten glatte Heilungen. Offenbar ermöglicht die schlechte Löslichkeit des Sulfathiazols eine besonders protrahierte Wirkung, wobei eine ungestörte Entfaltung der normalen Abwehrmaßnahmen des Gewebes möglich ist.

Jeker hat die Cibazolwirkung im Tierexperiment und bei 125 Wunden studiert und kommt zu dem Schluß, daß man sich doch nicht ganz auf das Sulfonamid verlassen kann. Bei sehr virulenter und massiver Infektion versagt es, jedoch stellt es ein wertvolles Hilfsmittel im Kampfe gegen die Wundinfektion dar. Interessant war die

Diskussion, welche sich auf den Vortrag *Jekers* auf der 28. Versammlung der Schweizer Gesellschaft für Chirurgie im Juli 1941 anschloß. *Henschen* warnte vor dem Verzicht chirurgischer Maßnahmen bei der Wundbehandlung und wollte dem Cibazol nur die Rolle einer Hilfswaffe zuweisen. Und *Iker* teilte mit, daß er die Suva-Atteste durchgesehen habe. Fast alle Wunden seien von Praktikern mit Cibazol behandelt worden. Trotzdem traten ebensoviel Wundeiterungen auf wie vor dem Cibazol. Dagegen lobten *Rübsamen* und *Glass* die Lokalbehandlung infizierter Wunden mit Cibazol.

Auch zur Vorbereitung von plastischen Operationen in sicher infiziertem Gebiet können Sulfonamide mit gutem Erfolg Anwendung finden. Als Beispiel sei ein Vorschlag von *Krabbel* erwähnt, um eine osteomyelitische Knochenhöhle im Schienbeinkopf durch Implantation eines gestielten Muskellappens zu schließen. Zur Vorbereitung der Operation werden 3 Tage lang dreimal drei Tabletten Marfanil-Prontalbin gegeben und diese Medikation auch drei Tage nach der Operation beibehalten. Bei fünf auf diese Weise behandelten Verletzten kam es zur völligen fistellosen Einheilung. *Krabbel* sagt: „Der wesentliche Anteil der Sulfonamidprophylaxe an dem gleichzeitigen Resultat scheint mir im Hinblick auf die im Schrifttum mitgeteilten sehr wechselnden Erfahrungen außer Zweifel."

Auch von anderer Seite sind ähnliche gute Erfolge erzielt worden.

12. Praktische Regeln für die Sulfonamidbehandlung

Domagk formuliert die wichtigsten Voraussetzungen für das Zustandekommen eines guten Sulfonamideffektes im infizierten Organismus folgendermaßen:

„1. Es muß rasch genug eine genügende Sulfonamidkonzentration im Organismus und besonders in den Infektionsherden erzielt werden. Aus diesem Grunde hohe Anfangsdosen. Wiederholung der Gaben im Abstand von 4 bis 6 Stunden, damit der erzielte Effekt nicht verpufft. Bei schweren Fällen sollen die wiederholten Gaben auch nachts nicht ausgesetzt werden. Dauer der Verabreichung mindestens 3 bis 4 Tage lang. Wenn in 3 bis 4 Tagen gar kein Erfolg eintritt, ist eine weitere Behandlung so gut wie aussichtslos. Wahrscheinlich handelt es sich dann um Keime, die für die verwendeten Sulfonamide nicht genügend angreifbar sind oder der Körper befindet sich in einer reaktionslosen Phase.

2. Der erreichbare Effekt ist aber keinesfalls allein von der Höhe der im Blut und in den Geweben erreichten Sulfonamidkonzentration abhängig, sondern entscheidend von der Mitreaktion des Organismus, weshalb alle bewährten ärztlichen Maßnahmen, die diese unterstützen, nach wie vor zu fordern sind, um den Erfolg mit den kleinsten, noch optimal wirksamen Dosen zu erreichen."

13. Praktische Angaben über Sulfonamidbehandlung

In bezug auf die Bekämpfung der Gasbrandinfektion wird man in der Praxis am besten so vorgehen, daß man eine Anfangsdosis von 2 g Marfanil per os verabreicht und darauf folgend im Abstand von 4 bis 6 Stunden jeweils erneut 1 g Marfanil per os auch während der Nacht, zum mindesten bis zum Zeitpunkt der sachgemäßen chirurgischen Versorgung und 1 bis 2 Tage darüber hinaus. Das Einlegen einer einzigen größeren Pause während des ersten Behandlungsstoßes könnte unter Umständen schon verhängnisvoll werden, da die Gasödembazillen sich außerordentlich rasch vermehren und durch ein vorzeitiges Aussetzen der Behandlung ein schon einmal erreichter Erfolg noch verlorengehen kann. Unabhängig davon sollte prophylaktisch bei schweren verschmutzten Trümmerwunden gleichzeitig das polyvalente Gasödemserum angewendet werden.

Domagk macht auf Grund experimenteller und gesammelter klinischer Erfahrungen folgende Vorschläge für eine zweckmäßige Behandlung infizierter Wunden.

„1. Beim Vorliegen einer infizierten bzw. infektionsgefährdeten Wunde werden dem Patienten möglichst frühzeitig 5 bis 20 g Marfanil-Prontalbin-Pulvergemisches in die Wunde eingestreut. Bei Verbandwechsel ist die lokale Behandlung zu wiederholen. (Damit das M.-P.-Puder gut streubar bleibt, ist es trocken aufzubewahren.) Die Behandlung erfolgt bei infektionsgefährdeten Wunden am besten so bald als möglich nach der Verletzung, mindestens nach der chirurgischen Versorgung der Wunde. Zum Tamponieren empfiehlt es sich, sterilen Mull dick mit Marfanil-Prontalbin-Puder zu bestreuen. Bei intraperitonealer Anwendung soll die Dosis von 5 bis 10 g nicht überschritten werden.

2. Liegt die Gefahr einer Allgemeininfektion vor, so empfiehlt es sich, die örtliche Chemotherapie mit einer oralen Marfanil-Prontalbin-Therapie zu kombinieren. Als Tagesdosen kommen in Frage 3 bis 6 g Marfanil-Prontalbin-Mischtabletten. Sind diese nicht vorrätig, so gibt man jeweils 3mal täglich 1 bis 2 Prontalbin oder Prontosil-rubrum-Tabletten à 0,5 g, dazu dieselbe Menge von Marfaniltabletten. Die Tabletten werden zweckmäßig mit etwas Milch, Fruchtwasser, Bier oder dergleichen verabreicht, am besten nach den Mahlzeiten. Die Höhe der Dosis richtet sich nach der Schwere des Falles.

3. Ist das Krankheitsbild von einer Gasödeminfektion beherrscht oder liegt sonst dringender Verdacht auf dieselbe vor, so erhält der Patient zunächst zusätzlich zu der örtlichen Chemotherapie möglichst frühzeitig 2 g Marfanil peroral und jeweils nach der Schwere des Falles im Abstand von 4 bis 6 Stunden, möglichst auch nachts, weitere 1 g Marfanil, d. h. also 6 bis 8 g pro Tag. Bei bereits ausgebrochenen Gasödeminfektionen ist die Chemotherapie sobald als möglich in jedem Fall durch Anwendung des polyvalenten Gasödemserums „Behringwerke" zu unterstützen. Als Mindestdosis sind 50 bis 100 ccm, pro Tag am besten intravenös, zu injizieren. Bei gleichzeitiger Anwendung der Chemotherapie werden so große Gesamtserumdosen wie sie *Beyer* anwendete (1500 bis 1550 ccm), voraussichtlich nicht erforderlich sein. Entscheidend für den Erfolg ist aber der möglichst frühzeitige Beginn der Chemotherapie und Serumtherapie mit großen Dosen.

4. Die Chemotherapie darf in keinem Fall die als notwendig erkannten chirurgischen Maßnahmen verzögern oder verhindern, sie soll nur als zusätzliche Therapie zu den bisher als erfolgreich anerkannten chirurgischen Maßnahmen Anwendung finden. Es empfiehlt sich, die orale und lokale Chemotherapie nicht länger als eine Woche pausenlos durchzuführen." . . .

„Voraussetzung für den Erfolg ist, daß die erste lokale Behandlung der erdverschmutzten Wunde mit den wirksamen Sulfonamidpudern möglichst sofort nach der Infektion erfolgt, spätestens aber bis zu 3 Stunden nach der Verletzung. 6 Stunden nach der Verletzung und später sind nach unseren histologischen Untersuchungen von experimentell erzeugten Erdinfektionen sowie auch von erdverschmutzten Wunden nach Schußverletzungen oft schon so viele Keime zur Entwicklung gekommen und in die Tiefe der Muskulatur vorgedrungen, daß eine alleinige erfolgreiche Wundausschneidung gar nicht mehr vorstellbar ist. Makroskopisch ist die Schwere der Infektion zu diesem Zeitpunkt allerdings meist noch gar nicht zu erkennen. Und selbst wenn sie es wäre, so könnte die Wundausschneidung wegen des Fortgeschrittenseins der Infektion auch nicht mehr radikal ausgeführt werden. 24 Stunden nach der Infektion finden wir die Gasödemkeime nicht nur in den tiefsten, operativ nicht mehr entfernbaren Muskelschichten, sondern in der Regel auch schon in weit vom primären Infektionsherd entfernten Organen, z. B. in der Leber. In diesem Zustand ist dann jeder Versuch einer wirksamen Therapie mit allen zur Verfügung stehenden Mitteln aussichtslos."

. . . „Ist die Erdverschmutzung der verletzten Wunde so ausgedehnt und in die Tiefe reichend, daß durch lokale Einpuderung voraussichtlich größere Gebiete nicht zugänglich sind, so gibt man zusätzliche orale Dosen von wirksamen Sulfonamiden wie oben angegeben. Durch ein entsprechendes Vorgehen wird es dem Chirurgen ermöglicht, sogar noch 12 und 24 Stunden nach der Verletzung in einem keimfreien oder mindestens keimarmen Gebiet operieren zu können. Werden die erdverschmutzten Wundgebiete auch bei der operativen Wundversorgung noch nicht in wünschenswerter Weise zugänglich, so sollen die als zweckmäßig angegebenen oralen Gaben von Marfanil resp. Marfanil-Prontalbin auch noch einige Tage nach der sachgemäßen Wundversorgung weiter gegeben werden."

In bezug auf die bei den verschiedenen Infektionsarten ratsamen Präparate finden sich im Buche von *Domagk* und *Hegler* nachstehende Angaben:

„1. Bei Streptokokkeninfektionen wirken per os am besten Prontosil rubrum und Prontalbin. Sie sind durch später hergestellte Sulfonamide nicht übertroffen worden. Nur Sulfapyrimidin (Debenal, Pyrimal) erweist sich im Experiment den Genannten überlegen. Ob das auch in der Klinik der Fall ist, steht noch nicht fest. Unter den parenteral anwendbaren ist das Tibatin allen peroral wirkenden Sulfonamiden und Sulfonen eindeutig überlegen.

2. Bei Staphylokokkeninfektionen sind die überlegen wirksamen Verbindungen Sulfathiazol und Uliron C.

3. Bei experimentellen Pneumokokkeninfektionen sind Prontalbin, Sulfathiazol, Sulfapyrimidin etwa gleich wirksam, Sulfapyridin meist etwas überlegen, aber im ganzen bei den experimentellen Pneumokokkeninfektionen mit den verschiedenen Typen noch unbefriedigend. Tibatin und Amonal sind, parenteral verabreicht, bei allen Pneumokokkentypen dem Sulfapyridin-Na und Sulfathiazol-Na im Experiment überlegen.

4. Bei experimentellen Meningokokkeninfektionen geben optimale Werte Uliron C, Prontalbin, Sulfapyridin, Sulfathiazol, Sulfapyrimidin. In der Praxis tritt das Uliron C aber zur Behandlung der Meningokokkenmeningitis zurück, weil es nicht so gut in den Liquor übergeht wie Prontalbin, Sulfapyridin und Sulfathiazol, die zur Zeit die praktisch optimal wirksamsten Mittel sein dürften.

5. Bei den experimentellen Gonokokkeninfektionen sind Prontalbin, die Ulirone, Sulfapyridin und Sulfathiazol etwa gleichwertige Substanzen. In der Klinik genießt Sulfathiazol zur Zeit den Vorzug.

6. Bei allen Anaerobierinfektionen, ganz besonders bei der Pararauschbrandinfektion, ist Marfanil allen bisher bekannten Sulfonamiden klar überlegen.

7. Am vielseitigsten und deshalb bei allen Wundinfektionen, bei denen die bakteriologische Diagnose nicht oder jedenfalls nicht rasch genug gestellt werden kann,

anwendbar ist Marfanil-Prontalbin, das eine gute Wirkung gegenüber den vielseitigsten Wundinfektionserregern, den Streptokokken, Staphylokokken und Gasödemkeimen entfaltet. Die lokale Anwendung bietet bei äußerlich zugänglichen Infektionsherden den enormen Vorteil einer starken Anreicherung der Sulfonamide am Entzündungsherd bis zu 200 mg % und darüber, während bei peroraler Darreichung der Sulfonamide beim Menschen kaum jemals mehr als 15 mg % zu erzielen sind. Bei Gefahr einer Allgemeininfektion muß natürlich die lokale Behandlung mit einer Allgemeinbehandlung kombiniert werden."

Bei der Frage, welches der zahlreichen im Handel befindlichen Sulfonamidpräparate in den einzelnen Fällen am besten anwendbar ist, stößt eine kritische Wertung heute noch auf unüberwindliche Schwierigkeiten. Die Prospekte der chemischen Fabriken führen für die einzelnen Präparate eine Unzahl von Indikationen auf. Mitunter wäre eine weise Beschränkung wohl sachdienlicher. Die Kriegs- und Nachkriegsschwierigheiten, nicht zuletzt die Belieferung, waren einer kritischen vergleichenden Prüfung der einzelnen Mittel nicht zuträglich. Und so ergibt sich denn der Zustand, daß man über diesen für die Praxis so unendlich wichtigen Abschnitt zur Zeit so gut wie gar keine positiven Angaben machen kann. Man muß es der Zukunft überlassen, ob sich in bezug auf die große Zahl der Sulfonamidpräparate eine Art von anerkannter Indikationstabelle herauskristallisieren wird.

Die Kombination eines Sulfonamidpräparats (Irgamid) mit einem Oxychinaldin-Derivat (Sterosan-Geigy) hat *Blöchlinger* gelobt. Im Handel ist auch das Sufortan, eine Mischung aus 20 % Sulfapyridin-Homburg, 20 % p-Aminophenylsulfonamid und 60 % Harnstoff. Das Präparat wurde in der Wundbehandlung von *Pfister* und bei Verbrennungswunden von *Mützel* gelobt.

Wenn auch heute eine restlose Übereinstimmung zwischen Experiment, Klinik und Erfahrung noch nicht erzielt werden konnte, so liegt dies daran, daß im klinischen Bilde zwischen der Allgemeininfektion beim Menschen und der beim Tier experimentell erzeugten ein Unterschied besteht.

14. Nebenerscheinungen der Sulfonamidbehandlung

Im Gegensatz zu England und Nordamerika, wo sehr viel größere Mengen von Sulfonamiden auch auf längere Zeit verabreicht werden, sind bei der in Deutschland üblichen Dosierung der einzelnen Mittel verhältnismäßig selten Nebenerscheinungen zu beobachten. Meist handelt es sich um leichtere, wie Übelkeit und Erbrechen, gelegentlich Hautausschläge, selten nur um schwerere oder gar lebensgefährliche Erscheinungen.

Es sei aber hervorgehoben, daß Häufigkeit und Schwere der Nebenwirkungen nicht immer parallel zu gehen brauchen mit der Menge oder Zeitdauer der verabreichten Substanz.

Eine Übersicht über die möglichen Erscheinungen gibt eine Tabelle, welche aus einer Arbeit von *Long* und Mitarbeitern entnommen ist. Sie stützt sich auf die Erfahrungen einer Krankenhausbehandlung von

1000 Fällen mit Sulfanilamid,
297 „ „ Sulfapyridin,
171 „ „ Sulfathiazol.

Es bedeuten in der Tabelle: + Besser absetzen des Mittels und Flüssigkeitszufuhr vermehren, ++ Unbedingtes Absetzen und Flüssigkeitszufuhr.

Reaktion	Sulfanilamid	Sulfapyridin	Sulfathiazol
Nausea. Erbrechen	ziemlich häufig	häufig	ungewöhnlich
Schwindel	gewöhnlich	gewöhnlich	ungewöhnlich
Psychosen +	0,6%, frühzeitig	0,3% frühzeitig	noch keine Angaben
Neuritis ++	sehr selten	keine Angaben	keine Angaben
Zyanose	recht gewöhnlich früh und spät	schwach, gewöhnlich früh und spät	ungewöhnlich
Azidose +	1,9%, zu jeder Zeit	keine Angaben	keine Angaben
Fieber +	10%, gewöhnlich am 5.—10. bis 30. Tage	4%, Zeitpunkt wie bei Sulfanilamid	10%, gewöhnlich 5.—9. Tag
Exanthem +	1,9%, jede Form, Zeit wie oben	2%, Zeitpunkt wie oben	5%, gewöhnlich nodoese Form, 5.—9. Tag
Hepatitis ++	0,6%, früh und spät	nicht beobachtet, aber berichtet	keine Angaben
Leukopenie Mit Granulozytopenie ++	0,3%, früh und spät	0,6%, früh und spät	1,6%, früh und spät
Akute Agranulozytose ++	0,1%, vom 14.—40. Tag, gewöhnlich 17.—25. Tag	0,3%, auftreten wie bei Sulfanilamid	keine Angaben
Mäßige hämolytische Anämie	3%, früh und spät	selten	keine Angaben
Akute hämolytische Anämie ++	1,8%, 1.—5. Tag	0,6%, 1.—5. Tag	keine Angaben
Hämaturie +	keine Angaben	8%, allgemein früh	2,5%, im allgemeinen früh
Anurie mit Azetonämie ++	keine Angaben	0,3%, 10. Tag	0,7%, im allgemeinen 10. Tag
Hyperleukozytose +	gewöhnlich bei akuter hämolytischer Anämie	gewöhnlich bei akuter hämolytischer Anämie	keine Angaben
Episkleritis konjunktivale Injektion +	keine Angaben	keine Angaben	4%, 5.—9. Tag mit Exanthem und Fieber
Purpura haemorrhagica +	nicht gesehen, aber berichtet	nicht gesehen, aber berichtet	keine Angaben
Hör- und Sehstörungen +	selten	selten	keine Angaben
Gelbsucht +	mit hämolytischer Anämie oder Hepatitis	mit hämolytischer Anämie oder Hepatitis	keine Angaben
Gelenkbeschwerden +	berichtet	keine Angaben	Berichtet, mit Fieber
Stomatitis +	selten	keine Angaben	keine Angaben
Magen-Darmstörungen +	Blutungen selten, Diarrhoe ungewöhnlich	selten	keine Angaben

Am häufigsten sind Übelkeit und Erbrechen, vor allem nach der peroralen Verabreichung von Sulfapyridin, während z. B. Prontosil, Albucid und Sulfathiaziol besser vertragen werden. Dabei handelt es sich wahrscheinlich um eine direkte Wirkung des Mittels auf die Magenschleimhaut, da Sulfapyridin durch dieselbe sowohl aufgenommen als auch wieder ausgeschieden wird *(Leuthardt)*. Meist läßt sich durch intravenöse oder rektale Einverleibung der Brechreiz vermeiden. Jedoch ist dies nicht immer der Fall, so daß vielleicht auch eine zentral ausgelöste Nebenwirkung vorliegen kann *(Marx)*. Einer psychischen Einwirkung ist der Brechreiz nur beschränkt unterworfen.

Exantheme bilden sich meist am 8. Applikationstag, dauern drei Tage und sind mitunter, aber nicht immer, begleitet von Temperaturerhöhungen, einer Beeinträchtigung des subjektiven Befindens und einer Leukopenie bis Agranulozytose. Am häufigsten treten Exantheme nach Sulfapyridin, weit seltener nach Prontosil, Sulfathiazol und Sulfapyrimidin auf. Bisher sind noch keine Exantheme beobachtet worden nach Albucid, Globucid, Prontalbin und Tibatin. Läßt man mit Beginn des Exanthems das Sulfonamid fort und belastet nach einigen Tagen erneut mit kleinen Dosen (0,125 bis 0,25) des betreffenden Präparates, so kommt es zu einer offenbar allergischen Zweitreaktion. Vier Stunden nach Einnahme tritt ein intensives Erythem mit Bauch- und Kopfschmerzen, Temperaturen bis 40 Grad, Leukozytose bis 36000 und Abfall der Lymphozyten bis auf 5 bis 8 % ein. Diese Zweitreaktion ist streng spezifisch und nur durch das betreffende, vorher verabreichte Sulfonamid auszulösen.

Ein Arzneifieber kann sich am 7. bis 10. Tage einstellen und der Vorbote von Hautauschlägen und Blutstörungen sein. *Rudebeck* unterscheidet ein hektisches, remittierendes oder kontinuierliches Fieber. Die Unterscheidung dieser drei Formen ist nicht immer klar möglich. Nach Absetzen des Mittels und reichlicher Flüssigkeitszufuhr verschwindet das Fieber. Mitunter kann nach intravenösen Sulfonamidgaben ein steiler Temperaturanstieg mit Schüttelfrost eintreten *(Ringel)*.

Störungen von seiten des Nervensystems können sich in Form von Schwindel, Kopfschmerzen und leichten Depressionen bemerkbar machen. Neuritiden sind bei der heute üblichen Stoßtherapie selten, früher sind sie gelegentlich beobachtet worden.

Interessant sind die Beobachtungen von *Bieter* und Mitarbeitern. Nachdem sie bei einer alten Frau, die mit hohen Dosen von Sulfonamid behandelt wurde, eine irreparable Innenohrschwerhörigkeit und eine reparable rechtsseitige Peroneusparese mit Hautanästhesie beobachtet hatten, stellten sie systematische Untersuchungen an 8 bis 26 Wochen alten Küken an. 1 bis 2 Wochen nach hoher Dosierung von Sulfonamiden wurden sie getötet und Hirn, Rückenmark und Ischiadikus mikroskopisch untersucht. Es konnten nachstehende Befunde erhoben werden: Bei geringsten Schädigungen durch Sulfonamide begannen in den peripheren Teilen der Nervenscheiden eine geringe Verdichtung des Myelins und auch im Rückenmark eine leichte Schädigung dieses Stoffes. Es folgte eine Schwellung der Achsenzylinder mit Knollenbildung. Nach Sulfathiazol waren die Schäden schwerer und teilweise irreversibel. Es traten Unterbrechungen und Höhlen im Myelin auf. Die Hirngefäße verengerten sich durch Wucherung des Endothels. Sulfamethylthiazol, Sulfmilyl-Dimethyl-Sulfanilamid und Sulfaphenylthiazol verursachten immer höhere Grade aller Schädigungen bis zur völligen Zerstörung der Nervenbestandteile.

Über zehn sichere Fälle von Polyneuritis nach Sulfamethylthiazol berichten *E. Brun* und *H. Knud.* Berufliche Anstrengungen sollen eine gewisse Rolle als auslösender Faktor spielen. Angegriffene Nerven sollen leichter befallen werden als gesunde. Eine Polyneuritis nach Ultraseptyl-Medikation wurde von *Faure-Beaulieu* und *Rymer* beschrieben.

Nach intralumbaler Anwendung von Sulfapyridin sind schwere Lähmungen der unteren Extremitäten mit Blasen- und Mastdarmlähmungen beobachtet worden, die sich zum Teil nicht mehr zurückbildeten. Näheres siehe bei *Domagk.*

Die intralumbale Verabreichung von Eubasin = Sulfapyridin und Sulfathiazol ist dringend zu widerraten. Aber auch bei den übrigen Sulfonamidderivaten wie Prontosil und Albucid ist Vorsicht geboten.

Nach *Säcker* liegt die Verträglichkeitsgrenze für intralumbale Injektionen für

	bei etwa
Sulfapyridin	0,03 %
Sulfapyridin Natrium = Eubas. Sol.	0,1 %
Prontosil Sol.	0,5 %
Sulfathiazol	3,0 %
Tibatin	3,0 %
Albucid	5,0 %

Es sind dies Durchschnittswerte für einmalige Injektion von 10 ccm. Es ist aber überhaupt fraglich, ob intralumbale Injektionen notwendig sind, *Säcker* bestreitet es.

Nach *Vonkennel* ist sogar die intralumbale Behandlung einer Meningitis „vom chemisch-physiologischen, pathologisch-anatomischen und klinisch-therapeutischen Standpunkt aus abzulehnen".

Der Hautausschlag kann, auftretend zwischen 5. bis 9. Tag, masern- oder scharlachähnlich sein, aber auch in Form des Erythema nodosum. In 10% der Fälle beobachtete *Brunner* die Trias-Arzneifieber, Exanthem, Episkleritis.

Manchmal scheint auch die Photosensibilierung der Haut für die Exanthementwicklung eine Rolle zu spielen.

Durch Einwirkung der Sulfonamide auf das Blut kann es zu einer mehr oder weniger ausgesprochenen Zyanose kommen. Diese Erscheinung wurde früher, solange große Dosen von Prontalbin verabreicht wurden, recht häufig gesehen. Jetzt ist sie besonders bei Sulfapyridin, Sulfathiazol und Albucid nur noch ganz selten nachzuweisen. Bei der richtigen toxischen Zyanose handelt es sich im wesentlichen um Bildung von Methaemoglobin *(Heubner)*, vielfach auch um Ansammlung eines nicht mehr reversiblen Oxydationsproduktes des Hämoglobins, nämlich dem Verdohaemochromogen.

Kallner vertritt zwar den Standpunkt, daß nicht diese beiden Stoffe die Zyanose hervorrufen, sondern eine Kohlensäureüberladung.

Bei schwereren Graden von Methaemoglobinzyanose kann dieselbe durch intravenöse Injektion von 10 ccm einer 1% Methylenblaulösung, noch wirksamer durch Bluttransfusion bekämpft werden.

Während Leukopenie mit Verringerung der Granulozyten sowohl früh wie spät nach Sulfonamidverabreichung in jeder Form auftreten kann, kommt es zu richtiger

Agranulozytose meist erst spät, am 20. Tag und später, vor allem nach großen verzettelten Dosen.

Die wiederholte Kontrolle des Blutbildes kann vor Überraschungen sichern. Bis Mitte 1943 konnte *Hegler* im ganzen 60 Fälle von Agranulozytose ermitteln, von denen etwa 23 tödlich endeten.

Nach *Tsuchiya* und *Ohmori* soll die Bestimmung des Reststickstoffs ein guter Test auf die Verträglichkeit eines Sulfonamidpräparats sein, da eine Erhöhung desselben auf einen abnormen Eiweißzerfall der Blutkörperchen schließen läßt.

Andererseits kann aber auch eine Agranulozytose, wenn sie durch eine Streptokokkeninfektion verursacht ist, durch Prontosil geheilt werden (*Mendes de Leon*, *Ives*).

Leberschädigungen sind im allgemeinen selten und vielfach mehr die Folge der Infektion an sich als der Sulfonamidanwendung. Vielleicht kommt gelegentlich einmal die spezielle Organüberempfindlichkeit vor (*Greiner*). *Schreuß* und *Nürnberger* untersuchten mittels Leberfunktionsprüfungen, ob Prontosil und Albucid von Menschen, die körperlichen Anstrengungen ausgesetzt sind, vertragen wird. Es ergab sich kein wesentlicher Befund, der für eine Leberstörung hätte sprechen können. Nur der Bilirubinspiegel war 4mal (unter 69 Bestimmungen) etwas zu hoch und einmal die Takata-Ara-Reaktion positiv.

Gelegentlich ist eine Gelbfärbung von Haut oder Skleren zumal in Amerika beobachtet worden. Nach einer dortigen Statistik werden 3 % der Erwachsenen und 9 % der Kinder davon befallen, aber nicht etwa bei der Sulfonamidbehandlung der Wunde, sondern bei anderen, meist internen Erkrankungen.

Örtliche Chemotherapie mit Sulfonamiden ruft keine Allgemeinstörungen hervor. Die Pulverbehandlung muß aber auf die Wunde beschränkt bleiben. Wird die intakte Haut der Wundumgebung mehrere Tage mit Sulfonamidpulver bestreut, so kann es gelegentlich zu örtlich begrenzten, mitunter auch fortschreitenden Exanthemen kommen, die harmlos sind und nach Absetzen der Pulverbehandlung verschwinden (*Schneider*).

Selten sind auch die Schädigungen des Nierenparenchyms und die Bildung von Nierenkonkrementen, gelegentlich sind sie beobachtet worden. Das Schrifttum ist bei *Domagk* zusammengestellt. *Hernuß* schildert einen Fall von tödlichem Ausgang durch Parenchymdegeneration von Leber und Niere mit Methämoglobinbildung nach intravenöser Verabfolgung von 12 g Tibatin in 2 Tagen. Mit in Rechnung muß aber bei dem tödlichen Ausgang gesetzt werden, daß eine fortgeschrittene Karzinose und ein schweres Erysipel bestanden. Doch hat auch die Sulfonamidmedikation sicher eine Rolle gespielt, denn zweimal ließen sich Zyanose, Schwindel und Brechreiz durch intravenöse Methylenblau-Injektionen bessern. *Roeßle* beobachtete bei einer tödlichen Anurie nach Sulfonamidbehandlung bei völlig freien Harnwegen eine eigenartige Nephrose neben Zeichen einer interstitiellen, serösen Nephritis.

Einen interessanten Beitrag zu den Nierenschäden nach Sulfonamidtherapie liefert *Hohlweg*. Ein Mann mit Hirnabszeß wegen Granatsplitterverletzung erhielt im Verlaufe von 14 Tagen ohne Unterbrechung im ganzen 72 g Cibazol und Eleudron. Am 15. Tag entwickelte sich eine Anurie mit Hämaturie, die Harnmenge betrug nur noch 250 ccm und sank in zwei Tagen bis auf 50 ccm ab. Gleichzeitig stieg in diesem Zeitraum der Blutdruck von 90/55 mm Hg auf 140/90 an, der Reststickstoff von 40 mg % auf 65 mg %. Eine im urämischen Stadium ausgeführte Zystoskopie ergab eine hochrote, ödematöse Harnblasenschwellung im Bereich des Trigonum und bröcklige Massen im Bereich des Blasenbodens. Der Ureterenkatheterismus mißlang wegen Zuschwellung des Ostiums und auf der anderen Seite wegen eines Stops nach 2 cm.

Es wurden beide Nieren freigelegt. Das Nierenbecken der einen erwies sich als leer, das der anderen als gestaut hinter einem mechanischen Ureterverschluß. Die Urämie war also bedingt durch einen Sulfonamidkonkrementverschluß der einen Niere mit reflektorischer Anurie der anderen Seite. Es wurde beiderseits eine transparenchymatöse Drainage des Nierenbeckens und eine beiderseitige Nierendekapsulation vorgenommen. Am folgenden Tage wurde wieder eine Urinausscheidung von fast 900 ccm erreicht, welche weiter anstieg, während Blutdruck und Reststickstoff zur Norm absanken.

Wie schnell die Sulfonamidauskristallisation erfolgt, zeigt ein von *Heubner* veröffentlichter Fall, in dem innerhalb 24 Stunden 8 g Pyrimal gegeben wurden. 32 Stunden nach der ersten und 6 Stunden nach der letzten Dosis kam es zu heftigen Nierenkoliken mit Makrohämaturie und Kristallurie durch Pyrimal, welches noch 4 Tage später im Urin nachweisbar war.

Hohlweg stellt die Beobachtungen aus dem Schrifttum zusammen und kommt zu dem Schluß, daß es sich in der Mehrzahl der Fälle um eine mechanische Verlegung des Harnleiters und nicht um primäre Parenchymschädigungen handelt. Diese können erst als Folge der nicht behobenen mechanischen Harnsperre sich einstellen.

Bei eintretender Anurie im Gefolge einer Sulfonamidbehandlung ist der Harnleiterkatheterismus als lebensrettende Maßnahme auszuführen und die Ureterenkatheter sind als Dauerdrainage bis zu normaler Harnsekretion liegenzulassen. Gelingt der Ureterenkatheterismus nicht und versagen konservative Maßnahmen, so ist eine tunlichst doppelseitige Nierenbeckendrainage auszuführen. Zur rechtzeitigen Erkennung der Harnsekretionsstörung sind während einer Sulfonamidtherapie Flüssigkeitsaufnahme und Ausscheidung mengenmäßig zu überwachen und die erhaltenen Zahlen graphisch darzustellen.

Die bisher meist vertretene Annahme, daß die durch die Sulfonamidtherapie bedingten Nierenschädigungen in jedem Falle durch Ablagerungen von Sulfonamidkristallen in den Harnwegen hervorgerufen würden, kann durch die Tatsache widerlegt werden, daß bei einer Reihe von Patienten weder im Urin noch durch Probeexzisionen (gleichzeitig mit Dekapsulation der Niere) und Autopsie in irgendeinem Teil der harnableitenden Wege Sulfonamidkristalle gefunden wurden (vgl. *Prien*). Man kann zwei Arten der renalen Komplikationen der Sulfonamidbehandlung unterscheiden, erstens eine toxische Wirkung auf die Nierentubuli und zweitens die Verlegung der Harnwege durch Kristalle. Versuche an Ratten (*Lyon*) haben gezeigt, daß während der Verabreichung großer Sulfapyridinmengen in den Harnwegen Sulfapyridinkristalle auftraten.

Die Entwicklung der Sulfonamidkristalle hat ihre physikalische Begründung erstens in der Hydrodynamik der Harnwege, zweitens in der Affinität der Kristalle zu einander. Die Kristallisation beginnt in den Tubuli contorti, wo sich die Rückresorption des Wassers vollzieht. Infolge der Verlangsamung des Flüssigkeitsstromes im Endstück der Sammelröhrchen setzt hier eine Sedimentation ein, und eine retrograde Verlegung der Tubuli ist die Folge.

Bei der anderen Form der Nierenschädigung (*Prien*) werden keine Konkremente gefunden. Das histologische Bild der Niere zeigt herdförmige, degenerative, über den

Tubulusapparat verteilte Nekrosen, welche die Tendenz zeigten, unter Bildung breiter Narben abzuheilen. Die Lokalisation ist eine andere als bei der durch Tubuluskonkremente bedingten Zerstörung von Tubulusgewebe. Klinisch stehen Anurie und Urämie im Vordergrund. *Prien* konnte in einem Falle durch Dekapsulation der Niere die Diurese anregen, in einem anderen Fall konnte durch die gleiche Maßnahme nichts erreicht werden.

Diese Art der Nierenschädigung durch Sulfonamidbehandlung ist weniger häufig als die mechanische Verlegung der harnableitenden Wege.

Die Häufigkeit des Auskristallisierens von Sulfonamiden ist sehr verschieden und hängt im wesentlichen von dem verwendeten Präparat ab. *Garvin* gab an, während der Pneumoniebehandlung mit Sulfathiazol in 61,6 % der Fälle Kristalle im Urin gefunden zu haben, bei Anwendung von Sulfapyridin nur in 28,6 %. Dabei braucht es keineswegs immer zu Nierenkoliken zu kommen.

Da die Löslichkeit der Sulfonamide sich umgekehrt proportional zur Wasserstoffionenkonzentration des Lösungsmittels verhält, wird von *Penna* und *Christopher* bei Notwendigkeit hoher Sulfonamidverwendung zur Vermeidung von Nierenkomplikationen eine Alkalisierung des Urins empfohlen. Nach klinischen Untersuchungen kann durch jeweils im Abstand von 12 Stunden für die Zeitdauer der Sulfonamidbehandlung vorgenommene intravenöse Injektion von 100 ccm einer 7,5 % Natriumbicarbonatlösung einer Kristallurgie mit Sicherheit vorgebeugt werden. Die Alkalisierung des Urins ist bereits 15—30 Minuten nach der Injektion nachweisbar. Nennenswerte Nebenwirkungen kamen nicht zur Beobachtung.

Vischer hat darauf hingewiesen, daß bei alten und jungen Leuten keine grundsätzlichen Unterschiede in der Dosierung und Verträglichkeit der Sulfonamide bestehen, daß aber doch auffällt, daß die an sich nicht sehr häufigen Komplikationen meist bei älteren Menschen beobachtet werden.

15. Resorption und Ausscheidung der Sulfonamide

Über dieses Gebiet sind sehr viele Arbeiten veröffentlicht worden. Es sei auf das Buch von *Domagk* und *Hegler* verwiesen. Hier soll, nur beispielhaft das für unsere Zwecke Wesentliche zusammengefaßt werden. Die Sulfonamide verlassen im allgemeinen den Körper ziemlich schnell mit dem Urin, teils unverändert, teils in gebundener Form. Die folgende Tabelle gibt einen Einblick in die Ausscheidungsverhältnisse.

Dosis g/kg Tier peroral	Gesamtausscheidung im Urin in % der zugeführten Menge			
	nach 24 Stunden		nach 48 Stunden	
	frei	gesamt	frei	gesamt
0,1	8	65	8	73
0,1	9	76	9	78
1,0	16	67	17	82
1,0	22	67	43	93

Interessant sind auch von *Domagk* veröffentlichte Tabellen über den Sulfonamidgehalt der einzelnen Organe, nach denen Mäusen pro g Körpergewicht 0,325 g Prontalbin entweder intravenös oder per os gegeben worden war. Die Zahlen geben in den einzelnen Zeitintervallen den mg-%-Gehalt an Gesamtprontalbin an.

Intravenöse Applikation

	¼ Std.	½ Std.	1 Std.	2 Std.	3 Std.	4 Std.	5 Std.	6 Std.
Leber	35,4	33	27,1	20,4	14,1	13,3	7,4	3,4
Lunge	30,7	30,7	26,9	20,5	12,3	14,8	6,6	3,9
Niere	38,4	37,1	29,1	29,3	16,8	24,2	13,3	5,1
Milz	32,5	29,1	25,1	18,4	13,3	13,9	7,1	3
Herz	31,5	30,4	27,3	26,9	11,7	13,8	6,6	3
Gehirn	11,8	16,4	21	19,8	11,1	14,1	6,6	2,6
Blut	32	34	32,2	25	13	19	6,5	5,6
Muskel	—	—	38	29,1	15,3	14,6	7,2	3,2
Darreichung per os								
Leber	27,5	28,8	26,9	17,4	15,4	9,8	7,1	3,9
Lunge	24,2	27,7	22,9	18,6	15,9	8,7	6,1	3,4
Niere	32,8	35	30,9	23,1	21,6	15	7	5,8
Milz	27,1	26,6	25,9	18,1	17,1	9,4	4,8	3,3
Herz	26,1	26,3	24,8	18,1	16,9	9	4,7	3,1
Gehirn	7,9	10,7	16,8	14,3	14,8	9,2	5,2	3,9
Blut	24	27,3	23	18,7	15,3	10,3	5,7	4,5
Muskel	25,8	26,1	27,4	20,8	18,7	10,6	9,7	4,1

Eine graphische Darstellung, welche auf diesen Zahlen beruht, zeigt das Wesentlichste deutlich.

Die höchsten Sulfonamidwerte in den Geweben werden nach lokaler Applikation erreicht. Man fand Werte von 200, ja bis zu 800 mg %. *Legroux* machte Bestimmungen

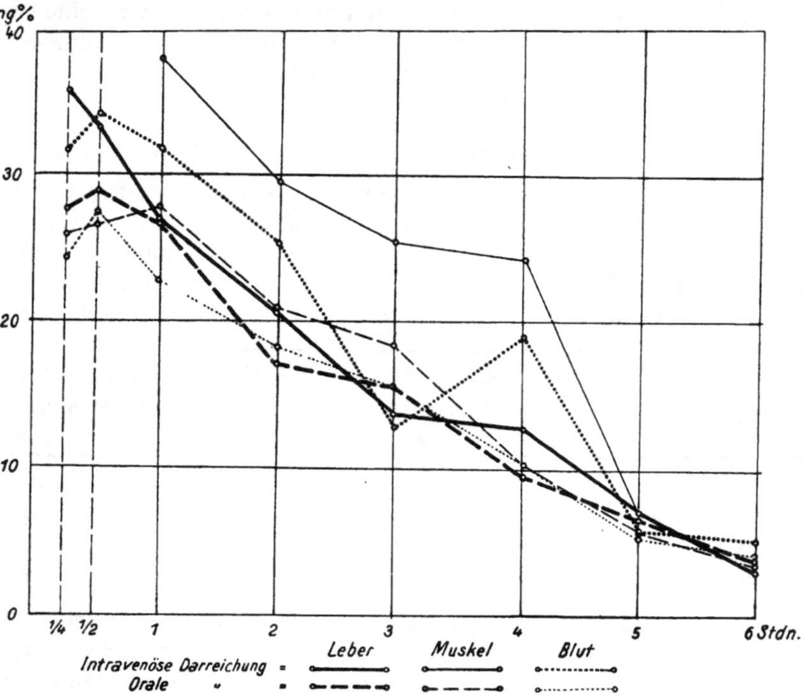

Abb. 29. Sulfonamidgehalt in Leber, Muskel, Blut

nach Einverleibung von 8 g Prontalbin in die Operationswunde eines Menschen. Nach 3 Stunden fand er noch eine Konzentration von 250 mg %. Nach 60 Stunden war die Resorption beendet und kein Prontalbin mehr im Blute nachweisbar. Auch auf Grund dieser und ähnlicher Untersuchungen ergibt sich die Überlegenheit der lokalen Sulfonamidanwendung bei äußerlichen Wunden, denn bei oraler Darreichung kann man nie so hohe Konzentrationen am Krankheitsherd erreichen.

Die Tatsache, daß Sulfonamide von der Wunde resorbiert werden, ergibt sich daraus, daß sie nach lokaler Wundbehandlung in Blut und Urin nachgewiesen werden können, wenngleich die Blutkonzentration gering ist und nur 1 bis 2 mg % beträgt. Dies erklärt aber auch, daß selbst große Sulfonamidmengen, welche in Wunden eingebracht werden nie zu unerwünschten Nebenwirkungen Anlaß geben, wie sie nach oraler oder intravenöser Darreichung vorkommen können und im vorigen Abschnitt beschrieben worden sind.

Im Kaninchenexperiment konnte gezeigt werden, daß das Maximum der Blutkonzentration bei Einbringung von Prontalbin in Haut- und Muskelwunden in Höhe von 1 bis 5 mg % in etwa 5 Stunden erreicht wird. Im Laufe des ersten Tages wird die Hälfte der zugeführten Menge, und zwar zu 90 % in azetylierter Form ausgeschieden.

Turell, Mario und *Nerb* studierten bei Menschen mit einem Anus praeternaturalis die Resorption der Sulfonamide in verschiedenen Darmabschnitten und auch im Rektum. Sie ist überall gut. Nach Gaben von 7 g konnte innerhalb 24 Stunden eine Blutkonzentration von 9 mg %, bei 19 g in 72 Stunden eine solche von 11 mg% erreicht werden. Die Dosierung kann bei oraler und rektaler Applikation etwa gleich sein. Lösungen werden besser resorbiert als Suppositorien. Bei vorhandenen Leberschädigungen eignet sich nach *Bolz* die rektale Applikation mittels Suppositorien besser als die orale Darreichung.

Die Sulfonamide dringen beim Menschen fast ebensogut in den Liquor ein wie in das Blut, wenngleich die in ihm erreichten Konzentrationen durchweg etwas geringer sind als im Blute. Dafür läßt sich aber beispielsweise das Eubasinum mehrere Tage nach Absetzen der Medikation noch im Liquor nachweisen.

Die Sulfonamide (beispielsweise das Eubasinum) werden vom Körper mit den Exkreten und allen Drüsensekreten, so z. B. im Schweiß, im Magensaft, der Galle, der Milch ausgeschieden. Auch in das Fruchtwasser und in das kindliche Blut tritt der Stoff über (*Kayser*).

Die Höhe der Resorption der Sulfonamide aus Wunden ist direkt abhängig von ihrer Wasserlöslichkeit, so daß es wünschenswert ist, die entsprechenden Werte zu kennen. Sie betragen nach *Frisk* für

Prontalbin	415 mg %
Sulfapyridin = Eubasin	20 mg %
Sulfathiazol	45 mg %
Sulfapyrimidin	15 mg %
Marfanil B	59,4 mg %

Derselbe Autor stellte durch vergleichende Untersuchungen am Menschen die Blutwerte fest, welche nach oraler Darreichung von 4 g verschiedener Sulfonamide als Einzeldosis auftraten und erhielt folgende Ergebnisse, die in einer Tabelle kurz zusammengestellt werden sollen.

Präparate	Resorption	Blut-konzentration	Ausscheidung im Harn	Azetyliert im Blut %	im Harn %
Prontabin	rasch und vollständig	8,4—10,6 mg % in 24 Stunden	rasch und vollständig	10—20	50
Sulfapyridin Dagenan Eubasin	langsam und unvollständig	3,9—5,3 mg % nach 4—6 Stunden	langsam nach 24 Stunden 40,1—0—49% nach 72—96 Stunden 57—78 %	20—30	60
Sulfathiazol Cibazol Eleudron	rasch und vollständig	5,7—7,5 mg % in 2—4 Stunden	61—85% in 24 Stunden 77—93% in 72 Stunden	10—20	20—30
Sulfapyrimidin Debenal Pyrimal	langsam	6,3—11,1 mg % nach 4—6 Stunden	langsam 30—61% in 24 Stunden 55—82% in 72—96 Stunden	5—10	20—40

Die Blutkonzentration schwankt naturgemäß je nach Dosierung und Darreichungsart. Als Anhalt möge eine Kurve dienen, welche *Keyser* veröffentlichte. Sie stellt den Blutspiegel dar, nachdem 5mal 1,5 g Eubasinum oral (— — — gestrichelte Kurve) und einmal 3,5 g Eubasinum intravenös (—— ausgezogene Kurve) verabfolgt worden war.

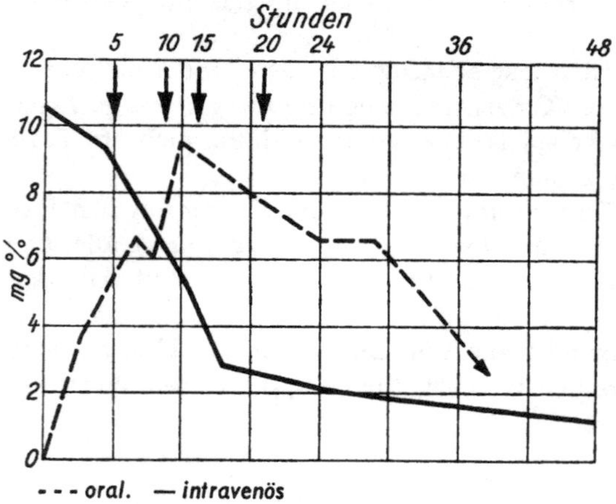

Abb. 30. Sulfonamidblutspiegel nach Eubasinmedikation

Die Serumkonzentration von Irgamid bei oraler und rektaler Applikation hat *Rieben* untersucht. Er erhielt nachstehende Kurve.

Für den chemischen Nachweis sind eine Reihe von Verfahren angegeben worden, deren Schilderung hier zu weit führen würde. Ein besonders einfaches Verfahren stammt von *Hackmann*, welcher selbst herstellbare und haltbare Reagenzpapiere beschrieb, mit denen man in Blut und Flüssigkeiten die Sulfonamide in einer Konzentration von 2 bis 5 mg % durch eine Farbreaktion nachweisen kann (D. m. W. 1947, S. 71). Auch für den histologischen Nachweis der Sulfonamide besitzen wir Methoden, welche von *Hackmann*, *Prien* sowie von *Mac Kee* und Mitarbeitern ausgearbeitet wurden.

Die Toxikologie der Sulfonamide sei hier im wesentlichen übergangen und auf die Ausführungen in dem entsprechenden Kapitel im Buche von *Domagk* und *Hegler* verwiesen. Es seien nur wenige Zahlen angegeben, und zwar die mittlere letale Dosis für Mäuse nach den Untersuchungen von *Walker* und *van Dyke*. Sie betrug für

Sulfathiazol	1,32 g/kg
Sulfamethylthiazol	0,89 g/kg
Sulfaäthylthiazol	0,23 g/kg
Sulfaphenylthiazol	0,46 g/kg
Sulfapyridin	0,81 g/kg

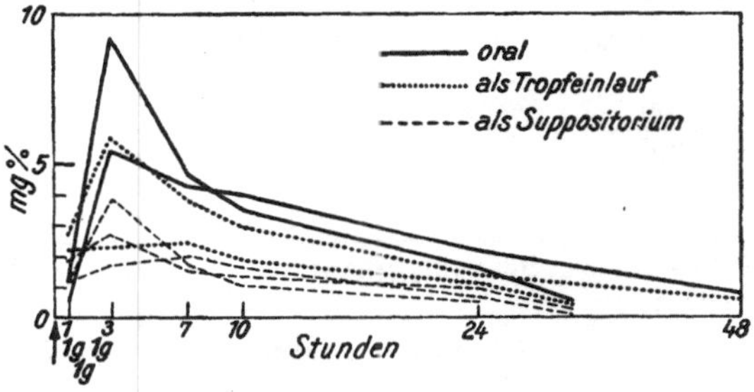

Abb. 31. Rektale Irgamid-Applikation (nach *Rieben*)

16. Übersicht über die wichtigsten Sulfonamid-Handelspräparate

Präparate	Chemischer Name	Hersteller	Anwendungsgebiet
Prontosil	4-Sulfonamido-2′, 4′-diamino-azobenzol	„Bayer“	Streptokokkeninfektionen, Erysipel, Allgemeininfektionen, Lymphogranuloma inguinale, Infektionen der Harnwege
Prontosil solubile	Lösung des Dinatriumsalzes der 4′-Sulfonamidophenyl-azo-7-acetylamino-1-oxy-naphthalin-3,6-disulfosäure	„Bayer“	
Prontalbin	p-Aminophenylsulfonamid	„Bayer“	
Chemodyn	p-Aminophenylsulfonamid	Nordmark-Werke	
Prontylin	p-Aminophenylsulfonamid	USA.	
Uliron	4-(4′-Aminobenzolsulfon-amido)-benzolsulfon-dimethylamid	„Bayer“	Infektionen mit Staphylokokken, Koli, Gonorrhoe, Ulcus molle
Neo-Uliron	4-(4′-Aminobenzolsulfon-amido)-benzolsulfonmono-methylamid	„Bayer“	
Uliron C	4-(4′-Aminobenzolsulfon-amido)-benzolsulfonamid	„Bayer“	
Rubiazol	dem Prontosil ähnlich	Frankr.	Streptokokkeninfektionen
Albucid	p-Aminobenzolsulfon-acetamid	Schering	Koli-Infektionen, Meningitis, Gonorrhoe
Sulfa-pyridin		Homburg	Pneumonie, Meningitis, Gonorrhoe, lokale Wundbehandlung
Orsulon*	Sulfapyridin Calcium	Promonta	
Eubasinum	Sulfapyridin	Nordmark-Werke	
Dagenan	Sulfapyridin	Frankr.	
Cibazol	Sulfathiazol	Ciba-Basel	Staphylokokkeninfektionen, Koli, Pneumokokken, Meningokokken
Eleudron	Sulfathiazol	„Bayer“	
Globucid	Sulfoaethylthiodiazol	Schering	Staphylokokken, Pneumokokken, Koli, Gonorrhoe

* Nicht mehr im Handel.

Präparate	Chemischer Name	Hersteller	Anwendungsgebiet
Debenal	Sulfapyrimidin	„Bayer"	Streptokokken, Pneumokokken, Meningokokken, Staphylokokken, Gonokokken, Koli
Pyrimal	Sulfapyrimidin	Schering	
Sulfa-Guanidin	Sulfanilylguanidin	U.S.A.	Bazillenruhr, Gastro-Enterokolitis akuta, intestinale Autointoxikationen, Proktitis, Rektal-Gonorrhoe, prophylaktisch bei Operationen im Bereich des Gastro-Intestinaltraktes
Resulfon	Sulfanilylguanidin	Nordmark-Werke	
Ruocid	Sulfanilylguanidin	Homburg	
Tibatin	Galaktosid des 4, 4'-Diaminodiphenylsulfon	„Bayer"	Streptokokken, Meningokokken, Staphylokokken
Marfanil	Aminomethylbenzolsulfonamid	„Bayer"	Streptokokken, Meningokokken, Staphylokokken
Prontalbin	Sulfanilamid	„Bayer"	
Diazil	Sulfadimethylpyrimidin		Streptokokken, Meningokokken, Streptokokken
Euvernil	p-Aminosulfanilylcarbamid	Heyden	Für urologische Praxis
Irgafen	N-Dimethylbenzoylderivat des Sulfanylamids	Geigy-Basel	Pneumokokken, Koli
Irgamid	N-Dimethylderoylderivat des Sulfanylamids		
Ultraseptyl	P-amino-benzol-sulfo-amino-Methylthiazol	Sanabo, Wien	
Gombardol	Sulfanilsäureamid	Boehringer, Mannheim	
Badional	p-Aminobenzolsulfothiocarbamid	„Bayer"	Staphylokokken, Streptokokken, Pneumokokken, Koli-Infektionen, Bazillenruhr
Marbadal	4-Aminobenzolsulfothiocarbamid-Salz des 4-Aminomethylbenzolsulfonamids	„Bayer"	Infektionen mit aeroben und anaeroben Erregern
Supronal (De-Ma)	Kombination von 2-(p-Aminobenzolsulfonamido)-4-methylpyrimidin und 4-Aminobenzolsulfothiocarbamid-Salz des 4-Aminomethylbenzolsulfonamids zu gleichen Teilen	„Bayer"	Aerobier- und Anaerobier-Infektionen: Pneumokokken, Gonokokken, Meningokokken, Streptokokken, Staphylokokken und Koli-Infektionen, bazilläre Ruhr, Lymphogranuloma inguinale, Ulcus molle sowie Gasödem; Infektionen mit anaeroben Streptokokken (puerp. Infekt), ferner Baz.-funduliformis-Infektionen (tonsillogene Sepsis)

Die Tabelle, welche über die chemische Konstitution der wichtigsten Sulfonamide Auskunft gibt, ist in der Publikation von *Jean Drucy* in der Schweizerischen medizinischen Wochenschrift, 1943, Nr. 19/20, enthalten.

S. Ausnutzung des Bakterienantagonismus in der Wundbehandlung

1. Allgemeines über Bakterienantagonismus

Vor fast 80 Jahren beschrieben *Tyndall* und *Pasteur* den Bakterienantagonismus, wenn gleichzeitig verschiedene Keime auf demselben Nährboden wuchsen. Für den Anthrax hat *Pasteur* auf den Wert dieser Beobachtung für die Therapie bereits hingewiesen. Der Begriff der „Antibiose" wurde dann 1889 von *Villemin* näher definiert. Seit dieser Zeit sind immer wieder Einzelbeobachtungen auf diesem Gebiet mitgeteilt worden. *Waksmann* hat 1941 die in Frage kommenden Bakterien zusammengestellt. Die Symbiose der Bakterien kann sowohl zu einer Virulenzsteigerung als auch zu deren Verminderung führen. Beispiele für ersteres sind die Virulenzsteigerungen von Streptokokken durch Proteus *(Monte, Waschulewski)*, von Streptokokken und Staphylokokken durch Bact. coli *(Widal* und *Besancon, Contini* u. a.*)*, Streptokokken durch Diphtheriebazillen *(Roux* und *Yersin)*, Tetanusbazillen und Erdsaprophyten *(Vaillard* und *Rouget)*, Tetanusbazillen und Streptokokken *(Ritzmann* und *Silberschmidt)* u. a. m. *Dold* hat der Keim-Inhibition mehrere Studien gewidmet.

Von den bekannten Virulenzschwächungen seien nur diejenigen hier kurz aufgeführt, welche eine wenn auch nur bescheidene praktische Bedeutung erlangt haben. Im Handbuch der pathogenen Mikroorganismen von *Kolle, Kraus* und *Uhlenhuth* sind an verschiedenen Stellen Einzeltatsachen über Bakterienantagonismus enthalten. Da sie meist nur allgemeine Beziehungen zur Wunde haben, sei hier nicht näher auf sie eingegangen, obwohl sie an und für sich hochinteressant sind. Besonders häufig untersucht wurden der Milzbrandbazillus, das Erysipel und das Karzinom. Daß Hefearten, besonders Bierhefe, Eiterkokken hemmen, war schon 1899 bekannt *(Landau)*. Nach den Untersuchungen von *v. d. Reiß* wirkt Bacterium coli antagonistisch auf Diphtheriebazillen.

Hervorgehoben werden muß aber noch, daß ein im Reagenzglas ermittelter Antagonismus keineswegs auch im lebenden Organismus vorhanden sein muß. Denn im Reagenzglas häufen sich die Stoffwechselprodukte der Bakterien an, im Körper werden sie resorbiert, also aus dem Wundbereich abtransportiert, im Gesamtkörper weiter verarbeitet, aufgespalten oder unverändert ausgeschieden.

Man kann weiterhin zwei verschiedenartige Arten von Antagonismus unterscheiden, nämlich den direkten Antagonismus *(Neufeld* und *Kuhn)*, bei dem die lebenden Bakterien selbst sich während ihrer verschiedenen Entwicklungsphasen beeinträchtigen. Die andere Form, von *Hettche* die „echte" genannt, zeichnet sich dadurch aus, daß auch Wirkstoffe von Bakterien ohne deren direkte Anwesenheit, wachstumshemmend oder abtötend auf andere Bakterien wirken. Beide Formen sind für die Wundbehandlung im Sinne der Bekämpfung der Wundinfektion verwendet worden.

Wolfsohn hat einmal auf den Bakterienreichtum der Mundhöhle einerseits, und auf die Tatsache andererseits hingewiesen, daß in ihr Wunden ganz besonders gut und schnell heilen. Er erwähnt auch das Lecken der Wunden durch Hunde, und daß bei ihnen die Wunden an denjenigen Körperstellen, welche sie nicht lecken können, eher zur Infektion neigen. Daher vermutet er einen besonderen, infektionsverhindernden Stoff im Speichel. Er erwähnt, daß die natürliche Immunität der Mundschleimhaut sinkt, wenn die Speichelabsonderung gehemmt ist.

Es sind auch noch eine Reihe von anderen Untersuchungen über Bakterienantagonismus im Laufe der Jahre veröffentlicht worden. In einem späteren Abschnittt werden sie kurz zusammengestellt werden. Und doch haben alle diese wertvollen Vorarbeiten keinen nachhaltigen Einfluß auf ärztliches Denken und Handeln gehabt. Dies trat erst nach der Entdeckung *Flemmings* ein, welche zum Penicillin führte. Man kann auf sie das nachstehende Wort von *Schopenhauer* anwenden:

„Vor jeder großen Wahrheit gibt sich, ehe sie gefunden wurde, ein Vorgefühl kund, eine Ahnung, ein undeutliches Bild wie ein Nebel, und ein vergebliches Haschen, sie zu ergreifen, weil eben die Fortschritte der Zeit sie vorbereitet haben. Allein nur, wer die Wahrheit aus ihren Gründen erkannt und in ihren Folgen durchdacht, ihren ganzen Inhalt entwickelt, den Umfang ihres Bereiches übersehen und sie sonach mit vollem Bewußtsein ihres Wertes und ihrer Wichtigkeit deutlich und zusammenhängend dargelegt hat, der ist ihr Urheber."

In diesem Sinne muß dem Penicillin ein ganz besonderer Platz eingeräumt werden. Und daher sei es auch zuerst besprochen.

2. Penicillin*)

Während des zweiten Weltkrieges tauchte in den anglo-amerikanischen Ländern ein neues Heilmittel mit antibiotischer Wirkung auf, welches sehr bald viel von sich reden machte: das Penicillin. Ab 1943 verboten England und USA. Publikationen über diesen Stoff. Nach Kriegsende wurde dies aufgehoben. Das Penicillin kann heute als der typische Vertreter dieser Wirkstoffe gelten, die vielleicht berufen sind, eine neue Ära der Therapie einzuleiten. Wir kennen noch nicht die Fülle der wissenschaftlichen Arbeit, welche besonders jenseits des Atlantischen Ozeans auf diesem Gebiete geleistet worden ist. Das für die Wundbehandlung praktisch wichtige sei hier kurz zusammengetragen.

Wir verstehen heute im Gegensatz zu früherem Schrifttum unter antibiotischer Wirkung nicht die bakteriziden Effekte, wie sie durch gewöhnliche Stoffwechselprodukte der Kleinlebewesen, z. B. Milchsäure u. a., hervorgerufen werden, sondern die Wirkung wesentlich komplizierter zusammengesetzter, meist toxischer Stoffe, die von Kleinlebewesen in geringen Mengen produziert werden und eine selektive Wirkung gegenüber anderen Erregern besitzen.

Flemming beschäftigte sich als Schüler *Wrights* mit dem Kampf der Leukozyten gegen die Bakterien. Dabei gelangte er immer mehr zu einer Ablehnung der damals üblichen antiseptischen Mittel, da sie die Leukozyten mehr schädigten als die Bakterien, gegen die sie angewendet wurden. Durch einen Zufallsbefund beobachtete er, daß auf einer Agarplatte eine Verunreinigung durch einen Schimmelpilz in der Umgebung dieser Kolonie das Wachstum von Staphylococcus aureus hemmte. Ein Photo dieser bedeutungsvollen Agarplatte ist im Schrifttum erhalten. Entsprechend seiner Arbeitsrichtung hat *Flemming* das aus dem betreffenden Schimmelpilz gewonnene, noch sehr stark verunreinigte „Penicillin" in seiner Wirkung auf tierische

*) Nach Abschluß des Druckes erschien das umfassende Buch: *Hans Killian*. Die Penicilline. Verlag Cantor-Freiburg i. Br. 1948. Es enthält das Wissenswerte in biologischer und klinischer Hinsicht über die Penicilline in klarer Darstellung. Auf die dortigen Ausführungen, welche nicht mehr in allen Teilen berücksichtigt werden konnten, sei hier ausdrücklich verwiesen.

und menschliche Leukozyten untersucht und keine schädigende Wirkung feststellen können. Zweifellos war er sich völlig darüber klar, was für eine wesentliche Entdeckung er damit gemacht hatte. Es ist unrichtig, wenn man die Entdeckung *Flemmings* nur als einen glücklichen Zufall hinstellen will. Die Beobachtung haben vielleicht auch andere Bakteriologen vor ihm gemacht, aber sie nicht weiter beachtet. Das Kennzeichen eines genialen Forschers kann man darin erblicken, daß er imstande ist, aus einer scheinbar nichtigen Beobachtung vielleicht zunächst intuitiv die richtigen Folgerungen zu ziehen und sie dann konsequent mit dem gesamten Rüstzeug der Wissenschaft zu verfolgen. Und diese Eigenschaft müssen wir *Flemming* zusprechen.

Trotzdem dauerte es relativ lange, bis praktische Folgerungen aus der Beobachtung gezogen wurden. Aber von der damaligen Schimmelpilzverunreinigung, die immer weiter gezüchtet wurde, und welche später von *Raistrick* als ,,Penicillium notatum Westling" erkannt wurde, leiten sich bis zur Großzüchtung Ende 1943 alle Penicillinpräparate her.

Im Jahre 1931 hat *Flemming* zum ersten Male darauf hingewiesen, daß man das Penicillin gegen Infektionen versuchen solle. Aber seine Entdeckung machte zunächst wenig Eindruck in der Öffentlichkeit und wäre beinahe in Vergessenheit geraten. Erst um das Jahr 1939 herum (Näheres siehe bei *Killian*) wurde diesem Gebiete eingehendere Aufmerksamkeit zugewendet, so daß bis zum Jahre 1945 etwa 20 antibiotische, aus Bakterien gewonnene Wirkstoffe bekannt waren, die mit Ausnahme des Penicillins und der Pyozyanase sich leider sehr toxisch erwiesen, und daher für praktische Verwendung nicht in Frage kamen.

Es ist hier nicht der Ort, Ausführungen über Züchtungsverfahren, Testung, Produktion und chemische Struktur des Penicillins zu machen. Es sei auf die Zusammenstellung von *Kiese*, *Killian* und *Knoell* verwiesen. Nur so viel sei gesagt, daß die Strukturformel des Penicillins im wesentlichen als bekannt angesehen werden kann.

Bisher sind mindestens vier verschiedene Penicilline in kristallisierter Form rein dargestellt worden, welche in England mit I--IV, in Amerika mit F, G, X und K bezeichnet werden. Das Charakteristische an der Strukturformel ist ein eingliedriger Ring, der bisher noch bei keinem anderen biologischen Material gefunden wurde. Die einzelnen Präparate unterscheiden sich durch chemisch verschiedene Seitenketten. Es besteht vielleicht Grund zu der Annahme, daß bei dem Bestreben zur Reindarstellung der Droge gewisse ,,Unreinheiten" beseitigt wurden, welche therapeutische Erfolge erzielten. Vor 1944 war das Penicillin G (= II) vorherrschend, später F(= I) und besonders K (= IV). Letzteres vermag nur einen geringen und zeitlich wesentlich kürzer andauernden Serumspiegel zu erhalten. Es ist längst nicht in dem Maße wie die anderen Penicilline im Harn nachweisbar, da es anscheinend im Körper abgebaut wird.

Die Synthese des Penicillins ist gelungen *(Morgenstern)*, wenngleich wenig Näheres darüber bekannt geworden ist. Über den Laboratoriumsversuch dürfte sie nicht gediehen sein.

Eingehender müssen wir uns mit den biologischen Eigenschaften des Penicillins beschäftigen. Es wirkt nicht etwa gleichmäßig auf die einzelnen Bakterienarten. Dem Buche von *Killian* entnehme ich in gekürzter Form folgende Übersicht:

Penicillinempfindlich:

Staphylococcus (außer albus),
Streptococcus pyogenes + haemolyticus + viridans,
Pneumococcus,
Microc. gonorrhoeae,
Meningokokken,
Bacillus anthracis,
Bacillus fusiformis,
Clostr. tetani,
Clostr. Welchii,
Clostr. oedemat.,
Clostr. septicum,
Clostr. histolyt.,
Atcinomyces,
Corynebact. diphther.

Penicillin-mäßig-empfindlich:
(hohe Dosen notwendig)

Bac. typhosus,
Bac. dysenteriae Flexner,
Bac. paratyphi,
Spiroch. pallida,
Spiroch. voncentii.

Penicillinresistent:

Staphylococcus albus,
Streptococcus faecalis (enterococcus),
Bact. pyocyaneus,
Bact. prodigiosus,
Mycobact. tuberc.,
Bact. coli,
Bact. pneumoniae *(Friedländer)*.

Es verdient aber ganz klar hervorgehoben zu werden, daß zweifellos beachtliche Unterschiede zwischen der Hemmwirkung in vitro und in vivo bestehen, wie wir dies schon bei den Desinfizientien und den Sulfonamiden kennengelernt haben. Im allgemeinen kann man sagen, daß die grampositiven pyogenen Erreger und einige wichtige gramnegative Keimarten wie Gonokokken und Meningokokken sich als hochempfindlich erweisen. Jedoch bestehen zwischen den einzelnen Stämmen erhebliche Unterschiede in dieser Beziehung. Beispielsweise konnte man unter den Staphylokokken bisher in etwa 12% penicillinresistente Stämme auffinden.

Unter den anaeroben Erregern erweist sich der Tetanusbazillus im Reagenzglase empfindlich, in klinischer Hinsicht ist dies aber nicht sicher. Ähnlich scheint es mit den Erregern des Gasödems zu sein. Während der Kämpfe in Sizilien versagte diese Therapie im Kampfe gegen den Gasbrand.

Plattner hat eine Empfindlichkeitsskala aufgestellt, welche die Penicillinkonzentrationen angibt, die eine vollständige Wachstumshemmung verursachen:

Neisseria gonorrhoe ...	1: 60 000 000	Corynebact. diphtheriae..	1: 1 000 000
Neisseria meningitidis .	1: 30 000 000	Salm. typhi	1: 300 000
Staph. aureus	1: 30 000 000	Proteus	1: 120 000
Clostr. tetani	1: 30 000 000	Bact. coli	1: 30 000
Strept. viridans	1: 19 000 000	Pseudom. pyocyaneus ...	1: 30 000
Clostr. septicum	1: 9 000 000	Mycobact. tuberculosis ..	1: 30 000
Pneumococcus	1: 7 500 000		

Bei der Bearbeitung der Frage, worauf die natürliche Resistenz einiger Bakterienarten gegenüber dem Penicillin beruhe, hat man diese auf ihre Bildung von Enzymen untersucht und fand, daß sie eine ganze Reihe derartiger Enzyme, welche der Penicillinase identisch sind oder ihr nahestehen, tatsächlich bilden. Besonders tun dies Bact. subtilis und einige Stämme des Bact. coli. Da es aber nicht bei allen der Fall ist, so müssen noch andere und bisher nicht bekannte Eigenschaften als Ursache in Frage kommen. Auch eine „erworbene Resistenz" konnte beobachtet werden.

Von besonderer Wichtigkeit für die Wirkungsweise des Penicillins sind die von den Oxforder Forschern ermittelten Tatsachen, daß die Wirkung des Penicillins gleich der eines Katalysators ist und somit ohne Stoffverbrauch einhergeht, daß sie durch die Gegenwart von Blut, Eiter, Gewebsautolysaten nicht gehemmt wird und daß sie wohl abhängig von der Konzentration, aber weitgehend unabhängig von der vorhandenen Keimzahl ist. Hieraus ergibt sich die Art der Überlegenheit dieses neuen Mittels gegenüber den Sulfonamiden.

Theoretisch und praktisch interessant ist die Tatsache, daß geringe Spuren von Arsen die Penicillinbildung in den Kulturen zerstören. Ähnlich wirken auch andere Metallsalze, besonders des Kupfers. Für die örtliche Anwendung des Penicillins in Wunden kann dies von Wichtigkeit sein.

Obwohl der antibiotische Wirkungsmechanismus der Penicilline noch keineswegs völlig aufgeklärt ist, wurden doch schon eine Reihe wichtiger Erkenntnisse erhalten. Er ist zunächst bakteriostatisch, dann jedoch überwiegend bakterizid und mitunter sogar bakteriolytisch. Nach den Untersuchungen *Schukers* setzt diese Wirkung erst nach einer Latenzphase ein, etwa zu Beginn der proliferativen Wundreaktion. Alle Faktoren, welche das Wachstum der Erreger und ihre Vermehrung begünstigen, wie die Temperaturerhöhung in gewissem Bereich, der Zusatz von Serum und Wuchsstoffen, erhöhten auch die Penicillinwirkung. Die entsprechenden hemmenden Faktoren beeinflussen auch die Penicillinwirkung. Junge Bakterienkulturen mit erhöhter Vermehrungsvitalität erweisen sich als besonders empfindlich. Man glaubt, hierin eine Erklärung für die Beobachtung gefunden zu haben, daß das Penicillin bei frischen Infekten eine bessere klinische Wirkung entfaltet als bei alten, chronischen Prozessen.

Allergische Reaktionen auf Penicillin sind zunächst von *Suchecki* beobachtet worden. Er beschrieb 48 Fälle. Sie bestanden in Gelenkschwellungen, Urticaria, flüchtigen Ödemen und Bronchospasmus, gelegentlich schockähnlichen Zuständen. Die Häufigkeit lag bei 0,56 %. Sie waren nicht so stark, daß die Behandlung abgebrochen werden mußte, zumal wenn eine bedrohliche Erkrankung der Anlaß zur Einleitung der Penicillinbehandlung war. Über geringe toxische Reaktionen hat *Morginson* berichtet. Sie kamen besonders bei intralumbaler Anwendung vor, waren aber im allgemeinen recht selten und erforderten ebenfalls kein Absetzen der Behandlung. Gelegentlich wurde von diesem Autor eine Schockwirkung im Sinne der *Jahrisch-Herxheimerschen* Reaktion beobachtet.

De Genes und Mitarbeiter haben diesen allergischen Erscheinungen eine eingehendere Studie gewidmet. Nach ihrer Auffassung beruhen sie auf einer Sensibilisierung gegenüber dem Penicillin und treten in drei verschiedenen Formen auf. 1. Fieberreaktionen, 2. Hautreaktionen, 3. Zustände ähnlich der Serumkrankheit. Die nach neun Tagen auftretenden fieberhaften Zustände müssen getrennt werden von den Hyperthermien, welche bereits in den ersten Tagen auftreten können und keine Indikation zur Unterbrechung der Behandlung darstellen. Das allergische Spätfieber verschwindet nach Fortlassen des Medikaments sofort ohne Rückstände. Mit dem Fieberanstieg am neunten Tag kann es gelegentlich zu Hautreaktionen in Form eines Eccema vesiculorum kommen, welches nach Absetzen der Medikation ohne weitere andere Maßnahmen innerhalb von 48 Stunden verschwindet. Schließlich kann sich ebenfalls unter Fieberanstieg ein generalisierter Juckreiz der Haut mit Gelenkschmerzen und Schwellungen einzelner Gelenke, Husten, Dyspnoe einstellen. Nach Fortlassen des Penicillins kann es mitunter zehn Tage dauern, bis diese Erscheinungen wieder verschwunden sind. Alle diese Zwischenfälle sind stets gutartig. Menschen mit akuter Leukämie und mykotischer Dermatitis sollen für diese Zwischenfälle prädestiniert sein.

Von sehr großem praktischen Interesse ist naturgemäß der Vergleich der Wirkung von Sulfonamiden und Penicillin. Um zunächst eine grob unterrichtende Zahl zu nennen, so verhalten sich die Wirkungen wie 1 zu 40000 und 1 zu 85500000. Man könnte daraus den Schluß ziehen, daß die Sulfonamide überholt seien. Dies ist aber nicht der Fall, wie sich aus der nachstehenden tabellarischen Übersicht von *Wettstein,* abgeändert von *Killian,* ergibt.

Vergleich der Penicillin- und Sulfonamidwirkung

Penicillin-empfindlich	Erreger	Sulfonamid-empfindlich
+++	Staphylokokken	+
+++	Streptokokken	++
++	Pneumokokken	+++
+++	Meningokokken	+++
+++	Gonokokken	+++
++	Gasbrandbazillen	+++ *)
++	Bac. tetani	—
++	Diphtheriebazillen	+
++	Bac. anthracis	—
++	Actinomyces	+
+	Dysenteriebazillen	++
+	Typhus-Paratyphus-Baz.	+
+	Streptobaz. *Ducrey*	++
++	Bac. funduliformis	—
+	Bac. influenza *Pfeiffer*	+

*) = Marfanil nur in Vitro- und Tierversuchen.

Penicillin-empfindlich	Erreger	Sulfonamid-empfindlich
+	Bact. pertussis	+
+	Bact. proteus	+
+	Brucellen	+
++	Spir. pallida	—
++	Leptospira icterohaemorrh.	—
—	Bact. coli	—
—	Mycobact. tuberculosis	—
—	Mycobact. leprae	+
—	Vibrio cholerae	—
—	Viren	—

Es bedeutet: +++ = sehr empfindlich, ++ = empfindlich, + = mäßig empfindlich, — = unempfindlich.

Beide Mittel sind echte Antibiotika und greifen in den Stoffwechsel der Keimarten ein, sie sind dazu auf die Mitwirkung des Körpers angewiesen, im Gegensatz zu den Desinfizientien. Ein Unterschied besteht andererseits darin, daß die Para-Aminobenzoesäure die Sulfonamidwirkung neutralisiert, die Penicillinwirkung aber in keiner Weise beeinflußt. Sie wird gehemmt durch Enzyme, Cystin, Adrenalin und eine Änderung der pH der Umgebung. Harnstoff und Methionin soll die Penicillinwirkung steigern können. Weiterhin ist die Sulfonamidwirkung von der vorhandenen Keimzahl abhängig. Die Penicillinwirkung ist hiervon völlig unabhängig. Während Blut, Serum, Eiter, Gewebsautolysate die Sulfonamidwirkung sehr störend beeinflussen, ist dies bei den Penicillinen nicht der Fall *(Hahn)*. Beide Stoffe wirken erst nach einer gewissen Latenzzeit auf die Phase der Zellteilung der Bakterien ein. Sie unterscheiden sich hierin von den Desinfektionsmitteln.

Eine Verschiedenheit der Wirkung besteht darin, daß die Sulfonamide die Vermehrung der Bakterien hemmen, die Penicilline aber nach einer gewissen Latenzzeit bei proliferierenden Bakterien bakterizid wirken, während die Ruhebakterien in keiner Weise angegriffen werden *(Heilmeyer)*. Sulfonamide und Antibiotika sind keine Konkurrenten. Man muß ihre Indikationsgebiete klar gegeneinander abgrenzen und sie gegebenenfalls sinnvoll kombinieren. *Heilmeyer* gibt folgende Tabelle von den absoluten (gesperrt) und relativen (nicht gesperrt) Indikationen.

Penicillin	Sulfonamide	Streptomycin
Staphylokokken-Sepsis	Coli-Cystitis	Tuberkulose
Diphtherie	Dysenterie	Miliar-Tbc.
Tetanus	Pneumonie	Meningitis-Tbc.
Streptokokken-Sepsis	Meningitis epidem.	Tularämie
Viridans-Sepsis	Gonorrhoe	
Pneumonie	Streptokokken-Sepsis	
Gonorrhoe	Viridans-Sepsis	
Lues	Diphtherie	
Aktinomykose	Aktinomykose	

Dem hämopoetischen System einschließlich den Blutzellen gegenüber ist das Penicillin auch in sehr hohen Konzentrationen völlig ungefährlich. Auch bei Agranulozytose kann man daher dies Mittel verwenden.

Seine schnelle Ausscheidung aus dem Körper ist zweifellos ein Nachteil, ebenso wie seine Zerstörung durch die Salzsäure des Magens, welche eine perorale Anwendung für gewöhnlich ausschließt.

Die bei seiner Anwendung beobachteten Nebenwirkungen in Form allergischer Reaktionen wie Urtikaria, Exantheme, Dermatitis, Konjunktivitis sind harmlos und verschwinden sehr schnell. Sie werden durch Verunreinigungen des Präparats, nicht durch die reine Substanz selbst hervorgerufen.

Über die pharmakologische Wirkung der Penicilline sind zahlreiche Untersuchungen angestellt worden. Penicillin besitzt einen Grad der Ungiftigkeit gegenüber seiner antibiotisch enormen Leistung, wie er bisher unübertroffen ist. Die therapeutische Breite wird mit 1:1000 angegeben. Im Mäuseversuch wurden bis zu 2,32 g Penicillin pro kg Maus mit 3,8 Millionen Oxford-Einheiten bei einmaliger Applikation und 5,93 g Penicillin pro kg Maus mit 9,8 Millionen Oxford-Einheiten als Gesamttagesdosis ohne Nebenwirkungen vertragen. Während 7 Tagen beigebrachte Höchstdosen erzeugten keinen krankmachenden Einfluß irgendwelcher Art. In der *Warburg*schen Apparatur ist der Stoffwechsel verschiedenartigster Gewebszellen untersucht worden. Auch bei hohen Dosen konnten keine schädlichen Wirkungen festgestellt werden. Nur am Gehirn konnten hohe Dosen des Natriumsalzes eines Rohpräparats mit einem Penicillingehalt von nur 30 % geringe Zellschädigungen setzen, über deren Art nichts Näheres veröffentlicht worden ist. Man muß diese Wirkung wohl auch den Verunreinigungen zur Last legen. Die einzelnen Salzarten haben eine geringe unterschiedliche Wirkung. Das haltbare Kalziumsalz wird besonders für lokale Behandlungen, das Natriumsalz für Injektionen verwendet. Die tatsächlich wirksame Penicillinmenge hängt von der Durchblutung des Gewebes ab, auf welches das Heilmittel einwirken soll *(Hussels)*.

Die Wirkung des Penicillins auf das Blutbild ist von *Lehmann* studiert worden. Er konnte ermitteln, daß es einen ausgesprochen leukopenischen Effekt besitzt. Mitunter sanken die Werte kurzdauernd auf 1650 ab. Gegenreaktionen des Organismus setzen bald ein, so daß die Leukopenie nur bei genauester Untersuchung klinisch in Erscheinung tritt. Eine Agranulozytose wurde nie beobachtet. Die Hemmung kommt durch eine Beeinträchtigung des Teilungsstoffwechsels der Zellen der myeloischen Reihe zustande. Im Blutbild zeigt sich eine Rechtsverschiebung. Nucleotratgaben gleichzeitig mit dem Penicillinstoß haben einen verstärkenden Erfolg. Schlecht gereinigtes Penicillin erzeugt eine Leukozytose mit auffälliger Eosinophilie.

Das Penicillin durcheilt den Körper sehr schnell und wird in wirksamer Form durch den Urin ausgeschieden. Dies ist von Wichtigkeit für die praktische Behandlung der Infektion der ableitenden Harnwege. Leider erstreckt sich die Wirkung aber nicht auf den häufigsten Erreger, das Bacterium coli. Fast die gesamte aufgenommene Penicillinmenge geht in den Harn über, nur geringe Teile werden durch die Galle ausgeschieden. Bei der Penicillinmedikation wird der Harn durch das Chrysogenin gelb gefärbt. Wichtig ist, daß die Blut-Liquor-Schranke fast undurchgängig für das Penicillin ist, so daß bei hier gewünschter Einwirkung die intralumbale Applikationsform angewendet werden muß.

Die Versuche der Protrahierung der Penicillineinwirkung durch temporäre Nierenblockade auf pharmakologischem Wege und durch lokale Gewebsunterkühlung haben zunächst nur theoretische Bedeutung. Trockenkost und Hypophysenhormone können die Ausscheidung verzögern *(Hussels)*.

Die Tatsache der Ausscheidung des Penicillins mit dem Urin ist die Grundlage dafür, daß die Scheringwerke diesen Stoff aus dem Urin der in Berliner Krankenhäusern behandelten Patienten zurückgewinnen. Die Kosten sind recht hoch.

Balboni und Mitarbeiter konnten feststellen, daß das Penicillin rasch in die Gelenkflüssigkeit eindringt. Nach einer halben Stunde sind die Werte etwas geringer als im Blutserum, nach einer Stunde etwa gleich und nach Stunden bedeutend höher als im Serum. Nach drei Stunden ist das Serum fast penicillinfrei, während in der Gelenkflüssigkeit sie nur unwesentlich gegenüber dem Zweistundenwert gefallen sind. Das Penicillin hält sich also in der Synovia wesentlich länger als im Serum, jedoch übersteigen die höchsten Werte in ihr nie die im Serum. Ein Kumulationseffekt tritt also nicht ein.

Eine Methode des Penicillinnachweises im Blute haben *Henneberg* und Mitarbeiter angegeben. Die Empfindlichkeit der Mikroorganismen auf das Penicillin prüft man nach der Methode von *Rammelkamp* und *Maxon*. Bei dieser Methode werden Bouillonkulturen, die 1% Pferdeblut enthalten und mit 10000 Keimen pro ccm der zu untersuchenden Stämme geimpft waren, mit einer Reihe von Penicillinlösungen verschiedener Konzentration zusammengebracht, so daß das Gesamtvolumen 1 ccm beträgt. Die Ablesung erfolgt nach 18 Stunden der Bebrütung bei 37 Grad wieder an den Röhrchen, wo die geringste Penicillinkonzentration noch kein Bakterienwachstum zuläßt und die auch auf Überimpfung auf Blutagar nach 24stündiger Bebrütung kein Bakterienwachstum zeigt. Als Vergleichsgrundlage wurde der von *Keefer* gelieferte Beta-Streptokokkusstamm Nr. 98 verwendet.

Für die praktische Verwendung des Penicillins sind folgende Behandlungsvorschriften wissenswert. Das meistverwendete Kalziumsalz ist bei Fernhalten von Feuchtigkeit und Aufbewahrung im Kühlschrank bei höchstens +10 Grad Celsius monatelang haltbar. Die gepufferten Penicillin-C.-S.-C.-Tabletten der Dr. A. Wander A. G. Bern sollen eine Kühlschrankaufbewahrung nicht mehr erforderlich machen und bei Zimmertemperatur und auch in den Tropen haltbar sein. Jede Tablette enthält 50000 Einheiten kristallisiertes Penicillin-G-Kalium. Die Penicillinpräparate tragen eine Datumangabe, bis zu welchem Termin sie wirksam sind. Säuren, Alkalien, Schwermetallsalze, Alkohol und die Stoffwechselprodukte einer Reihe von Bakterien zerstören es sehr schnell.

Als Lösungsmittel für das Salz kommen in Frage steriles destilliertes Wasser oder dhysiologische Kochsalzlösung oder sterile fünfprozentige Traubenzuckerlösung. Die Lösungen sind bei Aufbewahrung im Kühlschrank drei Tage lang haltbar.

Die Applikationsformen des Penicillins sind bisher fast ausschließlich parenteral, da die Salzsäure des Magensaftes eine orale Darreichung aus dem Grunde nicht gestattet, weil sie das Mittel fast vollkommen zerstört. Auch die Darreichung mittels der Duodenalsonde führt zu einer Resorption unter sehr erheblichem Materialverlust und ist praktisch daher nicht anwendbar.

Roß und Mitarbeiter haben eine Methode der oralen Darreichung des Penicillins angegeben. Das Mittel wird durch eine doppelte Formaldehyd-Alkohol-gehärtete

Gelatinekapsel unter gleichzeitiger Neutralisation der Salzsäure im Magen verabreicht. Die Applikation von je 100000 Einheiten alle 3 Stunden bewirkt einen therapeutisch wirksamen Penicillinspiegel. Die relativ großen zur Anwendung gelangenden Penicillinmengen bewirken bei Kindern keine toxischen Erscheinungen. Bei oraler Applikationsform sind von *Ellinger* und *Shattock* Nikotinamid-Mangelerscheinungen beobachtet worden, welche nach Absetzen des Mittels und Zufuhr dieses Stoffes verschwanden.

Little und *Lumb* fanden, daß bei oraler Gabe das Penicillin im anaziden Magensaft zerstört wurde. Aber wenn das Penicillin in Milch oder Cholesterol oder Plasma gelöst und oral verabfolgt wurde, war die Zerstörung geringer. Bei Lösung in rohen Eiern oder Taurochollösung wurde das Penicillin völlig gegen die zerstörende Wirkung des Magensaftes geschützt, wenn derselbe mit Alkali neutralisiert wurde. Bei dieser Methode konnte ein konstanter Penicillinspiegel im Blut erreicht werden, wie die nachstehende Kurve dieser Autoren zeigt. (Abb. 32, S. 299)

Rune Frish und *Westman* injizierten Penicillin in den Uterus und stellten fest, daß es nach 2 Stunden zum größten Teil, und nach 4 Stunden völlig ausgeschieden war. Wenn man es jedoch in die Tuben einspritzte, so war nach 2 Stunden nur etwas mehr als die Hälfte ausgeschieden. Nach 10 Stunden war das Penicillin noch im Urin nachweisbar.

Rektale, intratracheale und ähnliche Anwendungsformen sind unwirtschaftlich und spielen daher keinerlei Rolle. Für die intratracheale Applikation haben *Mutch* und *Rewell* eine besondere Apparatur angegeben. Der Verlust beträgt aber doch noch 60 bis 75%.

Die subkutane Injektion des Penicillin-Natrium-Salzes verursacht Schmerzen, welche vielleicht von den Verunreinigungen durch Begleitstoffe herrühren. Der Zusatz von Ölen verschiedenster Art im Sinne einer Depotwirkung ist versucht worden, die Resorptionsgeschwindigkeit ist aber noch nicht genau genug hierbei bekannt *(Kirby, Leifer* und *Martin).*

Durch eine Mischung von Penicillin mit „Depomulgan“ hat *Mülhens* erreicht, daß man das Mittel nur etwa alle 5—6 Stunden zu injizieren braucht.

So findet denn fast ausschließlich die intravenöse oder intramuskuläre Injektion Anwendung. Letztere ist zur Zeit die Methode der Wahl. Intravenöse Dauertropfinfusion verursacht häufig schmerzhafte Venenentzündungen *(Eggert).* Der von *Flemming* und *Fish* studierte Einfluß des Penicillins auf die Blutgerinnung ist in diesem Zusammenhang von Bedeutung. Es verlängert die Blutgerinnung und kann sie in hohen Konzentrationen sogar verhindern. Für die intramuskuläre Anwendung ist dies ohne Bedeutung, da gefährliche Konzentrationen nie erreicht werden, wohl aber bei der lokalen Anwendung.

Als durchschnittliche Einzeldosis verwendet man 10000 bis 20000 Oxford-Einheiten, als Gesamt-Tages-Dosis 100000 Einheiten, in schweren Fällen bis zu 500000 Einheiten oder mehr. Die Injektionen müssen alle 2 bis 3 Stunden wiederholt werden, auch in der Nacht, um eine genügende Konzentration des Stoffes im Körper aufrechtzuerhalten. Auch Dauertropfinfusionen, gegebenenfalls intrasternal, sind angewendet worden. Als Methode der Wahl bezeichnet *Stratford* das Einstechen einer Kanüle mit seitlichen Öffnungen für 2 bis 3 Tage in die Oberschenkelmuskulatur mit Einlaufenlassen von 8 Tropfen in der Minute, was einer Tagesmenge von 280 ccm entspricht.

Smith und *Harford* konnten mit dieser Methode einen ständigen Blutspiegel von 2 bis 3 Einheiten pro Kubikzentimeter erreichen. Jedoch bekamen mehr als die Hälfte der Kranken an der Infektionsstelle lokale Reaktionen, welche zweifellos auf Verunreinigungen des angewendeten Penicillins beruhten. Bei der Verwendung kristallisierten Penicillins ist diese Nebenerscheinung nicht zu erwarten.

Bei der intravenösen Injektion wird schnell ein sehr hoher Blutspiegel erzeugt, was von erheblichem Nutzen sein kann. Jedoch fällt derselbe frühzeitig und ziemlich steil ab. Weiterhin verdient hervorgehoben zu werden, daß häufig Thrombosen bei dieser Anwendungsform beobachtet worden sind, was zur Empfehlung der gleichzeitigen Anwendung von Heparin geführt hat. Instruktive Kurven über die Verweildauer des Penicillins hat *Buckland* mitgeteilt.

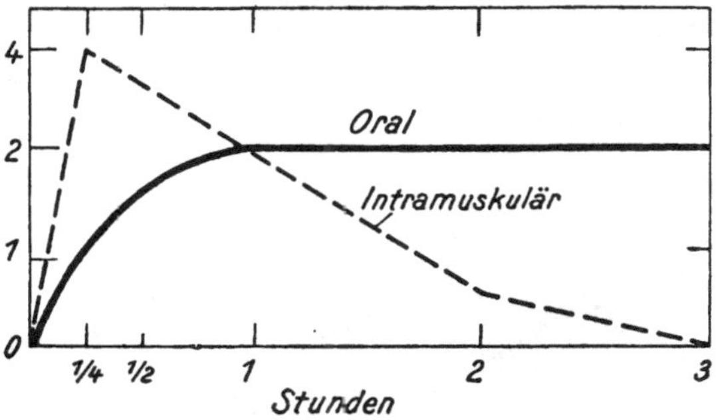

Abb. 32. Penicillinspiegel im Blut nach oraler und intramuskulärer Darreichung

Die vorstehende Abbildung zeigt den Penicillingehalt des Blutes nach einmaliger intramuskulärer Injektion von 35000 Einheiten. Nach 3 Stunden ist also die wirksame Grenzkonzentration unterschritten, so daß eine neue Injektion vorgenommen werden muß.

Die folgende Abbildung zeigt den Penicillingehalt des Blutes nach intravenösen, intramuskulären und subkutanen Injektionen von 15000 Einheiten.

Wichtig erscheint auch die vergleichende Wirkung verschieden hoher Penicillindosen.

Den Effekt rasch wiederholter intramuskulärer Injektionen zeigt Kurve 35.

Durch temporäre Nierenblockade mit Coronamid kann man die Penicillinausscheidung so verlangsamen, daß eine 2—7fache Penicillinkonzentration im Blute resultiert. (*Irmer*).

Die Injektion der Penicillinlösungen in die unmittelbare Umgebung der Entzündungsprozesse hat *Inui* mit gutem Erfolg durchgeführt. Er rühmt dieser Behandlungsart das Ausbleiben ungünstiger Allgemeinreaktionen, das völlige Schwinden des Entzündungsschmerzes und eine starke Verkürzung des Krankenhausaufenthalts nach.

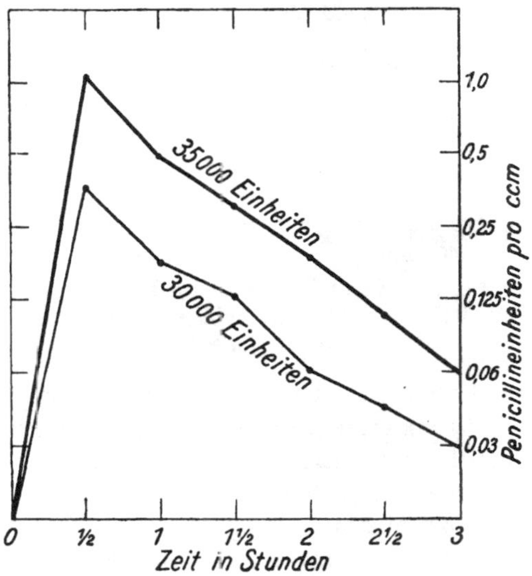

Abb. 33. Verweildauer des Penicillins im Körper (nach *Hearn*)

Auch die Lokalanwendung des Penicillins gewinnt an Bedeutung, eine Kombination mit Sulfonamiden ist hierbei möglich. Die Anwendung erfolgt in Form von

Pudern, Salben, Lösungen verschiedenster Zusammensetzung und Stärke. Diese Behandlungsart hat nur dann einen Sinn, wenn das Mittel auch in die tiefsten Buchten und Nischen einer Wunde gelangt. Hieraus geht zwingend hervor, daß die operative Wundherrichtung die unerläßliche Voraussetzung für diese Anwendungsform ist. Bei der Anwendung in offenen Wunden ist darauf zu achten *(Kirby)*, daß aus ihnen Penicillase erzeugende Bakterien vorher beseitigt werden. Man ist auch dazu übergegangen, Penicillin-Pilz-Kulturen direkt auf Wunden aufzulegen.

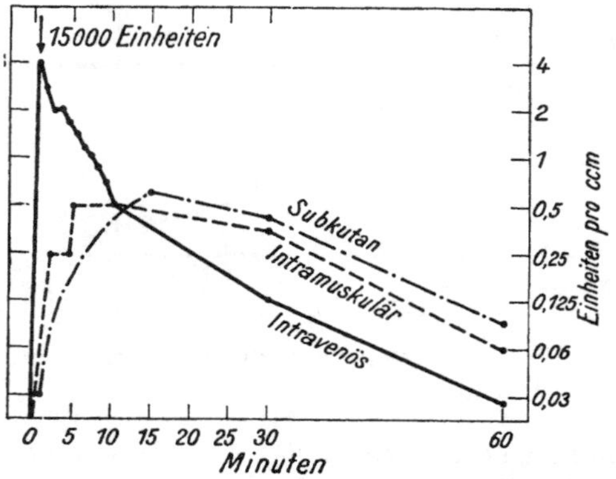

Abb. 34. Penicillingehalt des Blutes nach verschiedenen Injektionsformen (nach *Hearn*)

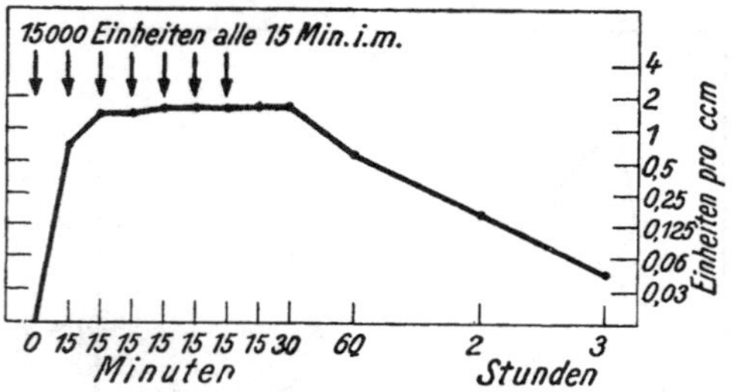

Abb. 35. Penicillingehalt im Blut nach wiederholten intramuskulären Injektionen (nach *Hearn*)

Die Höchster Farbwerke bringen ein Penicillin-Wundpulver in den Handel, welches in erster Linie zur Vermeidung von Infektionen bei Gelegenheitswunden dienen soll. Es enthält in 5 g Pudermasse etwa 1000 Oxford-Einheiten. Im allgemeinen wird es bis zu Messerrückendicke auf die Wunde aufgetragen. Es kann auch auf angefeuchtete Gaze aufgetragen und zu Tamponaden benutzt werden. Vor Anwendung auch des Penicillinpuders ist eine bakteriologische Bestimmung der Bakterienflora notwendig, besonders dann, wenn wahrscheinlich Koli-Bazillen in der Wunde vorhanden sind. Bei ihrer Anwesenheit ist von der Penicillinanwendung abzuraten, da die dann in den Wunden vorhandene Penicillinase einen großen Teil des Penicillins inaktiviert. Mißerfolge der Penicillinpuder-Behandlung sind sehr häufig hierauf zurückzuführen. Auch andere Firmen, z. B. Mikrobiologisches Institut Jena, stellen Penicillin-Wundpuder her.

Bereits die ersten Veröffentlichungen über das Penicillin berücksichtigen auch eine Anwendung in Salbenform. Von dermatologischer Seite *(Piper)* ist auch in Deutschland Penicillin in dieser Form empfohlen worden. Wegen der beschränkt zur Verfügung stehenden Mengen des Medikaments bezeichnet er jedoch die Anwendung desselben als „ultima ratio", wenn bei Ulzerationen und Dermatosen alle anderen Heilfaktoren versagt haben. Eine entsprechende Salbe wird von der Firma Lessing & Co. in Erfurt in den Handel gebracht. *Chisholm* hat bei örtlicher Applikation von Penicillin auf Wunden die Erfahrung gemacht, daß eine bereits stehende kappilläre Blutung wieder in Gang kam. Andererseits glaubt *Macht* nachgewiesen zu haben, daß Penicillin die Blutgerinnungszeit verkürzt. Diese Wirkung, welche unabhängig von der Applikationsart sein soll, trat meist nach 20 Minuten, mitunter erst nach einer Stunde auf, und hielt mehrere Stunden an. Die verschiedenen Penicillinpräparate hatten eine deutlich differente Wirkung.

Schäden nach lokaler Anwendung des Penicillins sind von *Goldmann, Friend* und *Mason* beschrieben worden. Von 350 Kranken, welche mit Penicillin-Salben behandelt wurden, bekamen 16 eine Dermatitis. Das Penicillin konnte durch Testung als Ursache der Entzündung erkannt werden. Wahrscheinlich war die Salbe zu lange angewendet worden, denn in einer anderen Behandlungsserie von 216 Kranken kamen keine Störungen zur Beobachtung. Es ist anzunehmen, daß längere Einwirkungszeiten und aufgerauhte Haut die Voraussetzungen für die Entwicklung einer Penicillindermatitis sind.

Die direkte Einbringung an den Wirkungsort ist bei allen infektiösen Prozessen der Hirn- und Rückenmarkshäute durch intralumbale oder intrazisternale Injektion notwendig. Auch bei Pleura, Perikard, Gelenkhöhlen kann die direkte Injektion der Lösungen in dieselben ratsam sein. Die intrazerebrale Instillation des Penicillins kann zu üblen Zwischenfällen führen. *Johnson* und *Walker* erlebten nach intraventrikulärer Injektion von 50000 O.-E. Penicillin innerhalb einer Stunde ein Koma und einen Kollaps, der von klonischen Spasmen in Extremitäten und Nacken gefolgt war, die im Verlauf von 24 Stunden verschwanden. Weitere intraventrikuläre Injektionen blieben ohne Reaktion. Bei Versuchstieren konnte *Johnson* durch Injektion von 500 O.-E. Penicillin in die Hirnrinde Krampfzustände hervorrufen. Auch reines, kristallisiertes Penicillin hatte diese Wirkung.

Neuerdings bringt die A. Wander A. G., Bern, gepufferte Penicillin C. S. C.-Tabletten in den Handel, welche auch orale Applikation zulassen sollen. Sie enthalten den Wirkstoff zusammen mit Glyzeriden und fettsauren Natriumsalzen. Für die Dosierung wird vorgeschrieben, daß wenigstens die 3 bis 5fache Menge der zur Sicherung eines therapeutisch ausreichenden Blutspiegels üblichen parenteralen Dosis oral gegeben werden solle. Um eine Inaktivierung des Penicillins im Magen möglichst zu vermeiden, sollen die Tabletten ½ Stunde vor oder 1½ Stunden nach einer Mahlzeit, wenn wenig Salzsäure sich im Magen befindet, gegeben werden. Eine Tablette erhält den klinisch wirksamen Blutspiegel für 2 bis 3 Stunden aufrecht, nach *Rammelkamp* und *Keefer*. Es müssen also alle 2 bis 3 Stunden Tabletten eingenommen werden. Kombination mit parenteraler Applikation sind möglich und ratsam. Auch praeoperative, prophylaktische Anwendung vor infektionsgefährdeten Wunden ist durchaus angezeigt.

Um das Penicillin bei peroraler Darreichung vor der Salzsäure des Magens zu schützen, ist es in verschiedenen Kapseln verabfolgt worden (*Burke, Buns, Hess* und Mitarbeiter). *Free* und Mitarbeiter empfehlen gleichzeitige Gaben von Natriumbicarbonat. Zu demselben Zwecke wurden verwendet Trinatriumcitrat (*Gyorgy, Finland* und Mitarbeiter) Aluminiumhydroxyd (*Burke, Finland, Welch, Barsch* und Mitarbeiter), Aluminiumaminoacetat (*Krantz* und Mitarbeiter), Magnesiumtrisilikat (*Mc. Dermott* und Mitarbeiter). Auch eingeschlossen in Ölen, Fetten und Wachsen kam es oral zur Darreichung (*Buns, Mc Dermott, Perlstein* und Mitarbeiter *Libby*).

Die Kriegserfahrungen mit dem Penicillin sind aus dem Grunde interessant, weil im Februar 1940 erstmalig in der Laboratoriumsproduktion in Oxford so viel dieses Stoffes hergestellt war, daß man ihn am Kranken verwenden konnte. Die Ergebnisse waren, wenn auch mit unzureichenden Mengen erhalten, so gut, daß die Laboratorien der British Imperial Chemical Industries und das War Production Board die Herstellung im großen organisierte und die Anwendung für den zivilen

Sektor abstoppte, dagegen alles Penicillin für die Armee reservierte. Extra gebildete „Penicillin-Spezialisten-Gruppen" waren für den Einsatz auf dem algerisch-tunesischen Kriegsschauplatz vorgesehen, kamen jedoch zu der dortigen Offensive zu spät und konnten das Mittel nur bei älteren Verwundungen zur Anwendung bringen. Erst in Sizilien wurde es bei frischen Verwundungen verwendet. Die Erfahrungen waren günstig. Es setzte eine große Begeisterung für das Penicillin ein. Spezialkurse für Ausbildung von chirurgischen Penicillinspezialisten wurden abgehalten. Im Lancet und im Britisch Med. Journal wurden die Erfahrungen veröffentlicht.

Die ersten Veröffentlichungen von *Garrod* besagten, daß von 171 frischen Wunden nach drei Wochen unter Penicillinbehandlung 104 primär geheilt waren, 60 sekundär heilten und daß 7 Versager zu verzeichnen waren. Dies wurde als großer Penicillinerfolg gewertet, braucht es aber nicht unbedingt zu sein. Unter 36 Fällen von komplizierten Frakturen, die 5 Tage lang mit Injektionen hoher Penicillindosen behandelt worden waren, konnten 31 durch Naht geschlossen werden, von denen 16 primär heilten. Dies kann eindeutig als Erfolg angesehen werden. Bei schwer infizierten Oberschenkelfrakturen hat man den Infektionsverlauf deutlich bessern können. Auch eine lokale Anwendung in Kriegswunden mit primärem Nahtverschluß ist damals entwickelt worden. Durch ein in die Wunde eingelegtes Drain wurde die Penicillinlösung nachgefüllt. Aber auch gewichtige Stimmen sind gegen die primäre Naht laut geworden.

Pulvertaft berichtete über 15 Fälle von Sepsis nach Schußverletzungen, die günstig beeinflußt wurden.

Bei 23 mit Penicillin behandelten Gehirnschuß-Wunden bestand eine Mortalität von 15 %, gegenüber 22 bis 26 % bei Sulfonamidanwendung. Eine kritische Beurteilung dieser Ergebnisse ist nicht möglich, da zu wenig über die Art der Verletzungen mitgeteilt wurde. Über die Heilerfolge liegen Berichte über 28 Fälle mit einer Sterblichkeit von 25 % vor. Dies wurde als Erfolg gebucht. Aber auf deutscher Seite konnte durch Frühdiagnose und rein chirurgische Maßnahmen etwa derselbe Erfolg erzielt werden. Mit einem gewissen Recht hat man das Versagen der Penicillinbehandlung beim Gasbrand darauf zurückgeführt, daß die Penicillinwirkung erst nach etwa 36 Stunden in Erscheinung tritt, und daß während dieser Zeit der Gasbrand schon tödlich verlaufen sein kann.

Im Zusammenhang dieses Buches sind auch die Erfahrungen von *Farlony* und Mitarbeitern wesentlich, daß nicht immer die chronische Infektion nach einer Schußfraktur mittels Penicillin beherrscht werden kann, zumal wenn sich Röhrenabszesse gebildet haben. Die Autoren beobachteten noch bis zu 8 Wochen nach primärer Naht nach anfänglicher Heilung ein Aufbrechen der Narben und die Ausbildung einer chronischen Infektion. Das Penicillin bewirkte jedoch eine deutliche Reduktion der Mortalität und Amputationshäufigkeit nach Femur-Schußfrakturen.

Aus einem englischen Kriegslazarett liegt ein Bericht von *Muson Brown* vor, welcher die Erfolge der Sekundärnaht vor und nach Penicillinverwendung untersuchte. Die Ausführungsmöglichkeit der Sekundärnaht stieg von 26 % vor Penicillin auf 56,5 % bei seiner Anwendung. Bakteriologische Untersuchungen spielten bei der Indikationsstellung eine geringe Rolle, wichtiger sind die klinisch-chirurgischen Beobachtungen. 68 Wunden wurden ohne Penicillinanwendung sekundär genäht. Dabei kam es in 23 % zu Mißerfolgen. In 110 etwa gleichartigen Wunden wurde Penicillin-

Thiazol-Puder eingestreut. Sie heilten ohne Mißerfolge. 108 Wunden, welche vor der Penicillinära ungeeignet zur Sekundärnaht gewesen wären, heilten unter Penicillinanwendung mit nur 17% Mißerfolgen.

Über die Erfolge bei Gasbrand berichten *Jeffreeg* und *Thomson*. In 3 bis 5 Tagen wurden durchschnittlich 370000 Penicillineinheiten als Dauertropfinfusion gegeben. Die bakteriostatische Wirkung setzt erst nach 36 Stunden ein und dann ziemlich schlagartig. Innerhalb von 3 Tagen ist das Schicksal entschieden. Übersteht der Kranke die Infektion, dann kommt es zu einer scharfen Demarkation mit fibroblastischer Bindegewebsreaktion und Lymphozyteninfiltraten. Als Vergiftungsfolgen durch Muskelautolysate und durch Versagen der Nierenfunktion treten einige Spättodesfälle ein. Die Gesamtmortalität betrug bei der Penicillinbehandlung 36%.

Schon während des Weltkrieges haben erfahrene anglo-amerikanische Chirurgen sich in dem Sinne geäußert, daß das Penicillin bei Kriegswunden segensreich wirken könne, daß aber die Grundsätze der operativen Versorgung und offenen Behandlung der Kriegswunden durch seine Anwendung in keiner Weise beeinflußt oder gar überflüssig geworden wären. Im Jahre 1944 faßte das „Medical Research Council" in London im Kriegsmemorandum 12 der damals vorliegenden Erfahrungen über Penicillin zusammen. Es befaßt sich neben dem Ergebnis der Laboratoriumsarbeiten mit den Darreichungsformen und der Anzeigestellung für die Behandlung verschiedener Wunden, aber auch mit den beobachteten Behandlungsfehlschlägen.

Aus den bisherigen Erfahrungen stellt *Killian* die Indikation zur Penicillin-Therapie folgendermaßen zusammen. Sie seien über den engeren Rahmen des Inhalts dieses Buches hier wiedergegeben.

Indikationen: Alle Staphylokokkeninfektionen mit oder ohne Bakteriämie: Akute Osteomyelitis, Karbunkel, Abszesse im Bindegewebe, Thrombophlebitis des Sinus cavernosus und Sinus transversus, Pneumonie, Empyem, Nierenkarbunkel, Wundinfektion.

Alle Fälle von Clostridieninfektionen: Gasbrand, Malignes Ödem.

Alle hämolytischen Streptokokkeninfektionen mit Bakteriämie und alle schweren lokalen Infektionen: Entzündungen und Phlegmonen des Bindegewebes. Mastoiditis mit intrakraniellen Komplikationen, wie Meningitis, Sinusthrombose usw. Pneumonie, Empyem, Puerperalsepsis, Peritonitis.

Alle anaeroben Streptokokkeninfektionen: Puerperalsepsis.

Alle Pneumokokkeninfektionen von Meningen, Pleura, Endokard, alle sulfonamidresistenten Pneumokokkenpneumonien.

Alle Gonokokkeninfektionen mit den Komplikationen: Arthritis, Ophthalmie, Endokarditis, Epididymitis, ebenso alle Fälle von sulfonamidresistenter Gonorrhoe.

Penicillin ist aber auch wirksam bei folgenden Krankheiten, obgleich seine Wirkung noch nicht definitiv geklärt ist: Syphilis, Aktinomykose, Endokarditis bei Bakteriämie.

Therapeutischer Wert umstritten:

Penicillin ist von fraglichem Wert bei Mischinfektionen des Peritoneums und der Leber, in welchem gramnegative Formen vorherrschen, d. h. 1. Appendicitis perforativa, 2. Leberabszesse, 3. Infektionen der Harnwege, 4. fraglich ist der therapeutische Wert auch bei der Rattenbiß-Krankheit (Sodoku) wegen des Vorhandenseins des Streptobacillus moniliformis.

Penicillinversager sind naturgemäß bekannt (*Bloomfield, Kirby* und *Armstrong*). Sie betreffen jedoch meist Fälle von Allgemeininfektion, nicht von lokaler Wundinfektion. Bei schweren Infektionen muß die Behandlung auch noch fortgesetzt werden, nachdem schon die Kraft der Krankheit gebrochen ist, um ein Rezidiv zu verhüten. Dies gilt ganz besonders bei Staphylokokken und Streptokokkenerkrankungen.

Kontraindikationen

Eine Kontraindikation für die Penicillinbehandlung ist, da es nicht wirkt, in folgenden Fällen vorhanden: 1. Alle Infektionen mit gramnegativen Bazillen: Typhus, Paratyphus, Dysenterie, B. Coli, B. Influenza, B. Proteus, B. Pyocyaneus, Maltafieber (B. Melitensis), Tularämie, B. *Friedländer*, 2. Tuberkulose, 3. Toxoplasmose, Histoplasmose, Polyarthritis rheumatica acuta, Lupus erythematodes, infektiöse Mononukleose, Pemphigus, *Hodgekin*sche Krankheit, akute und chronische Leukämie, Colitis ulcerosa, Coccidiomycosis, Malaria, Poliomyelitis, Blastomycosis, nicht spezifische Iridocyclitis, Virusinfektionen, Krebs.

Über die Erfahrungen mit Penicillinanwendung in der Chirurgie liegen besonders aus dem Auslande bereits eine Reihe von Berichten vor. Neben der kurativen Anwendung gewinnt auch die prophylaktische an Bedeutung. Bei Mischinfektionen ist versucht worden, wenigstens die penicillinempfindlichen Stämme zu beseitigen. Bei der Wundbehandlung ist es nach wie vor stets notwendig, die übliche operative Wundherrichtung auszuführen. Sie schafft erst die Voraussetzungen für die Wirksamkeit des neuen Mittels und wird durch seine Anwendung keineswegs überflüssig gemacht.

Die bisher vorliegenden Erfahrungen mit der Penicillin-Anwendung auf den verschiedensten medizinischen Fachgebieten hat *Killian* sehr übersichtlich tabellarisch zusammengestellt.

Das Wichtigste in bezug auf die Wundbehandlung und ihre Komplikationen ist etwa folgendes:

Bei kleineren Verletzungen werden nach operativer Wundversorgung Penicillinlösungen 1000 O.-E./ccm oder Pulver 500—1000 O.-E./g oder Salben zu 400 O.-E. pro g angewendet. Hiermit wurden in größeren Serien gute Erfolge erzielt. Bei günstigen Wundverhältnissen kann primäre Wundnaht zulässig sein, sonst offene Wundbehandlung mit zweimal täglicher Puderung. Bei tieferen und verschmutzten Unfallwunden können nach operativer Herrichtung Situationsnähte angelegt werden, wenn Drains in die Wunde eingelegt sind, durch welche die Penicillinlösungen eingeführt werden, und zwar dreimal täglich Lösungen mit 750 O.-E./ccm. Bei schweren Unfallwunden findet dieselbe operative Wundbehandlung mit Dränage statt, dazu 5 bis 10 Tage lang sechsmal täglich 15000 O.-E. und mehr, später 3- bis 4mal täglich dieselbe Dosis.

Eine Reihe von 62 komplizierten Frakturen wurde nach der ersten operativen Wundversorgung 5 bis 10 Tage lang täglich mit 100000 O.-E. in verteilten Dosen oder intravenös mit Kochsalz-Glukose-Lösung als Tropfinfusion behandelt. Dazu wurde Tetanusserum und evtl. Gasbrandserum gegeben. Die Resultate werden als gut bezeichnet. 58 der Fälle wurden zu einem früheren Termin als sonst geheilt. *Bumm* berichtete über gute Ergebnisse bei einigen Verletzungen, auch Schußverletzungen in den letzten Kriegstagen.

Bei Kopfwunden mit Gehirnverletzungen sind die Behandlungsergebnisse einer Serie von 125 Fällen veröffentlicht worden. Es wurden intralumbal 4 bis 8000 O.-E. täglich gegeben, kombiniert mit einer Allgemeinbehandlung mit 100000 O.-E. in verteilten Dosen und örtlich Penicillin-Sulfonamid-Gemische von 500 O.-E./g angewandt. Die Erfolge sollen sehr gut gewesen sein. Vor hohen Penicillin-Konzentrationen im Gehirn wird gewarnt. Bei Hirnabszessen ist der Erfolg fraglich.

Bei Hauttransplantationen sowie Gewebs- und Knochentransplantationen jeder Art ist die prophylaktische Verwendung von Penicillinlösungen bis zu 1 : 1000 örtlich während der Implantation mit gutem Erfolg bei größeren Serien erprobt worden.

Bei infizierten Verbrennungen 2. und 3. Grades hat sich die örtliche Behandlung mit Penicillinumschlägen 1000 O.-E./ccm 7 bis 10 Tage lang evtl. kombiniert mit Allgemeinbehandlung in größeren Serien bewährt. Auch die Verwendung von Rohfiltraten ist möglich.

Bei Panaritien ist das Penicillin nach operativer Spaltung des Entzündungsprozesses mehrfach verwendet worden in Form von Lösungen, Pudern oder Salben. *Florey* und *Williams* teilten eine Serie von 26 Fällen mit 26 Kontrollen mit. Eine Verkürzung der Heilungszeit um 50 % konnte erreicht werden. Mitteilungen über die Behandlung des Panaritium tendinosum, articulare und ossale fehlen. Bei lokalen Abszessen konnte keine Verkürzung der Heilzeit erreicht werden. Bei septischen Handinfektionen nach Verletzungen aller Art konnten in einzelnen Fällen auffallend gute Erfolge auch in örtlich-funktioneller Hinsicht erreicht werden.

Bei Gelenkempyemen durch penicillinempfindliche Erreger wurden nach Aspiration des Ergusses Gelenkauffüllungen von Lösungen mit mindestens 500 O.-E./ccm, gegebenenfalls in Kombination mit Allgemeinbehandlung durchgeführt und in zahlreichen Fällen gute Erfolge erzielt.

Beim Pleuraempyem durch Staphylokokken, Streptokokken und Pneumokokken konnte unter 64 Fällen kein Todesfall beobachtet werden, während unter 40 Kontrollen 6 starben. Die Behandlung bestand in einer täglichen Spülung mit nachfolgender Instillation von Lösungen 1000 O.-E./ccm bis zu einer Gesamttagesdosis von 300000 O.-E. Die Erfolge sollen besser sein als bei der Sulfonamidbehandlung. Eine Dränage des Empyems ist notwendig. Bei Pleura-Mischinfektionen infolge Kriegsverletzungen wurde der Eiter nach 2 bis 9 Tage lang fortgesetzter Behandlung mit 10 bis 40000 O.-E. täglich oft als steril befunden. Jedoch können nach 2 bis 3 Wochen Rezidive auftreten.

Über die Behandlung des Erysipels und des Erysipeloids fehlen eigenartigerweise noch genauere Nachrichten. Dasselbe gilt für die Wunddiphtherie.

Bei Noma und Hautmilzbrand soll in Einzelfällen ein Erfolg erzielt worden sein.

Beim Gasbrand betrug bei einer Serie von 3E Fällen mit *Welch-Fränkel*schem Erreger die Mortalität 36 %, trotz höchster Dosierung bis zu 400000 O.-E. pro Tag.

Zwei Fälle von Tetanus wurden mitgeteilt, welche durch 6mal am Tag durchgeführte intramuskuläre Injektion von 20000 O.-E. resp. durch eine Dauertropfinfusion bis zu einer Gesamtdosis von 400000 O.-E. gerettet werden konnten. Der Penicillinerfolg ist jedoch nicht sicher.

Zwei russische Autoren (*Schlapoberskij* und *Schiwago*) weisen darauf hin, daß die Tatsache des schnellen Verschwindens der Streptokokken aus den Wundabsonderungen durch den klinischen Heilverlauf bestätigt wird. Bei Kranken mit Wunden, in denen Streptokokken als Haupterreger auftraten, gelang es unter Penicillineinwirkung, den besten Erfolg betreffs Beherrschung des entzündlichen Prozesses und Verstärkung der Regenerationsvorgänge zu erzielen.

Die bakteriologische Kontrolle soll sich nicht nur auf das Registrieren der Anzahl der Kolonien beschränken, sondern muß sich auch auf die Beobachtung der qualitativen Veränderungen ausdehnen, da man hauptsächlich nach letzteren die Penicillinwirkung beurteilen muß. Bei der Analyse der Mikrobenflora muß man nicht nur die Pathogenität jedes einzelnen Erregers, sondern auch Wechselwirkungen der Erreger untereinander, die die Pathogenität beeinflussen können, in Betracht ziehen.

Die Anwendung von Penicillin in kleinen Dosen (1500 bis 3000 Oxford-Einheiten) bei infizierten Pleuraschußverletzungen führte in der überwiegenden Anzahl der Fälle zu einer Änderung des entzündlichen Prozesses: Die Granulationen säuberten sich und wurden frischer, die Absonderung wurde geringer und nahm schleimigen Charakter an, der unangenehme Geruch verschwand usw.

Diese summarische Literaturzusammenstellung ist ganz sicher noch sehr lückenhaft. Das bisher vollständigste Literaturverzeichnis dürfte die Arbeit von *Wettstein* enthalten. Gerade in den kommenden Jahren wird sicher das Schrifttum auf diesem Gebiete ganz ungemein anschwellen.

3. Andere moderne antibiotische Stoffe

Weitere antibakterielle Wirkstoffe sind Patulin, Citrinin, Notatin, Spinulosin (*Knöll*), welche jedoch wegen ihrer stark toxischen Eigenschaften bisher keine therapeutische Anwendung finden. Das Notatin bildet sich bei bestimmten Wachstumsbedingungen gleichzeitig in den Penicillinkulturen.

Aus einer Pilzart Chitocyba candida, welche in den Wiesen höherer Alpenlagen vorkommt, ist das Chitocybin isoliert worden, welches besonders auf Tuberkelbazillen eine erhebliche bakteriostatische Wirkung aufweist (*Hollande*) und an ihnen degenerative morphologische Veränderungen hervorruft. Der Stoff befindet sich noch im Erprobungsstadium.

Das „Gramicidin" wurde 1939 von *Dubos* dargestellt und ist eine Mischung zweier Polypeptide, welche aus Bact. brevis gewonnen wurden. Drei Jahre später stellte der Russe *Gause* einen ähnlichen Stoff, das Gramicidin S, dar. Gramicidin zerstört bei parenteraler Anwendung die Erythrozyten. Daher eignet es sich nur zu äußerlicher, lokaler Behandlung. Bei vereiterten Wunden soll es sich als nützlich erwiesen haben, da es die pathogenen Bakterien abtöten soll, ohne das Gewebe zu schädigen (*Witzgert*).

Das Streptomycin, eine amerikanische Entdeckung, erweckt immer mehr Interesse bei der Bekämpfung der Infektionen mit gramnegativen Bazillen und mit dem Tuberkelbazillus. Streptomycin wird durch Filtration der Produkte der aeroben Kultur des Strahlenpilzes (Actinomyces Streptomyces griseus) gewonnen. Durch *Waksman* und Mitarbeiter wurde 1944 an der Mayo-Klinik eine reine Base und die Salze dargestellt. Es ist bemerkenswert, daß Penicillin als saure Substanz eine maximale Wirkung auf grampositive Bazillen ausübt, während das Streptomycin auf die gramnegativen Erreger am meisten wirkt. Es stellt eine wasserlösliche Base dar, die als Sulfat oder Hydrochlorid zur Anwendung gelangt. Ihre bakteriostatische Wirkung wird durch Cystein, Natriumhydrosulfit, Natriumthiosulfat und ameisensaures Natrium vermindert. Das Präparat ist wesentlich widerstandsfähiger auch gegen Erhitzen als das Penicillin (*de Gennes* und *Minne*). Seine Wirkung ist wesentlich abhängig von der Einhaltung der optimalen pH (*Giuliani*).

Durch die Untersuchungen des American Streptomycin Clinical Trial Commitee wurden folgende therapeutische Wirkungen festgestellt. Es ist fast 100 %ig wirksam bei der Bekämpfung der Infektionen der Harnwege mit B. proteus und B. pyocyaneus. In bestimmten Konzentrationen hat das Mittel einen stimulierenden Effekt auf das Bakterienwachstum. Streptomycin stellt das beste Chemotherapeutikum bei der Tularämie dar. Bei der tuberkulösen Meningitis wurden bemerkenswerte Erfolge gesehen, obwohl Restschäden am Nervensystem zurückblieben. Bei der Lungentuberkulose muß mindestens eine Beobachtungszeit von 5 Jahren gewahrt bleiben, ehe man ein abschließendes Urteil abgeben kann.

Es wurden aber günstige Wirkungen bei der Meerschweincheninfektion beobachtet. Die Behandlung ist sehr schwierig, weil der Patient über die Dauer von 6 Monaten 6 Injektionen pro Tag erhalten muß = 600 mg der reinen Base. Pest und Aussatz sind weitere Krankheiten, bei denen Streptomycin versucht wird. Es ist wesentlich haltbarer als Penicillin, sowohl in Lösung als auch in Pulverform. Es kann auch in Hitze sterilisiert werden. Die Droge wird vom Magen-Darm-Traktus aus nur sehr wenig resorbiert (*Zintel* und Mitarbeiter). Es muß also intramuskulär oder intravenös injiziert werden. Es passiert die Blut-Liquor-Schranke nicht, kann aber intralumbal injiziert werden. Ausgeschieden wird es durch die Nieren, und zwar weniger rasch als Penicillin (*Donald* und Mitarbeiter, *Buggs* und *Heilmann*). Das Mittel ist nicht frei von schädlichen Nebenwirkungen. *Hinshaw* und *Feldman* beobachteten nach längerer Behandlung einmal Taubheit und dreimal Schwächung der Vestibularis-Funktion. *Buggs* konnte ermitteln, daß Streptomycin die Fähigkeit besitzt, bei beginnender Peritonitis in die Bauchhöhle einzudringen. In das Innere von Eiterhöhlen gelangt es in wirksamen Konzentrationen jedoch nicht. Bei längerer Medikation verursacht es Muskel- und Gelenkschmerzen, Schwächegefühl, welche nach Absetzen des Mittels verschwinden. *Heilmann* beobachtete als Nebenerscheinungen Schmerzen an der Injektionsstelle, Fieber, Erytheme, Übelkeit, Erbrechen, Albuminurie und Hämaturie.

Erfahrungen über Erfolge im Bereich der Wundbehandlung, insbesondere bei Koli-Infektionen, liegen bisher anscheinend noch nicht vor, obwohl die gute Wirkung auf Kolibakterien hervorgehoben wird (*Nichols* und *Herrell*). Bakterienstämme werden zum mindesten in vitro schnell gegen Streptomycin resistent.

Leider ist das Streptomycin nicht frei von Nebenwirkungen an der Injektionstelle, zumal bei subkutaner Applikation können Schmerzen, Schwellungen und Rötungen auftreten. Mit Verminderung der Menge des Lösungsmittels sollen sie geringer werden (*Giuliani*). Bei intralumbaler Injektion sind schwere Krämpfe, sogar ein tödlicher Ausgang beobachtet worden. Leichtere Erscheinungen wie Kopfschmerzen, Erbrechen, Fieber, Urtikaria sollen auf nicht genügender chemischer Reinigung beruhen. Gelegentlich kommt es durch neurotoxische Wirkung auf den Nervus acusticus zu Schwindel, Hörstörungen, Nystagmus, Gleichgewichtsstörungen.

Das fabrikmäßig hergestellte aus einem Bazillus gewonnene Antibiotikum Bacitracin wurde durch örtliche Applikation mit Salbe oder Injektion der wäßrigen Lösung in die entzündeten Gewebe von *Meleney* und *Johnson* bei 100 Fällen von Wundinfektionen erprobt. In 88% wurde ein gutes Heilergebnis erzielt. Auch penicillinresistente Stämme werden durch Bacitracin beeinflußt.

4. Ältere, auf dem Antagonismus beruhende Heilmittel

Wie schon früher erwähnt, sind schon seit geraumer Zeit einige Heilmittel bekannt, welche sich einen Bakterienantagonismus zunutze machen. Bedauerlicherweise haben sie nie die Verbreitung gefunden, welche ihnen eigentlich zukommt. Sie seien in diesem Abschnitt kurz geschildert.

Nur erwähnt werden soll das Tuberkulin Rosenbach, welches durch die Symbiose von Tuberkelbazillen mit dem Schimmelpilz Trichophyton hiloserii album gewonnen wird. Da es in der Wundbehandlung keine Rolle spielt, sei nicht weiter darauf eingegangen.

Milchsäurebazillen

Die Verwendung von Milchsäurebazillen zur Behandlung von Infektionen ist schon von *Metschnikoff* und seinen Schülern empfohlen worden. Die Behring-Werke haben ein entsprechendes Präparat „Antagosan" hergestellt und in den Handel gebracht. Die in ihm enthaltenen Milchsäurebazillen haben die Fähigkeit, sich in der Wunde zu vermehren und hierdurch das Wachstum pathogener Bakterien zu verhindern. *Roman* hat 26 verschiedene Bakterienstämme in bezug auf ihren Antagonismus gegen Milchsäurebazillen untersucht. Es wurden verschiedene Nährböden angewendet, meist der Milchnährboden nach *Arnaudi*. Um verschiedene Wachstumsbedingungen zu schaffen, wurden die Versuche in drei Gruppen ausgeführt.

Gruppe A Pathogene und Milchsäurebakterien wurden zu gleicher Zeit auf den Nährboden verimpft.

Gruppe B Einer 24 Stunden alten Kultur der Krankheitserreger wurden die Milchsäurebakterien nachträglich zugesetzt.

Gruppe C Der Milchsäurebakterienkultur wurden nach 24 Stunden die Krankheitserreger zugesetzt.

Aus diesen Mischkulturen wurde täglich eine Öse auf Agarnährböden ausgeimpft. Die Ergebnisse sind aus nachstehender Tabelle zu ersehen.

Aus ihr ergibt sich, daß bei einer Reihe von Stämmen die Hemmwirkung beachtlich groß ist.

Die Milchsäurebakterien an sich besitzen keine toxischen Eigenschaften und schädigen das Wundgewebe nicht.

Trotzdem hat sich im Gegensatz zum Ausland in Deutschland die Wundbehandlung mit Milchsäurebakterien und dem Präparat „Antagosan" nicht einbürgern können.

Günstige klinische Erfahrungen mit dem Antagosan liegen vor bei Wunddiphtherie (*Schneider*), bei Entzündungen im Bereich der Hals-, Nasen-, Ohrenheilkunde (*Hünermann*). Bei Wunden ist es von *Bittner*-Budapest und *Janeso* mit gutem Erfolg verwendet worden.

Neuerdings ist von *Hofman* und *Wassner* die Wundbehandlung mit lebenden Milchsäurebakterienkulturen wieder aufgegriffen worden. Die Ergebnisse waren bei 250 Fällen schwerer Wundeiterungen sehr günstig. Besonders auffallend war die Beseitigung der Gewebsnekrosen. Aber auch die pathogenen Erreger verschwanden aus den mit Milchsäurebakterien beschickten Wunden.

Beeinflussung des Bakterienwachstums durch Milchsäurebazillen (nach *Roman*)

Nr.	Path. Bakterien	Nährboden	Versuchsgruppe	Kontrolle der Vegetabilität der Krankheitserreger nach Tagen									
				1	2	3	4	5	6	7	8	9	10
1	B. Coli aus Kalb	Verdaute Milch	A	+++	—	—	—	—	—	—	—	—	—
			B	+++	—	—	—	—	—	—	—	—	—
			C	—	—	—	—	—	—	—	—	—	—
2	B. Coli aus Schwein	Milchzucker-Bouillon	A	+++	+++	+++	+++	++	+	—	—	—	—
			B	+++	+++	+++	+++	++	—	—	—	—	—
			C	+	+	—	—	—	+	—	—	—	—
3	B. suipestifer ..	Verdaute Milch	A	+++	—	—	—	—	—	—	—	—	—
			B	+++	+++	+++	+	—	—	—	—	—	—
			C	+++	—	—	—	—	—	—	—	—	—
4	B. suipestifer typ. Voldagsen	Verdaute Milch	A	+++	—	—	—	—	—	—	—	—	—
			B	+++	++	++	—	—	—	—	—	—	—
			C	—	—	—	—	—	—	—	—	—	—
5	B. breslaviensis	Verdaute Milch	A	++	—	—	—	—	—	—	—	—	—
			B	+++	++	—	—	—	—	—	—	—	—
			C	+++	—	—	—	—	—	—	—	—	—
6	B. typhimurium	Milchzucker-Bouillon	A	+	—	—	—	—	—	—	—	—	—
			B	++	+	—	—	—	—	—	—	—	—
			C	+	—	—	—	—	—	—	—	—	—
7	B. gallinarum ..	Verdaute Milch	A	+	—	—	—	—	—	—	—	—	—
			B	+	—	—	—	—	—	—	—	—	—
			C	+++	—	—	—	—	—	—	—	—	—
8	B. enteritidis Gärtneri	Verdaute Milch	A	++	—	—	—	—	—	—	—	—	—
			B	+++	++	—	—	—	—	—	—	—	—
			C	++	—	—	—	—	—	—	—	—	—
9	B. abortus equi	Verdaute Milch	A	++	—	—	—	—	—	—	—	—	—
			B	+++	—	—	—	—	—	—	—	—	—
			C	++	—	—	—	—	—	—	—	—	—
10	Pneumokokken	Verdaute Milch	A	++	—	—	—	—	—	—	—	—	—
			B	+++	+++	—	—	—	—	—	—	—	—
			C	—	—	—	—	—	—	—	—	—	—
11	Staphyloc. albus	Milchzucker-Bouillon	A	++	—	—	—	—	—	—	—	—	—
			B	—	—	—	—	—	—	—	—	—	—
			C	—	—	—	—	—	—	—	—	—	—
12	Staphyloc. aureus	Verdaute Milch	A	+++	++	—	—	—	—	—	—	—	—
			B	++	+	—	—	—	—	—	—	—	—
			C	—	—	—	—	—	—	—	—	—	—
13	Streptococc. (hominis) ...	Milchzucker-Bouillon	A	—	—	—	—	—	—	—	—	—	—
			B	—	—	—	—	—	—	—	—	—	—
			C	—	—	—	—	—	—	—	—	—	—

Nr.	Path. Bakterien	Nährboden	Versuchsgruppe	Kontrolle der Vegetabilität der Krankheitserreger nach Tagen 1	2	3	4	5	6	7	8	9	10
14	Streptococc. (equi)	Milch-	A	—	—	—	—	—	—	—	—	—	—
		zucker-	B	—	—	—	—	—	—	—	—	—	—
		Bouillon	C	—	—	—	—	—	—	—	—	—	—
15	B. erysipelatis suis	Milch-	A	+	—	—	—	—	—	—	—	—	—
		zucker-	B	++	—	—	—	—	—	—	—	—	—
		Bouillon	C	—	—	—	—	—	—	—	—	—	—
16	B. suisepticus..	Milch-	A	—	—	—	—	—	—	—	—	—	—
		zucker-	B	—	—	—	—	—	—	—	—	—	—
		Bouillon	C	—	—	—	—	—	—	—	—	—	—
17	B. avisepticus..	Milch-	A	—	—	—	—	—	—	—	—	—	—
		zucker-	B	—	—	—	—	—	—	—	—	—	—
		Bouillon	C	—	—	—	—	—	—	—	—	—	—
18	B. abortus Bang	Milch-	A	—	—	—	—	—	—	—	—	—	—
		zucker-	B	+	—	—	—	—	—	—	—	—	—
		Bouillon	C	—	—	—	—	—	—	—	—	—	—
19	B. pseudotub. & Preisz. Nocard......	Verdaute	A	—	—	—	—	—	—	—	—	—	—
		Milch	B	+++	—	—	—	—	—	—	—	—	—
			C	—	—	—	—	—	—	—	—	—	—
20	B. prodigiosus .	Verdaute	A	+++	—	—	—	—	—	—	—	—	—
		Milch	B	+++	—	—	—	—	—	—	—	—	—
			C	—	—	—	—	—	—	—	—	—	—
21	B. pyocyaneus .	Verdaute	A	+++	—	—	—	—	—	—	—	—	—
		Milch	B	+++	+++	+++	+++	+++	+++	+++	+++	+++	+++
			C	+++	—	—	—	—	—	—	—	—	—
22	B. anthracis I[1]) .	Verdaute	A	+++	+++	+++	++	+	+	++	++	+	+
		Milch	B	+++	+++	+++	++	+	+	++	++	++	+
			C	++	+	+	+	+	+	+	+	+	+
23	B. anthracis II[2])	Milch-	A	++	++	++	++	+	+	+	—	—	—
		zucker-	B	+	+	+	+	+	+	+	—	—	—
		Bouillon	C	++	+	+	+	+	+	+	—	—	—
24	B. anthracoides[3])	Milch-	A	++	++	++	+	+	+	+	+	+	—
		zucker-	B	+++	+++	+++	+++	+++	+++	+++	+++	++	++
		Bouillon	C	++	++	+	+	+	+	+	+	+	+
25	B. subtilis[4])	Milch-	A	+++	+++	+++	++	++	+	+	+	—	+
		zucker-	B	+++	++	+	+	—	—	—	—	—	—
		Bouillon	C	++	+	+	+	+	+	+	+	+	—
26	B. mesentericus	Verdaute	A	+++	+++	+++	+++	+++	+++	+++	+++	+++	+++
		Milch	B	+++	+++	+++	+++	+++	+++	+++	+++	+++	+++
			C	+++	++	+++	+++	++	++	++	++	+	++

[1]) Vom 11. Tag nur in Bouillon entwickelt. — [2]) Kein sporenerzeugender Stamm. — [3]) Vom 4. bis 10. Tag vorwiegend in Bouillon gediehen. — [4]) Vom 9. bis 11. Tag nur in Bouillon vermehrt.

Neo-Pyocyanase

Emmerich und *Liw* beschäftigten sich 1899 mit der „Pyocyanase" (eine nach heutiger Nomenklatur schlechte Bezeichnung), einem Wirkstoff aus dem Pyozyaneusbazillus, der von *Freudenreich* dargestellt wurde. Das sächsische Serumwerk bringt das Präparat „Neo-Pyocyanase" in den Handel. Das Pyozyaneus-Ferment ist besonders in der Lage, nekrotische Gewebsteile aufzulösen, ohne die Wundzellen zu schädigen. Erfolgsberichte liegen besonders auf dem Gebiete der Hals-, Nasen-, und Ohrenheilkunde vor, aber auch dem der Gynäkologie sowie bei Verbrennungen und Ulzerationen. Weitere Ausführungen über die Pyocyanase siehe in: *Killian*, Die Penicilline.

Wirkstoff aus Bacillus mesentericus

Weiland hat aus dem Bacillus mesentericus, einem nahen Verwandten des Heubazillus, einen Wirkstoff isoliert, welcher besonders den Diphtheriebazillus und seine verschiedenen Abarten hemmt. Eine Abtötung dieser Erreger gelingt noch in Verdünnungen von 1 zu 50 bis zu 120. Bisher wurden sie nur auf die Schleimhäute von Bazillenträgern appliziert. Aber es ist auch denkbar, daß sie bei der Wunddiphtherie angewendet werden. Auch gegen einige Streptokokkenstämme war das Präparat wirksam.

Nekrolysin

Zeißler verdanken wir einen Wirkstoff, der sich leider noch nicht genügend eingebürgert hat, das Nekrolysin. Interessant ist seine Entstehungsgeschichte. *Zeißler* untersuchte 1923 den Inhalt einer Abfallgrube einer Lederleimfabrik, in der die Lederstücke völlig aufgelöst wurden, so daß nur noch ein Schlamm übrigblieb. In ihnen fanden sich proteolytische Bakterien, welche in der Lage sind, Gewebsnekrosen aufzuspalten. Diese Bakterien sind nicht menschenpathogen. Es ist der Bacillus putrificus verrucosus (Paraplectum foctidum *Weigmann*). Sie werden in Sporenform angewendet, keimen bei Luftabschluß in Gegenwart toten Gewebes aus und produzieren die Fermente, welche die Nekrosen auflösen. Ist dies geschehen, dann hört das Bakterienwachstum auf und damit auch die Fermentwirkung. Das Mittel kommt als Stäbchen oder Pasten in den Handel, welche in Wundhöhlen oder Fistelgänge eingeführt werden.

Auf dem Chirurgenkongreß 1925 berichteten *Bumm* und *Philipp* über gute Erfolge in klinischer Anwendung. Auch aus der Ophthalmologie, der Zahnheilkunde und Tierheilkunde liegen zustimmende Äußerungen vor. 13 Jahre später berichtete *Rappert* über gute Erfolge bei Ligaturfisteln und Analfisteln.

Wenn auch streng genommen das Nekrolysin nicht auf einem Bakterienantagonismus beruht, so habe ich es doch aus Analogiegründen an dieser Stelle besprochen, zumal das Prinzip an sich als auch seine klinischen Erfolge mir für die Zukunft bedeutsam erscheinen.

V. Schlußabsatz

Nachdem in diesem Buche eine Übersicht über die Wunde in ihrer vielgestaltigen Form, ihre Heilung und die Störungen derselben sowie über die Möglichkeiten gegeben wurde, welche dem Arzt zur Bekämpfung von Schädlichkeiten und zur Unterstützung des Körpers in seiner Arbeit der Wundheilung zur Verfügung stehen, könnte man auf den Gedanken kommen, in einem Schlußabschnitt nun das Fazit des Gesagten zu ziehen und Vorschriften zu geben, wie man denn nun im Einzelfalle eine Wunde tatsächlich behandeln soll. Ich werde dieses Kapitel nicht schreiben. Denn die Behandlungsregeln, welche hierbei herauskommen würden, müßten zwangsläufig einen sehr schematischen Charakter haben, wie das später mitgeteilte Beispiel zeigen wird. (Teilweise sind Hinweise bereits in einigen Abschnitten enthalten.) Es wäre ganz unmöglich, einen Wortlaut zu finden, welcher allen so unendlich vielgestaltigen Formen der Wunde und ihrer Träger gerecht werden könnte. Eine glatte Schnittwunde ist ganz anders zu behandeln als eine Schußwunde oder eine mit großen Mengen infektiöser Erde behaftete Zertrümmerungswunde. Es ist die Kunst des Arztes, seine therapeutischen Möglichkeiten sinnvoll im Einzelfall gemäß dessen Besonderheiten in Anwendung zu bringen. Dieses Buch soll ihm dazu die Grundlagen in wissenschaftlicher Form und nicht als Rezepttaschenbuch liefern, in dem man bindende Vorschriften nachlesen kann, um sie schematisch anzuwenden.

Auf Anfordern der Reichsverbände der gewerblichen und landwirtschaftlichen Berufsgenossenschaften Deutschlands hat im Jahre 1939 die Deutsche Gesellschaft für Unfallheilkunde „Leitsätze zur ärztlichen Versorgung der Zufallswunde" herausgegeben, welche der Vollständigkeit halber nachstehend mitgeteilt werden sollen. Meiner Auffassung nach illustrieren sie sehr anschaulich, wie lückenhaft und schematisch solche Formulierungen sein müssen. Sie lauten:

I. Wundversorgung

1. Die unbedeutende oder glatte, unverdächtige, alltägliche Wunde nicht septischer Herkunft (siehe Ziffer 7) verlangt sorgfältige tägliche ärztliche Beobachtung. Sie ist nicht Gegenstand operativen Vorgehens.
2. In allen übrigen Fällen soll der Arzt der frischen Wunde aktiv handelnd gegenübertreten. Frisch sind alle Wunden innerhalb 6 bis 8 Stunden nach ihrer Entstehung, manche je nach ihrem Sitz und der Art ihrer Entstehung auch länger, bis zu etwa 12 Stunden und mehr. Für die Zeit sind örtliche Erfahrungen wesentlich.
3. Das Ziel des ärztlichen Handelns ist die restlose Ausschneidung der gesamten Wundfläche auch in der Tiefe.
4. Der Salbenverband kann die operativen Wundversorgungsverfahren weder ersetzen noch unterstützen.
5. Bei oberflächlichen und sicher übersehbaren Wunden darf der technisch einwandfrei ausgeführten Ausschneidung die lockere Wundnaht folgen. Bei tiefen Wunden, zumal mit Faszien und Muskelverletzungen, muß auch bei im übrigen völligem Nahtverschluß dräniert werden.
6. Bei schweren, unübersichtlichen Wunden, bei denen die anatomischen Verhältnisse die Ausschneidung nicht zulassen, beschränkt sich die operative Wundversorgung auf die Entfernung aller der Nekrose oder Beschmutzung verdächtigen Gewebsteile. Wundnaht ist in diesen Fällen sowie bei notorisch infektionsgefährdeten oder chemisch gefährdeten Wunden nicht zulässig. Wunden mit Buchten und Taschen müssen dräniert werden. Situationsnähte können angezeigt sein.
7. Besonders infektionsgefährdet sind z. B. Biß- und Kratzwunden, septische Operations-, Laboratoriums-Verletzungen, tierärztliche, Fisch-, Wildbret- und

Fleischer-, Abdecker-, Kanalarbeiterverletzungen, chemisch gefährdet sind z. B. Tintenstiftverletzungen.

8. Bei frischen Gelenkeröffnungen wird sorgfältig ausgeschnitten und zumindest die Haut durch Naht geschlossen. Bei offenen Knochenbrüchen ist die Hautnaht nur gestattet nach sicherer Ausschneidung bei nicht zu hochgradiger und nicht besonders infektionsgefährdeter Verschmutzung und nicht zu hochgradiger Zertrümmerung.

9. Der Wundversorgung folgt die sichere und ununterbrochene Ruhigstellung.

10. Die operative Wundausschneidung sowie die operative Wundversorgung erfordert volle Sachkenntnis und Erfahrung sowie entsprechende Einrichtungen.

II. Tetanus

1. Die sorgfältige Wundausschneidung oder Wundversorgung, wie sie unter I. gefordert wird, ist erste Voraussetzung der Tetanusverhütung.

2. Die prophylaktische Gabe von Tetanusantitoxin in ausreichender Dosis wird empfohlen für alle tetanusverdächtigen Verletzungen, das sind besonders Straßenverletzungen, landwirtschaftliche und gärtnerische Verletzungen, Verletzungen durch den Schuh hindurch und am Unterbau von Automobilen, offene grobe Zertrümmerungen und Holzsplitterverletzungen.

3. Die Dringlichkeit der Empfehlung richtet sich nach der örtlich verschiedenen Tetanusgefahr.

4. Die Tetanusantitoxingabe schützt weitgehend, aber nicht mit völliger Sicherheit, vor dem Tetanusausbruch. Die Gefahr, sich mit Tetanus zu infizieren, ist in Deutschland an den meisten Orten gering. Auf der anderen Seite ist die Tetanusantitoxininjektion nicht völlig gefahrlos. Die Abstandnahme von der Tetanusantitoxingabe ist daher nicht grundsätzlich als Kunstfehler anzusehen.

III. Gasbrand

Über den Gasbrand liegt aus der Friedenschirurgie wenig Erfahrung vor. Gründlichste Ausschneidung zwecks Entziehung des Nährbodens für die Erreger ist erstes Gebot. Drains müssen eingelegt werden. Kriegserfahrungen bei Engländern und Franzosen sprechen für die Wirksamkeit des Gasbrandserums. Die Gasbrandserumfrage ist nicht spruchreif.

Diese Richtlinien lassen alle modernen Erfahrungen einschließlich der Sulfonamidtherapie außer acht. Ich versage es mir, sie etwa in dieser Hinsicht zu ergänzen.

Bewußt habe ich mich in diesem Buche nicht darauf beschränkt, den „neuesten Stand“ der Erkenntnis allein darzustellen. Denn die Erfahrung lehrt, daß die Anschauungen manchmal überraschend schnell wechseln können. Alte, längst vergessen geglaubte Verfahren können plötzlich sehr „modern“ werden und Denken und Handeln der Ärzteschaft beherrschen. Wer den Ausführungen in den einzelnen Kapiteln des Buches mit Verständnis gefolgt ist, der wird sich das Rüstzeug zu eigen gemacht haben, das es ihm ermöglicht, Wunden zweckmäßig zu behandeln. Die Methoden, welche die Ärzte anwenden, wechseln im Laufe der Zeit. Unverändert bleiben aber die Wege, auf denen der Körper die Wundheilung zustande bringt und ihrer Störungen Herr zu werden vermag. Unsere Aufgabe besteht darin, diese Wege möglichst genau zu erforschen und durch die von uns angewandten Maßnahmen auf gar keinen Fall den Heilungsvorgang zu stören, sondern ihn vielmehr sinnvoll zu unterstützen.

An den Schluß dieses Werkes sei ein Ausspruch von Goethe gesetzt:

„Was ist auch im Grunde aller Verkehr mit der Natur, wenn wir auf analytischem Wege bloß mit einzelnen materiellen Teilen uns zu schaffen machen und wir nicht das Atmen des Geistes empfinden, der jedem Teile die Richtung vorschreibt und jede Ausschweifung durch ein innewohnendes Gesetz bändigt oder sanktioniert.“

SCHRIFTTUM

Geschichte der Wundbehandlung

Albrecht, P. Über Stryphnonpräparate. M. m. W. 1927 S. 1043.

Albrecht, P. Wundheilung und Wundbehandlung. Zentralbl. f. Chir. 1928 S. 115.

Andreesen, R. u. *H. Tammann.* Über den Elektrolytzustand in aseptischen Wunden. Bruns Beitr. Bd. 158, H. 4.

Aposoleanu, E. u. *O. Vladutio.* Versuche über die Variationen der pH-Werte in der Entwicklung septischer Wunden und den dabei angewandten Behandlungsmethoden. Lyon chir. Bd. 33. 1936.

Baker u. *Gibson.* A case of Haemophilia with Russel Vipper Venom. Lancet 230, I, 428, 1936.

Barnet. The haemostic use of snake venom. Proc. soc. med. S. 28 II. 1935.

Barnett u. *Macfarlane.* On the relative potency of certain snake-venoms to coagulate haemophilie blood. Proc. Zool. Soc. London. 1934. IV. p. 977. 1935.

Baron, H. Über Wundkinematik. Med. Monatsschr. 1947, Nr. 10.

Baumann, E. Experimentelle und klinische Untersuchungen über die blutstillende Wirkung von Sango-Stop und Vitamin C. Bruns Beitr. Bd. 166, 1937.

Becker. Blutstillung durch Kongorot. M. m. W. 1930 Nr. 10.

Bergel, S. Schützen die Granulationszellen die Wunden vor Infektion? Klin. Wochenschr. 1925 Nr. 41.

Bier, A. Regeneration und Narbenbildung in offenen Wunden, die Gewebslücken aufweisen. Berliner klinische Wochenschrift 1917 Nr. 9—10.

Blaine, G. Experimentelle Beobachtungen bei resorbierbaren Alginatpräparaten in der Chirurgie. Amn. surg. Bd. 125, 1947.

Bolle. Über Blutungen und ihre Behandlung mit dem neuen Hämostypticum Manetol. D. m. W. 1936 Nr. 51.

Borchers. Blutleeres Operieren. Zentralbl. f. Chir. 1934 S. 1176.

Bowier, E. Ein Tampon gegen schwere Blutungen bei der suprapubischen Prostatektomie. Zentralbl. f. Chir. 1924 Nr. 39.

Block, W. Ein neues Prinzip bei der örtlichen, arzneilichen Blutstillung. M. m. W. 1936 Nr. 37.

Buchmann. Über Ionotherapie der Wunden. 16. russ. Chirurgenkongreß Moskau.

Carrel, A. u. *A. Hartmann.* Cicatrization of wounds. Journ. exp. Med. Bd. 24 u. 34. 1916.

Chevallier P. u. *J. Moday.* Das Gift der gewöhnlichen Krötenart als örtliches Blutstillungsmittel. Sang. Bd. 5. 1942.

Chonke u. *Whitehead.* Wounds gealing. Surgery Bd. 9. 1941.

Dabasi, E. Wundheilung unter Heftpflaster-Verband. Arch. f. klin. Chir. Bd. 161. 1930.

Dainelli, M. Über die Verwendung von Gewebsextrakten zur Blutstillung. Ann. ital. Chir. 1934 H. 9.

Demel, R. Die richtige Verwendung des Stryphnons als Blutstillungsmittel. Zentralbl. f. Gynäkol. 1932 Nr. 5.

Dietrich u. *Oettel.* Behandlung von Blutungskrankheiten mit Pektinen. D. m. W. 1937 Nr. 45.

Duesberg, R. Die Blutübertragung als parenterale Eiweiß-Substitution bei Eiweißverlust infolge Eiterung oder Blutung. Klin. Wochenschr. 1934 Nr. 42 u. 43.

Düttmann. Untersuchungen über Clauden. Bruns Beiträge 1923 Bd. 128, H. 1.

Feriz, H. Versuche mit aus Kollagen hergestellten Tampons und Membranen. Nederlands. Tijdschr. voor Geneesk. 1939 Nr. 45.

Fischer, G. Vivocoll, ein Präparat zur Blutstillung und Wundheilung. Deutsche Monatsschrift für Zahnheilkunde 1931, H. 7.

Fischl. Ein neues Blutstillungsmittel. Arch. f. Kinderheilkunde Bd. 65, H. 3—4.

Fischl. Med. Klinik 1916 Nr. 11.

Fleischhacker, H. Über die Gerinnungsförderung der Pectine. Fortschritte der Therapie 1937, H. 7.

v Gaza. Der Stoffwechsel im Wundgewebe. Bruns Beiträge Bd. 110.

v. Gaza, W. u. *H. Gissel.* Über die Stoffwechselvorgänge bei der Wundheilung, bei der Regeneration einzelner Gewebe und in Transplantaten. I. über den Wundstoffwechsel. Arch. f. klin. Chir. Bd. 170 1932.

Geissendörfer. Untersuchungsergebnisse und Erfahrungen mit dem Blutstillungsmittel Tuffon. Breslauer Chir. Ges. 1939.

Ghiron. Studien über ein neues Material über die Vereinigung der Wunden. Arch. ital. di Chir. 1927 S. 1715.

Giegolaff, S. Über lokale Azidose der per primam heilenden Wunden. Zentralbl. f. Chir. 1924 S. 2297.

Gohrbandt, E. Die Einwirkung der Pektine auf die Blutgerinnung. D. m. W. 1936 Nr. 40.

Häbler, C.. Die Physikochemie der Entzündung und der Wundheilung. Erg. d. Chir. u. Orthop. Bd. 21, 1928.

Hamburger, H. J. Osmotischer Druck und Ionenlehre in den medizinischen Wissenschaften. J. F. Bergmann.

Hankowski, W. Erfahrungen mit Stryphnonpräparaten in der Urologie. Zeitschr. f. Urol. 1928 Bd. 22 H. 6.

Heilingbrunner u. *Schörcher.* Die Blutstillung mit körpereigenem Gewebe. Deutsche Zeitschr. f. Chir. Bd. 248 S. 475.

Hertzen, P. A. u. *L. M. Nismewitsch.* Über den Wundstrom. Novy chir. Archiv, russ. 1925 Nr. 27 u. Zentralbl. f. Chir. 1925 Nr. 26.

Heyn, W. Zum Problem der mechanisch medikamentösen Blutstillungsmittel. 56. Tagung nordwestdeutscher Chirurgen.

Horatz, Karl. Die Bedeutung des Prisols in der Wundbehandlung. Zentralbl. f. Chir. 1948 S. 1023.

Howes, E. L. Die sofortige Festigkeit der genähten Wunde. Surgery Bd. 7, 1940.

Hunter, J. B. Die Wirkung des Speichels und des Magensaftes auf die Blutgerinnung. Brit. journ. Surg. Bd. 16, 1928.

Huzella. Mikromechanische Grundlagen der Wundheilung. Arch. f. klin. Chir. Bd. 188, 1937.

Kalk, H. Ein Beitrag zum Zusammenhang zwischen Wundheilung und Säure — Basen — Gleichgewicht. Klin. Wochenschr. 1929 Nr. 23.

Kaneko, S. Experimentelle Thrombosebildung durch Bakterieninfektion und intravenöse Einspritzung von Bakteriengift. Arch. f. klin. Chir. Bd. 197 S. 395, 1939.

Kraemer. Über zwei neue Blutstillungsmittel (Vivocoll und Stryphnon). Zentralbl. f. Chir. 1926 Nr. 46.

Krecke, A. Über Blutstillung. M. m. W. 1925 H. 9.

Krecke. Vivocoll, ein neues Blutstillungsmittel. M. m. W. 1926 S. 742.

Kümmell jr. Über resorbierbare Tamponade. Deutscher Chirurgenkongreß 1922.

Kümmell jr., H. Blutung und Blutstillstand. Disdakalien 1928 H. 14.

Laignel-Lavastine, Huet u. *Korressios.* Sur les proprietes ciagulantes du venin de vipere Daboia. Bull. mem. soc. med. Hop. Paris. 29., 1935.

Lebedenko, W. W. u. *O. P. Tscherepnina.* Das Blutplasma „Vivocoll" als hämostatisches Mittel in der Chirurgie. Novy chir. arch. russ. 1927.

Lerch, A. u. *F. Mandl.* Zur Frage der Gewebsschädigung durch Stryphnongaze. Zentralbl. f. Chir. 1931 Nr. 11.

Lieblein. Zur Kenntnis der chemischen Zusammensetzung des aseptischen Wundsekrets. Bruns Beiträge Bd. 35 S. 43.

Loewe, H. Blutersatzmittel. Klinik u. Praxis 1946 Nr. 7.

Macfarlande. The treatment of Haemophilie Haemorrhage (St. Bartholomew's Hosp. Rep., 68, p. 229, 1935).

Macfarlane u. *Barnett.* The Haemostatic Possibilities of Snake Venom (Lancet 227. II, p. 985, 1934).

Macfarlane u. *Barnett.* Russell's Viper Venom (Lancet 230), I, p. 509, 1936).

Magnus, G. Gefäßkrampf und der Blutungsstillstand. Arch. f. klin. Chir. Bd. 130, 1924.

Magnus, G. Spontaner Verschluß des verletzten Gefäßes. Med. Klinik 1924.

Magnus, G. Über den Vorgang der Blutstillung. Arch. f. klin. Chir. Bd. 125.

Manninger, W. Wundbehandlung in antiseptischer feuchter Kammer. Chirurg 1930 S. 737.

Marchand. Der Prozeß der Wundheilung mit Einschluß der Transplantationen. Deutsche Chirurgie Lfg. 16.

Melchior, E. Über Wundphysiologie. Bruns Beitr. Bd. 127.

Melmotte, P. Le pH des plaies de guerre infectées. Mem. acad. chir. Bd. 66, 1940.

Mertz, E. Zur Frage der Blutstillung durch Milzbestrahlung. Zeitschr. f. Geburtsh. Bd. 92.

Müller, W. Der blutstillende Speichel. Wiener med. Wochenschr. Bd. 91, H. 29.

di Natala, L. u. *M. Tabanetti.* Das Verhalten der Chloride und des Stickstoffs im Wundgebiet. Arch. ital. chir. Bd. 37 S. 934.

Nather, K. u. *Jabcowitz, A.* Wundheilung und Wasserstoffionenkonzentration. Arch. f. klin. Chir. Bd. 140, 1926.

Parodi, F. Wie kann man die Kriegswunden schneller heilen? Riforma med. 1941, H. 7.

Pfitzner, H. Erfahrungen mit Vivocoll. Zentralbl. f. Chir. 1929 S. 742.

Raunert. Die blutstillende Wirkung des Citrins (P.-Vitamin). Zeitschr. f. Urologie Bd. 32, H. 9, 1938.

Riesser, O. Die Pektine und ihre therapeutische Verwendung. Schweizer med. Wochenschr. 1935 Nr. 49.

Riesser, O. u. *A. Nagel.* Über die gerinnungsfördernde Wirkung saurer Substanzen, insbesondere des Pektins. Arch. f. exp. Pathol. u. Pharmakol. Bd. 179, H. 6.

Roemer, H. Wirkung und Anwendungsbreite blutstillender Mittel. Zeitschr. f. Geburtsh. Bd. 115 S. 230, 1938.

Rost. Über Stoffe, die das Wachstum des Bindegewebes anregen. Deutsche Zeitschr. f. Chir. Bd. 131, S. 344.

Ruf, S. Klinische und experimentelle Erfahrungen mit Stryphnon. M. m. W. 1925 Nr. 42.

Sack, G. Über die hämostyptische Wirkung der Pektine, insbesondere bei Hämophilie. Klin. Wochenschr. 1935 Nr. 43.

Sauer, H. Erfahrungen mit der resorbierbaren Wundtamponade und Blutstillungsmethode durch tierisches Blutplasma (Vivocoll). Zentralbl. f. Chir. 1925 Nr. 7.

Schmid, H. O. Über die Beeinflussung der Blutungen durch Hämostyptika. Chirurg 1937, S. 329.

Schulz, W. Histologische Elektrolytuntersuchungen bei der Wundheilung. Zentralbl. f. Chir. 1933, S. 99.

Simon, L. „Vivocoll", das neue Blutstillungsmittel. Zentralbl. f. Chir. 1926 Nr. 46.

Stegemann, H. Zur Frage der Blutstillung in der Chirurgie, insbesondere zur Frage des spontanen Blutungsstillstandes. Bruns Beitr. Bd. 127.

Stich. Arch. f. klin. Chir. 1930 Bd. 162, S. 312.

Sucharipa. Die Pektinstoffe, Braunschweig 1925.

Szenes. Über die Beeinflußbarkeit der Blutgerinnung durch thromboplastisch wirkende Substanzen. Mitt. a. d. Grenzgeb. d. Med. u. Chir. Bd. 32, H. 5.

Thies, O. Tränensackexstirpation bei einem schweren Bluter unter Anwendung von Vivocoll. Klinische Monatsblätter f. Augenheilkunde 1936 Bd. 77.

Vogel. Über die Verwendung von Blutplasma in der Wundbehandlung. Chirurgenkongreß 1924.

Vogel, R. Über Blutstillung bei Hämophilie. Zentralbl. f. Chir. 1929 Nr. 64 u. 29.

Wachsmuth, W. Die Kriegswundkachexie. Ein durch Infektion und Eiweißverlust entstandener Symptomenkomplex. Der Deutsche Militärarzt 1943, H. 9.

Werner, R. Über Stoffe, die das Bindegewebewachstum zu beeinflussen vermögen. Deutsche Zeitschr. f. Chir. Bd. 131, S. 354.

Wildegans, H. Vorgang der spontanen Blutstillung bei verletzten großen Arterien. Chirurg 1943, S. 33.

Ziegelmayer. Die therapeutische Verwendung der Pektinstoffe zum Zwecke der Blutstillung. Der Deutsche Militärarzt 1936, H. 8.

Körperzustand und Wunde, Reaktionsbereitschaft

Abbot. The influence of acute alcoholism on the normal vital resistance of rabbits to infection. Journ of experim. m. d. Vol. 1, Nr. 3.

Achard. Modifacations des proprietes leucocytaires pendant l'anaesthesie chirurgical. La sem med. 1910, Nr. 17.

Afanassieff. Über die Bedeutung des Granulationsgewebes bei der Infektion von Wunden mit pathogenen Mikroorganismen. Beitr. z. pathol. Anat., Bd. 21.

Allen, F. M. Versuche über den Einfluß der Unterbindung und Abkühlung auf örtliche Intoxikationen und Infektion. Surg, Gyn. obst. Bd. 68, 1939.

Anschütz. Über den primären Wundverschluß ohne Drainage und die Ansammlung von Wundsekret in aseptischen Wunden. Bruns Beitr. 1889, Bd. 25, S. 645.

Bail, O. Die Grundlagen der Aggressinimmunisierung. Prager med. Wochenschr. 1908, Bd. 33, Nr. 6.

v. Behring. Zentralbl. f. inn. Med. Bd. 19, S. 6813.

Besredka, A. Die Antivirustherapie in der Chirurgie. Med. Welt 1930, H. 51.

Biermexer. Tierexperimentelle Untersuchungen über die Behandlung von Staphylokokkeninfektionen der Haut, unter Berücksichtigung der Serumbakterizidie. Z. f. Immun-Forschung 1933, Bd. 81, S. 65.

Buchner. Die Bedeutung der aktiven, löslichen Zellprodukte für den Chemismus der Zelle. M. m. W. 1897, Nr. 12.

Burckhardt. Untersuchung über die aseptische Einheilung direkt erzeugter Gewebsnekrosen. Arch. f. klin. Chir. 1904, Bd. 74, S. 1.

Busse. Die Leukozytose, eine Schutzvorrichtung des Körpers gegen Infektion. Berlin 1908.

Byszewski, T. Die Bedeutung der morphologischen Blutveränderungen in der Chirurgie. Polski Przegl. chir. Bd. 6, 1927.

Bringmann, K. Die histologische Blutuntersuchung in der Chirurgie. Bruns Beitr. Bd. 129, 1923.

Cantazuzene. Nouvelles recherches sur la mode du destruction des vibrions dans l'organisme. Ann. de l'Inst. Pasteur 1898, Bd. 12.

Ceni. Giorn. int. d. science med. 1893.

Cjarrin u. *Roger.* Contribution a l'étude experimentale du surmenage, son influence sur l'infection. Arch. d. physiol. norm et pathol. 1890, Nr. 2.

Delearde. Contribution a l'étude de l'alcoholisme experimentale et son influence sur l'immunite. Ann. de l'Inst. Pasteur s. 837.

Denk, W. Über die maligne Wundinfektion und deren Verhütung. Arch. f. klin. Chir. Bd. 206, H. 3.

Dorst. Over den invloed van het haematom of het optreden van infectis in de chirurgie. Nederl. Tijdschr. voor Geneesk. 1896, Deel II, Nr. 14.

Enderlen. Versuche über bakterienfeindliche Wirkung normalen und pathologischen Blutes. M. m. W. 1891, Nr. 13.

Fischl. Über den Einfluß der Abkühlung auf die Disposition und Infektion. Prager med. Wochenschr. 1897, Bd. 22.

Fodor. Zentralbl. f. Bakt. 1895, Bd. 17.

Fraenkel. C. Über den Einfluß des Alkohols auf die Empfindlichkeit der Kaninchen für die Erzeugnisse der Bakterien. Berl. klin. Wochenschr. S. 53.

Geller, Chr. Infektion und menstrueller Zyklus. M. m. W. 1940, Nr. 41.

Goldberg. Über die Einwirkung des Alkohols auf die natürliche Immunität von Tauben gegen Milzbrand usw. Zentralbl. f. Bakt., Bd. 30, S. 696.

Graham. The influece of anaestesia on bacteriolysis agglutination and phagocytosis. Journ. of infect diseases, 1911, Bd. 8.

Habelmann. G. Die Veränderungen des Oxydasegehalts der Leukozyten durch Narkose und Operation. Klin. Wochenschr. 1941, S. 423.

Halban. Über die Resorption der Bakterien bei lokaler Infektion. Arch. f. klin. Chir. Bd. 55.

Handmann. Über die Ursache der verminderten Resistenz des Diabetikers gegen Infektionen. Deutsches Archiv f. klin. Med., Bd. 102, S. 1.

Heinrich, G. Pathologische Veränderungen des Blutbildes unter Berücksichtigung des Myelogramms und ihre Verwertbarkeit zur Anzeigestellung bei der Behandlung von Schußbrüchen. Der Deutsche Militärarzt 1943, H. 9.

Henschen, C. Deutsche Zeitschr. f. Chir. Bd. 143.

Hofmann, C. Über das Wesen der lokalen Immunisierung nach *Besredka.* Therapeutische Berichte 1927, Nr. 9.

Jorns. Untersuchungen über Phagozytose. Zentralbl. f. Chir. 1943, S. 203.

Kirschner, H. Die Abhängigkeit der Widerstandskraft vom Lebensalter. Zentralbl. f. Chir. 1927, S. 1026.

Klein u. *Coxwell.* Ein Beitrag zur Immunitätsfrage. Zentralbl. f. Bakt. 1892, Bd. 11, S. 464.

Klemensiewicz. Die Entzündung. Jena 1908.

König, W. Über das Auftreten von „Frühgiften" (H. Freund) bei chirurgischen Operationen. Klin. Wochenschr. 1930, H. 4.

Lode. Über die Beeinflussung der individuellen Disposition zu Infektionskrankheiten durch Wärmeentziehung. Arch. f. Hygiene Bd. 28, S. 344.

Löhr, W. Über Allgemeinreaktionen des Körpers bei der Wundbehandlung in nichtinfizierten Wunden und unkomplizierten Frakturen. Deutsche Zeitschr. f. Chir. Bd. 183, 1923.

Löwit. Studien zur Physiologie und Pathologie des Blutes und der Lymphe. Fischer, Jena 1892.

Lyons, C. Immunotransfusion und Antitoxintherapie bei Infektion mit hämolytischen Streptokokken. Journ. amer. med. assoc. Bd. 105, Nr. 24, 1935.

di Natale, L. u. *M. Tabanelli.* Traumatische Verletzungen und der Gehalt des Blutes an Polypeptiden. Arch. ital. Chir. Bd. 47, H. 2, 1938.

Neumann. Zeitschr. f. inn. Med. Bd. 19, S. 6813.

Noetzel. Über die Bakterienresorption auf dem Lymph- und Blutwege und über die Bedeutung der Lymphdrüsen für dieselbe. Bruns Beitr. Bd. 51, S. 740.

Noetzel. Weitere Untersuchungen über die Wege der Bakterienresorption von frischen Wunden und die Bedeutung derselben. Arch. f. klin. Chir. Bd. 60, S. 25.

Notzel. Über die Infektion granulierender Wunden. Arch. f. klin. Chir. Bd. 55, H. 3.

Oesterlin, E. Über die Wirkung des Antivirus in vitro und in vivo. Zentralbl. f. Bakteriol. 1938, Bd. 142, S. 473.

Pernice e Alessi. Sulla disposizione alle malattie infective negli animali privati d'aqua. Riforma med. 1891.

v. Philippsborn, E. Ergebnisse der wichtigsten Phagozytoseversuche der letzten Jahre. Klinische Wochenschrift 1926, Nr. 9.

Prochnow, F. Zur Erklärung der sogenannten pathologischen Granulationen der Leukozyten auf Grund der aseptischen Wundheilung. Fol. hämatol. Bd. 51.

Reichel. Zur Ätiologie und Therapie der Eiterung. Arch. f. klin. Chir. Bd. 49, H. 3.

Reynolds. The influence of narcotics on phagocytosis. Lancet 1910, S. 569.

Rubritius. Die leukozytären und humoralen Kampfmittel des Menschen gegen bakterielle Infektionen. Bruns Beitr. 1910, Bd. 66, H. 2.

Schliephake, E. Über die Funktion der Milz. Medizinische Welt 1933, Nr. 31.
Schilling. Das Blutbild und seine klinische Verwertung. Gustav Fischer, Jena 1929.
Schultz. Der Nutzen des Blutbildes in der Chirurgie. D. m. W. 1940, Nr. 32.
Snel. Immunität und Narkose. Berl. klin. Wochenschr. 1903, Nr. 10.
Strick. Die Tetanusinfektion, von Schußwunden und Hämatomen ausgehend, bei Kaninchen mit Berücksichtigung der Serumprophylaxe und Therapie. Diss. Bern 1891.
Tämann, H. Konstitution und Wundheilung. Konstitution und Klinik 1938, H. 3.
Thomann. Experimentelle Untersuchungen über das Verhalten bakterieller Infektionen gegenüber künstlich erzeugten Hämatomen. Bruns Beitr. 1924, Bd. 132, H. 2.
Traube u. *Gscheidlen.* Jahresbericht der schlesischen Gesellschaft f. vaterländische Kultur 1874, S. 181.
Trommsdorf. Experimentelle Studien über die Ursachen der durch verschiedene Schädlichkeiten bedingten Herabsetzung der natürlichen Widerstandsfähigkeit gegen Infektionen (Resistenz), ein Beitrag zur Immunitätslehre. Arch. f. Hygiene Bd. 58.
Wagner. Zur Lehre von der Bedeutung der Temperatur bei den Infektionskrankheiten. Zentralbl. f. Bakteriol. 189, Bd. 9.
Wahl, R. Therapeutische Möglichkeiten und Wege im Sinne der Bakteriophagen- und Antivirusapplikation. Wiener klin. Wochenschr. 1942, H. 48, S. 952.
Wassermann u. *Citron.* Zur Frage der Bildung von bakteriellen Angriffsstoffen im lebenden Organismus. D. m. W. 1905, S. 1101.
Wanters. Sur la reparation des substances bacterioides dans les organs et sur la filiation des differentes especes de leucocytes. Arch. d. med. experim. Nr. 6.
Wright and *Douglas.* Further observations on the role of the blood fluids in connection with phagocytosis. Proc. Royal Soc. Vol. 78, S. 128.
Yamada, H. Über die Veränderungen der Immunität bei Kaninchen während der Wachstumsperiode gegen den Eingriff des Staphylokokkus pyogenes aureus. I. Ber. des Karashiki-Zentralhospitals Bd. 14, 1939.

Ernährungslage

Gärtner. Beitrag zur Aufklärung des Wesens der sogenannten Prädisposition durch Impfversuche mit Staphylokokken. Zieglers Beiträge z. pathol. Anat. Bd. 9.
Lüdke. Beiträge zum Studium der Komplemente. M. m. W. 1905, S. 2065.
Meltzer u. *Norris.* On the influence of fasting upon the bactericidel actim of the blood. Journ. of exp. med. 1899, No. 4.
Pawlowsky. Zur Frage der Infektion und der Immunität. Zeitschr. f. Hygiene Nr. 33, S. 261.
Sauerbruch. Wundinfektion, Wundheilung und Ernährungsart. M. m. W. 1924, Nr. 38.

Vitamine und Wundheilung

Ambrosi, F. Der Einfluß von Vitamin A und D auf die Vernarbung. Policlinico Sez. chir. 1937, H. 6.
Ammon, R. u. *W. Dirscherl.* Fermente, Hormone, Vitamine und die Beziehungen dieser Wirkstoffe zueinander. Georg Thieme, Leipzig 1938.
Baetzner, W. Über die Vitamin-A-Behandlung der Furunkulose. Zentralbl. f. Chir. 1937, S. 322.
Bamberger, Ph. Über den Gehalt der Desitinsalbe an Vitamin A und D. Dermatol. Wochenschr. Bd. 103, Nr. 28.
Bartlett, M. K. Jones, Ch. M. u. E. Ryan. Studien über Vitamin C bei chirurgisch. Kranken. Ann. surg. Bd. 111, 1940.

Dreyfuß, J. R. Zur parenteralen Lebertrantherapie von Wunden, Geschwüren und Hautkrankheiten. Schweizer med. Wochenschr. 1936, Nr. 48.

v. Drigalski. Zeitschr. f. Vitaminforschung 1934, Nr. 4.

v. Drigalski. Zur Wirkung des Lebertrans auf Bakteriengemische, insbesondere Erdbakterien und Sporenbildner. D. m. W. 1936, Nr. 25.

Emmeric, A. u. *Ch. Engel.* Rec. trev. chir. Pays Bas. Bd. 57 u. 58, 1938 u. 1939.

Flimm, W. Die funktionellen Dauerergebnisse der Fingerkuppenverletzungen und Verluste nach Lebertran-Gips-Behandlung. Zentralbl. f. Chir. 1936, S. 2500.

Fromme. Die Bedeutung der Vitamine für die Chirurgie. 61. Tagung d. deutschen Ges. f. Chir.

Gentile, C. Der Einfluß des Lebertrans auf die Heilung oberflächlicher Wunden der parenchymatösen Organe. Policlinico Sez. chir. 1938, H. 8.

Gissl. Untersuchungen über die Bedeutung der Vitamine. Zentralbl. f. Chir. 1937, S. 2758.

Goetsch, W. Naturwissenschaft Bd. 33, 1946.

Gstirner, Fr. Chemisch-physikalische Vitaminbestimmungsmethoden. Stuttgart 1940.

Hanke, H. Vitamine und Chirurgie. Georg Thieme, 1943 (dort umfangreiche Literaturangaben).

Hartzell, J. B. u. *J. H. Winfield* u. *J. Logan Iwin.* Plasma, Vitamin C und Serumproteinspiegel bei Fällen mit aufgehender Wunde. J. amer. med. assoc. Bd. 116, 1941.

Hesseltine, H. C. u. *G. P. Bohlender.* Versorgung und Nachbehandlung von Wunden, die nach gynäkologischen und geburtshilflichen Operationen wieder aufgegangen sind. Surgery Bd. 9, 1941.

Holman, E. Vitamin u. Protein-Faktoren bei der prae- und postoperativen Behandlung chirurgischer Kranker. Surg. gyn. obst. Bd. 70, Nr. 21.

Horn, Z. u. *Sandor, J.* Die lokale Anwendung des A-Vitamins in der Wundbehandlung. Orsovi Hetilap 1934, S. 261.

Jäger, E. Beitrag zur Frage der putriden Wundinfektion, Hospitalbrand? Zentralbl. f. Chir. 1932, Nr. 39.

Kemmler, H. Über die Beeinflussung von Wundheilungsvorgängen durch Vitamin D. Mitt. a. d. Grenzgeb. d. Med. u. Chir. Bd. 43, 1943.

Kümmell, H. u. *W. Jensen.* Beiträge zum Wirkungsmechanismus des Lebertranwundverbandes. Deutsche Zeitschr. f. Chir. 1937, Bd. 246.

Lanman, T. H. u. *T. H. Ingalls.* Vitamin C-Mangel und Wundheilung. Arch. Surg. Bd. 105, 1937.

Lauber, H. J. u. *W. Rosenfeld.* Klin. Wochenschr. 1938, S. 1587.

Lauber, H. J. Die Bedeutung des Vitamins B 2 (Lactoflavin) für chirurgische Krankheiten. (Experimentelle Untersuchungen.) M. m. W. 1937, Nr. 24.

Levenson, Green, Taylor, Robinson, Page, Johnsen u. *Lund.* Die Vitamine Ascorbinsäure, Ribiflavin, Thianamin und Nikotinsäure und ihre Beziehungen zu schweren Infektionen des Menschen. Ann surg. Bd. 124, S. 840, 1946.

Liebrich, H. Die Wirkung der parenteralen Anwendung von Vitamin C auf die Blutgerinnungszeit. Zentralbl. f. Chir. 1940, S. 762.

Löhr, W. Wundheilung. Joh. Ambr. Barth, Leipzig 1937 (Dort weiteres Schrifttum).

Löhr, W., F. Unger u. *K. Zacher.* Tierexperimentelle Untersuchungen über die Wundheilung mit Lebertran und die Wirkungsweise seiner Bestandteile. M. m. W. 1937, Nr. 47.

Lotheisen, H. Über Desitinolanbehandlung in der chirurgischen Praxis. Wiener med. Wochenschr. 1937, Nr. 1.

Lund, Ch. C. u. *J. H. Crandon.* Experimenteller Skorbut beim Menschen und die Bedeutung des Vitamin C-Mangels für die postoperative Pneumonie und die Wundheilung. Journ. amer. med. assoc. Bd. 116, 1941.

Lung, G. u. *Folke Holmquist.* Experimentelle Untersuchungen der Wundheilung bei Tieren mit Lebertran. Zentralbl. f. Chir. 1936, S. 2860.

Monetti, G. Hautverletzungen bei experimenteller Avitaminose B. 6. Boll soc. ital. Biol. sper. Bd. 16, 1941.

Mutschler, H. Die Wundbehandlung mit der Lebertransalbe. M. m. W. 1938, Nr. 18.

Padula, A. Experimentelle Untersuchungen über den Einfluß der Vitamine auf die Wundheilung. Arch. ital. chir. Bd. 42, H. 6.

Pegreffi. Einfluß der E-Vitamine auf die Heilung von Wunden. Pathologica Genova 1935, Nr. 526.

Raunert. Die blutstillende Wirkung des Citrins (P-Vitamin). Zeitschr. f. Urol. Bd. 32, H. 9, 1938.

Ritter. Grundsätzliches zum Lebertran-Gipsverband. Zentralbl. f. Chir. 1936, S. 1619.

Saito, R. Gibt es eine Resorption von Vitamin D durch die Wunde. Zentralbl. f. Chir. 1937, S. 818.

Schaer. Erfahrungen mit Unguentolan. Schweizer med. Wochenschr. 1935, Nr. 32.

Schneider. Vitaminsalben in der Wundbehandlung. Zentralbl. f. Chir. 1940, S. 926.

Stepp, W., J. Kühnau, H. Schröder. Die Vitamine und ihre klinische Anwendung. F. Enke, Stuttgart 1939.

Tilk, G. U. Cholämische Nachblutung bei Leberzirrhose und ihre Behandlung mit Vitamin K, zugleich ein Beitrag über den Wert der Prothrombinbestimmung. Arch. klin. Chir. Bd. 106, H. 3.

Vacek, V. Neue Erkenntnisse über das Vitamin P. Schweizer med. Wochenschr. 1941, H. 7.

Venetti, L. Die Bedeutung der Vitamine und des histiozytären Systems für die Wundheilung. Arch. ital. chir. Bd. 59, H. 3—4.

Westermann, H. Die äußere Anwendung von A-Vitaminen in der Chirurgie. Zeitschr. f. ärztliche Fortbildung 1936, H. 7.

Zenker u. *Meurer.* Das Vitamin K in der Chirurgie. M. m. W. 1941, Nr. 22.

Zoltan, L. Vitamine und Wundheilung. Zentralbl. f. Chir. 1935, S. 3131.

Spurenelemente und Wundhellung

Dirr, K. u. *H. Haugleitner.* Über Lactisol. Med. Klinik 1941, Nr. 48.

Heilmeyer. Kupfer und Eisen. G. Fischer, Jena.

Heilmeyer. Kupfer und Eisen als Wirkstoffe im Organismus. D. m. W. 1947, Nr. 5—8.

Schade. Die elektrolytische Kraft der Metalle. Leipzig 1894.

Scharrer, Karl. Biochemie der Spurenelemente. Parey, Berlin 1940.

Urabe, H. Thalliumazetat und Wundheilung. Dermat. Kicto Bd. 24, H. 5—6.

Hormone und Wundheilung

Adlersberg u. *Perutz.* Weitere Beobachtungen über die lokale Insulintherapie von Ulcerationen. D. m. W. 1930, 45.

Ammon, R. u. *W. Dirscherl.* Fermente, Hormone, Vitamine und die Beziehungen dieser Wirkstoffe zueinander. Georg Thieme, Leipzig 1938.

Calabrese, L. Einwirkung des Liquor cerebrospinalis auf die Wundheilung. Boll. soc. med. chir. Bd. 2.

Chromov, B. M. Die Wundbehandlung mit Präparaten der endokrinen Drüsen. Nov. chir. arch. russ. Bd. 42, 1938.

Ciantini. Drüsen mit innerer Sekretion und Wundheilung. Ann. ital. chir. 1933, S. 1119.

Eitel, H. u. *Rinker, O. E.* Schilddrüsentätigkeit und Wundheilung. Bruns Beitr. Bd. 164.

G. de Giorgis. Der Einfluß des Testishormons auf die Heilung experimenteller Wunden. Atti Soc, ital. Ginec, Bd. 26, Erg. H. 3, 1940.

Hanke, F. Innere Sekretion und Chirurgie. Verlag Springer, Berlin.

Kosdoba, A. S. Granulierende und epithelisierende Wirkung der Extrakte innersekretorischer Drüsen. Mitt. Grenzgeb. der Med. u. Chir., Bd. 43, 1934.

Kosdoba, A. S. Die Heilung experimenteller Wunden und die Geschlechtsdrüse. Mitt. a. d. Grenzgeb. der Med. u. Chir. Bd. 43, 1934.

Kosdoba, A. S. Über den Einfluß der Nebenniere auf die Wundheilung. Arch. Klin. Chir. Bd. 179, 1934.

Lauber. Innere Sekretion, Infektionsbereitschaft und Wundheilung. M. m. W. 1930, Nr. 11.

Lauber, H. S. Experimentelle Untersuchungen über die Beziehungen der innersekretorischen Drüsen zur Wundheilung. Bruns Beiträge Bd. 157, 1933.

Tage Kemp u. *Harald Okkeis.* Lehrbuch der Endokrinologie. J. A. Barth, Leipzig 1936.

Tomor, E. Blutbahn oder Nervenbahn? Eine Analyse der hormonalen Fernwirkung, Budapest u. Leipzig, 1941.

Vitale, A. Experimentelle Untersuchungen über den Einfluß des Schilddrüsenextraktes auf den Vernarbungsprozeß der Wunden. Arch. Sec. ital. chir. 1933, S. 1156.

Schwere Erkrankungen und Wundheilung

Biehler. Wundheilung bei Lepra. Deutsche Zeitschr. f. Chirurgie 1913 Bd. 124, S. 47.

Bujovid. Traubenzucker als die Ursache der Eiterung neben Staphylococcus aureus. Zentralbl. f. Bakt. 1888, Bd. 4 Nr. 19.

da Costa u. *Beardo.* The resistence of diabetes to bacterial infection. Amer. journ. of the med. science 1908, Sept.

Findeisen, L. F. u. *Z. Szabolas.* Über Wundheilung bei Diabetikern. Bruns Beiträge Bd. 170, 1939.

Grawitz. Pilzinvasion beim diabetischen Tier. Virch. Arch. Bd. 70, S. 592.

Keysser. Die Einwirkung des Traubenzuckers auf verschiedene Lebensäußerungen des Staphylokokkus pyogenes. Zeitschr. f. Hygiene u. Infekt. Krankh. Bd. 40, S. 21.

Kurow, G. Wundheilung beim chirurgisch erkrankten Diabetiker. Zentralbl. f. Chir. 1947, S. 369.

Leo. Ein Beitrag zur Immunitätslehre. Zeitsch. f. Hygiene, Bd. 7.

Löwenstein. Über die bakteriziden Wirkungen des menschlichen Blutserums bei Gesunden und Kranken. Deutsches Arch. f. Klin. Med. Bd. 36.

Murtaza, Khan. Zur Behandlung von eitrigen Wunden bei Diabetikern. Wiener Klin. Wochenschr. 1938, S. 321.

Sonnenberg. Über Zellgewebsentzündung bei Diabetischen. Berl. Klin. Wochenschr. 1885 Nr. 33.

Swert. The reactions of the blood on the experiment. diabet. mellit. Zeitschr. f. Bakt. Bd. 35 S. 259.

Nervensystem und Wundheilung

Bonte, N. Der Einfluß von Schmerz und Schmerzbekämpfung auf die Schnelligkeit der Wundheilung. Chirurgia russ. 1940, Nr. 7.

Fontaine, R. u. *A. Jung.* Die Veränderungen des pH experimentell gesetzter Wunden unter dem Einfluß von Operationen am Sympathikus. Presse med. 1928, Nr. 68.

Kostenecki, D. Vestn. Chir. Grekowa. Bd. 47.

Placintianu, G. Versuche über Wundheilung und Transplantation nach Sympathektomie. Arch. f. klin. Chir. Bd. 128, H. 1—2.

Wassiljeff, A. A. Über den Einfluß des Nervensystems auf die Heilung der Wunden der quergestreiften Muskulatur. Arch. f. klin. Chir. Bd. 174, 1933.

Klima, Wetter und Wundheilung

Ernst. Entzündungen und Jahreszeiten. Zentralbl. f. Chirurgie 1933, S. 100.

Gracia Valcarcel, A. Betrachtungen über die Epithelisierung von Wunden. Der Einfluß der atmosphärischen Veränderungen. Med. espanol. 1942, Bd. 7, S. 343.

Henschen. Die postoperativen Pneumonien. Schwabe u. Co. 1934.

Hotz. Korrespondenzblatt für Schweizer Ärzte 1915, Nr. 45.

Maurer, Georg. Wetter und Jahreszeit in der Chirurgie. Ferdinand Enke Stuttgart, 1938.

Pfeiffer, H. Anwendung bakterizider Ultraviolettstrahlung zur Wundbehandlung. Arch. f. klin. Chir. Bd. 206, 1944.

Pollaczek. Über Wundbehandlung mit künstlichem Licht. Arch. f. klin. Chir. Bd. 175, 1933.

Rappert. Postoperative Komplikationen und Wetter. Deutsche Zeitschr. f. Chir. Bd. 244, 1935.

Rappert. Chirurgie und Wetter. Med. Welt. 1945, Nr. 46.

de Rudder. Wetter und Jahreszeit als Krankheitsfaktoren. Berlin 1931 (Dort Schrifttum bis 1931.)

Strahlenwirkung auf das Wundgewebe

Jaques Bastien. Die infraroten und ultravioletten Strahlen in der operativen Chirurgie, Paris. Le Francois-Editeur. 1937, S. 201.

Bernhard. Sonnenlichtbehandlung in der Chirurgie. Neue deutsche Chirurgie, Bd. 23.

Pfeiffer, H. Anwendung bakterizider Ultraviolett-Strahlung zur Wundbehandlung. Arch. f. klin. Chir. Bd. 206, 1944.

Kozubey, E. A. Die Anwendung des Sollux in der plastischen Chirurgie. Westn. chir. im. Grekow. Bd. 59, 1940.

Mendel, B. Hitzetherapie. Klin. Wochenschr. 1928, Nr. 40.

Pollaczek. Über Wundbehandlung mit künstlichem Licht. Arch. f. klin. Chir., Bd. 175, 1933.

Torraca. Se comportamento dei vasi sanguini nelle ferite eposte al sole. Arch. ital di. chir. Vol. IX, H. 1.

Virnicchi, T. Wirkung des Lichts auf die Vernarbung von mit Photokatalysatoren behandelten Wunden. (Studien am menschlichen Körper.) Riv. Chir. Bd. 6, 1940.

Prophylaxe durch künstliche Resistenzerhöhung

Belin, M. u. *Cl. Belin.* Wundbehandlung mit aseptischem Eiter. Bull. acad. med. Paris Bd. 122, 1939.

Besredka. Über die Vakzinetherapie mit sensibilisierten Vira. Berl. klin. Wochenschr. 1914, Nr. 3.

Besredka, A. Die Antivirustherapie in der Chirurgie. Med. Welt 1930. S. 1819.

Brunner. Fortschritte und Grenzen der Keimprophylaxe bei der Wundbehandlung und das Streben nach Präventivmitteln gegen die Wundinfektion. Korrespondenzblatt für Schweizer Ärzte 1910, Nr. 21.

Burckhardt. Zur Frage der Prophylaxe der postoperativen Peritonitis durch Kampferölbehandlung. Zentralbl. f. Gynäkol. 1911, Nr. 33.

Burdenko, N. N. Die Behandlung infizierter Wunden nach Besredka. 16. Russ. Chir. Kongr. Moskau 1924, Ref. Zentralbl. f. Chir. 1924, S. 2021.

Devatier, H. Über Antivirusbehandlung lokaler Infektionen. Zentralbl. f. Chir. 1936, S. 2013.

Fromme. Über prophylaktische und therapeutische Anwendung des Antistreptokokkenserums. M. m. W. 1906, S. 20.

Gabay. Über die lokale Immunitätstherapie nach *Besredka* bei einigen eitrigen Erkrankungen. Zentralbl. f. Chir. 1927, S. 2124.

Goljanitzki, J. A. Zur Frage der integralen Therapie (Eigenblutbehandlung) infizierter Wunden. Zentralbl. f. Chir. 1924, S. 1566.

Hannes. Zeitschr. f. Geburtshilfe u. Gynäkologie, Bd. 66.

Heimann. Experimentelle Beiträge zur Prophylaxe und Therapie der septischen Infektion. Zeitschr. f. Geb. u. Gyn., Bd. 71, 1912.

Hilgenberg, Fr. u. *T. Thomann*. Experimentelle Untersuchungen über die Aufhebung von Giftresorption durch abriegelnde Bluteinspritzung. Deutsche Zeitschr. f. Chir., Bd. 180.

Hirsch. Zur Antifermentbehandlung eitriger Prozesse. Berl. klin. Wochenschr. 1910, Nr. 13.

Höhne. Experimentelle Untersuchungen über den Schutz des Tierkörpers gegen peritoneale Infektion. Arch. f. Gynäkol., Bd. 93, H. 3.

Höhne. Die Technik der anteoperativen Reizbehandlung des Peritoneums. Zentralbl. f. Gyn. 1911, Nr. 32.

Höhne. Klinische Erfahrung über durch Reizbehandlung des Peritoneums erzielte Peritonitisprophylaxe. Centralbl. f. Gynäkol. 1912, Nr. 40.

Klein, S. A. Die Bedeutung des Antivirus in der Chirurgie. Revue de Chir., Bd. 56, 1937.

König. Vakzine Therapie. D. m. W. 1921, S. 883.

Kolaczek. Über die Behandlung eitriger Prozesse mit Antifermentserum und ihre theoretischen Grundlagen. Bruns Beitr., Bd. 61, H. 1.

Kolle u. *Hetsch*. Die experimentelle Bakteriologie und Infektionskrankheiten.

Läwen u. *Hesse*. Einige Beobachtungen über Vakzine-Einspritzungen. Deutsche Zeitschr. f. Chir. 1919, H. 5 u. 6.

Lerda. Über die Prophylaxe der chirurgischen Infektion vermittels präventiver Immunisierung. Arch. f. klin. Chir., Bd. 85, 1908.

Lexer. Über die örtliche Behandlung der chirurgisch wichtigen Infektionen. Therapie der Gegenwart 1903, H. 1.

Liepmann. Über endogene Infektion und die bakteriologische Prognose bei gynäkologischen Operationen. Verh. d. deutschen Ges. f. Gynäkol. 1907.

Lutz. Über Eigeneiterbehandlung. D. m. W. 1926, Nr. 13.

Lyons, C. Immuntransfusion und Antitoxintherapie bei Infektion mit hämolytischen Streptokokken. Journ. amer. med. assoc., Bd. 105, Nr. 24, 1935.

Makai. Förderung der Selbstheilung entzündlicher Prozesse durch Entzündungsprodukte. D. m. W. 1923, Nr. 35.

Mikulicz. Versuche über Resistenzvermehrung des Peritoneums gegen Infektion bei Magen-Darm-Operationen. Arch. f. klin. Chir. 1904, S. 347.

Müller u. *Peisw*. Über die Technik der Antifermentbehandlung eitriger Prozesse. Bruns Beitr. 1908, Bd. 60, H. 1—2.

Oesterlin, E. Über die Wirkung des Antivirus in vitro u. in vivo. Z. f. Bakteriol 1938, Bd. 142, S. 473.

Pankow. Zur Steigerung der Widerstandskraft des Organismus durch künstliche Leukozytose. Zentralbl. f. Gyn. 1905, Nr. 43.

Pfeiffer, H. Behandlungsergebnisse mit Grànocytan. Zentralbl. f. Chir. 1941, S. 1988.

Plenk. Über die Bedeutung des Fibrins bei bakteriellen Infektionen. Arch. f. klin. Chir. Bd. 198, 1940.

Reggiani, M. M. Zur Behandlung akuter, umschriebener Entzündungen mit Novocain-Infiltration. Arch. ital. Chir. Bd. 58, 1940.

Thomann. Experimentelle Untersuchungen über das Verhalten bakteriologischer Infekti nen gegenüber künstlich gesetzten Hämatomen. 48. deutscher Chirurgenkongreß 1934.

Wahl, R. Therapeutische Möglichkeiten und Wege im Sinne der Bakteriophagen- und Antivirusapplikation. Wien. klin. Wochenschr. 1942, H. 48.

Wolfsohn. Neue deutsche Chirurgie, Bd. 31.

Wolfsohn. Vakzine und Reiztherapie in der modernen Wundbehandlung, Therapie der Gegenwart, 1924, H. 6.

Wright. Studien über Immunisierung und ihre Anwendung in der Diagnose und Behandlung von Bakterieninfektionen. Jena 1909.

Zalewski u. *Müller.* M. m. W. 1919, Nr. 7.

Zimmer. Schwellenreiztherapie. M. m. W 1921, Nr. 18.

Äußere Einflüsse und Wundheilung, Wundfieber

Champ Lyons. Die Chemotherapie in der Wundbehandlung. J. amer. med. assoc. 130 1947, 4.

Gohrbandt, E. u. *Habelmann, G.* Die Bedeutung des zugrundegehenden körpereigenen Eiweißes bei den Gasödemen. Zentralbl. f. Bakt. 1942, S. 1878.

Habelmann, G. Noxine in Experiment und Klinik. Georg Thieme, Leipzig 1948, (Dort weiteres Schrifttum.)

Kalinowskaja, A. M. Der Wirkungsmechanismus der Lysate von Tuschnov auf die Heilung von Hautwunden. Vestn. chir. russ. Bd. 57, 1939.

Lanz. Über Schilddrüsenfieber und Schilddrüsenintoxikation. Mitt. Grenzgeb. d. Med. u. Chir. 1906, Bd. 8, S. 1.

Legroux, R. u. *J. Loiseleur.* Die Bedeutung der Cytolis für infizierte Kriegsverletzungen. Mem. acad. chir. Bd. 66, 1946.

Pillon. De la fièvre traumatique. Paris 1897. Steinheil.

Schnitzler u. *Ewald.* Beitrag zur Kenntnis des aseptischen Fiebers. Arch. f. klin. Chir. Bd. 53, H. 3, S. 530.

Schultze. Experimentelle Untersuchung über das Fieber nach Kropfoperation. Mitt. a. d. Grenzgeb. d. Med. u. Chir. 1906, Bad. 16, S. 161.

Wundinfektion, Wundinfektionserreger

Bessau. Über die Differenzierung bakterieller Gifte. M. m. W. 1912, S. 802.

Bulloch u. *Hunter.* Pyocyanolysin, eine hämolytische Substanz in Kulturen des Bacillus pyocyaneus. Zentralbl. f. Bakteriol. 1900, Bd. 28.

Bumm. Wundinfektion. Berlin 1906.

Bumm, R. Erfahrungen mit der Virulenzprobe von *Ruge* und *Philipp* in der Chirurgie. Ach. f. klin. Chir. Bd. 141, 1926.

Clairmont, P. u. *P. Meyer.* Zur Verhütung und Behandlung der pyogenen und putriden Infektion akzidenteller Wunden. M. m. W. 1931, Nr. 47—49.

Domagk, G. Betrachtungen über die durch Sulfonamidanwendung gegebenen Möglichkeiten zur Bekämpfung und Verhütung der Gasödeminfektionen. Zentralbl. f. Chir. 1947, S. 58.

Fingerland, A. Durch Tröpfcheninfektion entstandene Epidemie chirurgischer Streptokokkenansteckungen. Zentralbl. f. Chir. 1942, S. 1632.

Flügge. Über Luftinfektion. Zeitschr. f. Hygiene 1897, Bd. 25.

Fujita, K. Prüfung von Schutzmitteln gegen experimentelle Rattenbißkrankheit bei Kaninchen. Acta dermatol. japan 1926, S. 597.

Fuller, C. R. u. *Cottrell, J. C.* Infektion mit Organismen der *Vincent*schen Angina nach Menschenbiß. J. amer. med. assoc. Bd. 92, S. 2017.

Geisse. Erzielung pathogener Eigenschaften bei saprophytischen Staphylokokken. Zeitschr. f. Hygiene u. Inf. Krankheiten 1914, Bd. 76, S. 482.

Gottstein. Beobachtungen und Experimente über die Grundlagen des Asepsis. Bruns Beiträge Bd. 24 u. 25.

Haegler. Händereinigung, Händedesinfektion und Händeschutz. Basel 1900.

Hesse, Quantitative Bestimmung der in der Luft enthaltenen Mikroorganismen. Mitt. a. d. Kaiserl. Gesundheitsamt 1884, II, S. 182.

Koch, J. Die Differenzierung der pathogenen und saprophytischen Staphylokokken. Arch. f. klin. Chir. Bd. 87, H. 1.

Lang, Fr. Beitrag zur Infektionsfrage akzidenteller Wunden. Schweizer med. Wochenschr. 1938, Nr. 31.

Levaditi, C. Gerard-Massonnier, H. Brechot u. *R. Tournay*. Neue Beobachtungen über die Bakterienflora von Kriegsverletzungen. Bull. acad. med. Paris Bd. 122, 1939.

Lubinski. Über Anaerobiose bei der Eiterung. Zentralbl. f. Bakteriol. 1894, Nr. 19 Bd. 6.

Lüdke, H. Über Tetragenussepsis. M. m. W. 1920, S. 454.

Mendes de Leon. Über die Gefahren der Wundinfektion durch das Sprechen bei Operationen. Arch. f. klin. Chir. 1904, Bd. 72, S. 904.

Nathan, H. Rattenbißerkrankung. Deutsche Zeitschr. f. Chir. Bd. 242.

Noeggerath. Das Verhalten der unmittelbar der Luft entstammenden Keimformen in frischen Tierwunden. Deutsche Zeitschr. f. Chir. Bd. 58.

Pulaski, E. J., F. L. Melleney u. *W. L. C. Spaeth.* Die Bakterienflora der akuten, offenen Verletzungen. Surg, gynäkol., obst. Bd. 72, 1941.

Rathcke, L. Bakteriologische Wunduntersuchungen, ein Beitrag zur Frage der Tetanusprophylaxe. Zentralbl. f. Chir. 1940, S. 755.

Riese, J. Stummes Operieren und seine Bedeutung im Vergleich zu anderen Faktoren der Asepsis. Zentralbl. f. Chir. 1936, S. 1874.

Suk-Haussen. Studien über Wundinfektion. Arch. chir. scand. Bd. 66, 1936.

Vaillard u. *Rouget.* Note au sujet de l'étiologie du tetanos. Ann. de l'Inst. Pasteur 1893, Nr. 11, S. 755.

Wundinfektion, Desinfektion

Bechhold. Die Kolloide in Biologie und Medizin. 1919.

Bechhold. Über Desinfektion, Desinfektionsmittel und Desinfektionsmethoden. Zeitschr. f. Hygiene Bd. 9.

v. Esmarch. Die Milzbrandspore als Testobjekt bei Prüfung der Desinfektion. Zeitschr. f. Hygiene 1888, Bd. 5, S. 67.

Krönig u. *Paul.* Die chemischen Grundlagen der Lehre von der Giftwirkung und Desinfektion. Zeitschr. f. Hygiene Bd. 25, S. 1.

Süpfle. Über die Rolle der Adsorption bei der Einwirkung von Substanzen auf Bakterien. Arch. f. Hygiene Bd. 89, S. 7 u. 8.

Weyland. Desinfektionswirkung und Eiweißfällung chemischer Körper. Zentralbl. f. Bakt. Bd. 21, S. 798.

Physikalische Desinfektion

Ficker. Über Lebensdauer und Absterben von pathogenen Keimen. Leipzig 1898.

Harms, F. Elektrische Heißluftsterilisatoren mit Infrarotstrahlern. Zentralbl. f. Chir. 1939 S. 130.

Hart, D. u. *S. E. Upchurch.* Die postoperativen Reaktionen der Körpertemperatur: durch Sterilisieren der Luft mit bakterientötender strahlender Energie erreichte Herabsetzung. Jahreszeitliche Varianten. Ann. Surg. Bd. 110 S. 291, 1939.

Hart, D. Die Bedeutung der in der Luft befindlichen pathogenen Bakterien im Operationssaal. Ein Verfahren, sie durch Sterilisierung der Luft mit Ultraviolettstrahlen einzuschränken. Journ. amer. med. Assoc. Bd. 117 Nr. 19, 1942.

Heidenhain u. *Fried.* Röntgenbestrahlung und Entzündung. Arch. f. klin. Chir. Bd. 133, 1924.

Kraissl, V. J., J. G. Cimiottti, F. L. Meleny. Betrachtungen über den Gebrauch von ultraviolettem Licht in Operationsräumen. Ann. Surg. Bd. 111, S. 161, 1939.

Meyer, Herbert u. *Ernst Otto Seitz.* Ultraviolette Strahlen, ihre Erzeugung, Messung und Anwendung in Medizin, Biologie und Technik. Berlin 1949.

Overholt, R. H. u. *R. H. Betts.* Eine vergleichende Untersuchung über Wundinfektion nach Brustwandplastiken. Erfahrungen mit der Ultraviolettbestrahlung der Luft des Operationsraumes. J. thorac. Surg. Bd. 9, Nr. 520, 1940.

Rice, T. B., E. A. Wied u. *H. Raidt.* Der Bakteriengehalt der Luft in den Operationsräumen. Surg. gyn. olst. Bd. 73, 1941.

Rieder. Wirkung der Röntgenstrahlen auf Bakterien. M. m. W. 1898 Nr. 4.

Santy, P., M. Chambon u. *M. Sautzeaux.* Die Luftsterilisation in Operationsräumen. Press. med. 1940 S. 68.

Sobernheim, G. Die Sterilisation von Instrumenten in Theorie und Praxis. Deutsche Zeitschrift f. Chirurgie Bd. 246, 1936.

Walters, H. u. *T. B. Magath.* Operative und postoperative Infektionen mit besonderer Berücksichtigung der Luftinfektion. Ann. Surg. Bd. 112 Nr. 2.

Chemische Desinfektion

Azzi, A. u. *A. Muggia.* Über die Behandlung der eitrigen Entzündungen, Giornale di batteriologica e Immunologia. 1929 Nr. 2.

Backert, P. Arch f. exp. Pathol. Bd. 193, H. 1. 1939.

Bauer, A. Über Ilon-Abszess-Salbe und ihre Verwendung in der kleinen Chirurgie. Med. Klinik 1927 Nr. 28.

Baumann, E. Zur Wundbehandlung mit Pyoktanin und hochwertiger Pyoktaningaze. M. m. W. 1916 Nr. 51.

Baumann. Zur Frage der Antiseptik mit Farbstoffen. M. m. W. 1923 Nr. 23.

Bechold. Die Kolloide in Biologie und Medizin. 1919.

Binz. Über das Verhalten der Auswanderung farbloser Blutzellen zum Jodoform. Arch. f. pathol. Anat. u. Physiol. Bd. 98 H. 3.

Birt, E. Neosalvarsan bei chirurgischen Infektionen. Zentralbl. f. Chir. 1924, S. 24.

Bors u. *Fohl.* Klinisch experimentelle Untersuchung der Wundheilung durch Yxin-Salbe. D. m. W. 1929, Nr. 30.

Bosch. Die Verwendung des Ichthyols in der Wundbehandlung. Schweizer med. Wochenschr. 1937 Nr. 7.

Von Brandis, Hans-Joachim. Zur Behandlung chirurgischer Infektionen mit Ilon-Salbe. Zentralblatt f. Chir. 1948, H. 10.

Brüning. Gegen die Verwendung des Alkohols zur Desinfektion chirurgischer Instrumente. D. m. W. 1926, S. 1986.

Brunner. Über das lösliche Silber und seinen therapeutischen Wert. Fortschr. d. Med. 1900, Nr. 20.

Brunner, K. Rivanol und Wundinfektion durch Anaerobier. Zentralbl. f. Chir. 1923, Nr. 12.

Brunner u. *v. Gonzenbach.* Über Oberflächen- und Tiefendesinfektion von Wunden und die Leistungsfähigkeit des Tiefenantiseptikums Vuzin. Bruns Beiträge, Bd. 125 H .2.

Brunner u. *v. Gonzenbach.* Weitere experimentelle und klinische Untersuchungen über chemische Wundantiseptica, speziell Tiefendesinfektion. Die Akridinderivate Trypaflavin und Rivanol. Bruns Beiträge 192, Bd. 130 H. 2.

Brunner u. *Ritter.* Zur Wirkung des Rivanols auf die Gewebe. Klin. Wochenschr. 1923 Nr. 27.

Buzello, A. Über die keimtötende Wirkung des Narkoseäthers. Mitt. a. d. Grenz. geb. d. Med. u. Chir. Bd. 34, 1923.

Chlumsky. Über Phenolkampher (Solutio Chlumsky). Zentralbl. f. Chir. 1924 S. 1672.

Christ, A. Klinische Erfahrungen mit dem neuen Desinfektionsmittel Desogen. Schweizerische med. Wochenschr. 1942 Nr. 16.

Cohn. Über den antiseptischen Wert des Argentum colloidale Credé und seine Wirkung bei Infektionen. Zentralbl. f. Bakt. 1902 Bd. 32 S. 732.

Credé u. *Beyer.* Silber und Silbersalze als Antiseptica. Leipzig 1896. Verlag Vogel.

Dobbertin. Warum wirken Antiseptika keimtötend? Unter besonderer Berücksichtigung der unterchlorigen Säure (Chloramin-Mianin-Pantosept). Eine chemisch-klinische Studie. M. m. W. 1924 Nr. 5.

Dold. Über Chloramin-Heyden. M. m. W. 1921 Nr. 14.

Doppler, K. Die Wundbehandlung mit überkonzentrierter Kaliumpermanganatlösung in Krankenhaus und Feld. Med. Klinik 1940 S. 399.

Ebinger, E. Versuche und Beobachtungen mit dem Combustin-Fett-Puder. Der Landarzt 1930 Nr. 15.

Elin, W. L. Über Toluidinblau als Prophylaktikum bei der Wundheilung. Chirurgija. H. 2. 1946.

Fehr, A. Merfen als Antisepticum in der Chirurgie. Schweizer med. Wochenschr. 1940 Nr. 50.

Finger. Erfahrungen in der antiseptischen Behandlung infizierter Wunden. M. m. W. 1921 Nr. 21.

Fischer. Über die Wirkung der Anionen J, Cl und SO_4 usw. Versuche mit Jodonascin. Arch. f. klin. Chir. Bd. 123 H. 1—2.

Frankl, J. Experimentelle Untersuchungen über die Desinfektionswirkung des Zephirols. Klin. Wochenschr. 1941 S. 864.

v. Gonzenbach, W. u. *S. Hoffmann.* Zucker, Honig und Wundbalsame in ihrer Wirkung auf infizierte Wunden. Schweizer med. Wochenschr. 1936 Nr. 18.

v. Gonzenbach, W. u. *H. Spengler.* Pantosept, ein neues Desinfektionsmittel zur Wundbehandlung. Schweiz. med. Wochenschr. 1924 Nr. 16.

Grumbach, A. „Desogen", ein neues Desinfektionsmittel aus der Reihe der quarternären Ammoniumverbindungen. Schweizerische med. Wochenschr. 1941 Nr. 49.

Györffy, J. Behandlung infizierter Wunden mit Kaliumhyperpermanganat-Borsäurepulver. Der Chirurg 1941 S. 45.

Haase. Neue Silberpräparate in der Wundbehandlung. Berl. Ges. f. Chir. 10. XII. 34.

Haberland. Hautschädigungen durch Alkoholumschläge. Kölner Chirurgenvereinigung 1939.

Heck, Fritz. Ein Beitrag zur Behandlung des Erysipels unter besonderer Berücksichtigung des Chemotherapeuticums „Hilgermann". Zentralbl. f. Chir. 1937 S. 2384.

Henschen, C. u. *R. Bucher.* Experimente zur Frage der Wundbehandlung mit Mastisol. Schweizer med. Wochenschrift 1936 Nr. 6.

v. Herepey-Csakanyi. Die ätherischen Öle in der Chirurgie. Bruns Beiträge Bd. 131 H. 3.

Hesse. Phenolkampher bei Gelenkwunden. Zentralbl. f. Chir. 1933 S. 35.

Hilgermann, R. Chemotherapie mit gallensauren Alkalien, ein sicheres Heilmittel bei Streptokokkeninfektionen. D. m. W. 1936 Nr. 22.

Holder, H. G. u. *E. M. MacKay.* Harnstoff zur Behandlung infizierter Wunden. Journ. amer. med. Assoc. Bd. 108, Nr. 14.

Holder, H. G. u. *E. M. McKay.* Die Anwendung von Carbamid in der Wundheilung. Ann. Surg. Bd. 110, 1939.

Honsel. Experimentelle und klinische Untersuchungen über die Verwertbarkeit des Wasserstoffsuperoxyds in der Chirurgie. Bruns Beitr. Bd. 27 H. 1.

Hornung. Zephirol, ein neues Desinfektionsmittel. D. m. W. 1936 Nr. 25.

Husslein, J. Die Rolle des Harnstoffs in der modernen Wundbehandlung. Medizinische Welt Bd. 14 Nr. 20.

Hummel u. *Salzmann.* Versuche mit Strontiumverbindungen bei Ulcera cruris, granulierenden Wunden und Fisteln. M. m. W. 1929 Nr. 30.

Ihlefeldt. Pitralon in der kleinen Chirurgie. D. m. W. 1923 Nr. 29.

Jacobovici, J. Wundbehandlung mit der *Menciere*-Lösung. Eey. chir. rumän. Bd. 42, 1939.

Jander. Experimentelle Untersuchungen über bakterienfeindliche Eigenschaften des Perubalsams. Arch. f. klin. Chir. 1909, Bd. 90. H. 2.

Kaiser. Erfahrungen mit Yatren in der Chirurgie. D. m. W. 1921 Nr. 51.
Kappis. M. u. *G. Wagler.* Die Sterilität der Einspritzungen und Infusionen. Zentralbl. f. Chir. 1933 Nr. 16.
Kalineiko, J. P. Klinische Erfahrungen mit den Silberpräparaten nach Prof. Moissejew. Vestn. Chir. Grekowa. Bd. 55 H. 3 1928.
Kaufmann. Zur Desinfektionswirkung von Chinaalkaloiden auf Streptokokken und Staphylokokken. Bruns Beitr. 1919 Bd. 116 H. 5.
Kemkes. B. Kombinierte Anwendung von Sulfapyridin und Harnstoff in Form von Wundstreupulver. Med. Klinik 1942 S. 1163.
Keysser, Fr. Theorie und Praxis der Vuzintherapie und ihre Bedeutung für die Kriegs- und Friedenschirurgie. Deutsche Zeitschr. f. Chirurgie, Bd. 162.
Keysser, Fr. Chemische Antiseptik und Desinfektion in der Behandlung infizierter Wunden und eitriger Prozesse. Bruns Beitr. Bd. 116 H. 1.
Kirsch. Jodsilber in der Wundbehandlung. D. m. W. 1938 Nr. 36.
Klapp. Weitere Mitteilungen über Tiefenantisepsis bei Kriegsverletzungen. M. m. W. 1918 Nr. 19.
Klapp. Über erneute Fortsetzung der Gewebsantisepsis (Vuzin und Rivanol). D. m. W. 1921. Nr. 46.
Klapp. Über Tiefenantisepsis. Arch. f. klin. Chir. Bd. 120.
Kliewe, H. u. *E. Maier.* Vergleichende Untersuchungen über die gebräuchlichen Desinfektionsmittel. M. m. W. 1936 H. 8.
Knepper. Die Bedeutung des Ichthyols für die Beeinflussung entzündlicher Gewebsvorgänge. Der Chirurg 1941 S. 313.
Knoll. Jod und Sauerstoff in statu nascendi. Bruns Beiträge 1919 Bd. 101 H. 4.
Knorr. M. m. W. 1932 Nr. 20 S. 793.
Köhler, A. Über den Zucker- und Kohleverband. Deutsche Zeitschr. f. Chir. 1914 Bd. 128 S. 391.
Kolpakowa, T. Experimentelle Bewertung der Silberpräparate nach Prof. Moissejew. Vesth. Chir. Grekowa. Bd. 55 H. 3.
Kosdoba u. *Rais.* Wundheilung bei Verwendung von Anilinfarben. Zentralbl. f. Chir. 1935. Nr. 7.
Krecke. Über Wundversorgung. Jahreskurse für ärztl. Fortbildung 1929, H. 12.
Kruse, W. u. *M. Fischer.* Neues System der silbernen Antisepsis und Chlordesinfektion. M. m. W. 1934 Nr. 2.
Langebartels. Untersuchungen über die Verwendbarkeit des Chloramin-Heyden. Deutsche Zeitschr. f. Chir. Bd. 191 H. 3—4. 1925.
Langer. Die Grundlagen der biologischen Desinfektionsleistung von Akredinfarbstoffen, insbesondere von Flavicid. Zeitschr. f. d. ges. exp. Med. 1922 Bd. 27. S. 174.
Laubenheimer. Neuere Untersuchungen über die Desinfektionswirkung des Sagrotan. Med. Klinik 1933 Nr. 14.
Laqueur. Die neueren chemotherapeutischen Präparate aus der Chinin- und Akridinreihe. Erg. d. inn. Med. u. Kinderheilk. Bd. 23.
Lechnir. Über Wundbehandlung mit Silbermanganit (Simatit). Zentralbl. f. Chir. 1935. S. 1605.
Lexer, E. Die Verwendung von Silberplättchen in der Chirurgie. Zentralbl. f. Chir. 1915, S. 1114.
v. Linden. Bruns Beitr. Bd. 145, 1928.
Lockemann, G. u. *W. Ulrich.* Über die bakterizide Eigenschaft einiger Chrysoidin-Derivate, zugleich ein Beitrag zur Kombination von Desinfektionsmitteln. D. m. W. 1934 Nr. 11.
Löhlein, W. Über die bakterizide Wirkung verschiedener Anilinfarbstoffe gegenüber augenpathogenen Keimen und ihre praktische Verwertbarkeit bei äußeren Augenerkrankungen. Reichs Medizinal-Anzeiger 1913 Nr. 24.
Luy, Hans. Traubenzucker in der Wundbehandlung. Münch. med. Wochenschrift 1937 Nr. 39.
Magnus, G. Wundbehandlung mit Zucker. Zentralbl. f. Chir. 1913 Nr. 15.

Markuse, K. Die Behandlung infizierter Wunden mit hochprozentigen Salzlösungen. Zentralbl. f. Chir. 1930 S. 390.
Mauerer, A. Über Combustin. Deutsche Ärztezeitung Nr. 349.
v. Metö, B. Behandlung infizierter Wunden mit Kaliumpermanganat-Borsäurelösung und Pulver. Chirurg 1941 S. 43.
Morgenroth. Über chemotherapeutische Antisepsis. D. m. W. 1919 Nr. 19.
Morgenroth u. *Wreschner.* Über chemotherapeutische Antisepsis. 5. Mitteilung. Die Wirkung des Rivanols auf Staphylokokken. D. m. W. 1923 Nr. 42.
Müller-Meernach. Wundbehandlung mit einer gewöhnlichen Harzsalbe. M. m. W. 1934 S. 405.
Muntsch, O. Kann Jodoformgaze sterilisiert werden? Zentralbl. f. Chir. 1933 S. 674.
Nehrkorn. Dijozol bei Eiterungen und infizierten Wunden. Zentralbl. f. Chir. 1934 S. 1385.
Neufeld, F. u. *O. Schiemann.* Desinfektionsversuche an der Tageshand. Zeitschr. f. Hygiene 1943, Bd. 124.
Oppenheim, H. Über zwei neue Präparate zur Behandlung schlecht heilender Wunden. Zentralbl. f. Chir. 1924 S. 2538.
Paetzel. Zur Bekämpfung der Pyocyaneusinfektion in eiternden Wunden. D. m. W. 1923. Nr. 25.
Pels Leusden, F. u. *H. Erichsen.* Sporenentwicklungshemmung durch Alkohol. Zeitschrift f. Hygiene, Bd. 122.
Pfab, B. Experimentelle Versuche über die bakterienhemmende und tötende Wirkung von Silberchlorid. Med. Klinik 1926 Nr. 25.
Plicht, A. Behandlung infizierter Wunden mit hypertonischer Natriumsulfat (Glaubersalz)-Lösung. Presse. med. 1940, S. 356.
Ravalico. Zur Wundbehandlung mit Trypaflavin. Riforma med. 1934 Nr. 51.
Römer, P., Gebb, H. u. *Löhlein, W.* Experimentelle und klinische Untersuchungen über die hemmende und abtötende Wirkung von Anilinfarbstoffen auf augenpathogene Keime. Gräfes Archiv Bd. 87 H. 1.
Romeo, M. Über die antiseptische Wirkung des Bergamotte-Öls. Ann. ital. Chir. 1934 H. 10.
Riedel, H. Zur Biologie des 2,4 Diamino-azo-Benzols. Arch f. exp. Pathol. u. Pharmakol. Bd. 195.
Riedel, H. Versuche über die Ausscheidung einiger Azo-Körper. Diss. med. Berlin 1939.
Rieger, K. u. *R. Trauner.* Über die Wirksamkeit chemischer Desinfektionsmittel auf Anaerobier. Arch. f. klin. Chir. Bd. 160, 1930.
Ritter. Zur Wirkungsweise des Trypaflavins. Deutsche Zeitschr. f. Chir. 1920, Bd. 159.
Ritter. Über die Wirkung der *Dakin*-Lösung auf das Wundgewebe. Deutsche Zeitschr. f. Chir. 1920 Bd. 159, H. 8.
Ritter, A. Erfahrungen mit Rivanol. Klin. Wochenschr. 1923 Nr. 2.
Ritter, A. Eignen sich die ätherischen Öle als Wundbehandlungsmittel, speziell auch in der Kriegschirurgie? Schweizer med. Wochenschr. 1936, H. 6.
v. Scanzoni, C. u. *W. Hufferath.* Über Erfahrungen mit schwefliger Säure in der Wundbehandlung. Deutsche Zeitschr. f. Chir. Bd. 242, S. 511.
Schade. Die elektrokatalytische Kraft der Metalle. Leipzig 1894.
Schmerz, H. Über die Wundbehandlung und Erfahrungen mit Dr. Reimers Wundsalben. Schweizer med. Wochenschr. 1923 Nr. 45.
Schmidt, L. H. u. *D. B. Remson.* Gallensalzlösungen bei Infektionen mit Beta-hämolytischen Streptokokken. Journ. amer. med. assoc. Bd. 112, 1939.
Schnitzer u. *Rosenberg.* Vergleichende Untersuchungen über den Einfluß des Serums auf die antiseptische Wirkung des Rivanols im Reagenzglas und im Tierversuch. Deutsche Zeitschr. f. Chir. Bd. 177, H. 5—6.
Schnitzler, R. Untersuchungen zur Desinfektion Staphylokokkeninfizierter Wunden mit Rivanol-Carbamidstreupulver. Deutsche Zeitschr. f. Chir. Bd. 184, H. 3, 1923.
Schöne. Über antiseptische Wundbehandlung und die Einwirkung einiger Antiseptika auf die Gewebe. Arch. f. klin. Chir. Bd. 113, H. 1—2.
Schottelius. Sagrotan, ein neues Desinfektionsmittel. Arch. f. Hygiene 1914, Bd. 82.

Schubert. Über die Wirkung des Zephirols auf Sporen. M. m. W. 1940, Nr. 17.
Schumburg. Die Desinfektionskraft des Alkohols. D. m. W. 1926, S. 2197.
Schwarzbach, W. Erfahrungen mit Syngasept in der Chirurgie. Zentralbl. f. Chirurgie 1938, S. 427.
Siebert. Zur Pharmakologie der Oxydationsmittel. Zeitschr. f. exper. Med. Bd. 9, H. 1—3.
Sonntag. Desinfektion und Wundbehandlung. Jahresber. d. Chir. 1929, S. 241.
Specht, Otto. Erfahrungen mit der Pregl-Lösung. Bruns Beitr. Bd. 130, H. 3.
Speck. Über den Gebrauch der essigsauren Tonderde. Bruns Beitr. 1922, Bd. 127, H. 2.
Stilling. Anilinfarbstoffe als Antiseptika und ihre Anwendung in der Praxis. Straßburg, Verlag Trübner, 1890.
Streissler. Erfahrungen mit Pregl-Lösung. Arch. f. klin. Chir. 1921, Bd. 116, S. 542.
Sturm, A. Zeitschr. f. klin. Med. Bd. 137, H. 4, 1940.
Suter. Der Perubalsam als Mittel zur Wundbehandlung. Bruns Beiträge 1907, Bd. 53, H. 3.
Takao, R. u. *Y. Kondo.* Grundsätzliche Studie über den Einfluß von Seewasser auf Schnittwunden. Bull. nav. med. assoc. Tkyo. Bd. 24, 1940.
Thal, E. L. Ein Versuch der Anwendung der Bipp-Methode und ihre Modifikationen bei der Behandlung eiternder Affektionen.
Tietze, Erfahrungen mit Leukichtan, einer weißen Ichthyol-Salbe. D. m. W. 1936, Nr. 37.
Tompkins, C. A., G. W. Crook, E. Haynes u. *M. Wintus.* Pektinbehandlung verschiedener Wundarten. Surg.-gyn. obst. Bd. 72, S. 222, 1941.
Ullmann, K. Combustin, eine wismuthaltige Brand- und Ekzem-Salbe. Wiener med. Wochenschr. 1921, Nr. 41.
Urban, K. Phenolkampher als Prophylakticum bei aseptischen Operationen. Zentralbl. f. Chir. 1933, S. 2067.
Veyrassat, J. Was kann man von der Anwendung antiseptischer Mittel in der Wundbehandlung erwarten? Wie soll man Wunden behandeln? Rev. Suisserom. 1933, Nr. 1.
Vogt, G. Wundbehandlung mit Dextromon. Med. Klinik 1938, Nr. 28.
Vollbrecht. Die Infektion der Schußwunden und ihre Behandlung mit Perubalsam. Arch. f. klin. Chir. Bd. 90, H. 2, S. 502.
Vyroubal, B. Zephirol in der Chirurgie. Fortschr. d. Ther. 1939, H. 9.
Waldhecker, M. Über die chemischen Desinfektionsmittel. M. m. W. 1941, Nr. 35.
Walther. Wasserstoffsuperoxyd und seine Präparate in der Wundbehandlung. M. m. W. 1914, Nr. 44.
Weinbrenner, H. Erfahrungen in der Wundbehandlung mit Ormicetten. M. m. W. 1937, Nr. 38.
Witz, M. Experimentelle Untersuchungen über die entwicklungshemmende und keimtötende Wirkung des Äthylalkohols auf aerobe und anaerobe Sporenbildner unter besonderer Berücksichtigung menschenpathogener Anaerobier. Arch. f. Hygiene Bd. 124, 1940, S. 243.
Wolffhügel u. *Knorre.* Zu der verschiedenen Wirksamkeit von Karbolöl und Karbolwasser. Mitteilungen aus dem Kaiserlichen Gesundheitsamt 1881, S. 352.
Wolpers, C. Soll Wasserstoffsuperoxyd zur Wundbehandlung benutzt werden? Ärztl. Wochenschr. 1948, S. 644.
Young u. *Hill.* Mercurochrome, its intravenoes use. Arch. of Pediatr. 1927, Nr. 3.
Zesing. Desinfektionsversuche mit Bromlösung. Tagung 1938 mitteldeutscher und südostdeutscher Chirurgen Dresden.
Zimmer. Schwellenreiztherapie. M. m. W. 1921, Nr. 50.

Keimfreimachung der Instrumente und Verbandstoffe

Mießner, H. G. Schopp u. *F. Harms.* Verbandstoffsterilisation im Autoklaven (unter Berücksichtigung des Luftabscheiders). Zentralbl. f. Chir. 1937, S. 498.
Mündel, O. Über die Bedeutung der Luft für den Wärmegang bei der Dampfsterilisation. Arch. f. Hygiene u. Bakteriol. Bd. 17, H. 5, 1937.

Seifert, G. Eine einfache Methode der laufenden Kontrolle von Sterilisationsapparaten usw. M. m. W. 1941, S. 513.
Sobernheim, G. Die Sterilisation von Instrumenten in Theorie und Praxis. Deutsche Zeitschr. f. Chir. Bd. 246, S. 290.
Zeißler u. *Günther.* Sterilisationsversuche mit Zephirol. XXX. Tagung mitteldeutscher Chirurgen 1939.
Zopff, G. Kritisches zur Instrumentensterilisation. Chirurg 1936, S. 524.

Siehe auch unter: Keimfreimachung der Hand des Operateurs

Ahlfeld. Handschuhverletzungen und Händedesinfektion. Bruns Beitr. 1913, Bd. 83, H. 1.
Beyer. In welcher Konzentration tötet wäßriger Alkohol allein oder in Verbindung mit anderen desinfizierenden Mitteln Entzündungs- und Eitererreger am schnellsten gab? Diss. Kiel 1911.
Beyer, Gerhard. Untersuchungen über das Hautreinigungsmittel Satina. Inaug. Diss. Frankfurt a. M. 1939.
Ehrlich, J. Vergleichsprüfung der Dauer der Hautdesinfektion mit Alkohol und Jodtinktur. Diss. Berlin 1912.
Frey, E. Warum wirkt gerade 70% Alkohol so stark bakterizid? D. m. W. 1912, Nr. 35.
Friedrich. Kurze Bemerkung zum Gebrauch dünner nahtloser Gummihandschuhe für gelegentliche Operationszwecke. Zentralbl. f. Chir. 1898, Nr. 17.
Fürbringer. Untersuchungen und Vorschriften über die Desinfektion der Hände des Arztes. Wiesbaden 1888.
Fürbringer. Die neuesten experimentellen Grundlagen der Händedesinfektion. D. m. W. 1897, Nr. 6.
Gelinski, Ernst. Das Problem der Hände-, Haut- und Wunddesinfektion in der Chirurgie. Erg. d. Chir. u. Orthop. Bd. 27, 1934.
Habs u. *Schulz.* Untersuchungen über Operationsschleier. Chirurg 1937, S. 289.
Hägler. Händereinigung, Händedesinfektion und Händeschutz. Basel 1900.
Hanel. Über die Wirkung des Spiritus saponatus officinalis auf Mikroorganismen und seine Verwendbarkeit zur Desinfektion der Hände. Bruns Beitr. Bd. 26, H. 2.
Hellendall. Der Handschuhsaft. Klinische und bakteriologische Beiträge zur peritonealen Wundinfektion. Zentralbl. f. Gynäkol. 1912, Nr. 40, S. 1304.
Hübener. Über die Rolle des Bartes als Infektionsträger bei aseptischen Operationen. Zentralbl. f. Chir. 1899, Nr. 11.
Kaufmann, O. u. *H. Hertel.* Klinisch-bakteriologische Untersuchungen über das neue Desinfektionsmittel „Quartamon". Chirurg 1940, S. 674.
Korabelnikoff, J. Zur Verwendung der Jod-Soda-Lösung zur Händedesinfektion. Zentralbl. f. Chir. 1924, S. 791.
Korabelnikoff. Händedesinfektion mit wäßrigen Tanninlösungen. Zentralbl. f. Chir. 1924, S. 1230.
Krönig u. *Blumberg.* Beiträge zur Händedesinfektion. Leipzig 1900.
Lehmann. Händedesinfektion mit Tribromnaphthol. Bruns Beiträge 1911, Bd. 74, S. 220.
Marchionini. Arch. f. Dermatol. Bd. 158.
Mendes de Leon. Über die Gefahren der Wundinfektion durch das Sprechen bei Operationen. Arch. f. klin. Chir. 1904, Bd. 72, S. 904.
Mohaupt. Beiträge zur Frage nach der Bedeutung der Hautdrüsensekretion auf den Sterilisationseffekt bei der Händedesinfektion. Deutsche Zeitschr. f. Chir. 1901, Bd. 58.
Nehrkorn, A. Über Bunahandschuhe. Zentralbl. f. Chir. 1928, S. 451.
Neufeld, F. Über Zephirol als Händedesinfiziens und über Fehlerquellen bei Untersuchungen über Händedesinfektion. M. m. W. 1940, S. 1360.

Noguchi. Über die Verteilung der pathogenen Keime in der Haut mit Bezug auf die Hautdesinfektion. Arch. f. klin. Chir. 1912, Bd. 99, H. 4.

Ozaki. Über Alkoholdesinfektion. Deutsche Zeitschr. f. Chir. 1913, Bd. 120, H. 5—6.

Poten. Die chirurgische Asepsis der Hände. Berlin 1897.

Perthes, G. Ergebnis des Rundfrage über die Vergällungsmittel des Alkohols. Zentralbl. f. Chir. 1924, S. 329.

Polotilo, W. L. Verwendung der Tanninlösung zur Händedesinfektion. Zentralbl. f. Chir. 1924, S. 1969.

Price, Ph. B. Neue Studien über chirurgische Bakteriologie und chirurgische Technik. Journ. amer. med. assoc. Bd. 111, Nr. 32, 1938.

Ragonath, G. Satina und Praecutan. Inaug. Diss. Berlin 1940.

Rinsche. Neuere Untersuchungen zum Desinfektionsproblem. 92. Tagung niederrhein. westf. Chirurgen 1938.

Sachs-Mücke u. *Brekenfeld.* Sagrotan als Desinfektionsmittel. Arch. f. klin. Chir. Bd. 149, 1928.

Schade u. *Marchionini.* Arch. f. Dermatol. Bd. 154.

Schipatschew, W.G. Zur Entkeimung der Hände des Chirurgen. Vestn. Chir. russ. Bd. 40.

Stickdorn. Zeitschr. f. exp. Pathol. 1921.

Sarwey. Bakteriologische Untersuchungen über Händedesinfektion. Berlin 1905, Hirschwald.

Wolf, U. Sterilisation der Gummihandschuhe mit der Sagrotan-Vasoform-Methode. (Ein Verfahren für kleine Betriebe, Praxis und Wehrmacht im Kriegsfalle.) M. m. W. 1937, Nr. 28.

Wulff, H. Zur Händevorbereitung und Händeschonung. Chirurg 1936, S. 837.

Zarkiewitsch, N. F. Über Eiterung der Operationswunden nach den Erfahrungen der Militärmedizinischen Akademie im Zeitraum 1918—1922. Westnik chir. 1923, Buch 4—6.

Keimfreimachung des Operationsfeldes

Baum. Joddesinfektion, geprüft an großem Hernien-Material. Med. Klinik 1910, Nr. 12.

Baumann, E. Fünfzehn Jahre Brillantgrün-Desinfektion des Operationsfeldes. Zentralbl. f. Chir. 1941.

Belz, W. Beitrag zur Ersparnis von Jodtinktur und verwandten Mitteln bei der Hautdesinfektion. Zentralbl. f. Chir. 1940, S. 666.

Best, F. u. *H. Wagner.* Unsere Erfahrungen mit „Sepso" als Desinfektionsmittel des Operationsfeldes. Zentralbl. f. Chir. 1938, S. 819.

Bogdan. Modifizierung der Hautdesinfektion des Operationsfeldes nach Grossich. Zentralbl. f. Chir. 1910, Nr. 3.

Brewitt. Wert der Jodpinselung zur Desinfektion der Haut vor Operationen. M. m. W. 1910, Nr. 6.

v. Brunn. Über neuere Methoden der Hautdesinfektion des Operationsfeldes. Bruns Beitr. Bd. 54, H. 3.

Decker. Experimentelle Beiträge zur Frage der Jodtinkturdesinfektion. D. m. W. 1911, Ns. 23, S. 1078.

Engels, H. Sepsotinktur statt Jodtinktur. Zentralbl. f. Chir. 1939, S. 801.

Fritsch. Die Jodtinktur als Desinfektionsmittel des Operationsfeldes. Bruns Beiträge Bd. 75, H. 1—2.

Fritzsche. Über die Verwendung der Jodtinktur bei Magen- und Darm-Operationen. Bruns Beitr. Bd. 77, H. 2.

Fritzler, K. Veränderungen der Haut durch Jodtinktur. Pathologisch anatomische Untersuchungen an Meerschweinchen. Arch. f. exp. Pathol. u. Pharmakol. Bd. 114.

Gelinski, E. Das Problem der Hände-, Haut- und Wunddesinfektion in der Chirurgie vom physikalischen Standpunkt aus gesehen. Ergebnisse der Chirurgie u. Orthopädie Bd. 27, 1934.

Gorgon, W. H. Zur Wundheilung nach aseptischen Operationen mit primärem Wundverschluß. Chirurg 1937, S. 98.

Grekow. Zur Frage der Desinfektion der Hände und des Operationsfeldes mit Alkohol und Jodtinktur. Arch. f. klin. Chir. 1909, Bd. 90, H. 4.

Grossich. Eine neue Sterilisationsmethode der Haut bei chirurgischen Operationen. Zentralbl. f. Chir. 1908, Nr. 44.

Grossich. Meine Präparationsmethode des Operationsfeldes mittels Jodtinktur. Monographie Urban u. Schwarzenberg 1911.

Heinemann. Zur Frage der *Grossich*schen Jodtinkturdesinfektion. Zentralbl. f. Chir. 1913, Nr. 46.

Heusner. Über Jodbenzindesinfektion. Zentralbl. f. Chir. 1906, Nr. 8.

Heusner. Über Jodbenzindesinfektion. Deutsche Zeitschr. f. Chir. 1907, Bd. 57, H. 4 bis 6.

Hofmann. Die moderne Jodpinselung und deren weiteres Anwendungsgebiet. M. m. W. 1911, S. 139.

Hornung, H. Über Kodantinktur, ein neues Hautdesinfektionsmittel. Fortschr. d. Therapie Bd. 16, 1940.

Jungengel. Weitere Erfahrungen mit Joddampfbehandlung. Bruns Beitr. Bd. 76, H. 3.

König u. *Hoffmann.* Schnelldesinfektion des Operationsfeldes mit Thymolspiritus. Zentralbl. f. Chir. 1911, Nr. 24, S. 827.

Klemet, F. Die Desinfektion des Operationsfeldes mit Formalinalkohol nach Borchers. Zentralbl. f. Chir. 1936, S. 736.

Landau. Versuche über die Desinfektionswirkung von Sublimat, Jodtinktur und Providoformtinktur auf der menschlichen Haut. Berl. klin. Wochenschr. 1918, Nr. 28.

v. Mildner u. *Schlee.* Zur Desinfektion des Operationsfeldes. D. m. W. 1923, Nr. 23.

Narat. Neues aus der chirurgischen Welt in Amerika. Zentralbl. f. Chir. 1936, S. 1058.

Noguchi. Über den Wert der Jodtinktur als Desinfektionsmittel auf der menschlichen Haut. Berl. klin. Wochenschr. 1918, Nr. 28.

Oesterle, P. Die sporentötende Wirkung von Jodpräparaten und Jodaustauschmitteln. Zeitschr. d. ges. innere Med. u. Grenzgeb. 1947, H. 1—2.

Oswald, F. Untersuchungen über die Desinfektionswirkung der Jodtinktur bei der Vorbereitung des Operationsfeldes. Zentralbl. f. Chir. 1938, S. 17.

Paas, H. R. Valvanol als Desinfiziens und Antiseptikum in der allgemeinen Chirurgie. Zentralbl. f. Chir. 1936, S. 1331.

Pels Leusden, F. Ist Jodtinktur als Hauptdesinfizient entbehrlich? M. m. W. 1940, Nr. 41.

Propping. Zur Joddesinfektion des Operationsfeldes bei Bauchoperationen. Zentralbl. f. Chir. 1911, Nr. 19.

Propping. Über die Desinfektion des Operationsfeldes mit Providoformtinktur. M. m. W. 1924, Nr. 6.

Repich, H. Versuche zur Frage des Ersatzes von Jod bei der Hautdesinfektion und bei der Gramfärbung. Arch. f. Hygiene Bd. 116, 1941.

Ries, E. Jodtinktur entbehrlich. M. m. W. 1941, Nr. 26.

Rosenberg. Über die Verwendbarkeit von „Junijot“ zur Desinfektion des Operationsfeldes. D. m. W. 1923, Nr. 42.

Salkindsohn, O. Zur Frage der Operationsdesinfektion. Zentralbl. f. Chir. 1924, S. 231.

Schulze, W. Providoform zur Desinfektion des Operationsfeldes. Zentralbl. f. Chir. 1942, S. 390.

Snoy. Natrium hyposulfurosum als Jodabwaschmittel. D. m. W. 1911, Nr. 4.

Türschmid, W. Die Piktinsäure als bewährtes Mittel zur Desinfektion des Operationsfeldes. Zentralbl. f. Chir. 1924, S. 1128.

Vorschütz, J. Desinfektion des Operationsfeldes mit 10% Bactolalkohol. Zentralbl. f. Chir. 1936, S. 3022.

Vierthaler, W. Vergleichende Untersuchungen über einige Austauschstoffe für Jodtinktur. M. m. W. 1940, S. 1114.

Wachsmuth, G. Über die neue Sepsotinktur. Arch. f. klin. Chir. Bd. 197, 1939.

Wüstenberg, J. Vergleichende Untersuchungen über Austauschstoffe der Jodtinktur unter Berücksichtigung der bisher gesammelten klinischen und experimentellen Erfahrungen. Deutscher Militärarzt 1941, S. 456.

Keimfreimachung des Nahtmaterials

Baumann, E. Ein verbessertes Chromkatgut. Zentralbl. f. Chir. 1936, S. 2383.

Bellas, J. E. Der Einfluß der Nähte auf operative Wunden. Ann. Surg, Bd. 112, 1940.

Beyer, Gerd. Physikalisch-technische Untersuchungen über chirurgisches Nahtmaterial. Der Chirurg 1949, S. 52.

v. Brandis, H. J. Synthofil, ein neues synthetisches Nahtmaterial. Zentralbl. f. Chir. 1936, S. 277.

Bührmann. Zeitschr. f. Hygiene 1933, S. 241.

Bulloch. W. L. H. Lampitt u. *J. H. Bushill.* The preparation of Catgut for surgical usw. London 1929. Medical research counsil.

Christensen, H. M. u. *P. V. Marcussen.* Vergleichende Untersuchungen über die Resorptionszeit von Katgut in der Rattenmuskulatur. Nord. med. Stockh. 1941, S. 640.

Clock, R. O. Irrtümer betreffs chemisch sterilisierter Katgutnähte mit besonderer Berücksichtigung des Gebrauches von metallischem Silber. Surg. Gyn. Obst. Bd. 64, 1937.

Cole, W. H., C. Ireneus u. *J. T. Reynolds.* Die Anwendung von Vitallium . . . Ann. surg. Bd. 122, 1945.

v. Drigalski. Untersuchungen über das keimfreie chirurgische Nahtmaterial „Carnofil". D. m. W. 1935, Nr. 41.

Dunphy, J. E. u. *Th. W. Botsford.* Der Gebrauch von Seide in der Schilddrüsenchirurgie. Surg. gyn. obst. Bd. 69, 1939.

Elkin, D. C. Wundinfektion. Ein Vergleich von Seiden und Katgutnähten. Ann. surg. Bd. 112, 1940.

Farris, J. M. Gewebsrückäußerungen auf Nähstoff. Ann surg. Bd. 114, 1941.

Faudre, A. Le Catgut. Masson u. Cie. Paris 1944.

Feriz, H. Catgut u. Collagen. Nederl. Tijdschr. Geneesk. 1940 S. 810.

Fürle. Zur Katgutfrage (mit 257 Literaturangaben). Arch. f. klin. Chir. 1922, Bd. 119, S. 277.

Frugoni, P. Gibt es eine Katgutallergie? Arch. ital. chir. Bd. 43, H. 4, 1936.

Gilberti, P. Untersuchungen über das antigene Vermögen von Katgut. Policlinico Sez. chir. Bd. 46.

Haase, W. „Rostfreier" Stahl in der Chirurgie. Arch. f. orthop. u. Unfall Chir. Bd. 37.

v. Haeften, K. Ein Beitrag zur Katgutresorption. Bruns Beitr. Bd. 158, 1933.

v. Haeften, K. Ein Beitrag zur Carnofilfrage. Chirurg 1936, S. 359.

Hägler, Über Ligatureiterungen. Arch. f. klin. Chir. Bd. 64, H. 2.

Hägler. Steriles und antiseptisches Ligaturmaterial. Zentralbl. f. Chir. 1899, Nr. 3.

Hahn, M. u. *K. Walther.* Zur Prüfung der Katgutsterilisierungsverfahren. Klin. Wochenschr. 1931, Nr. 30.

Hallwachs. Über die Einheilung von organischem Material . . . Arch. f. klin. Chir. 1879, Bd. 24.

Hammer, F. Über die Sterilisation des Katgut. Zentralbl. f. Chir. 1948, S. 897.

Horine, C. F. Einige physikalische Bedingungen für Katgutunterbindungen und Knoten.. Ann. surg. Bd. 112, Nr. 3, 1940.

Howes, E. L. A renaissance of suture technique needed. Amer. journ. surg. Bd. 48, 1940.

Jenkins, H. P. Eine klinische Studie über Katgut in seiner Beziehung zum Aufplatzen von Laparotomiewunden und eine an Kranken vorgenommene Probe seiner Dauerhaftigkeit. Surg. gyn. obst. Bd. 64, 1937.

Keitel, Heribert. Todesfall durch postoperative Nachblutung bei Anwendung des neuen synthetischen Unterbindungsmaterials (Supramid) Zentralblatt f. Chir. 1948, H. 10.

König, W. Synthofil, ein neues synthetisches Nahtmaterial. Zentralbl. f. Chir. 1936, S. 277.
Konrich, F. Über Nachsterilisierung von Katgut. Arch. f. klin. Chir. Bd. 125.
Konrich u. *Zeißler.* Verhand. d. deutschen Ges. f. Chir. 21, April 1933.
Kowalow, D. S. Zur Frage der Osteosynthese mit reserbierbarem Nahtmaterial. Chirurgia Moskau 1946, H. 5, S. 33.
Kraißl, C. J., B. M. Kesten J. G. Cimiotti. Die Beziehungen des Katgutsensivität zur Wundheilung. Surg., Gyn. Obst. Bd. 66, 1938.
Krönig. Zur Wahl des Nahtmaterials. D. m. W. 1900, Nr. 44 u. 45.
Krull, G. Untersuchungen über die Giftigkeit rostfreien Stahls in der Gewebskultur. Arch. f. orthop. u. Unfall Chir. Bd. 37.
Kuhn Die Abstufung des Resorbierbarkeit, ein Wesentliches in der Katgutfrage. Zentralbl. f. Chir. 1908, Nr. 50.
Lange, M. Der Kruppstahl-Draht als Knochen-Nahtmaterial. Zeitschr. f. orthop. Chir. Bd. 47, 1921.
v. Lesser. Über das Verhalten des Katguts im Organismus. Virch. Arch. Bd. 95, S. 211, 1884.
Lieb. Über ein neues, mit Silber imprägniertes chirurgisches Verband- und Naht-Material. D. m. W. 1934, Nr. 14.
Madlener. Ramiezwirn als chirurgischer Faden. D. m. W. 1907, Nr. 50.
Madlener. Physikalisches über Seide, Zelluloidzwirn und Ramiezwirn. Centralbl. f. Chir. 1908, Nr. 3.
Madlener. Katgut oder unresorbierbares Fadenmaterial. Zentralbl. f. Chir. 1910, Nr. 1.
Madlener. Präparation des Ramiezwirns. Zentralbl. f. Chir. 1910, Nr. 4, S. 152.
Nichols, H. M. u. *A. W. Diack.* Experimentelle Untersuchungen über Nylon als Nahtmaterial. West. Journ. Surg. Bd. 48, 1940.
Paleologue, K. N. u. *H. L. Rabinowitsch.* Über die Resorptionsfrist des Katguts in verschiedenen Geweben. Vestd. Chir. russ. 1940, Bd. 59.
Peiper, H. Über die Notwendigkeit des Duraverschlusses bei der primären Versorgung von Hirnschußwunden sowie über griffbereite Duratransplantate. Der Chirurg Jhrg. 16, H. 7—10.
Platareanu, W. Menschenhaare als Material für die Nervennaht. Zentralbl. f. Chir. 1943, S. 35.
Poppert. Über Eiterung durch keimfreies Katgut. D. m. W. 1896, Nr. 48.
Preston, D. J. Die mechanische Überlegenheit von ausgeglühten fehlerfreien Stahldrähten und Ligaturen. Surgery, Bd. 9, S. 941.
Propping, K. Über die Spätstörungen in der Wundbehandlung bei Verwendung von Katgut. Zentralbl. f. Chir. 1923, Nr. 26.
Rau, O. Erfahrungen mit dem modernen Nahtmaterial „Medrafil". Zentralbl. f. Chir. 1937, S. 509.
Ritter, A. Katgut. Helvetia chirurgica Acta. Bd. 12, 1945. Supplement XV.
Roith. Das Verhalten parenteral einverleibter Zellulose. IX. Tagung bayerischer Chirurgen 26. Juli 1924.
Rostock, P. Ist das Magnesium als Naht- und Schienungsmaterial für Knochenoperationen geeignet? Arch. f. orthop. u. Unfall Chir. Bd. 38, 1937.
Saltykoff. Versuche über mit Wachs überzogene Seidenfäden. Deutsche Zeitschr. f. Chir. 1901, Bfd. 59, H. 1 u. 2.
Schinzinger. Verwendung der Pferdehaare zur Wundnaht. M. m. W. 1910, Nr. 50, S. 2662.
Schiller. Zur Verwendung ungedrehter Renntiersehnenfäden als Naht- und Ligaturmaterial. M. m. W. 1900, Nr. 45.
Siebner, M. Roßhaar zur Hautnaht. Chirurg 1933, S. 411.
Simon, L. Ein neuartiges chirurgisches Näh- und Unterbindungsmaterial. Der Chirurg 1948.
Smook, A. H. u. *P. J. Gaillard.* Über den Einfluß verschiedener Metalle auf Knochengewebe. Bruns Beitr. Bd. 170, 1939.

Stalf, K. G. Erfahrungen mit dem Nahtfaden „Synthofil". Chirurg 1937, S. 767.
Stich. Apparat zur Bestimmung der Zugfestigkeit von chirurgischem Nahtmaterial. Zentralbl. f. Chir. 1898, Nr. 22.
Storp u. *Abel.* Über Katgut und Jodkatgut. Zentralbl. f. Chir. 1927, S. 1795.
Taylor, F. W. Chirurgische Knoten. Ann. surg. Bd. 107, 1938.
Troller. Über Stichkanalinfektionen. Bruns Beitr. Bd. 22, H. 2.
Voigt. Beitrag zur Kenntnis des Katguts. Arch. f. klin. Chir. Bd. 198, H. 1.
Wainwright. Tetanus, its incidence and treatment. Arch. surg. Chicago Bd. 12, 1926.
Walther, K. Studien zum Katgutproblem. Zeitschr. f. Hygiene u. Inf. Krankh. 113, H. 2 u. 3.
Wederhake. Herstellung der Silberkautschukseide. Zentralbl. f. Chir. 1906, Nr. 35.
Wederhake. Dauernd steriles Fadenmaterial. D. m. W. 1907, Nr. 47.
Whipple, A. O. Auswahl und Anwendung von Unterbindungs- und Nahtmaterial bei der Versorgung einer Wunde. Surg. 1939, Bd. 69.
Witzel. Silberkautschukseide an Stelle des Silberdrahtes zur versenkten Naht. Zentralbl. f. Chir. 1906, Nr. 35.
Woithe. Bakteriologische Untersuchungen zur Katgutfrage. Med. Klinik 1909, Nr. 26.
Wolff, P. Zur Katgutfrage. Deutsche Zeitschr. f. Chir. Bd. 2, 120.

Experimentelle Grundlagen der Wundinfektionsbehandlung

Axhausen u. *Frosch.* Über die Wirkung antiseptischer Gelenkinjektionen auf den Gelenkkörper. Arch. f. klin. Chir. Bd. 119, H. 4.
Belak. Die Wirkungsweise der Streupulver in physiologischer Hinsicht. Biochem. Zeitschr. 1919, Bd. 96, H. 4—6.
Blumberg. Experimentelle Untersuchungen über die Desinfektion im Gewebe tierischer Organe. Zeitschr. f. Hygiene u. Infektionskrankh. 1898, Bd. 27.
Braun, H. Die Prüfungsmethoden der Wundantiseptika. Klin. Wochenschr. 1922, Nr. 16.
Braun u. *Goldschmidt.* Versuche über die Wirkung von Trypyflavin und Rivanol gegen Erdinfektion. Bruns Beiträge Bd. 130, H. 2.
Brögli, M. Die Bedeutung akzidenteller Wunden in der Suva. Schweizer med. Wochenschr. 1933, Nr. 38.
Brunner, K. Erdinfektion und Antiseptik. Hauptergebnisse einer experimentellen Untersuchung. Zentralbl. f. Chir. 1915, Nr. 52.
Brunner, K. Rivanol und Wundinfektion durch Anäerobier. Zentralbl. f. Chir. 1923, Nr. 12.
Brunner, K. Das Problem der prophylaktischen Tiefenantiseptik in der Wundbehandlung. Klin. Wochenschr. 1924.
Brunner, K. Zur Polypragmasie meiner Antiseptik bei Behandlung schwerer Verletzungen. Zentralbl. f. Chir. 1923, Nr. 12.
Brunner, K. u. *v. Gonzenbach* u. *A. Ritter.* Experimentelle Untersuchungen über Erdinfektion und Antiseptik. Bruns Beiträge 1918, Bd. 111, H. 3.
Brunner, K. u. *v. Gonzenbach.* Die Oberflächen- und Tiefendesinfektion der Wunden und die Leistungsfähigkeit des Tiefenantiseptikums Vuzin. Bruns Beiträge Bd. 125, H. 2.
Brunner, K. u. *v. Gonzenbach.* Weitere experimentelle und klinische Untersuchungen über chemische Wundantiseptik, speziell Tiefendesinfektion. Bruns Beiträge 1923, Bd. 130, H. 2.
Dreyer. Experimentelle Untersuchungen zur Therapie der akuten, eitrigen Gelenkentzündung. Bruns Beiträge 1911, Bd. 75, H. 1—2.
v. Eicken. Über die Desinfektion infizierter Wunden. Bruns Beiträge 1899, Bd. 24, H. 2.
Eliasen, E. L. u. *Ch. Langklin.* Postoperative Wundkomplikationen. Ann. Surg. Bd. 100, S. 1159—1176, 1934.
Feiler. Zur Prüfungsmethodik der Wundantiseptika im Tierexperiment. Deutsche Zeitschr. f. Chir. 1921, Bd. 164, H. 4—6.

Fraenkel, A. Über Jodoformwirkung und Jodoformersatz. Wiener klin. Wochenschr. 1900, Nr. 47.

Friedrich. Die aseptische Versorgung frischer Wunden. Arch. f. klin. Chir. Bd. 57.

Gontermann. Experimentelle Untersuchungen über die Ab- und Zunahme der Keime in einer akzidentellen Wunde unter rein aseptischer trockener und antiseptisch feuchter Behandlung. Arch. f. klin. Chir. 1903, Bd. 70, S. 394.

Groß, Fritz. Histologische Untersuchungen zur chemischen Wunddesinfektion. Zentralbl. f. Chir. 1941, S. 376.

Haenel. Zur Frage der Desinfektionsfähigkeit der Wunden. D. m. W. 1895, Nr. 8.

Hamburger. Physikalisch-chemische Untersuchungen über Phagocyten. Wiesbaden 1912. J. F. Bergmann.

Hausen, J. Die primäre Wundbehandlung. Deutsche Zeitschr. f. Chir. Bd. 227.

Hedri. Zur Kenntnis der Phenolkampferwirkung in Gelenken. Arch. f. klin. Chir. 1923. Bd. 121, H. 2.

Heller, E. Über das sogenannte Wundanfrischen nach Friedrich. Primäre Wundnaht oder Offenhalten der Wunden? Chirurg. 1928, S. 497.

Hellner, H. Die Behandlung der Friedens- und Kriegswunde im Lichte des *Friedrich*schen Experiments. Eine Nachprüfung der *Friedrich*schen Versuche unter erschwerten Bedingungen. Chirurg. 1941, S. 465 u. 497.

Hellner, H. Das *Friedrich*sche Experiment unter erschwerten Bedingungen. Arch. f. klin. Chir. Bd. 201, H. 4, 1941.

Henle. Über Desinfektion frischer Wunden. Arch. f. klin. Chir. Bd. 49, H. 4.

Jander. Experimentelle Untersuchungen über bakterienfeindliche Eigenschaften des Perubalsams. Arch. f. klin. Chir. Bd. 90, S. 529.

Klapp, R. Mein Beitrag zur Kriegschirurgie. Zentralbl. f. Chir. 1940, S. 51.

König, W. Über primäre Wundbehandlung in der Wehrmacht unter Bekanntgabe von Heilungsergebnissen aus der chirurgischen Universitätsklinik Bonn. Der deutsche Militärarzt 1940, H. 4.

Koller. Experimentelle Versuche über die Therapie infizierter Schußwunden. Deutsche Zeitschr. f. Chir. Bd. 47, S. 211.

Krotunovic. Chirurgische Wundbearbeitung unter Führung von Bromthymolblauindikator. Vestb. Chir. russ. Bd. 61, 1941.

Meßner. Experimentelle Studien über die Wundbehandlung bei infizierten Wunden. M. m. W. 1894, Nr. 19.

Morian, R. Zur Wundheilung nach aseptischen Operationen mit primärem Wundverschluß. Arch. f. klin. Chir. Bd. 169, 1932.

Mühsam u. *Hellejan.* Über Rivanolbehandlung. Berl. Ges. f. Chir. 12, V. 1924.

Neufeld. Die experimentellen Grundlagen der chemischen Antisepsis. Arch. f. klin. Chir. Bd. 120, S. 326.

Noetzel. Experimentelle Studie zum antiseptischen Wundverband. Arch. f. klin. Chir. 1903, Bd. 71.

Noetzel, W. Die Behandlung frischer Wunden. Die Wundausschneidung nach *Friedrich.* Die Tetanusvorbeuge. Zentralbl. f. Chir. 1938, S. 822.

Oehlecker, F. Die mißverstandene Wundausschneidung nach *Friedrich.* Chirurg. 1940, S. 231.

Oehlecker, F. Zur Frage der sogenannten Wundausschneidung. Chirurg. 1941, S. 485.

Ollinger. Zur Frage der Wundheilungsstörungen nach aseptischen Operationen. Bruns Beiträge Bd. 173, 1942.

Ritter. Neue klinische Erfahrung und experimentelle Ergebnisse bei Tiefenantisepsis und Chemotherapie. Schweizer med. Wochenschr. 1924, Nr. 2.

Schimmelbusch. Die Desinfektion septisch infizierter Wunden. Deutsche Ges. f. Chir. 1893.

Schimmelbusch. Über Desinfektion septisch infizierter Wunden. Berlin 1895.

Schnitzler. Untersuchungen zur Desinfektion staphylokokkeninfizierter Wunden mit Rivanol-Karbamid-Streupulver. Deutsche Zeitschr. f. Chir. 1924, Bd. 184.

Schüle, W. Ergebnisse primär-operativer Behandlung offener Weichteilverletzungen und die Gefahren dieser Versorgung. Deutsche Zeitschr. f. Chir. Bd. 245, S. 770.

Sickmann. Über den Einfluß des Perubalsams auf Bakterien und seinen therapeutischen Wert in der Wundbehandlung. Deutsche Zeitschr. f. Chir. 1910, Bd. 104, S. 298.

Siemeister, A. Ein Beitrag zur Behandlung von Gelegenheitswunden aller Art unter besonderer Berücksichtigung ihrer Entstehung nach primärem Verschluß der Wunde nach Wundexcision nach *Friedrich.* Arch. f. orthop. u. Unfall Chir. Bd. 39, 1939.

Teichert, C. Wundinfektionen nach aseptischen Operationen mit primärem Wundverschluß. Zentralbl. f. Chir. 1924, S. 2121.

Vassitsch. Über die Gefahr der primären Naht bei den offenen Verletzungen. Mem. acad. chir. 1939, Bd. 65.

Wachsmuth, G. Über das biologische Schicksal des Wundrandgewebes. Arch. f. orthop. u. Unfall Chir. Bd. 38, S. 492, 1928.

Wundversorgung mit dem Diathermiemesser

Bernhard, Fr. Über die elektrochirurgische Behandlung des Gasbrandes. Zentralbl. f. Chir. 1941, S. 628.

Bürckle de la Camp. Arch. f. klin. Chir. Bd. 167.

Ehalt, W. Über Wundausschneidung. Chirurg. 1941, S. 474.

Eloesser, L. Obstruction to the Lymph channels by scar. Journ. amer. med. assoc. Bd. 81, 1923.

Haubenreißer, E. Zur Wundheilung bei Anwendung des Hochfrequenzschnittes. Bruns Beitr. Bd. 153, 1931.

Heitz-Boyer. Kriegschirurgie und elektrisches Messer. Mem. acad. chir. Bd. 65, 1939 u. Bd. 66, 1940.

Heymann, E. Über Hochfrequenz-Chirurgie. Bruns Beitr. Bd. 153, 1931.

Katsura, G. u. *S. Itoh.* Elektroschneiden mit ultrakurzen und kurzen Wellen. Arch. f. klin. Chir. Bd. 175, 1933.

v. Magyary, G. Über die Wundheilung nach elektrischen Operationen. Arch. f. klin. Chir. Bd. 169, 1932.

v. Seemen. Allgemeine und spezielle Elektrochirurgie. Berlin 1932.

Toth, B. Das Diathermiemesser in der Behandlung des Gasödems. Zentralbl. f. Chir. 1942, S. 864.

Zschau, H. Elektrokoagulation und Lymphgefäße. Deutsche Zeitschr. f. Chir. Bd. 233.

Wundbehandlung mit pflanzlichen und tierischen Stoffen

Albus, G. u. *H. Hering.* Behandlung schlechtheilender Wunden, besonders der Beingeschwüre, mit Echinacin. Med. Klinik 1941, S. 276.

Aronow, M. S. Die Wirkung von Gemüsesäften auf die Wundheilung. Chirurgija russ. Bd. 10, 1938.

Boehringer, F. Zur Wundbehandlung mit Chlorophyllsalbe. Schweizer med. Wochenschr. 1942, II.

Bowers, W. F. Chlorophyll bei Wundheilung und eiternden Prozessen. Amer. journ. surg. Bd. 73, 1947.

Bregadse, J. L. Ein Versuch zur Wundbehandlung mit Vernix caseosa. Zentralbl. f. Chir. 1931, S. 1191.

Brover, B. L. Behandlung von Geschwüren mit verzögerter Heilungstendenz und von infizierten Wunden mit Apfelsinensaft bei ambulanten Kranken. Chirurgija russ. Bd. 10, 1938.

Bürgi, E. Wirkung von Pflanzenfarbstoffen auf die verletzte Haut. Schweizer med. Wochenschr. 1940, S. 992.

Bürgi, S. Über die wundheilende Wirkung der Blattgrün- und Blutfarbstoffe. Zeitschr. f. d. ges. exp. Med. Bd. 110, S. 259, 1942.

Carrel, A. Journ. exp. med. Bd. 24, 1916.
Chavkin, L. K. Gewebetherapie schlecht heilender Wunden. Chir. russ. Bd. 3, S. 32—37, 1947.
Dick, G. F. Arch. surg. Bd. 41, 1940, S. 287.
Doljanski, L. Acceleration of Wound healing. British med. journ. 1947, 4493.
Garin, N. D. Methodik der Anwendung und Wirksamkeit der Gewebetherapie Chir. Nachr. Grekow, Bd. 65, 1945.
Gordonoff. Über die pharmakotherapeutische Bedeutung des Chlorophylls. Zeitschr. f. d. ges. exp. Med. Bd. 54.
Goligorskij, S. D. Behandlung mit konserviertem Gewebe nach der Methode von Filatow bei schlecht heilenden Wunden und Geschwüren. Chirurgija russ. 1946, H. 2.
Fabrikant. Charkow Chirurgie 1947, Nr. 10.
Haussen, S. u. *V. Schmidt.* Über Wundbehandlung mit Proteose. Ugeskr. f. Laeg. Bd. 92.
Hühnerschulte, J. Über den Einfluß des Zitronensafts auf eitrige Wunden. Diss. med. Münster 1938.
Jensen, W. Zur Frage der Epithelisierung von Granulations- und Frischwunden durch Blasenhäute. Zentralbl. f. Chir. 1940, S. 1399.
Kiaer, S. Biologische Beobachtungen über Wundheilung. Arch. f. klin. Chir. Bd. 149, 1922.
König, R. Wundbehandlung mit Provulnolan. Therapie der Gegenwart. 1939, H. 12.
Korabelnikov, J. D. u. *Y. K. Himmelfarb.* Über die Wirkung von Tomaten- und Apfelsinensaft auf die Mikroflora infizierter Wunden. Chirurgija russ. Bd. 10, 1931.
Lampe, R. Über die Verwendbarkeit der Schalenhaut (Membrana testacea) des Vogeleis in der Chirurgie. Zentralbl. f. Chir. 1933, S. 2887.
Lange, O. Harzsalbenbehandlung eiternder Affektionen. Die medizinische Welt 1938, Nr. 42.
Medweden, D. P. Gewebetherapie nach Krause. Chirurgija russ. H. 2, 1946.
Momburg, F. Die Harzsalbe. Chirurg. Bd. 11, S. 12, 1939.
Müller-Meernach. M. m. W. 1934, 11.
Nielsen, E. Über die Wirkung von tierischen Wuchsstoffen auf die Wundheilung. Ugeskr. f. Laeger 1939, S. 1071.
Nielsen, N. B. Über die Wundheilung mittels wachstumsaktivierender Fraktionen von Embryonalsaft. Nord. med. Stockholm 1942, S. 1556.
du Nouy. Journ. of exp. Med. Bd. 29, 1916 u. Bd. 29, 1919.
Rau, O. u. *M. P. U. Heinemann.* Provulnolan, die moderne Harz-Lebertran-Salbe. Die medizinische Welt 1937, Nr. 5.
Saudelin, Hakon u. *Gunnar af Björ-Kesten.* Versuche über die Einwirkung von Embryonalextrakten auf die Wundheilungsgeschwindigkeit. Finska Läksällsk. Hdl. 1932.
Schloß, W. Über die Beeinflussung der Wundheilung durch Embryonalgewebe. Arch. f. klin. Chir. Bd. 151, 1928.
Serebiennikow, L. V. u. *R. D. Vinnik.* Über die Reaktion des Gewebes auf Tomaten- und Apfelsinensaft. Chirurgija russ. Bd. 10, 1938.
Skoulsky, L. Y. Poliklinische Behandlung von infizierten Wunden und Geschwüren mit Tomatensaft. Chirurgija russ. Bd. 10, 1938.
Snejkov, V. P. Einfluß von Tomaten und Apfelsinensaft verschiedener Konzentration auf das Wachstum explantierten Bindegewebes. Chirurgija russ. Bd. 10, 1938.
Sokolow, N. N. Über die Behandlung infizierter Wunden und chronischer Geschwürprozesse mit Tomaten- und Apfelsinensaft. Chirurgija russ. Bd. 10, 1938.
Thomsen, S. B. Die Wundheilungsgeschwindigkeit. Nord. med. Stockholm 1941, S. 3057.
Waugh, W. G. Versuche zur Beschleunigung der Wundheilung. Brit. med. jonrn. 1940, Nr. 4128.
Zolonda, A., E. Selkow u. *A. Vasiljio.* Zur Frage über den Einfluß der Gewebezerfallprodukte auf die Heilung von Hautwunden. Vestn. Chir. Bd. 90.
Zschache, H. Behandlung eitriger Wunden mit Echiplant. Med. Welt 1943, Nr. 46—47

Örtliche Digitalisbehandlung der Wunde

Baron, H. Digitalis als Wundbehandlungsmittel. Chirurg. 1940, S. 160.

Baron, H. Die Beziehungen der Digitalisglykoside zur Wundbehandlung. Hippokrates 1941, H. 16.

Kazda, Franz. Einfluß der Digitalis auf die Heilung genähter Wunden. Zentralbl. f. Chir. 1924, S. 1840.

Krantz, W. Hinweis zur äußerlichen Anwendung von Digitalis. Der Chirurg Bd. 12 S. 679, 1940.

Behandlung mit Bienengift

Schmidt-Lange, W. Die keimtötende Wirkung des Bienengiftes. M. m. W. 1941, Nr. 34

Behandlung mit Fliegenmaden

Tschopp, W. u. *E. Bernhard.* Fliegenmadenbehandlung eines Falles von Erysipelas gangraenosum bei gleichzeitiger Hyperglykämie und Glykosurie. Schweizer med. Wochenschr. 1935, Nr. 27.

Liebold, G. Zur Behandlung stark eiternder Wunden. M. m. W. 1941, Nr. 6.

Jung, H. Harnstoff und Rhodan in der Wundbehandlung (Reoxyl-Tosse). M. m. W. 1940, Nr. 23.

Lange-Sundermann. Die Madentherapie in ästhetischer Form zur Behandlung schwer infizierter Kriegsverletzungen. M. m. W. 1940, Nr. 38.

Nakamura, N. Zur Behandlung der Osteomyelitiden und anderer eitriger Erkrankungen mit Fliegenmaden. Arch. f. klin. Chir. Bd. 188, 1937.

Takares, E. u. *E. D. Cassi.* Rev. san. mil. Cuba. 1939, Bd. 3.

Robinson, W. Das von chirurgischen Maden ausgeschiedene Ammoniumbicarbonat. regt die Heilung eiternder Wunden an. Amer. Journ. Surg. 1940, Bd. 47.

Gasbehandlung der Wunde

Allemann, R. Zur Ozonbehandlung großer, schlecht heilender Wunden. Zentralbl. f. Chir. 1934, S. 1461.

Aubourg, Paul. Ozon in der Chirurgie. Acad. Chir. Bd. 65, 1939.

Cobet, R. Wundbehandlung mit gasförmiger Kohlensäure. Chirurg 1926, S. 549.

Giebler, H. Anwendung von Gasen zur Behandlung von Beingeschwüren. Inaug. Diss. Berlin 1929.

Haas, W. Zur Behandlung von Wunddiphtherie. Zentralbl. f. Chir. 1940, S. 350.

Hediger. Wundtherapie mit gasförmiger Kohlensäure. Klin. Wochenschr. 1929, Nr. 31.

Neff, G. Behandlung des Gasbrandes mit ionisiertem und ozonisiertem Wasserdampf. Schweizer med. Wochenschr. 1941, H. 21.

Payr, E. Über Ozonbehandlung in der Chirurgie. M. m. W. 1935, Nr. 22.

Rottsahl. Über Wundbegasung mit Schwefeldioxyd. D. m. W. 1923, Nr. 37.

v. Scanzoni u. *Kufferath.* Deutsche Zeitschr. f. Chir. Bd. 242, S. 512.

Schmied, H. O. Zur Wasserstoffsuperoxydbehandlung der Gasbranderkrankung. Chirurg 1939, S. 728.

Schnelle. Die Balneotherapie bewegungsgestörter Gliedmaßen und schlecht heilender Wunden. D. m. W. 1940, Nr. 30.

Scholtz, H. G. u. *K. Feustel.* Die Kohlensäuregasbehandlung. Der Chirurg 1938, S. 657.

Schubert. CO_2-Behandlung schlecht heilender Wunden. Breslauer chir. Gesellschaft. 23. XI. 1932. Zentralbl. f. Chir. 1933, S. 585.

Senge. Therapeutische Erfahrungen mit Sulfoliquid und Sulfofix in der Wundtherapie und Dermatologie. Fortschritte der Med. 1925, Nr. 13.

Das Brennen der Wunde

Beyer, Gerd. Anwendung des Glüheisens in der Wundbehandlung. Experimentelle und klinische Untersuchungen. J. A. Barth, Leipzig 1943.

Bier, A. Medizinische Klinik 1928, Nr. 6. u. 7.

Bier, A. Zentralbl. f. Chir. 1929, Nr. 41.

Bier, A. M. m. W. 1940, Nr. 1.

v. Bramann, C. 1000 Fälle operativ behandelter Eiterung. Erfolge mit und ohne Anwendung des Glüheisens. Deutsche Zeitschr. f. Chir. Bd. 234.

Erb, K. H. Experimentelle Untersuchungen zur Erzeugung von Immunität durch das Glüheisen nach Bier. Deutsche Zeitschr. f. Chir. Bd. 218, 1929.

Hellner, H. Das *Friedrich*sche Experiment unter erschwerten Bedingungen. Arch. f. klin. Chir. Bd. 201, H. 4.

Hellner, H. Die Behandlung der Friedens- und Kriegswunden im Lichte des *Friedrich*schen Experiments. Der Chirurg 1941, S. 465.

Hoppe. Dissertation Berlin 1940.

Poeck, E. Das *Bier*sche Glüheisen (eine alte Methode kriegschirurgischer Behandlung in neuem Gewande). M. m. W. 1940, Nr. 25.

Vogeler, K. Erfahrungen mit der Brennbehandlung chirurgischer Infektionen. M. m. W. 1940, Nr. 25.

Die Wundnaht

Coller, F. A. u. *W. L. Valk.* Der verzögerte Verschluß infizierter Wunden. Ann. Surg. Bd. 112, Nr. 2, 1940.

Edwards, H. C. Neuaufleben des frühzeitigen Wundverschlusses, zweizeitige Operation, wie sie in Italien geübt wurde. Lancet 1945, 248.

Farris, I. M. u. *Th. B. Jones.* Beobachtungen über Wundheilung. Surg. Ac. Bd. 84, S. 203, 1947.

Franz, C. Die verzögerte Naht und die Sekundärnaht bei Schußwunden. Zentralbl. f. Chir. 1940, S. 1524.

Gilorteanu, J. Das Aussehen, die Entwicklung und Behandlung der Weichteilwunden im Kriege. Rev. Chir. rum. Bd. 42, 1939.

Henschen, C. Zur Technik der Gewebevereinigung: Kriegs- und friedensmäßige Anwendungsmöglichkeiten der Sicherheitsnadel. Zentralbl. f. Chir. 1940, S. 2196.

Payr, E. Die für den Wundverschluß „vorsorglich" gelegte Silberdrahtnaht, ihre Vorzüge gegenüber der verzögerten oder sekundären Naht und dem Heftpflasterzug. Zentralbl. f. Chir. 1940, S. 1958.

Rathsmann, E. Verfahren zur Annäherung von oberflächlich liegenden Wundrändern. Zentralbl. f. Chir. 1940, Nr. 41, S. 1920.

Volkmann, Joh. Über Sofortnaht, Frühnaht, Spätnaht. Zentralbl. f. Chir. 1942, S. 1043.

Stauungs- und Saugbehandlung der Wunde

Birnbaum. Die Behandlung von Wunden mit Seesandabschlußverbänden. Deutsche Zeitschr. f. Chir. 1943, S. 258.

v. Golz, Walter. Über die Behandlung von infizierten Wunden im Sandbad. Zentralbl. f. Chir. 1939, S. 1606.

Grundmann, G. Vorläufige Mitteilung über die Seesandbehandlung der chronisch exogenen Osteomyelitis. Zentralbl. f. Chir. 1947, H. 5 u. 11.

Hetzar, W. Seesandbehandlung von Knochenresthöhlen. Zentralbl. f. Chir. 1947, H. 5.

Hetzar. Über eine neuartige Behandlung infektiöser Knochenkavernen. Deutsche Zeitschr. f. Chir. 1943, S. 258.

Iselin. Behandlung akut eitriger Entzündungen mit heißer Luft. Zentralbl. f. Chir. 1908, Nr. 43.

Läwen, A. Untersuchungen zur Wundbehandlung mit Sand, Kohle und einigen anderen Stoffen. Zentralbl. f. Chir. 1947, H. 5.

Wundbäder

Lyth, J. C. Behandlung infizierter Wunden mit hypertonischer Natrium-Sulfat-Lösung. Lancet 1940, S. 216.

Markuse. Die Behandlung von infizierten Wunden mit hypertonischen Salzlösungen. Zentralbl. f. Chir. 1930, S. 395.

Röntgenbestrahlung der entzündeten Wunde

Benjamin u. *Sluka.* Antikörperbildung nach experimenteller Schädigung des hämatopoetischen Systems durch Röntgenstrahlen. Wiener klin. Wochenschr. 1908, Nr. 10.

Dolls, W. G. H. Eine statistische Untersuchung über die Wirkung der Röntgenstrahlen auf die Wundheilung. Amer. Journ. Röntgenol. Bd. 41, 1939.

Fränkel u. *Budde.* Histologische, zytologische und serologische Untersuchungen bei röntgenbestrahlten Meerschweinchen. Fortschr. a. d. Geb. d. Rö.-Strahlen Bd. 20, H. 4.

Freund, Leopold. Die Röntgenbehandlung von Wunden. Brit. med. Journ. 1939, Nr. 3583.

Fried. Röntgenbestrahlung bei Entzündungen. Chirurgenkongreß 1924.

Glauner, R. u. *G. Holland.* Experimenteller Beitrag zur Entzündungsbestrahlung. Strahlentherapie Bd. 67, H. 3.

Heidenheim. Therapeutische und klinische Probleme betreffend Röntgenstrahlenwirkung bei Entzündungen. Chirurgenkongreß 1924.

Läwen. Mitt. a. d. Grenzgeb. d. Med. u. Chir. Bd. 19.

Leidenfrost, H. Experimentelle Untersuchungen über die Wirkung der Röntgenstrahlen auf tierisches Blutserum. Zeitschrift f. Röntgenkunde 1910, S. 18.

Linser u. *Helber.* Experimentelle Untersuchungen über die Einwirkung von Röntgenstrahlen auf das Blut. M. m. W. 1905, Nr. 15.

Anwendung des elektrischen Stroms

Chevier. Allgemeine Elektrolyse eines physiologischen Sees, womit Wunden entkeimt und zur Vernarbung gebracht werden können. Bull. de l'acad. de med. de Paris, Bd. 96, 1926.

Karp, M. Eine neue Art der Wundbehandlung durch elektrischen Strom. Zentralbl. f. Chir. 1930, Nr. 42.

Parodi, F. Wie kann man die Kriegswunden schneller heilen. Riforma med. 1941, H. 7.

Wunddiätetik

Bardenheuer, A. Über Wunddiätetik in der Geburtshilfe. M. m. W. 1929, S. 1205.

Davis, H. H. The routine use of protein digest intravenously following major surgical procedures. Surgery, gynäkol. Obst. July 1945, S. 31, Bd. 31.

Hermannsdorfer. Ernährung und Wundinfektion. Arch. f. klin. Chir. Bd. 138.

Hermannsdorfer, A. Über den Einfluß der Nahrung auf die Pufferkapazität des Blutes und den Heilverlauf und Keimgehalt granulierender Wunden. Deutsche Zeitschr. f. Chir. Bd. 200, 1927.

Hermannsdorfer, A. Über Wunddiätetik. G. Fischer, Jena 1929.

Hermannsdorfer, A. Ernährung und Gewebszusammensetzung. M. m. W. 1931, H. 14.

Lapp, F. W. u. *Neuffer, H.* Wundabsonderung und Thiersch'sche Plastik. Zentralbl. f. Chir. 1931, S. 1634.

Maga, H. F. Intravenöse Ernährung. Beit. med. J. 1948, Nr. 4539.

Puccinelli, V. Wirkung der Aminosäuren auf die Regenerationsprozesse. Clinica chir. Bd. 13, 1932.

Reimers, K. u. *H. Winkler.* Experimentelle Untersuchungen zur Wundheilung und ihre Beeinflussung durch „Acidose" (saure Kost). Deutsche Zeitschr. f. Chir. Bd. 241.

Schade, H., A. Beck u. *C. Reimers.* Physikochemische Untersuchungen zur Wirkung der sauren Kost. Zentralbl. f. Chir. 1930, S. 1077.

Siegfried, K. Eiweißarme Kost bei Wundrose. Deutsche Zeitschr. f. Chir. Bd. 230, S. 320.

Wagner, W. Wundbehandlung durch Säuerung. Arch. f. klin. Chir. Bd. 171, 1932.

Verband mit sterilem Mull mit und ohne chemische Zusätze

v. Baeyer. Naturin, ein neuer Verbandstoff für Wunden. M. m. W. 1938, S. 860.

v. Baeyer, H. Naturin als Kühlkissenmaterial und Bedeckungsmittel von Wunden. Der deutsche Krankenpfleger 1940, Nr. 5.

Bruns. Über den Sublimatverband mit Holzwolle und das Prinzip des Trockenverbandes. Arch. f. klin. Chir. Bd. 31, H. 1.

Gelinsky, E. Die Wundschädigungen durch den Verband. Zentralbl. f. Chir. 1937, S. 2.

Preobrajensky. Les bases physiques du traitement antiparasitaire des plaies. Ann. de l'Institut Pasteur XI, S. 699.

Rönnberg. Die physikalischen und chemischen Eigenschaften unserer Verbandmittel als Maßstab ihrer Brauchbarkeit, nebst Mitteilung über neue Verbandmittel aus Holz. Arch. f. klin. Chir. 1884 Bd. 30, S. 377.

Walcher. Über die Verwendung des Holzstoffes zum antiseptischen Verbande, insbesondere den Sublimatholzwolleverband. Zentralbl. f. Chir. 1883, Nr. 32.

Verbände mit Metallfolien und anderen Abschlußstoffen

Gersuny. Zentralbl. f. Chir. 1935, S. 769.

Gretzel. Zur Reform der Wundverbände. Fortschritte der Medizin 1924, Nr. 7.

Herfarth, H. Über ein flüssiges, materialsparendes Verbandmittel für Operationswunden. Der Chirurg, Jahrg. 18, H. 7—10.

Howes, E. L. Cellophan-Wundverband. Surgery Bd. 6, 1939.

Lexer, E. Die Verwendung von Silberplättchen in der Chirurgie. Zentralbl. f. Chir. 1915, Nr. 14.

Makai, Endr. Aluminiumfolien in der täglichen Verbandtechnik. Zentralbl. f. Chir. 1926, Nr. 29.

Moritsch, Paul. Das Blattsilber in der Wundbehandlung. Zentralbl. f. Chir. 1929, S. 1410.

Pfab, Bruno. Über Verbrennungen und ihre Behandlung mit Silber. M. m. W. 1930, S. 857.

Sauerland. Ärztliche Erfahrungen vom Bombenüberfall sowjetspanischer Flieger am 29. 5. 1937 auf Panzerschiff Deutschland mit besonderer Berücksichtigung der Verbrennungen und ihrer Behandlung. Der Deutsche Militärarzt 1938, H. 9.

Schreuss, H. Th. Über die Verwendung von Zinkmull zur Behandlung von Unterschenkelgeschwüren. M. m. W. 1931, Nr. 38.

Springer, C. Silberfolie als Verbandmittel in der orthopädischen Chirurgie Bd. 43, 1922.

Tenopyr, O. u. *F. M. Al Akl.* Der vollkommene Verband für saubere Wunden. Amer. Journ. of Surg. Bd. 51, 1941.

Salbenverbände mit und ohne chemische Zusätze

Baron. Über Salbentestierung. Arch. f. exp. Pathol. und Pharmakol. Bd. 201, 1943.

Czetsch-Lindenwald, H. v. u. *F. Schmidt-La Baume.* Salben und Salbengrundlage. Ein Leitfaden für Ärzte und Apotheker, Berlin 1939.

Haberland, H. F. O. Neue Wege in der Wundbehandlung. VII. internationaler Kongreß f. Unfallmedizin u. Berufskrankheiten. Frankfurt a. M. 1938.

Koch, B. H. u. *J. Engels.* Klinische und experimentelle Ergebnisse mit Multival-Wundsalbe und Multival-Wundlösung. Zentralbl. f. Chir. 1938, S. 290.

Lobatschew, S. Versuche mit Anwendung von Fett des braunen Bären (Ursus arctis L.) bei der Behandlung gewisser Wunden. Chirurgija russ. 1940, H. 4.

Momburg, F. Die Harzsalbe. Chirurg 1939, H. 12.

Savojskij, J. J. Vergleichende Schätzung der Bakterizidie verschiedener Proben von Schellfisch- und Delphinfett gegenüber Eitererregern. Nov. chir. Arch. russ. Bd. 41, 1938.

Schulz, H. Wundsalbenuntersuchungen. Chirurg 1939 Nr. 7.

Seiring, H. Bakterizidie von Fettsäuren. Zentralbl. f. Chir. 1938, S. 1698.

Sittenauer, L. Erfahrungen mit der Hamelogran-Salbe. Zentralbl. f. Chir. 1940, S. 1435.

Stöhr. Wundbehandlung mit fettfreien Salben. 64. Tagung deutsche Ges. f. Chir. 1940.

Strauch, C. B. Über die Bedingungen der Aufnahme und Abgabe von Wasser oder Medikamenten durch Salbengrundlagen. Bruns Beitr. Bd. 181.

Vishnewsky, A. A. Örtliche Betäubung und der Ölbalsamverband im Felde. Arch. biol. Nauk. russ. Bd. 57, 1940.

Zacher. Tierexperimentelle Untersuchungen über die Wundheilungswirkung des Lebertrans und seiner Komponenten. Zentralbl. f. Chir. 1938 S. 780.

Feuchte Verbände

Glaser, F. Feuchte oder trockene Behandlung bei frischen Verletzungen? Zeitschr. f. ärztl. Fortbildung 1933.

Manninger. Wundbehandlung mit antiseptischen feuchten Kammern. Der Chirurg 1930, S. 737.

Schläfli. Der feuchte Verband. Schweizer med. Wochensch. 1936 Nr. 51.

Schnitzler. Einige Bemerkungen über Wundverbände und das Verbinden. Wiener med. Wochenschr. 1906 Nr. 2.

Schönbauer, E. u. *R. Demel.* Experimentelle Untersuchungen über Wunddrainage bei trockenem und feuchtem Verband. Arch. f. klin. Chir. Bd. 116.

Offene Wundbehandlung

Braun, H. Die offene Wundbehandlung. Bruns Beiträge Bd. 98, H. 1, S. 13.

Braun, H. Weiteres zur offenen Wundbehandlung. Bruns Beiträge 1917, Bd. 107, S. 1.

Cetto. Eine halboffene physikalische Wundbehandlung. Bruns Beiträge Bd. 101, S. 455.

Grunert. Erg. d. Chir. u. Orthop. Bd. 10, 1918.

Schede. Offene Behandlung eiternder Wunden. M.m.W. 1914, Feldärztliche Beilage Nr. 42.

Seefisch. Zur Frage der offenen Wundbehandlung im Kriege. Bruns Beiträge 1916, Bd. 100, H. 1.

Siegfried. Erfahrungen über offene Wundbehandlung. Bruns Beiträge Bd. 116.

Stich. Über die Fortschritte in der ersten Wundversorgung unserer Kriegsverletzungen. Bruns Beiträge 1919, Bd. 114, H. 1.

Ulbrich, W. Ergebnisse der offenen Wundbehandlung. Bruns Beiträge Bd. 116.

Adsorption durch Wundpuder

Altenkamp, Th. Über die Behandlung von Brandwunden mit Fissan-Lebertran. Hippokrates 1932, H. 2.

Bachem. Über einige Wundantiseptika (Albertanderivate). M. m. W. 1924, Nr. 21.

Freund, P. Über perkutane Behandlung von Hauterkrankungen im Kindesalter mit hochvoluminöser Kieselsäure (Fissan). Med. Klinik 1930, Nr. 27.

Gurewitsch, G. J. Torf als innerliches Heilmittel. Sowjet med. 21, 1940.

Hägler. Über Airol, ein neues Ersatzmittel des Jodoforms und ähnliche antiseptische Pulvermittel. Bruns Beiträge Bd. 51, H. 1.

Hesemann, Fr. Kolloide Körper als Grundlage für Puder-Therapie der Gegenwart. 1938, H. 2.

Jecel. Beiträge zur Lebertran-Wundbehandlung. Wiener med. Wochenschr. 1940, Nr. 20.

Köhler, A. Über den Zucker- und Kohleverband. Deutsche Zeitschr. f. Chir. 1914, Bd. 128, S. 391.

Läwen. Untersuchungen zur Wundbehandlung mit Sand, Kohle und einigen anderen Stoffen. Zentralbl. f. Chir. 1947, H. 5.

Lang, Herbert. Unsere Erfahrungen mit Aktiv — Kohle — Verbandstoffen. Der Chirurg 1048 S. 191.

Liermann. Moderne Wundbehandlung und erste Wundversorgung. Zentralbl. für Gewerbehygiene 1913.

Orator, V. Die Anwendung von Tierkohlegranulat (Merck) bei der Wundbehandlung in Krieg und Frieden. Zentralbl. f. Chir. 1941, S. 898.

Papendieck, A. Über den Fissan-Schwefelpuder. Dermatol Wochenschr. 1932, Nr. 44, Bd. 95.

Stumpf. Der Bolusverband, ein neuer steriler Wundverband. M. m. W. 1911, Nr. 11.

Wirz, H. Pharmakologische Untersuchung dreier neuer Wundantiseptica. Inaug. Diss. Bonn 1924.

Wohlgemuth. Erfahrungen mit dem Wundstreupulver „Albertan". Fortschritte der Medizin 1923, Nr. 1.

Schußwunden

v. Bergmann. Die Behandlung der Schußwunden des Kniegelenks im Kriege. Stuttgart 1878.

Bircher, Eugen u. *Berger.* Experimentelle Untersuchungen über die Wirkung der Spitzgeschosse. Bruns Beiträge Bd. 129, H. 1, 1923.

v. Bruns. Die Geschoßwirkung der neuen Kleinkalibergewehre. Tübingen 1889.

v. Bruns. Zur Wundbehandlung im Kriege. Bruns Beiträge 1915, Bd. 97 u. 98.

Carrel u. *Dehelly.* Le traitement des plaies infectees. Masson, Paris 1918.

Dakin. Sur vertaines substances chlorees antiseptiques propres au traitement des plais, Compt. rend. de l'acad. des sciences de Paris 1919, Nr. 6.

Kocher. Zur Lehre von den Schußwunden durch Kleinkalibergeschosse. Kassel 1895.

Küttner. Kriegschirurgische Erfahrungen aus dem südafrikanischen Kriege 1899—1900. Tübingen 1900.

Leriche. De l'asepsie pure et des moyens physique dans le traitement des plais de guerre a leurs differentes stades. Chimiotherapie ou physiotherapie. Lyon chirurgical 1916, XIII, Nr. 1.

Mayo-Robsen. Some surgical development in wound treatment during the war. Brit. med. Journ 5 1918.

Metzler, F. Experimentelles zum Wundschock. Deutsche Zeitschr. f. Chir. Bd. 228, S. 240.

Moynihan. Treatment of gunshot wounds. Brit. med. journ 4, III, 1916.

Wilms, Edmund. Beiträge zur Wundbalistik. Diss. Berlin.

Wolf. Kritische Betrachtungen zur Frage der primären Wundversorgung der Kriegswunden. Zentralbl. f. Chirurgie 1919, Nr. 3.

Bißwunden

Berger. Über Bißverletzungen. XXVI. Tagung mitteldeutscher Chirurgen. Zentralbl. f. Chir. 1936, S. 3053.

Boland. F. K. Morsus humanus. J. amer. med. Assoc. Bd. 116, Nr. 2.

Jäger, F. Klinik und Behandlung der Bißverletzungen. Arch. f. klin. Chir. Bd. 190, 1937.

Leuze, Erich. Neue Gesichtspunkte in der Pathologie des Katzenbisses. Zentralbl. f. Chir. 1937, S. 2741.

Lowry, T. M. Die chirurgische Behandlung des menschlichen Bisses. Ann. Surg. Bd. 104, S. 1103, 1938.

Maier, R. L. Infektionen des menschlichen Bisses an der Hand. Ann. Surg. Bd. 106, 1937, S. 423.

Paessler, H. W. Über Bißverletzungen, mit besonderer Berücksichtigung der Wundinfektion mit Spirochäten und deren Behandlung mit Neosalvarsan. Chirurg. 1943, 445,

Weber, B. Pasteurellosen beim Menschen nach Tierbissen. Zentralbl. f. Chir. 1941. S. 653.

Brandwunden, Behandlung granulierender Wunden

Widmer. Die Verwendung des Sonnenlichtes in der Chirurgie. Monatsschr. f. physikalisch diät. Heilmethoden. Jahrg. 2, H. 1.

Tintenstiftverletzungen

Bianca, T. Zur Pathologie und Therapie der Tintenstiftverletzungen. Arch. ital. Chir. Bd. 56, 1939.

Glass, E. Fünfzehnjährige Erfahrungen über Tintenstiftnekrose. Schweizer med. Wochenschr. Bd. 69, Nr. 49.

Mason, M. L. u. *H. S. Allen.* Tintenstiftverletzungen an den Händen. Ann. Surg. Nd. 113, 1941.

Leichtmetallverletzungen

Anton, W. „Duralvergiftung" und Wundinfektion bei Arbeitern in Flugzeugwerken. D. m. W. 1941, Nr. 32.

Bufe. Leichtmetallverletzungen. XIII. Tagung der deutschen Gesellschaft f. Unfallheilkunde.

Bufe. Zur Therapie der Leichtmetallverletzungen. Monatsschr. f. Unfallheilkunde 1941, Bd. 48.
Bufe, W. u. *H. Gissel.* Die experimentellen Grundlagen der Leichtmetallverletzungen. Deutsche Zeitschr. f. Chir. Bd. 252, S. 224, 1939.
Gerlach, H. Untersuchungen über Leichtmetallverletzungen im Tierversuch. Bruns Beiträge Bd. 164.
Gissel u. *Ehrlich.* Zur Klinik und Therapie der Leichtmetallverletzungen. LII. Tagung nordwestdeutscher Chirurgen.

Wunden mit Differenten Metallen

Boden, K. Verletzungen, die zum Eindringen von metallischem Quecksilber unter die Haut führen. Inaug. Diss. Berlin 1939.
Tammann, H. Zur Kenntnis der Verletzungen mit Fieberthermometern. Chirurg. 1938, S. 200.

Wunden mit nichtbakteriellen Giftstoffen

Brenning. Die Vergiftungen durch Schlangen. Enke Stuttgart 1895.
Lenggenhager, K. Das Rätsel des Blutegelbisses. Schweizer med. Wochenschr. 1936, Nr. 9.
Lewin. Die Pfeilgifte. Historisch-experimentelle Untersuchungen. Berlin 1903, Reimer.
Mainzer, F. S. Bißverletzung der Klapperschlange. Medic. Rec. Bd. 148, S. 329, 1938.
Petroff, J. N. Lapkina, L. Kapica, N. Protasow. Experimentelle und klinische Untersuchungen über Blutegelbehandlung. Vestn. Chir. Grekowa Bd. 47, H. 128.

Sulfonamidbehandlung der Wunde

Eine ausgezeichnete Literaturzusammenstellung, und zwar sachlich und chronologisch geordnet, über die Sulfonamide hat O. *Merkelbach* in dem Sonderheft der Schweizerischen medizinischen Wochenschrift 1943, Nr. 19—20 veröffentlicht, auf welche ausdrücklich verwiesen wird.

Anderson. Brit. med. journ. 1939, Nr. 4083, 716.
Barthollome. M. m. W. 1942, S. 901.
Baumann, Ernst. Über die präventiv-antiseptische Wundbehandlung mit Sulfonamiden. Schweizer med. Wochenschr. 1943, Nr. 18—20.
Bennhold, Kylin, Rusznynk. Die Eiweißkörper des Blutplasmas. Leipzig, Steinkopff 1938.
Beyer. Zentralbl. f. Chir. 1941, S. 1730.
Beyer. M. m. W. 1941, Nr. 47.
Bickel. La Sulfonamide et ses derives en therapeutique. Lausanne 1940.
Bieter, R. N., A. B. Baker, L. G. Beaton, J. M. Shaffer, Th. M. Seery, B. A. orr. Nervenschädigung durch Sulfonamid und einige seiner Derivate bei Küken. Journ. amer. med. assoc. Bd. 116, Nr. 20, 1941.
Blöchlinger, L. Erfahrungen mit Irgamid-Wundstreupulver. Praxis 1946, Nr. 19.
Bolz, M. Über Sulfonamide als Suppositorien. Zentralbl. f. inn. Med. 1942, Nr. 37.
Bosse u. *Jäger.* Die lokale Sulfonamidtherapie. Stuttgarter wissensch. Verlags-Ges. 1943.
Brandis. Klin. Wochenschr. 1942, 1037.
Brandt. Der Deutsche Militärarzt 1943, S. 295.

Braun, R. N. Gedanken zur Theorie der Sulfonamidwirkung. Wiener med. Wochenschr. Bd. 93, H. 16—17.

Brunner, W. Über die ersten Versuche der Behandlung chirurgischer Infektionen mit Sulfonamidthiazol (Cibazol). Deutsche Zeitschr. f. Chir. Bd. 255, 1941.

Brunner. Zentralbl. f. Chir. 1941, S. 482.

Brunner u. *Schlaepfer.* Schweizer med. Wochenschr. 1941, S. 213.

Bruun u. *H. Knud.* Polyneuritis nach Behandlung mit Sulfonamidpräparaten. Ugeskr. f. Laeger. 104, 1942.

Chorine. Traitement local des plaies par le paraminosulfonamide. Presse med. 1940, IV, 141.

Dozy u. *Horvath.* Klin. Wochenschr. 1941, S. 365.

Domagk, G. Die Grundlagen der Sulfonamidtherapie unter Berücksichtigung der Bedürfnisse in der Chirurgie. Der Chirurg 1941, S. 433.

Domagk, G. Der derzeitige Stand der Chemotherapie bakterieller Infektionen mit den Sulfonamiden. D. m. W. 1947, H. 1—8.

Domagk, G. Betrachtungen über die durch Sulfonamidanwendung gegebene Möglichkeiten zur Bekämpfung und Verhütung der Gasödeminfektionen. Zentralbl. f. Chir. 1947, S. 58.

Domagk, G. u. *C. Hegler.* Chemotherapie bakterieller Infektionen. 3. Auflage. Verlag S. Hirzel, Leipzig 1944.

Donatelli, L. u. *A. Papini.* Die Sulfonamidderivate auf die Leukozytose. Policlinico Sez. med. 1940, H. 11.

Eunicke. Fortschr. d. Ther. Bd. 18, 11, 1942.

Faure-beaulieu, M. u. *M. Rymer.* Polyneuritis nach Sulfonamidbehandlung. Presse med. Bd. 54, 1946.

Foley u. *Yasava.* Journ. amer. med. assoc. Bd. 115, 1330 1940.

Franke. D. Deutsche Militärarzt 1944, S. 45.

Frisk. Acta med. scand. Suppl. 142, 1, 1943.

Full, St. Ein Beitrag zur Behandlung der Wunddiphtherie mit Sulfoliquid. M. m. W. 1943, Nr. 46.

Garvin, C. F. Nierenkomplikationen durch Sulfathiazol. Journ. amer. med. assoc. Bd. 116, Nr. 4.

Germain u. Mitarbeiter. Bull. soc. med. hop. Paris Bd. 56, 306, 1940.

Gibertine, G. Substanz mit antisulfonamiden Eigenschaften und ihre Bedeutung für die Chirurgie. Örtliche Betäubung mit Novocain kann Behandlung mit Sulfonamiden unwirksam machen. Arch. itl. Chir. 1943, 65.

Glynn. Journ. path. a. bact. Bd. 53, 183, 1941.

Gordonoff u. *Mündel.* Schweizer med. Wochenschr. 1941, 769.

Gosset, J. Plaies de guerre et sulfonamides. Mem. acad. chir. Bd. 66, 1940.

Greiner. Klin. Wochenschr. 1941, S. 97.

v. Haberer, H. Über die Verwendung von Sulfonamidpräparaten in der Wundbehandlung. Arch. f. orthop. Chir. Bd. 42, H. 1.

Hackmann. Med. u. Chemie Bd. IV.

Hackmann, Chr. Schnellmethode zum Nachweis von Sulfonamiden. D. m. W. 1947, H 5—8, s. 71.

Harold. Proc. soc. exper. biol. a. med. 1940, 709.

Heilmeyer, L. u. *W. Keiderling.* Klinische Wirkungen einer Sulfonamidkombination mit verschiedenem Angriffspunkt (De—Ma) auf den Ablauf sulfonamidresistenter septischer Krankheitsbilder und ihre Erklärung durch die Theorie einer mehrfachen Fermentkettenblockierung. D. m. W. 1947, H. 1—8.

Hellner, H. Das *Friedrich*sche Experiment unter erschwerten Bedingungen. Arch. f. klin. Chir. Bd. 201, H. 4, 1941.

Hellner, H. Die Behandlung der Friedens- und Kriegswunde im Lichte des *Friedrich*schen Experimentes. Eine Nachprüfung der *Friedrich*schen Versuche unter erschwerten Bedingungen. Der Chirurg 1941, S. 465 u. 497.

Hernuß, K. Schwere Toxikose nach Sulfonamidtherapie. Zentralbl. f. Gynäkol. 1942, Nr. 45.

Heubner. D. m. W. 1941, S. 1187.
Heubner, W. Nierenkoliken durch Pyrimal. Dtsch. Gesundheitswesen 1946, S. 352.
Hoffheinz. Prontosilbehandlung des Erysipels. D. m. W. 1940, Nr. 23.
Hohlweg, E. Heilung einer Sulfonamidanurie durch beiderseitige Nephrostomie. Zentralbl. f. Chir. 1947, H. 3.
Ives. Ann. int. med. Bd. 12, S. 882, 1938.
Jacoby, Medawar u. *Willmer.* Brit. med. Journ. 1941, 2, S. 149.
Jeker. Experimentelles über die Wirkung von Cibazol auf die Gewebe. 28. Vers. Schweizer Ges. f. Chir. Juli 1941. Ref. Zentralbl. f. Chir. 1941, S. 2372.
Jensen, Johnsrud u. *Nelson.* Surgery Bd. 6, 1939.
Jorns. Der Chirurg Bd. 15, S. 537, 1943.
Kaemmerer. Deutscher Kongr. f. inn. Med. 1914. S. 704.
Kallner, S. Die Cyanose bei der Behandlung mit Sulfonamiden. Schweizer med. Wochenschr. 1947, S. 292.
Kayser. Klin. Wochenschr. 1941, Nr. 20 u. 51.
Kirschner, M. Die Chemotherapie chirurgischer Infektionskrankheiten. Der Chirurg 1941, S. 443.
Klages. Med. Klinik 1943, S. 646.
Klarer, J. Über die chemischen Grundlagen der neuen Sulfonamidpräparate Marbadal und Supronal. (De-Ma.) D. m. W. 1947, Nr. 45—46.
Kolmer. Arch. f. intern. Med. Bd. 65, S. 671.
Konjetzny. Med. Welt 1940, Nr. 40 u. 1941, S. 410 u. 1944, S. 69.
Krabbel. Verschluß offener osteomyelitischer Höhlen des Schienbeinkopfes durch Muskelplombe. Zentralbl. f. Chir. 1947, H. 1, S. 12.
Kramar, W. Fortschritte in der Chemotherapie der Wundinfektionen. D. m. W. 1948, S. 20.
Krüger. D. m. W. 1943, S. 417.
Kuhn. Die Chemie Bd. 5, 1942.
Legroux. Chimioprévention de l'infection bacterienne des plaies de guerre Press med. 1940, V. 456.
Legroux. Presse med. 1941, 578.
Lenormant. Presse med. 1942, Nr. 32, 429.
Leuthardt. Schweizer med. Wochenschr. 1940, S. 880.
Levaditti. Presse med. 1935, Nr. 103, S. 2097.
Levaditti, Brechot, Tournay u. Gerard-moissonnier. Les plaies de guerre conaminees de streptocoques et leur chimotherapie. Presse med. 1940, I 456.
Long u. *Bliss.* Clinical use of Sulfonamide and sulfapyridine an allied compounds. New York 1939.
Long u. Mitarbeiter. Journ. amer. med. assoc. Bd. 115, S. 364, 1940.
Loop, Weerner. Die Chemotherapie mit Sulfonamiden. Die Pharmazie 1946, H. 2.
Lyons, C. Antibiotische und chemotherapeutische Mittel und allgemeine chirurgische Prinzipien. Surg. Gyn. Obst. Bd. 84, 1947.
MacKee, Rake, Greep, van Deyk. Proc. soc. exp. biol. a. med. Bd. 42, 1939.
Maintz. Über Penicillin und Sulfonamide in der Unfall- und Wiederherstellungschirurgie. Chirurgenkongress Düsseldorf 1949. Ref: Der Chirurg 1949, S. 251.
Major. Zentralbl. f. Chir. 1942, S. 1605.
Markoff, N. G. Über Veränderungen des Blutes im Verlauf der Therapie mit Sulfanilamid und seinen Derivaten. Schweizer med. Wochenschr. 1943, Nr. 19—20.
Marx. Klin. Wochenschr. 1942, 30.
Mathews. Lancet 1942, Bd. 243, S. 271.
Mayer, C. r. soc. biol. Paris Bd. 130, S. 1560, 1939.
Mendes de Leon. Nederl. Tijdschr. 1939, 2467.
Merkelbach, O. Kritische Bemerkungen zur Therapie mit Sulfonamiden. Schweizerische Wochenschr. 1943, Nr. 19—20.
Miles. Lancet 1941, Nr. 6166, 507.
Möhlenbruch. Monatsschr. f. Unfallheilk. 1943, S. 43.

Mützel. Med. Welt 1943, Bd. 17, S. 255.
Neufeld u. *Bär.* Zeitschr. f. Hygiene Bd. 123, 116, 1940.
Nikolai. M. m. W. 1941, S. 784 u. 1084.
Patoir, G. Le traitement des plaies a l'aide des sulfamides. Paris med. 1941, I S. 241.
Penna, O. J., F. Christopher. Alkalization of urine during sulfonamid therapy. Jour. amer. med. assoc. 130, 1067, 1946.
Pfister. M. m. W. 1943, Nr. 22—23.
Pierre-Lance, H. Die Sulfonamidtherapie in der Kriegschirurgie. Gaz. hop. 1941, Nr. 13—14.
Polony. Dermatol Wochenschr. 1939, S. 188.
Prien, E. L. Der Mechanismus der durch Sulfonamidtherapie bedingten Nierenkomplikationen. New England int. med. 232, 3, 1945.
Pürckhauer. Med. Welt 1943, S. 252.
Rake u. *McKee.* Proc. soc. exper. biol. a. med. Bd. 43, S. 561, 1940.
Rieben, G. Möglichkeit und Technik der rektalen Therapie mit Sulfonamiden. Schweizer med. Wochenschr. 1943, S. 797.
Rinsche, E. u. *H. Nasemann.* Tierexperimentelle Untersuchungen mit Prontosil solubile. Fortschr. d. Therapie Bd. 42, 5.
Ringel. Klin. Wochenschr. 1941, S. 654.
Rößle, R. Reflektorische Anurie oder Idiosynkrasie gegen Sulfonamid? Zentralbl. f. Gynäkol. 1944, S. 193.
Rosenthal, S. H. Experimentelle Chemotherapie mit Sulfonamiden und verwandten Verbindungen. Journ. amer. med. assoc. Bd. 113, 1939.
Rostock. Zeitschr. f. ärztl. Fortbildung 1942, Nr. 15.
Rudebeck, Sv. Laekartidn. 1941, S. 654.
Rübsamen, W. u. *G. Glaß.* Lokalbehandlung von infizierten Wunden und Erfrierungen mit Cibazol. Med. Welt 1943, Nr. 6.
Säcker. M. m. W. 1941, S. 938.
Saint-pierre, M. M. L. u. *R. Milon.* Notizen über äußere Sulfonamid-Therapie bei Kriegswunden. Gaz. hop. 1941, Nr. 63—64.
Schaefer, W. Zur Wirkungsweise und Dosierung der Sulfonamide. Med. Klinik 1943, 6, 1989.
Scharowsky. Med. Klinik 1941, S. 483 u. Inaug. Diss. Berlin 1941.
Schneider, Erich. Über Ekzeme bei der örtlichen Chemotherapie. Zentralbl. f. Chir. 1942, S. 711.
Schönholzer. Klin. Wochenschr. 1940, S. 790.
Scholl. M. m. W. 1942, S. 1069 u. 1943, S. 1387.
Schreuß. Chemoprophylaxe und Chemotherapie der Gasbrandinfektion. D. m. W. Nr. 41
Schreuß u. *Nürnberger.* Arch. f. Dermat. Bd. 182, S. 64, 1941.
Schultz. Der Nutzen des Blutbildes in der Chirurgie. D. m. W. 1940, Nr. 32.
Schulze, Jergius. Der deutsche Militärarzt 1943. S. 391.
Sharp. Journ. amer. med. assoc. Bd. 13. S. 953, 1939.
Snodgraß, u. *E. Rennie.* Brit. med. journ. 1938, 399.
Soehring. Zentralbl. f. Chir. 1941, S. 439.
Steward u. *Bates.* Lancet 1929, 236, 820.
Stotz. Med. Klinik 1943, S. 490.
Strauß u. Mitarbeiter. Ann. int. med. Bd. 14, S. 1360, 1941.
Tonndorf, W. Erysipelbehandlung durch Prontosil. Zentralbl. f. Chir. 1942, S. 857.
Toomey. Ann. int. med. Bd. 12, 166, 1938.
Turell, R., A. W. M. Mario, L. Nerb. Studien über die Resorption von Sulfonamiden vom Dickdarm. Ergebnisse nach Verabfolgung von Suppositorien. Ann. surg. Bd. 112, Nr. 3, 1940.
Turnescu u. Mitarbeiter. Romania medica Nov. 1941.

Tsuchiya u. *S. Ohmori*. Über die Toxizität von Sulfonamidverbindungen, vom Standpunkt des Reststickstoffs des Blutes betrachtet. Jap. journ. med. Sci. Trans. anat. Nr. 1, S. 113.

Verne, Menegaux u. *Durel*. Presse med. 1943, 681.

Vischer, A. L. Über die Dosierung und Verträglichkeit von Sulfonamidpräparaten im höheren Alter. Schweizer med. Wochenschr. 1943, Nr. 19—20.

Volavsek. Wiener klin. Wochenschr. 1940, S. 996.

Vonkennel. M. m. W. 1941, S. 1147.

Wagner, W. H. u. *J. Kimmig*. Vergleichende Untersuchungen über die Wirkung einiger Sulfone und Sulfonamide in vitro und vivo bei Streptokokken. Klin. Wochenschr. 1946, H. 1—4.

Walker u. *van Dyke*. Journ. of pharmakol. Bd. 71, 138, 1943.

Woods. Brit. journ. exper. pathol. Bd. 21, 1940.

Wullrich. Monatsschrift f. Unfallheilk. 1943, Bd. 50, 36.

Wurm, D. m. W. 1940, Nr. 2—4.

Zenker u. *Kiffner*. Chirurg 1941, S. 457.

Allgemeines über Bakterienantagonismus

Contini, V. u. *G. Francini*. Experimentelle Osteoarthritis durch Mischinfektionen. La prat. Chir. Bd. 5, H. 3, 1939.

Hühnermann. Über die Behandlung entzündlicher Erkrankungen des Ohres und der Nase mit lebenden Milchsäurebazillen. Z. Laryngol. Bd. 26 H. 1.

Naegeli, O. Studien über die gegenseitige Beeinflussung von Pilzkulturen auf künstlichen Nährboden (Pilzkulturen als Nährboden für andere Mikroorganismen). Schweizerische med. Wochenschrift 1935 Nr. 23.

Roux u. *Yersin*. Ann. de l'Inst. Pasteur 1891.

Schneider, Justus. Behandlung der Wunddiphtherie mit Aufschwemmungen lebender Milchsäurebazillen. Zentralbl. f. Chir. 1937 S. 329.

Schneider, Justus. Die Heilung von 15 Fällen von Blasengeschwüren durch Aufschwemmungen von lebenden Milchsäurebazillen. Zentralbl. f. Chir. 1940 S. 1679.

Waschulewski, H. Die postoperative fortschreitende Hautnekrose. Zentralbl. f. Chirurgie, 1939 S. 103.

Wolfsohn, Georg. Immunität, Immunidiagnostik und aktive Immunisierung im Dienst der Chirurgie. Neue Deutsche Chirurgie, Bd. 31.

Penicillin

Balboni, V. G., Irving, M., Shapiro, S. u. *C. Davin M. Kydd, M. C.* Eindringen von Penicillin in die Gelenkflüssigkeit. Amer. journ. of the med. Sciences. 1945, 290, 5.

Barach, A. L., Garthwaite, B., Oppenheimer, E. T., Forman, J., Osburg, H. Science 102, 247, 1945.

Bloomfield, Kirby u. *Armstrong*. Penicillinversager. Surg. Gynäkol. a. Obst. Bd. 80 Nr. 3, 1944.

Brunner, W. Möglichkeiten und Grenzen der Penicillintherapie in der Chirurgie. Schweizer med. Wochenschr. 1947, 491.

Buckland, F. Penicillin. D. m. W. 1946 Nr. 13—16.

Bumm, E. Beitrag zur Penicillinbehandlung chirurgischer Infektionen. D. m. W. 1946, S. 291.

Bunn, F. A., Mc.Dermott, W., Hadley, S., Carter, A. C. J. A. M. A. 129, 320, 1945.

Burke, F. G., Roß, S., Strauß, C. Journ. amer. med. ass. 128, 83, 1945.

Charney, J., Alburn, H. E. u. *Bernhart, F. W.* Science 101, 251. 1945.

Chisholm, W. N. Penicillin und Blutgerinnung. Brit. med. Journ. 1947. Nr. 4521.

Clauberg, K. W. Regeln der Penicillintherapie. Das Deutsche Gesundheitswesen. 1946, H. 7.

Dold, H. Keim-Inhibition (Keimvermehrungshemmung) als Mittel der Mikrobenabwehr. Med. Klinik 1947, Nr. 2.

Eggert, W. Über die Grundlagen der Chemotherapie mit Penicillin. Ärztl. Wochenschr. 1. Jahrg., H. 1—2.

Ellinger, P. u. *F. M. Shattock.* Nikotinamid-Mangelerscheinungen nach oraler Penicillinzufuhr. Brit. med. Journ. 611, 1946.

Farlony, R. Clark, J. M. P. On the use of Penicillin to control infection in open fractures of the femur. The British journ. of Surg., Penicillin in Warfare, 32, 147.

Finland, M. Meadet, M., Ory, E. M. Journ. amer. med. assoc. 129, 315, 1945.

Flemming, A. u. *E. W. Fish.* Der Einfluß des Penicillins auf die Blutgerinnung. Brit. med. Journ. 1947, 242.

Flemming, A., Young, M. Y., Suchet, J., Rowe, A. Der Penicillingehalt des Blutserums nach verschieden hohen Gaben von Penicillin, zugeführt auf verschiedenen Wegen. Lancet. H. 247, 1944.

Florey, M. E. u. *H. W. Florey.* Allgemeine und lokale Anwendung von Penicillin Lancet. Nr. 387—397. 1943.

Florey u. *Williams.* Lancet. 246, 12, 1944.

Free, A. H., Leonards, J. H., McCullough, D. R., Biro, B. E. Science 100, 431. 1944.

Freudenreich. Ann. micrograph. 1889.

Garrod. Brit. med. Journ. 1944, II, 528.

Garrod. Med. counc. bull. War med. 4, 319, 1944.

Garrod. Brit. med. bull. 2, 2, 1944.

Garrod, L. P. Penicillin bei Kriegsverletzungen. Ein Bericht aus dem Mittelmeerraum. Lancet 2, 742.

de Gennes, L. H. Bricaire, Cl. Laroche u. *J. Nehil.* Zwischenfälle infolge Penicillinunverträglichkeit. Presse med. 1947 Nr. 15.

Goldmann, L. E. Friend, L. M. Mason. Dermatitis nach Penicillin. Journ. amer. med. assoc. 1946.

Gyorgy, P., Vandergrift, H. N., Elias, W. Colio, L. G., Barry, F. M. u. *Filcher, J. D.* Journ. amer. med. assoc. 127, 839, 1945.

Hahn. Grundlagen der Penicillintherapie. Ärztl. Wochenschr. 1947, H. 39—40.

Heilmeyer, H. Fortschritte der Therapie. D. m. W. 1948, H. 1—2.

Henneberg, G., G. Martin u. *G. A. Rost.* Über die Methodik des Penicillinnachweises im Blut. Arch. f. Dermatol. u. Syphilis. 1947 Bd. 186.

Hock, W. Beitrag zur Penicillinbehandlung chirurgischer Erkrankungen. Deutsches Gesundheitswesen 1947, S. 438.

Hussels, F. Indikationen für die Penicillinbehandlung. Ärztl.Wochenschrift, Jg. 1, H. 21—22.

Inui, F. Behandlung lokaler Infektionen durch Penicillininfiltration. Arch. Surg. Amer. Bd. 55, 1947.

Jeffrey, J. S. u. *S. Thomson.* Gasbrand in Italien. Bericht über 33 mit Penicillin behandelte Fälle. The British journ. of surgery. Penicillin in Warfare. 32, 159.

Johnson u. *Walker.* Antibiotica und das Zentralnervensystem. J. amer. med. assoc. Bd. 132, 1946.

Irmer, W. Über die Möglichkeiten längerer Aufrechterhaltung der Penicillinkonzentration im Blut unter besonderer Berücksichtigung des Coronamideinflusses auf die Penicillinausscheidung. D. m. W. 1949, S. 358.

Keefer. Journ. amer. med. news. 1922, 1937, 1943.

Kiese. Klin. Wochenschr. 32, 505, 1943.

Kiese. Klinik und Praxis, 1. 1. 1946.

Killian, Hans. Die Penicilline. Die Pharmacie. 1. Beiheft, 1. Ergänzungsband. Berlin 1946. Dort die ältere Literatur.

Killian, Hans. Die Penicilline. Cauter Verlag, Freiburg, 1948.

Kirby, W. M. M. Journ. invest. 24, 170, 1945.
Kirby, W. M. M., Leifer, W. u. *Martin, S. P.* Intramuskuläre und subcutane Anwendung von Penicillin in Bienenwachs, Erdnußöl. Journ. amer. med. assoc. 1945, 14.
Knoll. Deutsches Gesundheitswesen. 1, 161, 1946.
Krantz, J. C., Evans, W. E. u. *McAlpin, J. G.* Science 101, 618. 1945.
Landau. D. m. W. 1899. H. 1.
Lehmann. J. Über die Wirkung des Penicillins auf das Blutbild. D. m. W. 1946 Nr. 29—32 (mit weiteren Literaturhinweisen).
Libby, R. L. Science 101, 78, 1945.
Little, C. H. J. u. *Lumb, G.* Penicillin by mouth. Lancet 1945, 1, 203.
Loewe, H. Über Penicillin und andere bakterizide Wirkstoffe aus niederen Pilzen und Bakterien. Chemiker-Zeitung 1944 Nr. 10.
McDermott, W., Bunn, P. A., Benoit, M., Haynes, W. Science, 101, 228, 1945.
Macht. Gerinnungszeit und Antibiotica. Brit. med. Journ. 1947, Nr. 4514.
Martin, R., Nitti, F., Sureau, B. u. *Berrod, J.* La Penicilline et ses applications cliniques. Verlag Flammarion u. Cie. Paris 1945.
Morgenstern, M. Die Penicillin-Synthese. Presse med. 1947, 28, 315.
Morginsen, W. J. Toxische Reaktionen bei der Penicillinbehandlung. J. amer. med. assoc. Bd. 132, 1946.
Mülhens, K. Resorptionsverzögernde Beimengung zu Penicillin. Dermatologentagung Hamburg, April 48.
Muson Brown. J. J. Früher Verschluß von Weichteilwunden mit Hilfe der Chemotherapeuticis. Brit. journ. of surg. Penicillin in Warfare. 32, 140.
Mutch, N. u. *Rewell, R. E.* Penicillintherapie mittels Inhalation. Lancet 1945, 248.
Perlstein, D. Liebmann, A. J., Kloener, R. G., Dorel, P. Science 102, 68, 1945.
Piper, H. G. Über Penicillinsalbe. Zeitschr. f. Haut- u. Geschl.-Krankh. 1947 S. 226.
Plattner, Experim. Zürich 1, 6. 1945.
Pulvertaft, R. J. V. Lokale Therapie von Kriegsverletzungen mit Penicillin. Lancet, 2, Nr. 341—346. 1943.
Rammelkamp, C. H. u. *Keefer, C. S.* Journ. clin. Investigation. 22, 425, 1943.
Rammelkamp u. *Maxon.* Proc. soc. exper. biol. u. med. 51, 386. 1942.
von der Reiß. Zeitschr. f. d. ges. exp. Med. 1922.
Ross, S., Burke, F. G. u. *McLendon, P. A.* Journ. amer. med. assoc. 129, 327, 1945.
Rune-Frisk, A. u. *Axel Westman.* Penicillinbehandlung durch Injektion durch die tubae uterinae. Lancet 1946, 6413.
Schapoberskij u. *Shiwago.* Klinisch bakteriologische Beobachtungen über die Wirkung von Penicillin auf infizierte Wunden. Chirurgija russ. 1946, H. 2.
Schönfeld, W. Die Entwicklung des Penicillins. D. m. W. 1946, S. 283.
Schuler. Schweizer med. Wochenschr. 73, 63, 1945.
Sidney Ross, F. G. Burke, McLondon. Penicillin per os. Amer. med. assoc. Bulletin, Bd. 129, Br. 5, 1945.
Smith, R. O. u. *Harford.* Anwendung von Penicillin mittels fortlaufender intramuskulärer Tropfmethode. Journ. Laboratory and clinical Medicine 1945, 30.
Stratford. Penicillin by intramuscular drip. Brit. med. Journ. 4436, 68, 1946.
Suchecki, A. J. Allergische Reaktionen auf Penicillin. Brit. med. Journ. 1946, 4481, 938.
Turton, E. T. Anwendung von Penicillin durch intramuskuläre Infusion. Brit. med. journ. 1945, S. 283.
Wallace, e. Herrell. Penicillin und andere antibiotische Mittel. Verlag W. B. Saunders Compagny, Philadelphia und London 1946.
Welch, H., Price, C. W. u. *Chandler, V. L.* Journ. amer. med. assoc. 128, 845, 1945.
Wettstein. Schweizer med. Wochenschr. Bd. 47, 617, 1944.
Wettstein. Cibabroschüre 1946.
Wettstein u. *Adam.* Schweizer med. Wochenschr. 28, 616, 1945.

Andere moderne antibiotische Stoffe

Buggs, C. W. Streptomycin, Absorption, Verteilung und Ausscheidung. Journal of clinical Investigation 1946, S. 94.

Donald, G. Anderson u. *Merjorie Jewell*. Die Resorption, Ausscheidung und Giftigkeit von Streptomycin beim Menschen. New England Journal of Medicine. Bd. 233 Nr. 17—25, 1945.

de Gennes, L. u. *Minne.* Streptomycin. Press med. 1947 Bd. 55.

Ginliani, V. La Streptomicina. La Diagnosi rivista di medicina pratica. 1947, H. 7.

Heilmann, D. H. Zur Pharmakologie von Streptomycin. Amer. journ. of the medical sciences. Nov. 1945.

Hinshaw u. *Feldman.* Proc. Mayo clin. 1944, 19, 593.

Hollande, A. Wirkung des Chitocybins auf den Tuberkelbazillus und andere Mikroben. Rev. med. franc. 1946, 123.

Knöll, H. Versuche zur Gewinnung und Wertbestimmung antibakterieller Wirkstoffe. Das deutsche Gesundheitswesen 1946, H. 7.

Meleney, F. L. u. B. Johnson. Die Bacitracinbehandlung, die ersten Hundert mit dem neuen Antibioticum örtlich behandelten Fälle von chirurgischer Wundinfektion. J. amer. med. Assoc. 133, 675, 1947.

Nickols, D. R. u. *W. E. Herrell.* Streptomycin. Journ. of the amer. med. assoc. 1946, Bd. 132.

Waksmann, Bergie u. *Schatz.* Proc. Mayo clin. 1944, 19, 537.

Witzpeel, H. Neuere Antibiotica. Therapie der Gegenwart, 1946, H. 6.

Zintel, Flippin, Nickols, Anna, Wiley, Marjorie u. *Rhoads.* Journ. amer. med. assoc. Okt. 1945, 210, 421.

Ältere, auf dem Antagonismus beruhende Heilmittel

Bittner, Karl. Biologische Behandlung eitriger Wunden. Gyogyaszat 1937 Nr. 36.

Bumm. Behandlung chronisch eitriger Prozesse mit toten Gewebsrückständen durch Dauerpräparate von proteolytischen Bakterien. Arch. f. klin. Chir. Bd. 138.

Emmerich u. *Löw.* Zeitschr. f. Hygiene u. Inf. Krankh., Bd. 31.

Hofmann, Arnold u. *Wassner, Uwe-Jens.* Die Behandlung chirurgischer Infektionen mit Präparaten aus Milchsäurebakterien-Reinkulturen. Zentralbl. f. Chir. 1948, H. 10. (Dort weiteres Schrifttum)

Hünermann. Über die Behandlung entzündlicher Erkrankungen des Ohres und der Nase mit lebenden Milchsäurebazillen. Zeitschr. f. Laryngol. Bd. 26, 1935.

Janeso. Die Anwendung des Antagosans in der Chirurgie. Orsovi Hetilap 1932 Nr. 30.

Rappert, Erich. Die Behandlung chronischer Fisteln mit Nekrolysin. Zentralbl. f. Chir. 1938, S. 1198.

Roman, J. Mitteilungen für vergleichende Physiologie und Pathologie, 1930, Bd. 22, H. 7 u. 8.

Rosenbach. Ein neues Tuberkulin. D. m. W. 1910, Nr. 33.

Schneider, J. Behandlung der Wunddiphtherie mit Aufschwemmungen lebender Milchsäurebazillen. Zentralbl. f. Chir. 1937 Nr. 6.

Weiland, P. Untersuchungen über die baktericide Wirkung von Mesentericusfiltraten gegenüber Diphtheriebazillen. Zentralbl. f. Bakteriol. Abt. I. 1941 Bd. 147.

Weiland, P. Antibakterielle Stoffe aus Bodenbakterien. Klinik und Praxis 1946 Nr. 10.

Allgemeines Schrifttum

v. Brunn. Eine Wundarzneibücherei zu Anfang des 18. Jahrhunderts. Arch. f. Geschichte d. Med. Bd. 17 H. 4, 1925.

Brunner, Conrad. Handbuch der Wundbehandlung. Stuttgart 1926. Neue deutsche Chirurgie Bd. 20.

Brunner, Conrad. Die Entwicklungsphasen und Entwicklungstendenzen der Wundbehandlung in den letzten 50. Jahren. Zentralbl. f. Chir. 1924, S. 8.

Henschen, C. Die Wunder der Wundheilung. Disdaskalien 1928, H. 14.

Lexer. Operative Wundversorgung. M. m. W. 1934 Nr. 13.

Löwe u. *Magnus.* Pharmakologie der Wundbehandlung.

Magnus, Georg. Über den heutigen Stand der Wundbehandlung nach den Erfahrungen des Weltkrieges. Verlag J. A. Barth, Leipzig 1933.

Rostock, Paul. Wundbehandlung. Zentralbl. f. Chir. 1934 Nr. 41.

Sonntag, E. Aseptik. Zentralbl. f. Chir. 1929 S. 1426.

Wolfsohn, Georg. Immunität, Immunodiagnostik und aktive Immunisierung im Dienste der Chirurgie. Neue deutsche Chirurgie, Bd. 31. Stuttgart 1924.

REGISTER

D

E

F

G

FSC
www.fsc.org
MIX
Papier | Fördert gute Waldnutzung
FSC® C083411

Kolibri 360 GmbH
Ferdinand-Jühlke-Straße 7
99095 Erfurt, Deutschland
produktsicherheit@kolibri360.de